DROEMER✳

MANFRED SPITZER

Cyberkrank!

Wie das digitalisierte Leben
unsere Gesundheit ruiniert

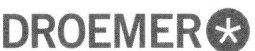

Besuchen Sie uns im Internet:
www.droemer.de

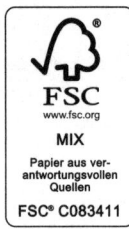

© 2015 Manfred Spitzer
© 2015 Droemer Verlag
Ein Imprint der Verlagsgruppe Droemer Knaur
GmbH & Co. KG, München
Alle Rechte vorbehalten. Das Werk darf – auch teilweise –
nur mit Genehmigung des Verlags wiedergegeben werden.
Covergestaltung: ZERO Werbeagentur, München
Coverabbildung: FinePic®, München
Satz: Sandra Hacke
Druck und Bindung: CPI books GmbH, Leck
ISBN 978-3-426-27608-2

5 4 3 2 1

Für Anna, damit sie gesund bleibt

Inhalt

Vorwort

Digitale Informationstechnik ist in unserer Gesellschaft allgegenwärtig; sie prägt mittlerweile unser Leben. Schon vor einigen Jahren verbrachten junge Menschen in Deutschland gut sieben Stunden täglich vor Bildschirmen (TV, Computer, Video, Spielkonsole). Die rasante Verbreitung des Smartphones während der vergangenen fünf Jahre hat dies nur in einer Hinsicht geändert: Das Ausmaß der Nutzung digitaler Informationstechnik wurde noch einmal massiv in die Höhe getrieben, denn ein Smartphone trägt man stets bei sich – es ist immer griffbereit. Man fragt einen Passanten nicht mehr nach dem Weg oder einen Bekannten nach der Lösung eines kleinen Problems (»Wie bediene ich diese Waschmaschine?«), sondern man stellt die Frage seinem Smartphone und erhält aus »der Wolke«, wie die gigantischen Datenspeicher irgendwo in den Wüsten dieser Welt gern genannt werden, innerhalb von Sekundenbruchteilen eine Antwort. Dabei hinterlassen wir Spuren im Cyberspace, die registriert, gespeichert und analysiert werden. Selbst wenn Sie Ihr Smartphone nur als Taschenlampe benutzen, sammelt und sendet es Daten über Sie, und spätestens seit dem Sommer 2013 wissen wir dank der Enthüllungen des NSA-Mitarbeiters Edward Snowden, dass diese Daten auch ausgewertet, verkauft und missbraucht werden.

Was macht das alles mit uns? Im vorliegenden Buch gehe ich dieser Frage nach. Es ist nicht das erste Buch, in dem ich mich mit der Frage zu den Auswirkungen der Veränderungen unserer Lebensgewohnheiten durch die Medien beschäftige. Im Jahr 2005 habe ich das Buch *Vorsicht Bildschirm* publiziert, in dem ich die negativen Folgen des Fernsehkonsums für Körper und Geist verdeutlicht habe. Damals betrug der durchschnittliche Fernsehkonsum gut drei Stunden täglich, was mir sehr viel erschien, insbesondere wenn man Kinder und Jugendliche in Betracht zieht, die zur Schule gehen, um dort für das Leben in unserer Gesellschaft ausgebildet zu werden. Wer jede Woche etwa 35 Stunden Schulunterricht hat, wobei eine Schulstunde nur eine Dreiviertelstunde dauert und nur an fünf Tagen in der Woche unterrichtet wird, verbringt 26,25 Stunden in der Woche mit dem gesamten Schulstoff, d. h. täglich 3,75 Stunden. Damals entsprachen die drei Stunden vor dem Fernseher also knapp der täglich mit dem gesamten Schulstoff verbrachten Zeit. Dass diese zeitliche Parität etwas bedeutet, lag aufgrund der Erkenntnisse der Gehirnforschung zu Neuroplastizität und Lernen schon damals gut sichtbar auf der Hand. Die Frage, der ich vor zehn Jahren in meinem Buch nachging, war daher, ob die damals bereits vorliegenden wissenschaftlichen Erkenntnisse dies auch zeigen konnten. Sie konnten es, so das Ergebnis meiner Durchsicht der wissenschaftlichen Literatur: Fernsehen macht tatsächlich dick, dumm und aggressiv. Wer behauptet, dass dies nicht der Fall sei, der leugnet wissenschaftliche Tatsachen – etwa wie jemand, der behauptet, die Erde sei eine Scheibe, um die sich die Sonne dreht.

Das Buch fand einige Beachtung; es wurde in den Medien zerrissen, und ich wurde persönlich diffamiert und denunziert. Das Gleiche passierte – allerdings in noch viel heftigerem Ausmaß – nach der Publikation meines zweiten Buchs zum Thema »Risiken und Nebenwirkungen von Bildschirmmedien«, das den Titel *Digitale Demenz* trug. Ich war plötzlich ein »Krawall-Psychiater«,[1] der »mit verkürzten und falschen Behauptungen durch die Lande reist und das Sommerloch 2012 nutzt, um mit dieser demagogischen Vereinfachung sich und sein Buch zu vermarkten«, wie das Landesmedienzentrum Baden-Württemberg in einer vom Kultusministerium in Auftrag gegebenen Stellungnahme[2] zu meinem Buch schrieb. In dieser mit Steuergeldern finanzierten Schmähschrift (Titel: *Der Spitzer geht um,* weder mit Angaben zu den Autoren noch mit Datum) liest man dann weiter, dass ich mich »um des billigen Effektes willen an unseren jungen Menschen« versündige und eine »sachliche Auseinandersetzung mit den Problemen« verhindere.[3] Das genaue Gegenteil war jedoch der Fall. Von »digitaler Demenz« sprechen heute viele, wenn es um unerwünschte Effekte von digitaler Informationstechnik geht. Erst vor wenigen Tagen publizierte ein Marktforschungsinstitut eine repräsentative Umfrage unter tausend Deutschen zu »Merkfähigkeit und digitalen Erinnerungsfunktionen« mit dem Titel: *Digitale Demenz: Was merken sich die Deutschen im Digitalen Zeitalter noch*. Erschreckend wenig, lautet kurz zusammengefasst deren Ergebnis.[4]

Der mediale (auch öffentlich-rechtliche[5]) Shitstorm des Sommers 2012 konnte nicht verhindern, dass *Digitale Demenz* gelesen und verstanden wurde – von älteren Kollegen aus akademischen Kreisen bis hin zu Realschülern (»ist ja voll krass«, schrieb mir einer). Waren die Meinungen kurz nach Erscheinen des Buches noch deutlich in Kritik und Zustimmung gespalten, so überwiegt mittlerweile die Zustimmung deutlich, wie die folgende Grafik zeigt. Sogar Internet-Befürworter wie der Blogger und Journalist Sascha Lobo, die mich noch vor drei Jahren vehement wegen meiner kritischen Haltung angriffen haben, schlagen mittlerweile kritische Töne gegenüber moderner Informationstechnik an.[6]

So hoffe ich, mit dem vorliegenden Buch, das thematisch deutlich weiter gefasst ist als die zuvor erwähnten Titel, auf noch mehr offene Ohren und »kritische Köpfe« zu stoßen. Es geht hier nicht »nur« um die Auswirkungen digitaler Medien auf unseren Verstand, sondern um die Auswirkungen auf unsere seelische und körperliche Gesundheit insgesamt. Und es geht nicht »nur« um das Fernsehen oder den Computer, sondern vor allem auch um das Schweizer Messer des 21. Jahrhunderts: das Smartphone.

Wer Phantasie hat, der kann sich ausmalen, was geschieht, wenn Milliarden von Menschen alle sieben Minuten auf ihr Smartphone schauen, irgendetwas damit tun und dabei Spuren

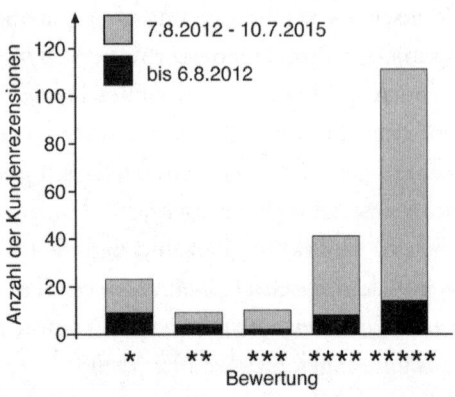

Veränderung des anhand von Amazon-Kundenrezensionen rekonstruierten öffentlichen Meinungsbildes zum Buch *Digitale Demenz*. Waren einige Tage nach dessen Erscheinen (37 Rezensionen am 6. August 2012; schwarze Säulen) die sehr negativen (ein Stern: 9 Bewertungen) und die sehr positiven (fünf Sterne: 14 Bewertungen) Meinungen etwa gleich verteilt, so zeigt eine entsprechende Abfrage knapp drei Jahre später (157 zusätzliche Rezensionen am 10.7.2015; graue Säulen) ein ganz anderes Bild. Die Anzahl der zustimmenden Rezensionen stieg im Vergleich zu den Verrissen deutlich stärker an und liegt bei über 80 Prozent.

hinterlassen, die von den weltweit reichsten und mächtigsten Firmen ausgewertet werden, um noch mächtiger und vor allem noch reicher zu werden. Es gibt auch bereits detaillierte Überlegungen dazu, was geschehen könnte, wenn die geballte Rechenleistung der Wolke demnächst die unserer Gehirne übersteigt (Achtung: Das ist nichts für schwache Nerven!). Einen kleinen Vorgeschmack erhielt ich ganz persönlich im Verlauf einer längeren Autofahrt am 1. Februar 2015. Ich hörte den Deutschlandfunk und zuweilen noch die Nachrichten auf anderen Sendern. Es war zwar ein ganz normaler Tag, aber meinem Radio zufolge war das Leben ein einziger digitaler Alptraum: Die Nachrichten drehten sich u.a. darum, dass der kanadische Geheimdienst CSIS den Bürger digital noch mehr ausspioniert als der amerikanische Geheimdienst NSA; und es ging darum, dass Facebook seine Geschäftsbedingungen ändert, um den deutschen Bürger noch gezielter mit personalisierter Werbung versorgen zu können. Die Sendung »Das digitale Umarmen: Das Internet als Wille und Vorstellung« im Deutschlandfunk war keineswegs eine an Schopenhauer orientierte philosophische Betrachtung des Internets, sondern ein Schreckensszenario zum »kaputten«, »gescheiterten«, »unentrinnbaren« und uns »kontrollierenden« Datennetzwerk. Das Verbrauchermagazin im Nachrichtensender des Bayerischen Rundfunks (b5-aktuell) berichtete dann über »Zweifel an elektronischer Gesundheitskarte« (die volle neun Jahre nach der geplanten Einführung im Jahr 2006 noch immer nicht funktioniert) und über den »Verbraucherärger der Woche: Gehackt im Namen von Microsoft« (wo vor indischen Trickbetrügern gewarnt wurde). Im wenig später auf b5-aktuell ausgestrahlten Computermagazin lauteten die Themen dann: »Wie Stars mit Hackern umgehen«, »Wie sehr uns Smartphones beim Fahren ablenken«, und nochmals wurde ausführlich über weltweite Cyberspionage berichtet. HILFE!, dachte ich gegen Ende der Autofahrt.

Um all dies geht es in diesem Buch aber nicht. Vielmehr habe ich hier ausgeführt, was wir aufgrund der vorliegenden wissenschaftlichen Erkenntnisse heute bereits zu den krank machenden Auswirkungen des digitalisierten Lebens wissen. Die Vielfalt, Tiefe und Breite der Erkenntnisse hat mich bei der Arbeit an diesem Buch selbst mehr als überrascht, denn Wissenschaft ist ihrer Natur gemäß kein schnelles Unterfangen. Allerdings ist die Datenlage zur Cyber-Pathologie im Jahr 2015 deutlich klarer als noch drei Jahre zuvor. Deshalb ist der Handlungsbedarf auch noch dringlicher, und aus diesem Grund geht dieses Buch hinsichtlich der thematischen Weite und der wissenschaftlichen Erkenntnisse erheblich über *Digitale Demenz* hinaus.

Es geht dabei nicht um Technologiefeindlichkeit, sondern um unerwünschte Nebenwirkungen – wie in der klassischen

Pharmakologie. Auch da hat die Dosis nicht nur positive und erwünschte Wirkungen, sondern auch Nebenwirkungen. Dass diese für jüngere und ältere Menschen unterschiedlich sein können, ist ebenso aus der Pharmakologie schon lange bekannt. Würde jemand ein unerforschtes Medikament einfach unreflektiert einnehmen? Oder – schlimmer noch – nach Bekanntwerden deutlicher Nebenwirkungen bei jüngeren Menschen es seinen Kindern verabreichen? Und wenn einer Zweifel hegte, wen sollte er fragen, die Pharmaindustrie oder einen Kinderarzt?

Im Vorwort der neuesten Studie zur Mediennutzung von drei- bis achtjährigen Kindern steht: »Die vielleicht wichtigste Erkenntnis vorneweg: Die Frage nach dem ›Ob‹ ist in der Praxis abgehakt und realitätsfremd. Kinder bewegen sich bereits autark in der digitalen Welt. Rund 1,2 Millionen 3- bis 8-Jährige sind regelmäßig online. Kinder, die noch nicht lesen und schreiben können, erkennen entsprechende Symbole, die ihnen den Aufruf von Webangeboten ermöglichen.«[7] Dieses Buch hält dagegen: »Realitätsfremd« ist derjenige, der die Augen vor den krank machenden Auswirkungen verschließt. »Autark« sind Kinder im Netz genauso wenig wie Erwachsene, schon gar nicht, wenn sie noch nicht lesen oder schreiben können und ihre Kritikfähigkeit noch nicht ausgebildet ist. Dass sie dennoch »Angebote aufrufen«, stimmt – leider –, wie die Eltern erfahren, wenn sie später dafür bezahlen müssen.

Um die Bildung der jungen Menschen – der wichtigsten Säule nicht nur unserer Wirtschaft, sondern unserer gesamten Gesellschaft – müssen wir uns kümmern und um ihre Gesundheit ebenfalls. Wenn wir dies einigen sehr reichen Firmen überlassen, denen ihre Profite wichtiger sind als das Wohl der nächsten Generation, versündigen wir uns an unseren Nachkommen. Dies tun wir in anderen Bereichen schon, hinterlassen wir unseren Nachkommen doch einen Planeten, der ein Paradies war und mittlerweile zu einer Müll- und Abraumhalde verkommen ist. Ich weiß nicht, was schlimmer ist: Müll in der Landschaft oder Müll in den Köpfen, aber ich weiß, dass beides die Chance auf Bildung, Autonomie, Freiheit, Gesundheit und Glück wesentlich einschränkt. Wir dürfen weder die Köpfe noch die Gesundheit unserer Kinder dem Markt überlassen!

Ulm, im Juli 2015
Manfred Spitzer

Einleitung

Vor etwa 12 000 Jahren haben wir Menschen damit begonnen, zivilisiert zu leben: Heute werden wir nicht mehr von der Sonne geweckt, sondern vom Wecker. Wir gehen ins Bad, wo wir uns mit warmem Wasser waschen, und frühstücken in angenehm klimatisierten Räumen eine Nahrung, die weit entfernt produziert und aufbereitet wurde – man denke nur an die Wege und Produktionsschritte, die ein lediglich mit Butter bestrichenes Brötchen vom Feld und der Kuh bis zu unserem Esstisch hinter sich hat. Dann fahren wir mit Bahn, Bus oder Auto »zur Arbeit«, so bezeichnen wir den spezialisierten, oft hochtechnisierten Ort der Produktion und Verteilung von Waren und Dienstleistungen. Nach der Heimfahrt verbringen wir den Abend zu Hause – viele von uns allein[1] – und lassen uns in der verbleibenden Freizeit in vielfältiger Weise von Schauspielern unterhalten, also von fremden Menschen, deren Verhalten in der Regel erfunden, mit viel Mühe aufgezeichnet und medial verbreitet wird. Oft meinen wir diese Menschen besser zu kennen als unsere direkten Nachbarn. Wir sitzen nicht mehr mit *unserer* Gruppe am Lagerfeuer vor der Höhle.

Zivilisation und Krankheit

Die Annehmlichkeiten unserer Lebensbedingungen liegen auf der Hand. Ihre Nebenwirkungen – von Angst und Bewegungsmangel über Einsamkeit und Entfremdung bis hin zu Zivilisationskrankheiten – sind weitaus schwieriger zu fassen. Denn negative Auswirkungen entfalten sich nicht unmittelbar, sondern über längere bis sehr lange Zeiträume hinweg. Nun neigen Menschen dazu, den Spatz in der Hand mehr zu schätzen als die

Taube auf dem Dach; das heißt, bei der Frage »Esse ich jetzt Vanilleeis oder lebe ich lieber einen Tag länger?« entscheiden sich nahezu alle Menschen für das Eis. Der Fachausdruck hierfür heißt *Diskontierung der Zukunft:* Menschen entwerten Ereignisse in der Zukunft, die Gegenwart ist ihnen am wichtigsten. Eine Annehmlichkeit in der Gegenwart übertrifft eine größere Annehmlichkeit, die sich in der Zukunft einstellen würde, wenn man auf die kleine Annehmlichkeit in der Gegenwart verzichtet.

Dass dies schon immer so war, sieht man schon an den ersten Zivilisationskrankheiten vor mehr als 10 000 Jahren (siehe hierzu Kapitel 1). Auch heute gibt es Zivilisationskrankheiten – wieder. Ganz neue und vor allem völlig unvorhergesehen auftretend. Mehr als jede andere Innovation jemals zuvor bestimmt digitale Informationstechnik unser Leben. Es weckt uns nicht mehr der Wecker, sondern das Smartphone (siehe hierzu Kapitel 2), mit dem wir auch schriftliche Botschaften verschicken und viele andere Dinge tun: Wir verabreden uns, finden mittels Suchmaschinen Antworten auf Fragen, lesen die Nachrichten, schauen fern, orientieren uns in einer fremden Stadt, erhalten Werbung, versenden Fotos unserer Erlebnisse und Freunde, hören Musik, machen Notizen oder verwalten unsere Termine. Demnächst wird das Smartphone auch unsere Heizung kontrollieren – sie einschalten, wenn es uns weckt, und ausschalten, wenn es bemerkt, dass wir das Haus verlassen –, es wird für uns den Kaffee-Automaten einschalten und Lebensmittel bestellen, wenn im Kühlschrank etwas für die Party fehlt, von der es aus unserem Terminkalender weiß. So kann es am Morgen vorher die Zahl der Freunde, die per SMS oder E-Mail zugesagt haben, ermitteln und die benötigten Mengen an Lebensmitteln und Getränken besorgen. Das Schlaraffenland erscheint dagegen mühselig und um Größenordnungen weniger »hip«.

Mittels Computern mit ihren deutlich größeren Bildschirmen erledigen wir einen Gutteil unserer Arbeit – unabhängig davon, ob wir Automechaniker, Finanzbeamter oder Chirurg sind. Die größten Bildschirme jedoch sind für unsere abendliche Unterhaltung vorgesehen; riesige HDTV-Fernseher mit 3-D-Brille und 5-Kanal-Stereo-Sound versetzen uns dann in andere Welten. Jeden für sich. Um das uns dann beschleichende Gefühl der Einsamkeit zu bekämpfen, sind wir zugleich in Facebook, Whatsapp, Instagram und Twitter und schauen nach, was die anderen machen. Dabei beschleicht uns nicht selten das unangenehme Gefühl, dass wir immer gerade dort sind, wo vergleichsweise gerade nichts los ist (siehe hierzu Kapitel 6). Wie begegnet man der Unzufriedenheit, Leere und Einsamkeit, die sich schleichend breitmachen und unser Leben fade und blass erscheinen lassen (siehe hierzu Kapitel 12) – gerade im Vergleich zur Buntheit des Lebens der anderen auf den uns umgebenden Bildschirmen?

Wenn die neue Technik einmal gerade nicht zur Verfügung steht, fühlen wir uns wie ein auf dem Rücken liegender, hilfloser und völlig vergeblich strampelnder Käfer. Das verlegte, verlorene oder gar geklaute Handy bewirkt Herzklopfen, Angst und Stress. »Lieber hacke ich mir die Hand ab, als auf mein Handy zu verzichten« – solche Bekenntnisse ihres sehr innigen Verhältnisses zur neuen Technik liefern vor allem junge Menschen immer wieder. Mehr als drei Viertel von ihnen sagen: »Wenn gerade nichts los ist, greife ich als Erstes zu meinem Handy.«[2] Dies alles sind bekannte Anzeichen von Sucht (siehe hierzu Kapitel 3), deren Verbreitung in manchen Ländern der Erde bereits sehr bedrohliche Ausmaße erreicht hat. Was kann man tun?

Wir glauben, dass unser aller Wohl und Wehe von der Beherrschung der neuen Technik unmittelbar abhängt. Und wer nicht mitmachen will, ist abgehängt oder kommt sich zumindest so vor. Jedenfalls werden einem entsprechende Signale gesendet. Die Älteren unter uns, die noch nicht in das digitale Leben hineingeboren wurden, tun sich oft schwer mit dem Erlernen des richtigen Umgangs mit Internet, PC, Smartphone & Co. Deswegen sind alle der Meinung, die Jungen sollen es besser haben, und dementsprechend müssten sie so früh wie möglich in die neue Technik eingeführt werden. So werden Tablets im Kindergarten, Smartphones und Spielkonsolen in der Schule sowie Laptops spätestens ab der fünften Klasse für eine gute Entwicklung der Kinder gefordert. Dies ist verständlich. Aber man übersieht dabei, dass die Entstehung von Sucht besonders im Kindes- und Jugendalter begünstigt wird. Erwachsene mit ihrem vollentwickelten Gehirn können einem Suchtstoff oder einer Verhaltenssucht widerstehen, Kinder nicht. Sie werden durch digitale Informationstechnik angefixt.

Hinzu kommen Bewegungsmangel, sensorische Verarmung, antrainierte Unaufmerksamkeit, fehlendes Training von nicht reflexhaft ausgeführtem, besonnenem Handeln, Sprachentwicklungsstörungen und eine geringere Bildung – alles *nachgewiesene* Auswirkungen digitaler Informationstechnik bei Kindern und Jugendlichen (siehe hierzu die Kapitel 8 und 9). Darüber hinaus beeinträchtigen die digitalen Medien auf vielfältige Weise den Schlaf (Kapitel 10) und das Sexualleben (Kapitel 11) – die einzelnen Mechanismen sind zum Teil schon bekannt oder derzeit Gegenstand der Forschung. Schon jetzt ist festzuhalten, dass sich mit der zunehmenden Digitalisierung unseres Lebens Unzufriedenheit, Depressionen und Vereinsamung stark ausbreiten (Kapitel 12).

Cyber

In diesem Buch wird das Wort »cyber« als Bezeichnung der Ursache für all diese durchgreifenden Veränderungen unseres privaten wie beruflichen Lebens verwendet. Das Wort kommt aus dem Griechischen und bezeichnet die Steuerkunst des Seefahrers. Der Ausdruck wurde vom amerikanischen Mathematiker Norbert Wiener in einem Buchtitel *(Cybernetics)* zur Bezeichnung der Wissenschaft von Steuerungs-, Kontroll- und Kommunikationsprozessen verwendet. Mit dem Aufkommen der modernen digitalen Informationstechnik bekam »cyber« laut *Duden* die Bedeutung »die von Computern erzeugte virtuelle Scheinwelt betreffend«. Es geht nicht um einzelne Komponenten der Hardware oder Software, sondern um das Gesamtsystem, einschließlich der Vernetzung mittels Internet. Erst dadurch werden unsere Computer besonders leistungsfähig, vor allem was den Zugang zu Informationen betrifft. Und erst dadurch betrifft die *virtuelle Realität* unser Erleben, Denken und vor allem unsere sozialen Beziehungen ganz real.

Die Verwendung der Vorsilbe »cyber« zur Bezeichnung pathologischer Zustände ist nicht neu, wie man am Beispiel der Cyberchondrie oder an bekannteren Zusammensetzungen wie Cybermobbing, Cybercrime, Cyberattacke oder Cyberdschihad sehen kann. Warum aber sollten Informationsmedien oder gar Informationen selbst krank machen? Zum einen, weil Menschen keine Computer sind und nicht »Informationen downloaden«, sondern Sachverhalte verarbeiten und verstehen. Und dies ist nur mit Vorwissen möglich, das man schon haben muss, um überhaupt mit neuen Medien sinnvoll umzugehen (siehe hierzu Kapitel 7). Zum anderen, weil zu den psychischen und sozialen Konsequenzen der digitalen Informationstechnik auch Angst, Unaufmerksamkeit, Stress, Schlaflosigkeit, Bewegungsmangel, Beziehungsprobleme, Ehescheidungen, Depression und Vereinsamung gehören. Zu all dem liegen neue, in den vergangenen drei Jahren erschienene Studien vor, die ich in den folgenden Kapiteln vorstellen werde.

Die Cyberlobby macht Cyberstress

Wie kommt es zu den genannten negativen Auswirkungen? Und warum gehen wir nicht dagegen vor? Wie sich zeigt, stehen beide Fragen in direktem Zusammenhang. Dafür ein Beispiel: Wann immer ich in den letzten Jahren mit Eltern über ihre Kinder und deren intensive Nutzung digitaler Medien sprach, fiel im Verlauf der Diskussion die Bemerkung: »Das ist heute einfach so. Alles ganz schrecklich, aber da kann man einfach nichts machen.« Mit Sätzen wie diesen wird im Grunde weniger ein Sachverhalt beschrieben als vielmehr der eigenen völligen Resignation und Hilflosigkeit Ausdruck verliehen. Sehr viele Menschen beschreiben ihre subjektives Erleben digitaler Informationstechnik in dieser Weise, als fühlten sie sich ihr vollkommen ausgeliefert – als fielen Computer, Spielkonsolen, Tablets und Smartphones wie Hagel vom Himmel, und wir müssten sie wehrlos annehmen wie ein schweres Schicksal.

Dieses Erleben ist – wie in Kapitel 5 ausführlich dargestellt wird – oft begleitet von diffuser Angst und zudem mit Stress verbunden. Zugleich sorgt eine sehr effizient im Verborgenen arbeitende Lobby dafür, dass wir jeden Tag medial mit Meldungen bombardiert werden, wie wichtig und nützlich digitale Medien in allen Lebensbereichen sind:

- »Einsam? – Warum bist Du nicht auf Facebook?«
- »Allein? – Warum machst Du kein Online-Dating?«
- »Schulprobleme? – Da fehlt nur die richtige Lern-App!«
- »Zu dick? – Du hast noch keine Diät-App?«
- »Keine Zeit? – Hast Du nicht Deinen Kalender in der Cloud?«
- »Krank? – Watson[3] hilft bei Diagnose und Therapie!«
- »Hunger? – Von Fast Food bis zu Gourmet-Rezepten – alles online!«
- »Kein Geld? – Online-Kredite sind schneller als jede normale Bank!«

- »Keine Lust? – Dafür gibt es doch die Motivations-Apps!«
- »Keine Lust und Zeit mehr für dein Smartphone? – Ausschalt-App gefällig?«

Man gewinnt den Eindruck, als fände das Leben im Grunde nur noch online statt, denn jede – *wirklich jede!* – unserer Aktivitäten ist nahezu selbstverständlich von digitaler Informationstechnik begleitet. Sogar zum bewussten Abschalten braucht man heute eine App. Wie schlecht gerade das klappt, sehen wir jeden Tag: Wo immer man Menschen trifft, sind sie mit ihrem Smartphone, Tablet oder Laptop zugange; sie sind verbunden mit der virtuellen Welt, im Kontakt mit vielen anderen ebenfalls online befindlichen Menschen und versorgt mit dem Zugang zu einem rasant wachsenden Informationspool. Die dieses neue digitale Leben ermöglichende Industrie ist die reichste der Welt. Daher hat ihre Lobby auch die tiefsten Taschen und kann dafür sorgen, dass wir täglich überall hören, sehen und lesen, wie gut – nein, wie mega-toll-krass – das alles ist.

Überflutung oder Übermacht?

Weil nun aber – wie die Amerikaner sagen – das Gras immer auf der anderen Seite des Zauns grüner ist, also irgendwo immer mehr los ist als gerade bei uns, haben viele Menschen ständig das Gefühl, etwas zu verpassen. Dabei schlafen gerade viele junge Menschen schon deutlich weniger, als für sie gut wäre (dieser Trend zeichnete sich bereits vor zehn Jahren, also schon vor der Erfindung des Smartphones, ab). Sie sind oft chronisch müde (und werden langfristig krank), weil sie das Gefühl haben, nicht mehr folgen zu können, und resignieren.

Die verbreitete Bezeichnung für diesen Zustand – Informationsüberflutung – ist ihrerseits tückisch, verwehrt sie uns doch gerade die Einsicht in die tatsächlichen Vorgänge. Man kann nämlich das Gehirn gar nicht mit Informationen überfluten, denn es macht lange vorher schon die Schotten von selbst dicht! Wir können aber beständig das Gefühl der eigenen Unfähigkeit und Ohnmacht erleben, bei jedem Blick auf das Smartphone in der Hand, auf den Bildschirm am Arbeitsplatz oder den Riesenfernseher zu Hause: Die Freunde feiern, die Konkurrenz arbeitet nach Feierabend noch an der Lösung, und auf fünfhundert anderen Kanälen läuft vielleicht gerade ein besserer Film. Wir hecheln hinterher und wissen zugleich, dass wir keine Chance haben.

Darüber hinaus hinterlassen wir bei jeder Nutzung moderner Informationstechnik eine digitale Spur, die von anderen verfolgt, gespeichert und ausgewertet werden kann und – das wissen wir spätestens seit den Enthüllungen des ehemaligen Mitarbeiters des US-Geheimdienstes National Security Agency (NSA) Edward Snowden – tatsächlich auch ausgewertet wird. Weltweit. Jetzt. Uns alle betreffend.

Aufmerksame Eltern wissen nur zu gut, wie sehr das digitalisierte Leben ihren Kindern schadet, ihnen die Zeit stiehlt, die sie für andere, ihrer Entwicklung förderliche Tätigkeiten – spielen, Sport treiben, musizieren, malen, basteln, draußen herumtoben, auf Bäume klettern etc. – nicht mehr haben. Wenn man mit Eltern spricht, bekommt man irgendwann immer die folgende resignierte Aussage zu hören: »Die anderen haben das alles doch auch, und mein Kind soll kein Außenseiter werden.« Wenn die Eltern wüssten, dass die Nutzung digitaler Geräte in der Freizeit genau dazu führt, dass Kinder und Jugendliche zu Außenseitern werden, wie entsprechende Studien klar zeigen, würden sie mit Sicherheit anders handeln. Schließlich wollen alle Eltern immer nur das Beste für ihr Kind. Resignation vor einer Übermacht führt also dazu, dass Eltern ihren Kindern schaden – wissentlich *und* mit schlechtem Gewissen!

Diese Übermacht der anderen gibt es jedoch im Grunde gar nicht. Tatsächlich *sehen* Eltern ja täglich, in welchem Maß digitale Medien ihren Kindern schaden. Aber eine scheinbar übermächtige Lobby sorgt dafür, dass wir täglich daran erinnert werden, dass Computerspiele klug machen, Computer und Internetanschlüsse für jeden Schüler und Studenten bereitstehen müssen, öffentliche Bildungseinrichtungen mit WLAN ausgestattet werden müssen – und dass das digitalisierte Leben uns insgesamt eine rosige, sorglose Zukunft bereiten wird. Böse Zungen behaupten, dass Politiker nur deswegen dabei so bereitwillig mitmachen, weil sich ein kritikloser dummer Bürger leichter regieren lässt. Aber ich glaube nicht an Verschwörungstheorien.[4] Als Psychiater kenne ich mich mit so etwas aus und kann aus Erfahrung nur sagen, dass fast immer dann, wenn eine böse Macht im Spiel zu sein scheint, letztlich doch nur die Dummheit und Ahnungslosigkeit von Menschen am Werke sind – zuweilen kommt noch ein Schuss Egoismus und kriminelle Energie hinzu.

Erkennen, Vorbeugung und Therapie

Digitale Informationstechnik kann – direkt oder indirekt – neue Krankheiten hervorrufen oder zum häufigeren Auftreten schon bekannter Krankheiten beitragen. Hier ist zuallererst Aufklärung nötig: Was wissen wir? Was stimmt wirklich? Was ist Propaganda und Lobbyarbeit der reichsten Firmen der Welt, und was sind Lügen der Leute, die von diesen bezahlt werden? Doch Wissen reicht oft nicht, um richtig zu handeln. Vor allem dann nicht, wenn Sucht im Spiel ist. Daher müssen Eltern, Erzieherinnen und Lehrer nicht nur die leeren Phrasen der Werbung als solche erkennen, sondern auch die Krankheiten, die durch die übermäßige Nutzung digitaler Medien entstehen. Und es muss klarwerden, was man vorbeugend tun kann, bevor das Kind in den sprichwörtlichen Brunnen fällt, und wie man therapeutisch vorgeht, wenn dies bereits geschehen ist. Davon handelt dieses Buch.

Die Ohnmacht der Menschen gegenüber den Maschinen wird vielleicht nirgends besser deutlich als im Märchen von den Wissenschaftlern, die einen intelligenten Computer gebaut hatten. Die erste Frage, die sie diesem stellten, lautete: »Gibt es einen Gott?« Der Computer antwortete: »Ja, jetzt gibt es einen«, und ein Blitz zuckte vom Himmel und zerstörte den Schalter, mit dem man den Computer hätte ausschalten können.

1. Zivilisationskrank

Zivilisationskrankheiten dürfte es eigentlich gar nicht geben, denn Zivilisation bedeutet Wohlstand, und der wiederum geht mit besseren Lebensbedingungen einher. Gesicherte Versorgung mit Nahrung, Kleidung, Wärme und Schutz, sauberes Wasser aus der Leitung und Systeme für Abwasser und Abfall sind neben der gesamten medizinischen Versorgung Teil unserer Zivilisation; sie haben unser Leben verbessert und deutlich verlängert.

Nun gibt es aber heute Krankheiten, die es in vorzivilisierter Zeit nicht gab; nicht umsonst werden sie »Wohlstandskrankheiten« genannt. Einige von ihnen sind im Hinblick auf Ursachen und Konsequenzen mittlerweile gut untersucht; man weiß daher auch, wie man ihnen begegnen könnte. Dennoch: Wer heute einen Supermarkt betritt und vor den vollen Regalen steht, der kommt kaum auf die Idee, dass die dort angebotenen Nahrungsmittel Krankheiten verursachen können. Warum ist das so, und wie kam es dazu?

Zivilisation ist mit technischem und wissenschaftlichem Fortschritt verbunden. Heute denken wir dabei vor allem an das Internet oder die Raumfahrt, in die Vergangenheit zurückblickend an die industrielle Revolution, die Aufklärung, den Buchdruck oder die Seefahrt – mit jeweils allen Konsequenzen für Bildung, Erhaltung und Ausgestaltung von arbeitsteiligen großen Gemeinschaften, ohne die Zivilisation überhaupt nicht möglich ist. Kaum jemand denkt bei Zivilisation an ein paar Menschen, die in grauer Vorzeit wahrscheinlich an mehreren Orten der Welt etwa gleichzeitig auf die Idee kamen, ihre Nahrung nicht einfach nur zu sammeln, sondern selbst anzubauen.

Vom Jäger und Sammler zum Bauern

Bis vor etwa 10 000 bis 15 000 Jahren lebten die Menschen ziemlich gesund. Es gab auch nur noch einige tausend, wie genetische Analysen zeigen. Dies ist entweder auf eine längere Kälteperiode vor über 100 000 Jahren zurückzuführen oder auf einen Vulkanausbruch auf Sumatra vor etwa 75 000 Jahren. Eine globale Katastrophe hätte also beinahe die gesamte Menschheit ausgelöscht.

Noch vor 10 000 Jahren betrug die Weltbevölkerung nur 5 bis 10 Millionen, stieg dann jedoch rapide an, als die Menschen damit begannen, »sich die Erde untertan« zu machen. Sie überließen ihre Versorgung nicht mehr dem Jagen und Sammeln – und damit dem Zufall –, sondern kontrollierten durch Ackerbau und Viehzucht die Art und Menge dessen, was sie produzierten und aßen. Dies führte zu einem rasanten Bevölkerungswachstum und einer damit verbundenen enormen Verdichtung der

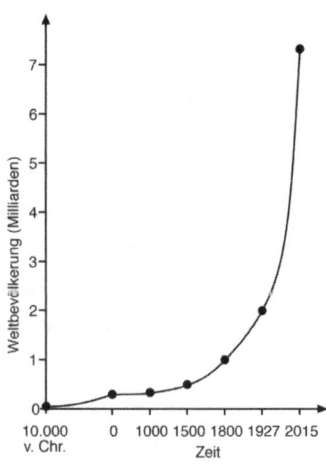

1.1 Entwicklung der Anzahl der auf der Erde lebenden Menschen über die Zeit

Bevölkerung; es entstanden arbeitsteilige und dadurch wirtschaftlich enorm effektive Gesellschaften.

Die Anzahl der auf der Erde lebenden Menschen lag um Christi Geburt schon bei 300 Millionen, blieb dann etwa tausend Jahre lang konstant und stieg bis zum 16. Jahrhundert auf etwa 500 Millionen. In den folgenden dreihundert Jahren verdoppelte sich die Menschheit auf eine Milliarde und stieg in den nächsten zweihundert Jahren bis 1999 auf 6 Milliarden an (siehe Abb. 1.1). Im Jahr 2011 schon waren es 7 Milliarden, und für das Jahr 2015 geht man von 7,3 Milliarden Menschen aus.[1]

Mit der Änderung des Lebensstils vom umherziehenden Jäger und Sammler zum sesshaften Bauern und der damit verbundenen Umstellung der Ernährung kam es zu einer für jeden Einzelnen unmerklichen, insgesamt jedoch dramatischen Zunahme von Krankheiten.[2] Die bei Ausgrabungen weltweit untersuchten Knochenfunde belegen eindeutig, dass die Körpergröße der Menschen mit der Sesshaftwerdung deutlich abnahm (siehe Abb. 1.2). Insbesondere die längeren Röhrenknochen von Menschen, die vor 10 000 bis 8000 Jahren lebten, sind deutlich kürzer als die bei älteren Funden und zeigen zudem mehr Anzeichen von Mangelernährung. Die Bestimmungen des Knochenalters bei ausgegrabenen Skeletten zeigen auch, dass die Lebenserwartung beim Übergang vom Jäger und Sammler zum Bauern zunächst abnahm.

Neben den Knochen können auch die Zähne des Menschen Jahrtausende überdauern.[3] Die Untersuchungen von bei Ausgrabungen gefundenen Schädeln und Zähnen zeigen wie die Knochen ein düsteres Bild des Übergangs vom Jäger und Sammler mit seinen (zum Todeszeitpunkt) gut erhaltenen Zähnen zum nahezu zahnlosen Bauern. In Ägypten beispielsweise fand man einen klaren Zusammenhang zwischen der Zunahme von Größe und Reichtum der Gesellschaft und der gleichzeitigen Zunahme von Zahnkaries. Diese Zunahme war ernährungsbedingt: Statt von Obst und Gemüse sowie gelegentlich Fisch

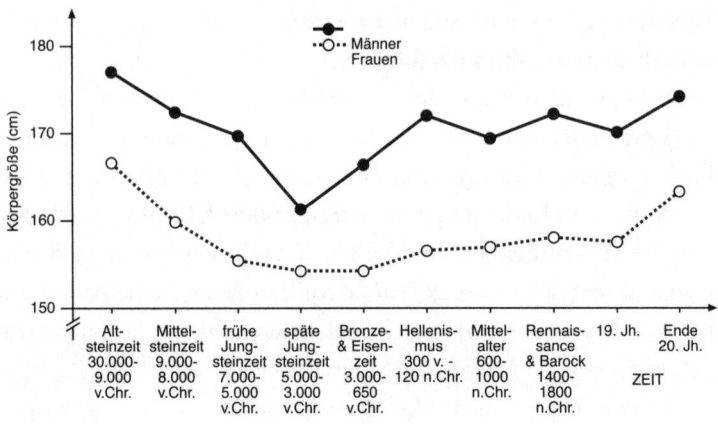

1.2 Körpergröße von Frauen und Männern im Verlauf der vergangenen 30 000 Jahre[4]

und Fleisch lebten die Menschen vor allem von Brot, also von Getreide.

Mit dem sesshaften Leben des Menschen in größeren Gemeinschaften kamen also neue Krankheiten auf. Verursacht wurden sie durch die veränderte und vergleichsweise einseitige Ernährung und dadurch bedingte neu aufgetretene Mangelerscheinungen: Vitaminmangel, Eiweißmangel bzw. Mangel an bestimmten notwendigen Eiweißbestandteilen (Aminosäuren), Calciummangel und Mangel an manchen essenziellen Fetten. Das Leben war nun zwar besser planbar und berechenbar, aber der Preis dafür war eine schlechtere Gesundheit des Einzelnen. Der Mensch bezahlte diesen Preis, weil ihm gar nicht auffiel, was geschah. Es geschah eben einfach – langsam und damit unbemerkt.

Die Menschheitsgeschichte verzeichnet zahlreiche andere Krankheiten, die auf veränderte Lebensbedingungen zurückzuführen sind. Die Römer stellten die Wasserversorgung der Bevölkerung mit dem Bau riesiger Wasserleitungen sicher, wobei das Wasser u. a. auch durch Rohre aus Blei floss. Und so litten viele Römer an einer chronischen Bleivergiftung. Mit dem Aufkommen weiß gestrichener Wände in Wohnungen wurde die Giftigkeit von Blei dann erneut zum Problem, denn schon kleine Mengen reichen aus, um der Gehirnentwicklung eines Kindes nachhaltig zu schaden.[5] Je höher die Konzentration von Blei im Blut eines Kindes ist, desto geringer seine Intelligenz. Als die Giftigkeit von Blei bekannt war, wurde die Verwendung in der Wandfarbe verboten. Keiner fragte damals, ob man nicht vielleicht doch eine halbe Wand im Kinderzimmer weiß lassen könne, weil das doch so schön aussähe. In den siebziger Jahren des letzten Jahrhunderts wurden auch die Bleiverbindungen im Benzin aus den gleichen Gründen weitgehend abgeschafft.

Asbest galt lange als wunderbarer Baustoff, weil seine mikroskopisch kleinen Kristalle das Ausbreiten von Feuer verhindern. Erst später erkannte man, dass diese Kristalle tödliche Lungenkrankheiten verursachen können. Mit Asbest gebaute Häuser und Hochhäuser wurden daher abgerissen. Niemand sagte damals: Die Gebäude haben wir nun mal, da kann man nichts machen.

Als die Röntgenstrahlen erfunden wurden, durchleuchtete man sich gegenseitig zum Spaß auf Partys. Etwa ein halbes Jahrhundert dauerte es, bis man die krebserregende Wirkung von Röntgenstrahlung klar erkannt hatte, und nochmals gut drei Jahrzehnte dauerte es dann, bis man die letzten Geräte zur Durchleuchtung der Füße aus den Kinderabteilungen (!) der Schuhgeschäfte verbannte.

Nicht viel anders war es beim Rauchen, dessen Risiken im Hinblick auf die Entwicklung von Lungenkrebs ebenfalls in den fünfziger Jahren klarwurden. Bis sich diese Einsichten gesellschaftlich durchsetzten und bis dann etwas geschah (Werbeverbote, Rauchverbote), vergingen dann noch fünf Jahrzehnte. Dies ist nicht zuletzt auch darauf zurückzuführen, dass es sich beim Rauchen um eine Sucht handelt und dass es eine ganze Industrie gibt, die am Tabakkonsum gut verdient. Von den Tabakkonzernen wurden gezielt Falschmeldungen gestreut und einige Wissenschaftler dafür bestochen, beschwichtigende Gutachten zu verbreiten[6] – auch in Deutschland, bis hin zum Chef des Bundesgesundheitsamts.[7] »Obgleich Deutschland im Umweltschutz international eine Führungsrolle einnimmt, hat es die Tabakindustrie in Deutschland erfolgreich verstanden, die Umsetzung der Erkenntnisse über die Schädlichkeit des Passivrauchens in wirksame Gesundheitspolitiken zu verhindern. Sie bediente sich hierzu einer sorgfältig geplanten Kollaboration mit Wissenschaftlern und politischen Entscheidungsträgern und eines ausgeklügelten PR-Programms, das in den 1970er Jahren eingeleitet wurde und seitdem still betrieben wird«,[8] heißt es hierzu in einem insgesamt sehr lesenswerten Dokument einer amerikanischen Gesundheitsbehörde.

Übergewicht

Sprich man heute von Zivilisationskrankheiten, so sind vor allem Herz- und Gefäßkrankheiten, Übergewicht, Bluthochdruck und Diabetes (Typ 2) sowie manche Krebsarten wie Lungenkrebs und Darmkrebs gemeint. Sie sind bedingt durch unsere täglichen Essgewohnheiten (zu viel und das Falsche), mangelnde Bewegung und gesundheitsgefährdende Neigungen (z. B. Schlafmangel oder Rauchen). Wenn das Verhältnis von aufgenommener Energie (Nahrung) und verbrauchter Energie (Bewegung) nicht mehr stimmt, speichert unser Körper die Differenz in Form von Fett.

Wie repräsentative Daten des Berliner Robert Koch-Instituts zeigen,[9] waren vor etwa zehn Jahren in Deutschland 15 Prozent (entsprechend 1,9 Millionen) Kinder und Jugendliche übergewichtig, 6,3 Prozent davon (800 000) krankhaft übergewichtig, was man auch als adipös bezeichnet. Der Anteil der übergewichtigen Kinder und Jugendlichen nimmt mit dem Alter zu (Abb. 1.3) und hat sich innerhalb von 20 Jahren nahezu verdoppelt.

Zur Bestimmung des Übergewichts wird meist der Body Mass Index (BMI) zugrunde gelegt. Man berechnet diesen aus dem Körpergewicht geteilt durch das Quadrat der Körpergröße in Metern. Ein 1,80 Meter großer Mensch, der 81 kg wiegt, hat damit einen BMI von 80/1,82 = 80/3,24 = 25. Damit liegt er genau an der Grenze vom Normalgewicht (BMI von 18 bis 25) zum Übergewicht (BMI von 25 bis 30). Wenn er 97,2 kg wiegen würde, läge sein BMI bei 30 und damit an der Grenze von Übergewicht zu krankhaftem Übergewicht.

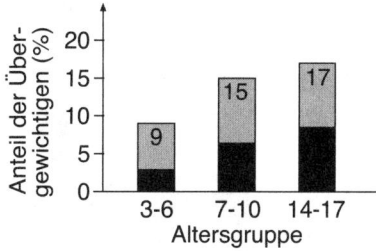

1.3 Anteil der übergewichtigen (grau) und krankhaft übergewichtigen (schwarz) Kinder und Jugendlichen verschiedener Altersgruppen in Deutschland. 9 Prozent der Drei- bis Sechsjährigen sind bereits übergewichtig, 15 Prozent der Sieben- bis Zehnjährigen und 17 Prozent der 14- bis 17-Jährigen. Die Häufigkeit von krankhaftem Übergewicht beträgt bei den Drei- bis Sechsjährigen 2,9 Prozent und steigt über 6,4 Prozent bei den Sieben- bis Zehnjährigen bis auf 8,5 Prozent bei den 14- bis 17-Jährigen.

Eine Arbeitsgruppe der Universitätskinderklinik in Ulm konnte in den letzten Jahren einen leichten Rückgang des Übergewichts bei Schulanfängern feststellen, wobei man allerdings eher von einer Stabilisierung auf leider hohem Niveau sprechen sollte.[10] Zwischen Jungen und Mädchen gibt es dabei keinen Unterschied, wohl aber im Hinblick auf soziale Schicht und Migrationshintergrund: Kinder und Jugendliche aus Familien mit niedrigem Sozialstatus sind von Übergewicht und Adipositas besonders häufig betroffen, Kinder und Jugendliche mit Migrationshintergrund auch, Kinder von Müttern mit Übergewicht oder Adipositas ebenfalls. Identische Beobachtungen werden auch in anderen Ländern gemacht, beispielsweise in Großbritannien, wo neueste Daten aus einer Studie mit 13 287 Kindern und Jugendlichen vorliegen.[11] Wie Abbildung 1.4 zeigt, ist dort Übergewicht ein noch größeres Problem als hierzulande.

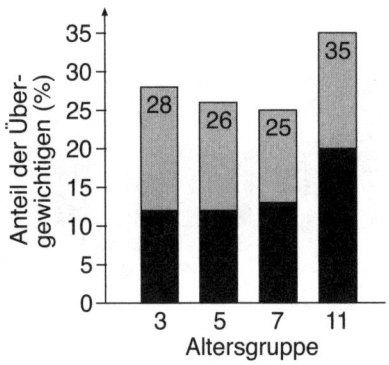

1.4 Anteil der übergewichtigen (grau) und krankhaft übergewichtigen (schwarz) Kinder und Jugendlichen in Abhängigkeit vom Alter in Großbritannien

Weltweit sind 155 Millionen Kinder im Schulalter übergewichtig. Bereits vor fünf Jahren sagten Gesundheitsfachleute voraus, dass die Generation der derzeit jungen Menschen die erste ist, deren Lebenserwartung im Gegensatz zu den Eltern geringer ausfallen wird.[12]

Unter den erwachsenen Europäern ist Übergewicht bei den Deutschen am häufigsten.[13] Weltweit gibt es die meisten Übergewichtigen in den USA, wo der Anteil auch bei den Jungen und Mädchen bei über 30 Prozent liegt. Bei erwachsenen Amerikanern liegt die Quote des krankhaften Übergewichts sogar bei über 30 Prozent. Nach einer großen Studie zur Gesundheit der Amerikaner aus dem Jahr 2012 ist dort die Lebenserwartung der Menschen in der Tat mittlerweile rückläufig – erstmals seitdem hierzu überhaupt Daten erhoben werden. Besonders auffallend ist dieser Trend in der Unterschicht der weißen Bevölkerung, wo die Lebenserwartung bei Frauen zwischen 1990 und 2008 um fünf Jahre und bei Männern um drei Jahre zurückging.[14] Eine neue Studie aus Kanada mit etwa 4000 krankhaft übergewichtigen Menschen mit einem BMI von mehr als 35 ergab eine Verminderung von deren Lebenserwartung um bis zu acht Jahre.[15]

Als es noch Hungersnöte gab, sicherte Übergewicht das Überleben! Dem zivilisierten Menschen hingegen bringt es den Tod: Übergewicht führt zu erhöhtem Blutdruck und Blutzucker, was langfristig zu Herz- und Gefäßkrankheiten führt. Herz- und Hirninfarkte sind hier die häufige Folge. Das wissen die Menschen. Warum verhalten sie sich dann so und nehmen das Gesundheitsrisiko – den vorzeitigen eigenen Tod (!) – in Kauf?

Energie und Belohnung

Um dies zu verstehen, muss man sich mit dem Belohnungssystem im menschlichen Gehirn befassen (siehe Abb. 1.5). Dieses verleiht unseren Erfahrungen Bedeutung, indem es ihnen eine Bewertung zuordnet.[16] Denn sich herumschubsende Materieteilchen und Energie haben aus sich heraus keine Bedeutung, unser Erleben gibt ihnen vielmehr Bedeutung und hebt sie damit vom fließenden Erlebnisstrom ab. Ein Ereignis im psychologischen Sinn[17] gibt es streng genommen erst durch »Bedeutung«,

denn erst dadurch wird es aus unserem Erlebnisstrom hervorgehoben und als einzelnes Ereignis im Gedächtnis abgespeichert.
Durch solche hervorhebenden Bewertungen (in der englischen
wissenschaftlichen Literatur spricht man von *saliency*) entstehen
unsere Erinnerungen, die uns dabei helfen, uns in der Welt zurechtzufinden. Denn dazu müssen wir wissen, ob etwas für uns
gut oder schlecht/böse[18] ist. Unser Gehirn, das sich durch seine
Funktion permanent verändert, bildet daher nicht nur allgemeine Erfahrungen in sich ab (»Dunkle Wolken bringen Regen«;
»Äpfel schmecken gut«), sondern auch einzelne Ereignisse
(»gestern hat es kräftig gewittert«; »die Äpfel vom dritten Baum
nach der Flussbiegung rechts schmecken besonders gut«). Diese werden zu Gedächtnisinhalten. So sind in diesem System
Lernen und Lust eng miteinander verknüpft. In der Literatur
wird dieses System je nach Blickwinkel und Erkenntnisinteresse
auch als Lust-, Sucht-, Motivations- oder Belohnungssystem bezeichnet.[19]

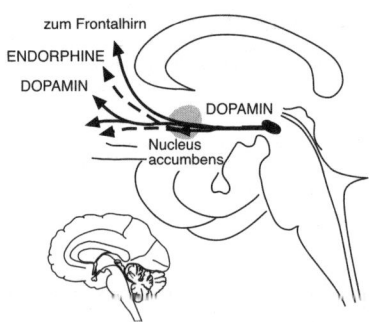

1.5 Schematische Darstellung des Belohnungssystems im menschlichen
Gehirn. Es arbeitet mit dem Neurotransmitter Dopamin, der im Hippocam-
pus das Lernen beschleunigt und im präfrontalen Cortex die Kapazität der
Informationsverarbeitung (Arbeitsgedächtnis) steigert. Dopamin bewirkt
zudem im Nucleus accumbens eine Aktivierung von Neuronen, die Endor-
phine im Frontalhirn freisetzen, was mit positiven Emotionen einhergeht.

Anders ausgedrückt: Unser Gehirn betreibt einerseits unentwegt Statistik und schätzt bei seiner Arbeit dauernd allgemeine Werte ab, um letztlich vorhersagen zu können, was als Nächstes geschehen kann. Dieses Lernen allgemeiner Gesetzmäßigkeiten in der Welt ist andererseits vom Lernen von Ereignissen zu unterscheiden, die durch Bewertung im Gehirn aus dem Erfahrungsstrom hervorgehoben werden. Solche Ereignisse sind – wie auch die durch Erfahrung gelernten Regeln – das Ergebnis der beständigen geistigen Leistungen unseres Gehirns, haben jedoch eine andere logische Struktur und werden im Gehirn auch zum Teil auf andere Weise (und in anderen Modulen) hervorgebracht und verarbeitet.

Ob nun irgendetwas herausgehoben und als einzelnes Ereignis abgespeichert wird, hängt vom »Bedeutungsverleihungsprozess« ab, und den wiederum kann man in erster Annäherung als Summe der jeweils gerade vorhandenen Emotionen begreifen.[20] Das Verleihen von Bedeutung ist also eine Funktion des Gehirns. Wie bei allen körperlichen und geistigen Merkmalen (Größe, Intelligenz) gibt es auch im Hinblick auf diese Funktion (genetische und umweltbedingte) Unterschiede, die dazu führen, dass Menschen mehr oder weniger »von den Ereignissen umgetrieben werden« bzw. neugierig sind. Im Bereich der Psychiatrie gibt es sogar Krankheiten, die dieses System und den Neurotransmitter Dopamin, mit dem es arbeitet, betreffen, so dass entweder alles irgendwie zu viel Bedeutung bekommt oder nichts mehr von Bedeutung ist.

Ebenso wie die Funktion des Knochens nicht der Knochenbruch ist, besteht die Funktion des Belohnungssystems nicht darin – wie es dem unbedarften Leser eines Psychiatrielehrbuchs erscheinen mag –, psychische Störungen (wie Sucht, Schizophrenie oder Depression) zu verursachen. Zu seiner ganz normalen Funktion gehört einfach das Verleihen von Bedeutung und hierdurch die Begünstigung des Einspeicherns von Besonderheiten ins Gedächtnis.[21]

Eine besondere Bedeutung kommt hier der Nahrungsaufnahme zu, denn sie liefert uns die lebensnotwendige Energie. Daher gehört Nahrung (neben der Fortpflanzung) zu den wichtigsten natürlichen Reizen, die das Belohnungssystem aktivieren. Die Aufnahme von Nahrung ist ein lustbetonter Akt, und nicht nur im Tierversuch wirkt Nahrung belohnend, sondern auch beim Menschen.[22] Wie stark motivierend Nahrung auf Menschen wirken kann, weiß jeder, der schon einmal Kinder mit der Aussicht auf ein Eis zu Heldentaten motiviert hat oder selbst hungrig im Supermarkt einkaufen war.

So wundert es auch nicht, dass es zwischen pathologischem Essverhalten und dem Konsum von Suchtstoffen Parallelen gibt. Seit einigen Jahren hat die Gehirnforschung Erkenntnisse, die auf einen engen Zusammenhang zwischen Essverhalten und Sucht hinweisen. Es lohnt sich, dem im Detail nachzugehen, denn nur wenn man Funktionsabläufe und Mechanismen der Sucht versteht, hat man eine Chance, gezielt therapeutisch einzugreifen.

Sucht und Essen

Suchtstoffe aktivieren ebenfalls das Belohnungssystem und lösen damit ein angenehmes Empfinden aus. Sie missbrauchen das für Motivation und Lernen zuständige System für einen einzigen Zweck: dem Erzeugen von guten Gefühlen – und sonst nichts. Da suchterzeugende Stoffe das System deutlich stärker aktivieren können als psychologische Erlebnisse, kann das mit den Substanzen künstlich erzeugte angenehme Gefühl stärker sein als die mit Nahrungsaufnahme oder Sex verbundenen angenehmen Gefühle (siehe Abb. 1.6). Genau dies macht die Sucht zu dem, was sie ist: pathologisches, langfristig Leben zerstörendes Verhalten, das nur sehr schwer zu ändern ist.

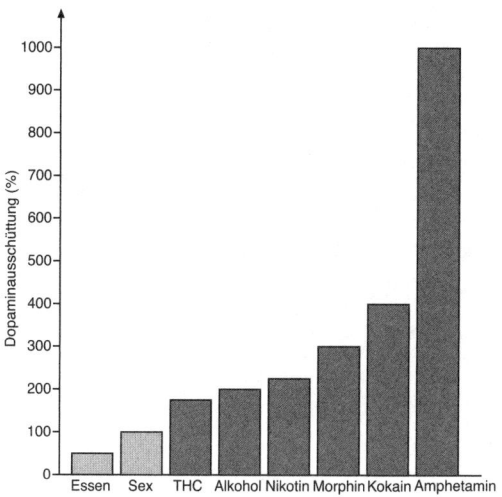

1.6 Ausmaß der psychologischen (hellgrau) und der pharmakologischen (dunkelgrau) Aktivierung des Belohnungssystems im Tierversuch. Die Effekte gelten orientierend bzw. nur in erster Annäherung, denn sie sind abhängig von den Experimentalbedingungen im Einzelnen, insbesondere von der Dosis des Suchtstoffs. Man sieht deutlich das Problem der Sucht: Stoffe aktivieren das System stärker als Erlebnisse, so dass der Einfluss psychologischer Faktoren auf das Verhalten vergleichsweise sinkt (nach Wrase 2008 und Wise 2006).

Eine ganze Reihe von Studien[23] hat mittlerweile sowohl im Tiermodell als auch beim Menschen gezeigt, dass die Aktivierung des Belohnungssystems während der Nahrungsaufnahme mit der Freude beim Essen zusammenhängt und dass bei übergewichtigen Menschen diese Aktivierung geringer ist. Sie müssen daher mehr essen, um den gleichen belohnenden Effekt zu erleben. Nicht anders ist es bei Suchterkrankungen; auch hier ist das Belohnungssystem vermindert aktivierbar, so dass die betroffenen Personen zu Stoffen greifen, die es stärker ansprechen. Übergewicht rückt damit im Hinblick auf den Mechanismus, der es verursacht, sehr nahe zur Sucht.

Neuere Untersuchungen zeigen, wie sich eine sogenannte Cafeteria-Diät, d. h. eine kohlenhydrat- und fettreiche Nahrung (z. B. Käsekuchen, Würstchen, Schokolade, Pommes etc.), auf das Belohnungssystem und das Essverhalten auswirkt. Von dieser Nahrung ist schon seit Jahrzehnten bekannt, dass sie im Tierversuch (und beim Menschen auch) zu Übergewicht führt. Um ihren Einfluss auf das Belohnungssystem zu messen, pflanzte man Ratten Elektroden in deren Belohnungssystem ein und ließ sie sich selbst durch Knopfdruck an diesem Ort elektrisch stimulieren.

Wie seit Jahrzehnten bekannt ist, drücken die Tiere in dieser Versuchsanordnung die Taste bis zu 2000-mal pro Stunde.[24] Durch Veränderung der Stärke des elektrischen Reizes kann man nun die »Schwelle« bestimmen, bei der dieses Verhalten – die Taste drücken – gerade noch an den Tag gelegt wird (bei noch schwächeren elektrischen Reizen hören die Tiere auf, die Taste zu drücken), und hat damit ein Maß für die individuelle Aktivierbarkeit des Belohnungssystems (»Belohnungsschwelle«).

Käsekuchen-, Würstchen-, Schokoladen-Sucht

Nachdem man die Belohnungsschwelle von jungen Ratten bestimmt hatte, wurden die Tiere per Zufall in Gruppen eingeteilt, so dass zwischen den Gruppen keine Unterschiede im Hinblick auf Körpergewicht (300 bis 350 g) und Belohnungsschwelle bestanden.[25] Danach erhielten die Tiere 40 Tage lang entweder das normale Rattenfutter oder Rattenfutter und eine Stunde täglich Cafeteria-Diät oder den ganzen Tag über die Cafeteria-Diät (18 bis 23 Stunden). Bei allen Tieren wurden während des ganzen Versuchs die Kalorienaufnahme, das Gewicht und die Belohnungsschwellen gemessen.

Wie erwartet kam es zu einer Gewichtszunahme in allen drei Gruppen, denn die Tiere waren noch jung und in der Wachstumsphase. Diese Gewichtszunahme war jedoch in Abhängigkeit von der Diät unterschiedlich stark ausgeprägt: Am deutlichsten war die Gewichtszunahme (mit ca. 160 g) in der Gruppe der Ratten auf permanenter Cafeteria-Diät, geringer (ca. 100 g) in der Gruppe mit nur einer Stunde Cafeteria-Diät täglich und am geringsten (ca. 80 g) in der Gruppe mit normalem Rattenfutter.[26]

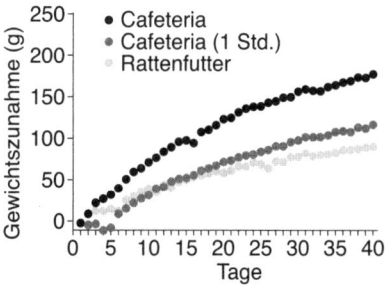

1.7 Zunahme des Körpergewichts in Abhängigkeit von der Diät in den drei Gruppen im Zeitraum von 40 Tagen[27]

Parallel vollzog sich ein Anstieg der Belohnungsschwelle, das heißt, eine Abnahme der Empfindlichkeit des Belohnungssystems für belohnende Reize und damit auch für Nahrung (siehe Abb. 1.8).

Eine solche Abnahme der Empfindlichkeit des Belohnungssystems für belohnende Reize ist auch aus Tierversuchen zu den Auswirkungen der Suchtstoffe Kokain und Heroin bekannt. Die nahrungsbedingte Verstellung der Empfindlichkeit des Belohnungssystems braucht vergleichsweise längere Zeit, hält dafür aber auch länger an als eine entsprechende Verstellung durch die Suchtstoffe Kokain, Nikotin und Alkohol.

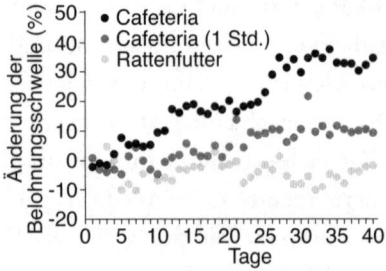

1.8 Veränderung der Belohnungsschwellen in Abhängigkeit von der Diät in den drei Gruppen im Zeitraum von 40 Tagen[28]

Sucht ist stärker als Angst

Eines der wesentlichen Merkmale der Sucht besteht darin, dass man bewusst negative Konsequenzen in Kauf nimmt, wenn man Suchtstoffe konsumiert. Um ein Beispiel zu geben: Jeder Raucher weiß, dass Rauchen ungesund ist. Im Tierversuch hat man dieses Merkmal der Sucht ebenfalls erforscht. Man bringt beispielsweise Ratten bei, sich vor dem Aufleuchten einer Lampe zu ängstigen. Dies geschieht dadurch, dass man den Tieren immer dann, wenn man die Lampe einschaltet, zugleich einen kleinen, aber schmerzhaften elektrischen Schock verabreicht. Sie lernen dadurch die Verbindung zwischen Licht und Schock und reagieren nach einer Weile allein schon auf das Licht der Lampe mit Angst.

Legt man nun Futter unter die leuchtende Lampe, dann fressen die Tiere nicht, denn die Angst ist stärker als der Hunger. Liegt unter der Lampe jedoch ein Suchtstoff, so stellt man fest, dass der Suchtstoff stärker ist als die Angst vor der Lampe: Sucht schlägt Angst!

Um nun die Auswirkungen der oben beschriebenen unterschiedlichen Diäten auf diese Weise zu untersuchen, wurden erneut Ratten mit den drei Diäten über 40 Tage gehalten und ihnen dann Angst vor der leuchtenden Lampe beigebracht. Anschließend erhielten die Tiere einzeln Zugang zur Cafeteria-Diät, die jedoch ganz in der Nähe der Lampe plaziert wurde. Diejenigen Tiere, die in den 40 Tagen zuvor nur Rattenfutter bekommen hatten, gingen nicht zum Fressen – die Angst überwog. Bei denjenigen, die Rattenfutter und nur für eine Stunde täglich die Cafeteria-Diät erhalten hatten, war das ebenfalls so. Die Ratten der Gruppe, die ausschließlich von der Cafeteria-Diät gelebt hatte, machten sich dagegen an den Käsekuchen, die Würstchen und die Schokolade heran, trotz ihrer Angsterfahrung mit der Lampe daneben. Negative Konsequenzen ihres Suchtverhaltens waren ihnen also – menschlich gesprochen – egal. Sie wollten die ihnen bekannte und vertraute Nahrung unbedingt und ohne Rücksicht auf Verluste zu sich nehmen. Sie waren süchtig danach.

»Wie bei suchterzeugenden Stoffen auch, führt der ungehinderte Zugang zu Cafeteria-Nahrung zu dem Aufsuchen von Belohnung, das offenbar zwanghaft erfolgte, denn das Verhalten wurde durch einen Hinweis auf erfolgende Bestrafung nicht unterdrückt«, schreiben die Autoren eines Kommentars zu diesem Experiment.[29]

Halten wir fest: Suchtartiges Essverhalten entsteht bei ungehindertem Zugang zu einer wohlschmeckenden hochkalorischen Ernährung. Der Mechanismus besteht in einer Verstellung des Ansprechens des Belohnungssystems auf Nahrung, so dass für den gleichen belohnenden Effekt (immer) mehr gegessen werden muss.

Menschen unterscheiden sich genetisch im Hinblick auf das Ansprechen ihres Belohnungssystems. Ein vermindertes Ansprechen des Systems ist daher ein Risikofaktor für die beschriebene Entwicklung, denn es erleichtert das Hineinschlittern in den Teufelskreis aus Käsekuchen, geringerem Belohnungseffekt, noch mehr Käsekuchen usw. (siehe Abb. 1.9).

»Unsere Daten zeigen, dass eine Unterfunktion des Beloh-

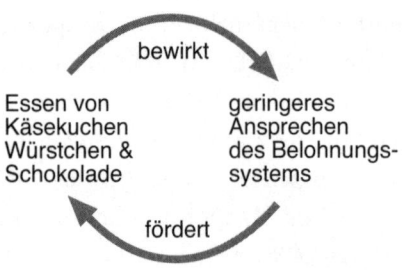

1.9 Teufelskreis zum krankhaften Übergewicht

nungssystems bei Ratten dann entsteht, wenn diese willentlich eine wohlschmeckende Cafeteria-Diät zu sich nehmen, wie sie auch von Menschen gegessen wird, und dass diese Effekte immer schlimmer werden, je mehr sie an Gewicht zunehmen. [...] Eine solche diätinduzierte Belohnungsunterfunktion kann zur Entwicklung von krankhaftem Übergewicht beitragen, indem sie die Motivation zum Konsum hochkalorischer, belohnend wirkender Nahrung steigert, um dem Zustand geringer Belohnung entgegenzuwirken. [...] Unsere Daten sprechen dafür, dass krankhaftes Übergewicht und Drogensucht einen gemeinsamen zugrunde liegenden Mechanismus aufweisen«, schreiben die Autoren über ihre Ergebnisse und fügen hinzu: »Zusammengenommen stützen unsere Daten die Idee, dass zwanghaftes Essverhalten bei [...] dauerndem Zugang zu einer hochkalorischen Diät entstehen kann, analog zur Kokainsucht.«

Wenn Kokain und Käsekuchen ganz ähnliche Auswirkungen auf Verhalten haben und diese Effekte letztlich über den gleichen Mechanismus im Gehirn bewirkt werden, dann wird es höchste Zeit, dass wir diese Erkenntnisse ernst nehmen und handeln! Warum? Weil es hierzulande wie in anderen hochindustrialisierten Ländern eine Epidemie gibt, die katastrophale Ausmaße angenommen hat und Hunderttausenden Menschen den Tod bringt: Die Rede ist nicht von AIDS oder Ebola, sondern vom Übergewicht!

Wer als Kind oder Jugendlicher schon übergewichtig ist, der ist als Erwachsener mit großer Wahrscheinlichkeit auch übergewichtig[30] – mit all den gesundheitlichen Folgen wie Diabetes, Bluthochdruck, (in der Folge) Herz- und Gehirninfarkte, Krebs und Erkrankungen der Wirbelsäule und des Bewegungsapparats.[31]

Werbung

Warum aber essen Kinder ungesunde Nahrung? Nicht zuletzt, weil sie ständig von der Werbung dazu aufgefordert werden. Nahrungsmittel sind die mit Abstand am häufigsten beworbene Produktfamilie in der an Kinder gerichteten Werbung. Allein in den USA gibt die Werbewirtschaft jährlich 10 Milliarden Dollar zur Beeinflussung des Essverhaltens von Kindern aus, vor allem in Form von Fernsehwerbung.[32] Kinder unter fünf Jahren sehen jährlich mehr als 4000 Werbespots für Nahrungsmittel.[33] Oder anders ausgedrückt: Während des Zeichentrick-Unterhaltungsprogramms an einem typischen Sonntagmorgen sehen Kinder im Durchschnitt alle fünf Minuten einen Nahrungsmittel-Werbespot,[34] und nahezu alle im Fernsehen beworbenen Nahrungsmittel sind ungesund.[35]

Dass Fernsehkonsum dick macht, ist seit über 30 Jahren bekannt[36] und durch mittlerweile mehr als 50 entsprechende Studien belegt, wie eine Zusammenfassung aus dem Jahre 2004 zeigt, die in der weltweit anerkannten medizinischen Fachzeitschrift *Lancet* unter dem Titel *Wir programmieren Fettleibigkeit in der Kindheit* publiziert wurde.[37] Dabei geht die Ursachenkette vom Fernsehen zum Übergewicht – wer fernsieht, wird dick – nicht umgekehrt! Amerikanische Wissenschaftler fanden zudem heraus, dass die *Werbung für ungesunde Nahrungsmittel* in entsprechenden Unterhaltungssendungen für die fernsehbedingte Fettleibigkeit mitverantwortlich war: Mit jeder Extrastunde Fernsehkonsum im Jahr 1997 war der BMI im Jahr 2002 11 Prozent höher, unabhängig vom gesehenen Programm oder den sportlichen Aktivitäten des Kindes.[38] Auch für Deutschland liegen Daten vor: Verbringen Vorschulkinder mehr als zwei Stunden täglich vor elektronischen Bildschirmmedien, dann erhöht sich ihr relatives Risiko, übergewichtig zu sein, um 70 Prozent.[39]

Man konnte weiterhin in einer großen Längsschnittstudie berechnen, dass 17 Prozent des Übergewichts der Erwachsenen auf das Konto des Fernsehkonsums in der Kindheit gehen.[40] Umgerechnet auf die 60 000 bis 120 000 Menschen, die jährlich durch Übergewicht zu Tode kommen, bedeutet dies, dass hierzulande jährlich ca. 10 000 bis 20 000 Menschen an den Folgen von Übergewicht sterben, an dessen Entstehung Fernsehwerbung ihren bedeutsamen Anteil hatte. Diese Werte geben Größenordnungen an und lassen sich aus vorhandenen publizierten Daten berechnen. Projiziert man die Effekte in die Zukunft, muss von einer deutlichen Steigerung dieser Zahlen ausgegangen werden. Zudem lässt sich aus den vom Bundesgesundheitsamt veröffentlichten Zahlen berechnen, dass die Kosten von durch Fernsehwerbung ausgelöstem Übergewicht pro Jahr 15 Milliarden Euro betragen.

Was sich nur schwer in Heller und Pfennig messen lässt, ist das Leid der Betroffenen: Das Tückische am Risikofaktor Übergewicht besteht gerade im Kindes- und Jugendalter darin, dass deutlich mehr Zeit für ungünstige Auswirkungen vorhanden ist als beim Auftreten im Erwachsenenalter. Wer sein Übergewicht erst mit 60 bekommt, hat gute Chancen, vor seinem Herzinfarkt oder Schlaganfall auf andere Art zu sterben. Diese Hoffnung kann man beim Vorliegen der Risikofaktoren in der Kindheit nicht haben. Man kann sich also recht sicher sein, dass die das Leben verkürzenden Auswirkungen auch eintreten werden. Dies bestätigt eine große norwegische Studie, in die 230 000

Jugendliche zwischen 1963 und 1975 aufgenommen wurden. Dicke Jugendliche sterben früher; bei dicken Mädchen ist das Risiko für einen Herzinfarkt-Tod vor dem fünfzigsten Geburtstag um den Faktor 3,7 erhöht, bei dicken Jungs um den Faktor 2,9. Ebenfalls verdoppelt bis vervierfacht ist bei dicken Kindern das Risiko für einen frühen Tod durch Darmkrebs, Schlaganfall und Diabetes.[41]

Zusammenhang – Mechanismus – Konsequenz

Es ist eine Sache, die Existenz eines statistischen Zusammenhangs aufzuzeigen, und eine ganz andere Sache, den Mechanismus des Zusammenhangs aufzuklären. Dass etwas so ist, sagt noch nichts darüber aus, warum etwas so ist. Dass Fernsehen dick macht, ist lange bekannt; dass der Mechanismus auch über die Werbung vermittelt ist, wird hingegen erst mit neueren Daten nahegelegt. Sie passen gut zu bereits vorliegenden Kenntnissen zum Lernen, zu den Auswirkungen von Werbung bei Kindern und zu den oben beschriebenen Erkenntnissen der Gehirnforschung zum pathologischen Essverhalten als einer Form von Sucht.

Kinder lernen sehr schnell – was immer wir ihnen an Inhalten anbieten. Experimente an Kindern im Vorschulalter zeigten, dass diese den Inhalt von Werbespots nach nur wenigen Darbietungen gelernt hatten und sich dem Produkt gegenüber entsprechend positiv verhielten: Sie fanden es gut und wählten es aus.[42] Auch generalisieren Kinder über mehrere Produkte, so dass eine werbebedingte positive Einstellung gegenüber einem Produkt sich auf andere ähnliche Produkte überträgt, wie man bereits seit nahezu vier Jahrzehnten Werbungsforschung weiß.[43] Zu-

47

dem weiß man, dass Kinder über Medien hinweg generalisieren, also eine Fernsehfigur beispielsweise auf der Schokoladenpackung problemlos wiedererkennen.

In den USA beginnen Kinder mit dem Fernsehen im Alter von durchschnittlich neun Monaten, und 90 Prozent aller Kinder sehen bereits vor dem Alter von zwei Jahren regelmäßig fern.[44] Entsprechend wird Fernsehwerbung gezielt an diese Gruppe gesendet, was u.a. zur Folge hat, dass ein Kind bei Schuleintritt mehr als zweihundert Markennahmen bzw. die entsprechenden Produkte kennt.[45] Daten aus dem Jahr 2015 zeigen für Deutschland und die USA, dass der Trend zu noch früherem Umgang mit Bildschirmmedien anhält – und dies gilt auch für Computer, Tablets und vor allem für Smartphones.[46]

Bei Kindern ist der kritische Verstand noch nicht entwickelt, weswegen sie den Auswirkungen der Werbung schutzlos ausgeliefert sind. Nachdem die Kinder dadurch an die üblichen in der Werbung gepriesenen Nahrungsmittel gewöhnt wurden, kommen sie nur noch sehr schwer davon los. Die oben beschriebenen Studien zum Zusammenhang zwischen Suchtverhalten und pathologischem Essverhalten machen verständlich, warum diejenigen, die als junge Menschen viel Fernsehwerbung gesehen haben, gar nicht anders konnten, als gewissermaßen sich selbst immer wieder mit Sucht erzeugender Nahrung »anzufixen« (um einen Terminus aus der Drogenszene zu gebrauchen). Denn wer die beworbenen Produkte isst, so zeigt die Gehirnforschung, verstellt damit langfristig sein Belohnungssystem und muss für den gleichen belohnenden Effekt immer mehr essen. Der Mechanismus von Fernsehwerbung geht damit über die üblichen Lernprozesse hinaus: Man »lernt« nicht nur Produkte und Markennamen sowie damit verbundene Assoziationen und sogar Verhaltensweisen.[47] Nein, man wird sogar süchtig nach einer bestimmten Form von Nahrung, die besonders reich an Fett und Zucker ist und für deren Dauerkonsum unser Gehirn evolutionär nicht vorbereitet ist.

So wird verständlich, wie vernunftbegabte Menschen, die wissen, wie ungesund und vor allem auch unangenehm (psychisch und physisch) ein erhöhtes Körpergewicht ist, dennoch viel essen und dick werden. Ich glaube nicht, dass die Nahrungsmittelkonzerne dies wussten, als sie damit begannen, bestimmte Lebensmittel in großem Stil an Kinder zu verkaufen und zu bewerben. Aber es hat sehr gut funktioniert und satte Gewinne generiert. Gesamtgesellschaftlich ist jedoch die Übergewichtsepidemie ein Desaster: Sofern jemand nämlich erst im Alter dick wird, wird er die Komplikationen seiner verhaltensbedingten Stoffwechselstörung in aller Regel nicht erleben (und daher auch nicht durchleiden müssen). Wenn man aber schon als Kind zu dick ist, hat der Organismus alle Zeit der Welt, die dadurch verursachten chronischen Krankheiten (betreffend Herz-Kreislauf, Krebs, Knochen, Gelenke bis hin zu chronischen psychischen Störungen) und deren Komplikationen zu erleben, oder besser: zu *erleiden,* und letztlich daran auch zu sterben. Mit dem Übergewicht ist es daher wie mit Alkohol und Nikotin: Zwar nimmt die Gesellschaft Steuern ein, aber die Schäden und die damit einhergehenden finanziellen Verluste für die Gesellschaft sind weitaus größer als die Einnahmen. Vom chronischen Leiden – den Schmerzen, Einschränkungen und Ausfallserscheinungen – einmal ganz abgesehen.

Die Konsequenz liegt auf der Hand: An Kinder gerichtete Werbung für ungesunde Nahrungsmittel sollte verboten werden. In Schweden ist jegliche an Kinder gerichtete Werbung seit mehr als zwei Jahrzehnten untersagt.[48] Weil das Problem des Übergewichts in Großbritannien so groß ist (siehe Abb. 1.4), darf dort seit 2008 im Fernsehen in Sendungen vor 21 Uhr nicht mehr für Junk-Food geworben werden. Gesundheitsgruppen hatten sich für ein vollständiges Werbeverbot für Junk-Food ausgesprochen. Die Werbewirtschaft und die werbefinanzierten Privatsender kritisierten die Maßnahmen aber als zu weitgehend, vor allem mit dem Argument, dass ein solches Werbeverbot Arbeitsplätze gefährde. Aus meiner Sicht sollte man sich jedoch über jeden abgeschafften Arbeitsplatz freuen, an dem Arbeit verrichtet wird, deren »Früchte« das Leid und der Tod vieler Menschen der nächsten Generation sind. An Kinder gerichtete Werbung für ungesunde Nahrungsmittel führt zu dauernder Verunsicherung von Eltern, die für ihr Kind das Beste wollen, dies aber gegen die Werbung und damit gegen ihr Kind durchsetzen müssen. »Es kann für Eltern sehr schwer sein, das richtige Essen für ein kleines Kind auszuwählen: Preis, Bequemlichkeit, Angebot, Bekanntheit, Komfort, Belohnung und Gruppendruck konkurrieren allesamt mit dem Ziel, das Beste für die Gesundheit des Kindes zu tun«,[49] heißt es in einem Editorial im medizinischen Fachblatt *Lancet* vom 20. Februar 2010. Auch in Südkorea, einem weiteren Land, in dem an Kinder gerichtete Werbung für ungesunde Nahrungsmittel verboten ist, hat man dies begriffen.

Wie lange müssen wir hierzulande noch warten, bis etwas geschieht? Sollten wir wirklich wider besseres Wissen auf dem Standpunkt »das ist nun mal so, gegen Werbung kann man nichts machen« verharren? Wenn wir uns in Deutschland zu einem Verbot für an Kinder gerichtete Werbung für ungesunde Nahrungsmittel durchringen könnten, würde das langfristig jedes Jahr 15 Milliarden Euro Gesundheitskosten einsparen, und es entfiele eine direkte Ursache für 10 000 bis 20 000 Todesfälle (!), wie sich aus Daten berechnen lässt, die nicht zuletzt vom deutschen Gesundheitsministerium publiziert werden. Wir haben schon aus deutlich geringeren Anlässen Gesetze gemacht.

Fazit

Anhand des Phänomens »Übergewicht« wurde gezeigt, was eine Zivilisationskrankheit ist und welche Mechanismen dafür sorgen, dass wir uns so schwertun, Zivilisationskrankheiten zu bekämpfen. Schließlich sind wir ja selbst die Verursacher! Eine Lösung kann nur erfolgen, wenn wir die komplizierten Zusammenhänge verstehen und gemeinsam gesellschaftlich gewollte und getragene Änderungen herbeiführen. Wer die Schuld auf den Einzelnen schiebt – »Der soll sich beim Essen besser beherrschen!« –, erreicht nicht nur nichts, sondern tut dem Einzelnen auch unrecht!

Heute wissen wir, welche (und wie viel) Nahrung gut für uns ist, handeln jedoch nicht danach und erleben daher erneut eine Vielzahl von Zivilisationskrankheiten. Maßgeblich aus zwei Gründen handeln wir nicht: Unsere Nahrung erzeugt Sucht (nach mehr Nahrung). Und die Hersteller von Nahrung können bei (hierzulande) stagnierenden Bevölkerungszahlen und flächendeckender Versorgung nur dadurch eine Steigerung ihrer Gewinne erzielen, wenn sie Menschen dazu bringen, mehr zu essen, als für sie gut und gesund ist. Das funktioniert bei einem großen Teil der Bevölkerung recht gut: Bereits im Kindesalter wird Sucht nach hochkalorischer Nahrung mittels entsprechender Werbung erzeugt.

Die Situation ist damit komplexer geworden, als sie früher war. Aber dennoch geben sich viele Menschen Mühe, etwas dagegen zu tun: Sie gehen ins Fitness-Studio und/oder unterziehen sich einer Diät; viele Eltern kümmern sich vorbildlich um gesundes Essen für ihre Kinder und sorgen für tägliche Bewegung im Freien. Manche Gesellschaften haben auch schon begonnen, die geheimen Verführer auszubremsen, die bereits im Kindesalter am Belohnungssystem herumschrauben, um sich langfristig Profite zu sichern – mit Verboten von Werbung, die sich an Kinder richtet. Aber Verbote sind nur die letzte Möglichkeit, wenn alles andere nicht hilft und wenn es um kriminelle Machenschaften mit Todesfolge geht. Viel besser ist Aufklärung, so dass die Menschen wissen, was gut für sie ist, und sich daher entsprechend verhalten. Wer schadet sich schon freiwillig gerne selbst? Zudem ist es falsch, immer nur auf den einzelnen Dicken zu verweisen und ihn aufzufordern, doch weniger zu essen. Es ist ja unser System, das krank macht![50]

Anders als bei den durch unsere Essgewohnheiten verursachten Zivilisationskrankheiten haben die wenigsten Menschen bislang die Risiken und Nebenwirkungen digitaler Informationstechnik zur Kenntnis genommen, ganz zu schweigen von einem Verständnis der komplexen Ursachen und Wirkungsmechanismen. »Es ist nun mal so«, sagen die meisten Menschen: Weder die Auswirkungen, also die Krankheiten, noch die Frage, wie sie aufkommen, werden bedacht, wenn man mit ihnen über die Bedeutung digitaler Informationstechnik für unser Leben spricht. Wie wunderbar unsere digitale Welt ist, darüber kann jeder tolle Geschichten erzählen. Interessanterweise kennt jeder – auf Nachfrage – auch deren negative Auswirkungen, nimmt sie jedoch schicksalhaft, dumpf und ohne nachzudenken einfach hin: »Dagegen kann man sich nicht wehren, diese ganzen Dinge sind nun einmal da.« Und weiter sagen die Leute: »Das Rad der Zeit lässt sich nicht zurückdrehen. Jeder benutzt das doch heute.« Wir verhalten uns also gegenüber den gravierenden Änderungen unserer Lebensbedingungen, wie wir sie heute erleben, so wie die Menschen bei einem ähnlich durchgreifenden Umbruch vor 10 000 Jahren. Und wir bemerken nicht, dass wir erneut und weltweit dabei sind, bessere Kontrolle – über nahezu alle Aspekte unseres Lebens – gegen eine schleichende Verschlechterung unserer Gesundheit einzutauschen.

Noch etwas kann man am Beispiel der Zivilisationskrankheit Übergewicht lernen: Die Lösungen heißen nicht »gar nichts mehr essen«, »Steinzeitdiät« oder »Bonbon-Kompetenztraining im Kindergarten«! Die Lösung besteht vielmehr darin, zu verhindern, dass unsere Kinder falsch essen und damit krank aufwachsen. Wir müssen sie schützen, vor Werbung, ungesunder Nahrung und falscher Lebensweise. Wenn Sie wissen wollen, was Kinder essen sollten, fragen Sie dann die Hersteller von Süßwaren oder Fast Food? Entsprechend gilt für digitale Informationstechnik: Sie ist ein Werkzeug, mit dem wir unser Leben effektiver bewältigen. Für Kinder und Jugendliche birgt sie Gefahren, erzeugt Sucht und macht krank. Und wir lassen zu, dass nicht Experten für Kinder, sondern Experten für Computer gefragt werden, wenn es darum geht, wann junge Menschen Informationstechnik nutzen sollten.

2. Smartphones im Cyberspace

Die ideelle Umgebung, in der Kommunikation über Compu-
ternetzwerke stattfindet, wird nach dem *Oxford English Dictionary* als Cyberspace bezeichnet. Der Ausdruck steht zuweilen
auch als Metapher für das gesamte Internet. Damit ist klar, dass
der Raum (engl.: space) hier nicht wirklich »räumlich« (also als
dessen Länge, Breite und Höhe, die man in Milli- oder Kilometern bemessen kann) zu verstehen ist, sondern eher wie ein
mathematischer Raum (z. B. wie in der Wendung »Erstklässler
rechnen im Zahlenraum von 1 bis 20«[1]). Man kann es sich auch
ganz einfach machen und mit Cyberspace einfach all das bezeichnen, was sich als Medium der Kommunikation zwischen
Computern oder Telefonen befindet – oder Geräten wie Smartphones, die beides zugleich sind.

Das Schweizer Taschenmesser
des Informationszeitalters

Kein Tag vergeht, an dem man nicht junge Menschen sieht, die
wie gebannt auf ihr Smartphone starren. Was früher das Schweizer Messer war, das man immer mit sich herumtrug und mit
dem man schneiden, sägen, feilen, Schrauben drehen, Korken
ziehen, Koffer tragen und noch einiges mehr tun konnte, ist
im digitalen und vernetzten Zeitalter das Smartphone. Was auch
immer junge Menschen heute tun, das Smartphone wird überall
zugleich auch benutzt – selbst beim Sex, wie in entsprechenden
Umfragen angegeben wird.

Im Jahr 2011 hatten bereits 90 Prozent der Weltbevölkerung
Zugang zum mobilen Telefonnetz.[2] Da das Smartphone jeder-

zeit verfügbar ist, hat es stärkere Auswirkungen auf uns als Fernseher, Computer oder Spielkonsolen. Noch stärkere, sollte man sagen, denn es verbindet uns mit der ganzen Welt, lenkt

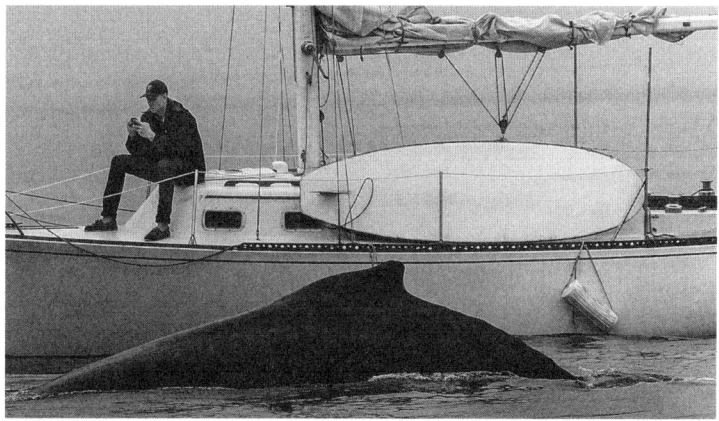

2.1 Ein Mann auf seinem Segelboot, der vermutlich etwas erleben will, übersieht einen direkt neben ihm auftauchenden Wal. »Wer nur auf sein Smartphone schaut, verpasst das halbe Leben«, sagte der Fotograf Eric J. Smith, dem dieser Schnappschuss vor der Küste Kaliforniens gelang.

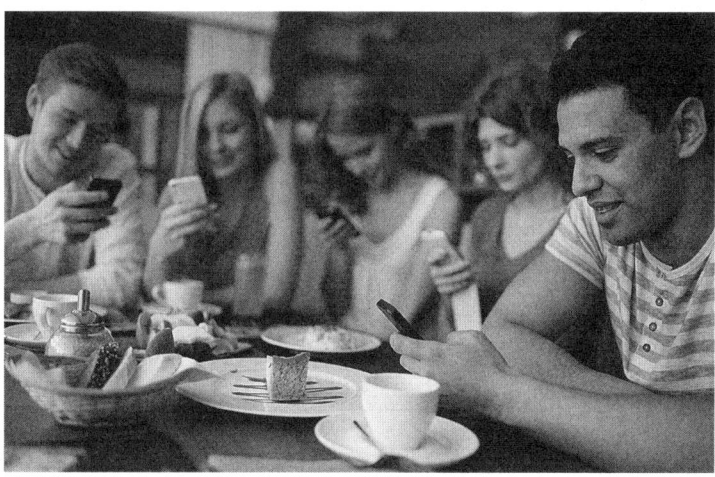

2.2 Vertrauter Anblick einer Gruppe junger Menschen. Jeder ist mit seinem Smartphone beschäftigt und nicht mehr wirklich in der Gemeinschaft.

uns aber von den Dingen und Menschen in unserer unmittelbaren Umgebung ab.

Die Entwicklung hin zum vernetzten Leben ist rasant: Beim Radio dauerte es noch fast 40 Jahre, um weltweit 50 Millionen Nutzer zu erreichen: Beim Fernseher wurde dies in nur 13 Jahren erreicht. Beim PC dauerte es etwas länger – 16 Jahre, wahrscheinlich deshalb, weil PCs in den ersten Jahren nach der Markteinführung so teuer waren wie Autos (woran sich kaum noch jemand erinnern kann). Das nahezu kostenlose Internet hatte nach kaum fünf Jahren 50 Millionen Nutzer[3], und beim iPhone dauerte es nur gut drei Jahre, bis 50 Millionen Exemplare verkauft waren. Allein im letzten Quartal 2014 ging es 74,5 Millionen Mal über den Ladentisch.[4] Vor wenigen Jahren war das Smartphone noch das Privileg von jungen Erwachsenen und Jugendlichen, heute hat es zu Weihnachten oder Geburtstagen höchste Priorität auf den Wunschlisten von Kindern im Grundschulalter.

Einem amerikanischen Bericht zufolge[5] besaßen bereits im Jahr 2011 nahezu alle (96 Prozent) College-Studenten im Un-

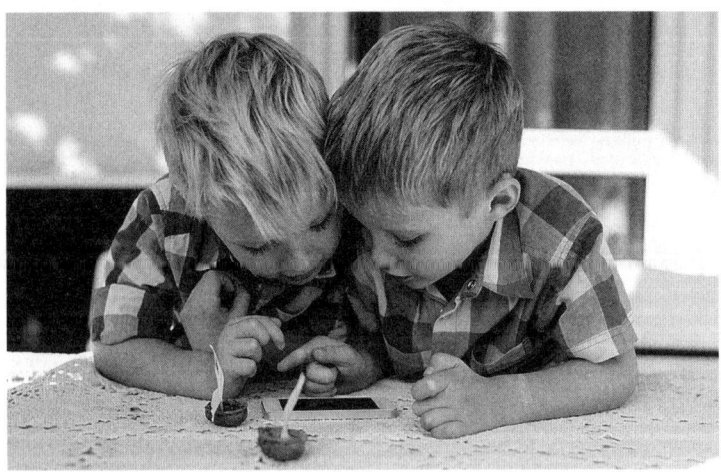

2.3 Das Smartphone wird nicht mehr nur von Jugendlichen benutzt, sondern mittlerweile auch von Kindern unter zehn Jahren.

dergraduate-Bereich (d.h. im Alter von ca. 18 bis 22 Jahren) ein Smartphone, und bei den gleichaltrigen Nicht-Studenten waren es immerhin auch 89 Prozent. In beiden Gruppen gehen jeweils mehr als 60 Prozent mit ihrem Smartphone ins Internet, weswegen man diese jungen Leute auch als »hyperconnected« bezeichnet.[6] Bei der rasanten Geschwindigkeit dieser Entwicklung muss man zudem davon ausgehen, dass diese Zahlen heute schon längst wieder veraltet sind und die Smartphone-Nutzung mittlerweile noch ausgeprägter ist.

Über die Verbreitung des Smartphones, der »neuen Volksdroge« (wie es in manchen Berichten[7] schon heißt), in Deutschland informiert Abbildung 2.4. Sie zeigt eine deutliche Zunahme über fünfeinhalb Jahre bis Mitte 2014. Gerade im Hinblick auf die Jugendlichen ist von Bedeutung, dass der Anteil der Smartphone-Nutzer in dieser Gruppe von 25 Prozent im Jahr 2011 auf 72 Prozent im Jahr 2013 zunahm.[8] Vergleichbare Daten liegen für die Schweiz vor, wo die Smartphone-Nutzung durch 12- bis 19-Jährige von 47 Prozent im Jahr 2010 auf 72 Prozent im Jahr 2012 anstieg.[9]

Was tun die Leute mit diesen Geräten? Auch hierzu gibt es Daten für Deutschland: Natürlich wird vor allem telefoniert, aber es werden auch Nachrichten (E-Mail, SMS etc.) gesendet und empfangen (94 Prozent), soziale Online-Netzwerke (Facebook, Twitter etc.) benutzt (69 Prozent), Spiele gespielt (57 Prozent), YouTube-Videos angeschaut (44 Prozent) oder Einkäufe getätigt (37 Prozent).[10]

Es kann im Grunde gar nicht sein, dass ein Gerät mit so vielen Einsatzmöglichkeiten völlig frei von Risiken und Nebenwirkungen ist. Wie diese aussehen können, beschreibt eine E-Mail, die ich im Februar 2015 von einer Lehrerin an einer deutschen Schule erhielt. Täglich bekomme ich solche E-Mails, mittlerweile aus allen Teilen der Welt[11] und meist von Menschen, die mit jungen Menschen zu tun haben: Eltern, Erzieherinnen, Lehrer und manchmal auch Kollegen von anderen Universitäten.

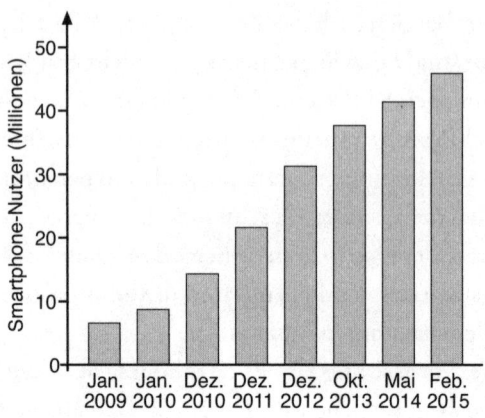

2.4 Anzahl der Smartphone-Nutzer in Deutschland von Januar 2009 bis Februar 2015 in Millionen[12]

Sie haben mein Buch *Digitale Demenz* gelesen und berichten über ihre eigenen Erfahrungen. Die Mail der Lehrerin möchte ich dem Leser nicht vorenthalten, weil es hier um Smartphones geht und sehr detailreich beschrieben wird, welche Veränderungen diese an unseren Schulen bewirken.

> *Sehr geehrter Prof. Dr. Spitzer,*
> *seit fast 36 Jahren unterrichte ich nun das Fach Mathematik, zuerst am Gymnasium, mittlerweile seit 17 Jahren an einer Gesamtschule und immer mit großem Engagement und viel Leidenschaft. Doch seit Beginn dieses Schuljahres habe ich zunehmend das Gefühl, die Unterrichtsinhalte nicht mehr vermitteln zu können. Ich bin Klassenlehrerin und Mathelehrerin im Jahrgang 7. Die Kinder sind alle sehr nett und bis auf die üblichen Reibereien, die es im Schulalltag gibt, bilden sie eine ganz normale Klasse. Seit Ende November beschäftigen wir uns nun schon mit dem Thema Prozentrechnung, ein Thema, das nach meiner langjährigen Erfahrung Kindern nicht sonderlich schwerfällt, zumindest nicht die Standardaufgaben. Doch*

in meiner jetzigen Klasse fühlt es sich an, als bliebe in den Köpfen einfach nichts hängen. Das, was wir zum Beispiel am Montag erarbeiten, ist am Mittwoch nahezu wieder weg. Ich habe das Gefühl, in jeder Stunde wieder von vorn anfangen zu müssen. Auch die einfachsten Kopfrechenaufgaben wie 10 Prozent von … oder 25 Prozent von … klappen trotz regelmäßigen Übens bei vielen SchülerInnen immer noch nicht. [Anmerkung des Autors: im Februar, also nach mehr als zwei Monaten Unterricht in Prozentrechnung!] *Das habe ich auch in früheren Jahren bei einzelnen SchülerInnen erlebt, doch nicht bei einer so hohen Anzahl. Jetzt sind eher die Kinder, die den Unterrichtsstoff beherrschen, die Ausnahme. Ich frage mich immer wieder, ob es einfach Zufall ist, dass ich eine Klasse bekommen habe, die besondere Schwächen in Mathematik hat. Doch meine KollegInnen der Fächer Deutsch und Englisch berichten Ähnliches, und nicht nur in meiner, sondern in vielen anderen Klassen. Klassenarbeiten, die wir vor zum Beispiel sechs Jahren noch gestellt haben, können die SchülerInnen heute nicht mehr bewältigen. Was mich erstaunt, ist die Tatsache, dass ich das in den ersten beiden Jahren, die ich in meiner Klasse unterrichtet habe, noch nicht so sehr beobachtet habe. […] Unsere Schule ist im ländlichen Bereich, ein großer Teil der Kinder kommt mit dem Schulbus. Nach Aussagen der SchülerInnen sitzen schon im Bus die Kinder mit ihren Smartphones in der Hand. Wenn sie dann in die Klasse gehen, erlebe ich, wenn ich morgens die Klasse betrete, oft folgendes Bild: Von den drei Lichtschaltern in der Klasse, ist nur einer betätigt worden, es ist also noch halb dunkel in der Klasse. Es ist sehr ruhig, im Klassenraum verteilt sitzen die Kinder in Gruppen zusammen und beschäftigen sich mit ihren Smartphones. Wenn ich hereinkomme und das Licht anmache, setzen sich alle brav hin und packen die Smartphones in die Tasche. Doch in der Frühstückspause und der Mittagspause werden die Smartphones sofort wieder ausgepackt, und ein großer Teil, wenn*

nicht sogar die gesamte Pause, wird mit diesen Geräten ver-
bracht. Ich habe schon lange das Gefühl, Unterrichtsinhalte in
Köpfen unterbringen zu müssen, in denen kein Platz mehr ist,
weil sie voll sind von den diversen Smartphone-Aktivitäten,
»overloaded«, sagte eine Kollegin [...]. Diese intensive Be-
schäftigung mit dem Smartphone beobachte ich erst seit Beginn
dieses Schuljahres und nicht nur in meiner Klasse, sondern auch
im ganzen Schulgebäude. Während sich besonders die Jungen
früher um die Fußballplätze gestritten haben, sitzen sie jetzt in
der gesamten Mittagspause auf einem Stuhl und starren auf ihr
Smartphone. [...]
Wir dürfen die Nutzung der Handys in den Pausen nicht ver-
bieten, da die Pausen als Freizeit gelten. Und wenn wir das
trotzdem täten, würde das große Versteckspiel beginnen. Schü-
ler würden sich in unserer weitläufigen Schule überall Ecken
und Winkel suchen, wo sie unserer Aufsicht entgehen, und ge-
nauso weitermachen. Am besten wäre es, die Kinder würden
die Handys erst gar nicht mit zur Schule bringen. Doch wie
sollen wir die Eltern dazu überreden, wenn es Mütter gibt, die
in unserem Schulbüro anrufen und die Sekretärin bitten, mal
nach ihrem Sohn zu schauen, sie könne ihn seit zwei Stunden
auf dem Handy nicht mehr erreichen? [...]«

Ich gehe davon aus, dass viele Leser schon entsprechende Beobachtungen gemacht haben. Ein Gespräch oder auch nur eine
lockere Unterhaltung, vom Lesen von Büchern oder Zeitungen
einmal ganz abgesehen, findet kaum mehr statt, wie man im
öffentlichen Raum gut beobachten kann: In Straßen-, S- oder
U-Bahnen, in Cafés oder auf Parkbänken, und natürlich auch
auf Schulhöfen wird gedaddelt,[13] was das Zeug hält. Dass dies
nicht mit Konzentration und Geisteskraft, sondern eher mit
dem Gegenteil davon – also mit Ablenkung, Unaufmerksamkeit und verminderter geistiger Leistungsfähigkeit – einhergeht,
zeigen entsprechende Studien. Man braucht sich damit nicht

mehr auf Einzelmeinungen berufen, wenn man Schulen im Hinblick auf den Smartphone-Gebrauch beraten möchte. Es gibt hierzu wissenschaftliche Erkenntnisse, sowohl was die Ablenkung (Stichwort: Multitasking) durch Smartphones als auch andere negative Auswirkungen wie Angst und Stress (vgl. hierzu Kapitel 5–7) und wiederum deren chronifizierte Konsequenzen (Schlaflosigkeit, Depression, Einsamkeit; vgl. hierzu Kapitel 10 und 12) anbelangt. Beginnen wir in diesem Kapitel mit der Ablenkung.

Multitasking und Unaufmerksamkeit

Früher hat man in Büros entweder Texte geschrieben oder Post bearbeitet oder telefoniert oder Ablage gemacht oder Material gesichtet oder Besprechungen abgehalten. Heute macht man all dies gleichzeitig, »weil das heute eben so ist«. Firmen verlangen von ihren Mitarbeitern vielfach die Fähigkeit zum Multitasken, wie sie auch Englischkenntnisse oder die Beherrschung von Office-Anwendungen am Computer oder gutes Benehmen verlangen.

Nun wissen wir schon lange, dass Menschen alles Mögliche gleichzeitig erledigen können – beispielsweise auf dem linken Bein hüpfen, mit der rechten Hand winken und dabei ein Lied singen. Was Menschen jedoch definitiv nicht können, ist das gleichzeitige Verfolgen zweier Bedeutungsstränge, also zur gleichen Zeit zwei Bücher lesen, zwei Telefonate führen oder zwei Vorträgen lauschen. Menschen tun das nicht, weil sie es schlicht und einfach nicht können – nicht einmal Frauen! In entsprechenden Studien[14] zeigte sich, dass Frauen wie Männer Probleme bekommen, wenn sie zwei komplexe Aufgaben zugleich erledigen sollen. Kleine Unterschiede in den Testleistungen, die man zuweilen fand, waren eher darauf zurückzuführen, dass es eben unterschiedliche Stärken und Schwächen bei Männern und Frauen gibt, nicht jedoch darauf, dass Frauen grundsätzlich multitaskingfähig wären und Männer nicht – ein Märchen, das sich schon lange hält und womöglich auch noch lange halten wird. Noch einmal: Niemand liest zwei Bücher gleichzeitig, um schneller mit beiden fertig zu werden. Menschen können das nicht, genauso wenig wie fliegen oder mit Kiemen unter Wasser atmen. Das entspricht nicht unserer Natur!

Medien-Multitasking, also die Nutzung verschiedener Medien zur Unterhaltung in der Freizeit, ist bei Jugendlichen weit verbreitet.[15] Wer jedoch beim Lernen oder Arbeiten versucht, Multitasking zu betreiben, wird dadurch ineffektiv, wie die experimentalpsychologische Grundlagenforschung schon lange nachgewiesen hat.[16] Schon vor Jahren wurde geschätzt, dass der amerikanischen Wirtschaft jährlich 650 Milliarden Dollar verlorengehen, weil praktisch alle Angestellten versuchen, Multitasking zu betreiben, es aber nicht können und dadurch ein Produktivitätsverlust entsteht.[17] Und wer täglich viel Multitasking betreibt, also diesen Arbeitsstil dennoch ständig versucht, der wird nicht besser im Multitasken, sondern trainiert sich langfristig eine Aufmerksamkeitsstörung an, wie man durch entsprechende Experimente an Menschen, die sehr viel Multitasking betrieben (Multitasker), im Vergleich zu Menschen, die dies nicht tun mochten und auch nicht taten (Nicht-Multitasker), herausgefunden hat.[18]

Sehr verbreitet ist das Multitasken an Universitäten: In der – wie sich zeigt irrigen Annahme, dass dies ihrem Lernerfolg förderlich sei, sitzen die Studenten in der Vorlesung mit eingeschalteten Laptops und Internet-Zugang (WLAN). Danach befragt, was sie damit tun, ergibt sich ein erschreckendes Bild (Tabelle 2.1): Die Psychologin Lydia Burak von der Bridgewater State University (Massachusetts, USA) fand mittels Fragebogen bei einer Beteiligung von 774 Studenten im mittleren Alter von 20,75 Jahren (67,1 Prozent weiblich; 90,6 Prozent »white, nonhispanic«) heraus, dass die Studenten alles Mögliche machen, während der Professor die Vorlesung abhält. Gerade einmal neun Studenten gaben an, während der Lehrveranstaltung keinerlei zusätzlichen Aktivitäten nachzugehen. Auch wenn man Essen und Trinken nicht berücksichtigt (das geht automatisch und lenkt daher eher wenig ab), sind nur 44 (5,6 Prozent) Studenten während der Vorlesung nicht zugleich mit anderen Aufgaben beschäftigt.

Knapp die Hälfte der Studenten gab an, dass sie auch online Seminare besuchten und währenddessen ebenfalls anderen Tätigkeiten zusätzlich nachgingen – wie Tabelle 2.1 zeigt –, offensichtlich in noch größerem Ausmaß als während der Vorlesung. Gerade einmal zwei Studenten waren nur mit dem Seminarinhalt beschäftigt, und selbst wenn man Essen und Trinken wieder unberücksichtigt lässt, waren es nur fünf Studenten (d. h. 1,5 Prozent von den 333), die nicht noch etwas anderes zusätzlich taten. Dies kann nur in einer geringen Lernleistung sowie in Abbrecherquoten von oft über 90 Prozent bei Online-Kursen resultieren!

Dies entspricht auch den Erfahrungen, die man hierzulande machen kann: Die gleichen Medizinstudenten, die bei klinischen Problemen kritisch nachfragen und mit gutem Recht nach der empirischen Evidenz für die eingesetzten Therapieverfahren fragen, interessiert die empirische Basis ihrer eigenen Lernprozesse gar nicht. Sie bestehen auf WLAN und Steckdose für den Laptop im Hörsaal.[19]

Wie konnte es dazu kommen? Wie so oft im Bereich der Bildungsforschung wurden Neuerungen von denen, die sie enthusiastisch einführten, auch entsprechend bewertet. Und so wurden Computer und Internetzugang überall als pädagogische Revolution gefeiert. Erste Studien schienen tatsächlich positive Auswirkungen nachweisen zu können.[20] Entsprechend wurde moderne Informationstechnik an vielen Bildungseinrichtungen in entwickelten Industrieländern mit zumeist erheblichen öffentlichen oder privaten finanziellen Mitteln implementiert. Bald gab es dafür sogar einen eigenen Terminus technicus – *ubiquitous* [d. h. allgegenwärtiges] *computing* – »mit dem man einen Campus beschrieb, wo alle Studenten und Dozenten Laptops haben und alle Gebäude mit drahtlosem Internetzugang [wi-fi technology] ausgestattet sind«.[21] Und so können die Studenten nun während der Vorlesung googeln, ihre E-Mails abrufen, twittern, via Facebook flirten, Musik hören, Kurznachrichten schreiben, chatten oder die neuesten Videos auf YouTube anschauen. Sie tun dies in beträchtlichem Ausmaß und – wie entsprechende Erhebungen zeigen – umso häufiger, je jünger sie sind.[22]

Tabelle 2.1 Tätigkeiten, die 774 befragte Studenten oft oder sehr oft während der Vorlesung (mittlere Spalte) bzw. während Online-Seminaren (rechte Spalte) ausführen[23]

Zusätzliche Tätigkeiten während	der Vorlesung (Prozent)	Online-Seminaren (Prozent)
Facebook	24,7	62,7
SMS	50,6	69,3
Chatten	13,2	40,2
E-Mail	15,0	46,5
Musik hören	6.5	66,6
Aufgaben für andere Lehrveranstaltungen bearbeiten	17,6	31,2
Telefonieren	3,2	23,4
Essen	26,1	70,2
Trinken	56,8	79,3

Ein Vergleich zwischen traditionellen Lehrveranstaltungen und Online-Seminaren ergab, dass alle in Tabelle 2.1 angeführten Tätigkeiten entschieden häufiger während der Online-Seminare ausgeführt werden. In Anbetracht dieser Ergebnisse wundert es nicht, dass erstens Online-Seminare sehr hohe Abbrecher-Quoten haben und sich zweitens insgesamt ein signifikanter negativer Zusammenhang zwischen der Menge an zusätzlichen Tätigkeiten, denen Studenten während der Lehrveranstaltungen nachgehen, und deren Notendurchschnitt zeigte. Im Hinblick darauf, dass derzeit sehr viele deutsche Universitäten den Online-Learning-Markt für sich entdeckt haben und hier große Gewinne wittern, kann man angesichts dieser Daten nur zur Zurückhaltung mahnen.

Auch die Mobiltelefon-Nutzung zum Schreiben von Kurznachrichten (SMS) entweder während des Lesens eines Textes[24] oder während einer Vorlesung[25] zeigte einen signifikanten negativen Effekt auf die Verstehens- bzw. Lernleistung. Eine weitere über 15 Wochen laufende Studie mit 97 Studenten registrierte methodisch sehr genau die Täigkeiten der Studenten während der Lehrveranstaltung mittels einer speziellen Software, die die geöffneten Programme (mit allgemeiner vorheriger Zustimmung aber von den Studenten unbemerkt) aufzeichnete und der Auswertung zugänglich machte. Obwohl die Studenten dazu ermuntert wurden, nur »produktive Fenster«, d. h. Programme, die für den Inhalt des Kurses relevant waren, zu öffnen, zeigte die Auswertung, dass die Studenten während 42 Prozent der Vorlesungszeit »ablenkende Fenster« geöffnet hatten, bei denen es sich u. a. um Spiele, Bilder, E-Mail, Chatrooms, und Internetseiten handelt. Diese Studenten wiesen schlechtere Noten bei ihren Hausaufgaben, Projekten, Tests und Abschlussprüfungen auf als Studenten, die vor allem produktive Fenster geöffnet hatten. Zudem war ihnen selbst das Ausmaß ihres Multitaskings nicht bewusst.[26]

Mittlerweile wurde auch experimentell nachgewiesen, dass Multitasken am Laptop zu einer schlechteren Lernleistung in der Vorlesung in einem direkt danach durchgeführten Multiple-Choice-Test zu deren Inhalten führt. Noch ungünstiger wirkt sich aus, wenn man während der Vorlesung anderen beim Multitasken zuschaut.

In einer Reihe von Studien zeigte sich, dass insbesondere das Chatten und die Nutzung von Facebook einen negativen Ein-

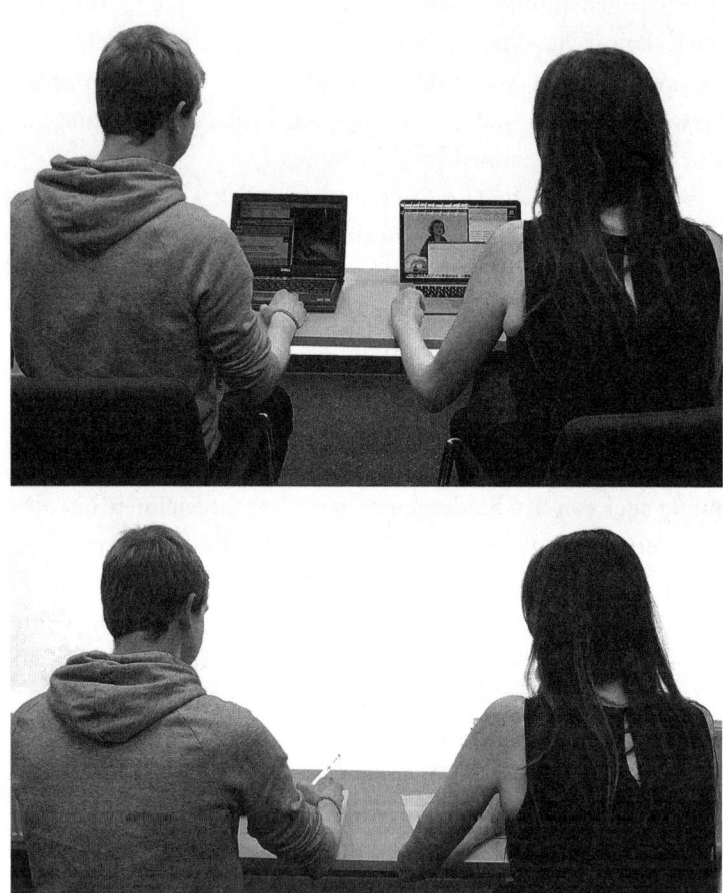

2.5 Versuchsdurchführung zum Zuschauen beim Multitasking: »Aussicht« einer Versuchsperson unter der Bedingung »Multitasking von Kommilitonen im Blick« (oben) oder unter der Bedingung »kein Multitasking von Kommilitonen im Blick« (unten). Den die Vorlesung haltenden Professor muss man sich jeweils in der oberen Bildmitte vorstellen.

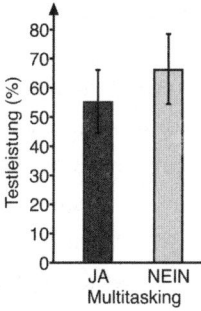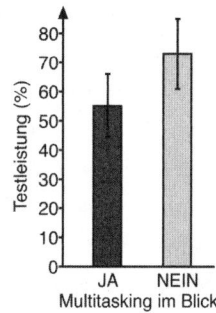

2.6 Häufigkeit korrekter Antworten im Test nach der Vorlesung in Abhängigkeit davon, ob die Studenten zugleich mit anderen Aufgaben am Computer selbst beschäftigt waren oder nicht (linke Abbildung) bzw. davon, ob die Studenten anderen Studenten beim Multitasken am Laptop zuschauen konnten oder nicht (rechte Abbildung). Die Unterschiede von 11 bzw. 17 Punkten waren jeweils mit $p < 0,001$ hochsignifikant.[27]

fluss auf die Lernleistung hatten.[28] Und es wurde immer wieder deutlich, dass sich Studenten sehr stark durch andere Studenten, die elektronische Medien während laufender Lehrveranstaltungen verwenden, abgelenkt fühlten.

Multitasken – immer und überall

Die permanente direkte Verfügbarkeit des Smartphones bleibt nicht ohne Folgen: Trotz entsprechender Verbote hat die Hälfte der Schüler das Smartphone während der Schulzeit eingeschaltet[29] und mehr als zwei Drittel der Studenten während der Vorlesung.[30] Und dem großen Funktionsumfang des Geräts entsprechend wird es vielfältig genutzt. Eine Studie des Smartphone-Herstellers Nokia ergab, dass junge Menschen täglich im Schnitt 150 Mal auf ihr Smartphone schauen.[31]

Das sind 150 Ablenkungen täglich von dem, was man gerade tut.

Eine ganze Reihe wissenschaftlicher Studien hat die negativen Auswirkungen im Sinne einer Behinderung der Konzentration beim Arbeiten und vor allem beim Lernen auch klar gezeigt.[32] Ist das Smartphone also dabei, eine ganze Generation im Hinblick auf Bildung und Gesundheit zu gefährden? Was wissen wir tatsächlich schon jetzt über dessen Gefahren, Risiken und Nebenwirkungen?

Eine recht große Studie zu den Auswirkungen von Mobiltelefonen auf die Bildung (536 teilnehmende Studenten, davon 370 weiblich, im Alter von 20 Jahren aus unterschiedlichen Fachbereichen) aus dem Jahr 2014 liefert neue Erkenntnisse.[33] Die Teilnehmer beantworteten nicht nur Fragebogen zur Smartphone-Nutzung (telefonieren, SMS schreiben, jeweils wie oft/ häufig, wie lange), zu ihrer Ängstlichkeit und ihrer Lebenszufriedenheit, sondern waren auch damit einverstanden, dass die Durchschnittsnoten ihrer Leistungen an der Universität aus deren Akten anonym entnommen und ausgewertet werden konnten. So ließ sich untersuchen, wodurch und auf welche Weise vermittelt sich die Smartphone-Nutzung auf das Leben der jungen Menschen auswirkte. Von der erfassten Lebenszufriedenheit ist bekannt, dass sie mit einer ganzen Reihe das Leben bestimmender Größen einhergeht, wie beispielsweise der körperlichen und seelischen Gesundheit, der gesamten Lebenszeit (Zufriedene sind gesünder und leben länger), der Qualität und Quantität der Sozialkontakte, der Zufriedenheit in der Ehe/ Partnerschaft, einem reduzierten Risiko für Alkohol- und Drogenkonsum sowie Selbstmord.[34]

Die durchschnittliche tägliche Nutzungszeit des Handys betrug in dieser Studie vier Stunden und 39 Minuten, und es wurden täglich im Mittel 77 SMS versendet. Hierbei zeigten sich keine signifikanten Geschlechterunterschiede. Eine statistische Modellierung der Daten mittels Pfadanalyse zeigte, dass die

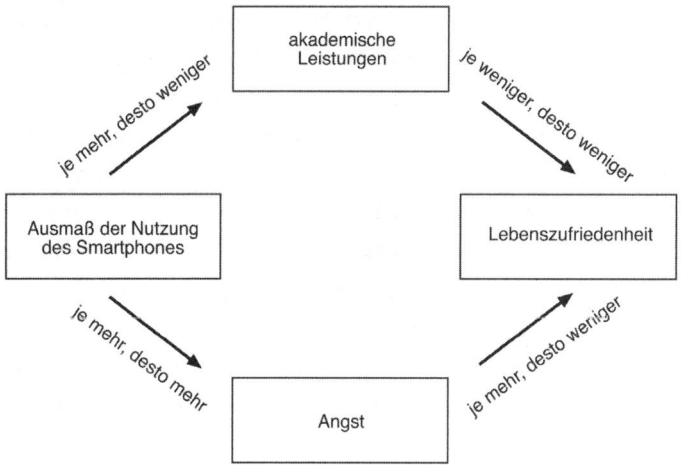

2.7 Modell des Zusammenhangs zwischen dem Ausmaß der Nutzung des Smartphones, den akademischen Leistungen, des Angstniveaus und der Lebenszufriedenheit (Daten von 496 College-Studenten)

Nutzung des Mobiltelefons (in Stunden täglich) signifikant mit schlechteren Leistungen und höherer Angst verbunden war und dass diese beiden Faktoren wiederum mit einer geringeren Lebenszufriedenheit einhergingen (vgl. Abb. 2.7). Mit den Worten der Autoren: »In der untersuchten Population hatten Intensivnutzer schlechtere Noten, mehr Angst und eine geringere Lebenszufriedenheit im Vergleich zu denjenigen, die ihr Mobiltelefon weniger oft nutzen.«[35] Wenn man nicht die Nutzungszeit, sondern die Zahl der täglich geschriebenen Kurznachrichten als Gradmesser der Smartphone-Nutzung ansetzt, ergab sich letztlich fast das gleiche Ergebnis.

Die direkte Beobachtung von Studenten bei der Arbeit durch ein kalifornisches Psychologenteam um Larry Rosen liefert noch weiterreichende Erkenntnisse.[36] Die Lernumgebung vor Ort, die Art und Anzahl der verwendeten technischen Hilfsmittel und die Zahl der am Bildschirm geöffneten Fenster wurden ebenso registriert wie das konkrete Verhalten (man spricht auch von time on task, meint also die während der 15-minütigen Beobachtungsphase tatsächlich mit den Aufgaben verbrachte Zeit) und die mit anderen Medien-Aktivitäten verbrachte Zeit (offtask technology use). Hierbei zeigte sich, dass die Medien von den zu erledigenden Aufgaben ablenken, insbesondere die zu Beginn der Aufgaben bereits vorhandenen bzw. verwendeten Medien wie beispielsweise Fernsehen. Zudem lenken Facebook und das Schreiben von Textnachrichten nachweislich von den Aufgaben ab. Weiterhin zeigte sich, dass diejenigen Studenten, die keine Lernstrategien verfolgten, und diejenigen, die oft die Aufgaben wechselten, insgesamt weniger Zeit mit den Aufgaben verbrachten. Auch die Zahl der auf dem Bildschirm geöffneten Fenster zeigte einen Zusammenhang mit der Ablenkung. Bei den Schülern und Studenten ergab sich im Hinblick auf die ebenfalls erfassten Noten ein negativer Einfluss von Facebook.

Schließlich wurden die Teilnehmer noch gefragt, wie sie sich ihre ideale Lernumgebung bei der Vorbereitung zu einer wichtigen Prüfung (Abschlussexamen) vorstellten bzw. welche Ablenkungen sie zulassen würden. Das Ergebnis (vgl. Tabelle 2.2) zeigt deutlich, dass die Studenten nicht nur passiv gestört werden, sondern ganz aktiv einplanen, während der Prüfungsvorbereitungen gestört zu werden. Wieder stellten sich hierbei das Schreiben kurzer Textnachrichten und das Nutzen von Facebook als in besonderem Maße ablenkende Tätigkeiten während des Lernens heraus.

Insgesamt hatte die Studie das erschreckende Ergebnis, dass die Schüler und Studenten sich während einer viertelstündigen Beobachtungsperiode im Durchschnitt nur für weniger als sechs Minuten am Stück konzentrieren und bei der Sache bleiben konnten. Die Unterbrechungen waren meist durch die moderne Informationstechnik bedingt, von permanenter Musik über Kopfhörer zum Fernsehen, vor allem bis zum Schreiben kurzer

Textnachrichten und dem Nutzen von Facebook. Vor allem diese beiden Aktivitäten erwiesen sich als besonders störend, denn sie erfolgen vergleichsweise oft[37] und erfordern eine hohe Aufmerksamkeit aufgrund des Multitaskings. Zum Vergleich: Das Führen eines Telefongesprächs unterbricht ebenfalls das Lernen, erfolgte aber insgesamt seltener als das Schreiben von SMS oder die Nutzung von Facebook. Die Angaben zum Musikhören entsprachen denen zum Schreiben von SMS, doch Musikhören erfordert weniger Aufmerksamkeit und wirkt sich aus diesem Grunde nicht so negativ auf das Lernen aus.

Tabelle 2.2 Von Studenten angegebene Ablenkungen in einer fiktiven Lernumgebung zum Lernen auf eine wichtige Prüfung[38]

Ablenkung	Eingeplant von Prozent der Studenten
SMS schreiben	48 %
Musik hören	48 %
Facebook nutzen	36 %
Telefongespräche annehmen	22 %
Fernsehen	21 %
Im Netz Webseiten ansehen	21 %
Kopfhörer tragen	20 %
Keine: an einem ruhigen Ort lernen	40 %

Auch in China macht man sich mittlerweile über die gesundheitlichen Folgen des Smartphone-Gebrauchs ernsthaft Sorgen[39]; Ende 2013 gab es dort bereits eine halbe Milliarde Smartphone-Nutzer. In einer großen populationsbasierten Studie – die weltweit größte ihrer Art – mit insgesamt 7102 Jugendlichen (mit etwa gleichen Anteilen von Mädchen und Jungen um die 15 Jahre aus den Klassen 7 bis 12) haben chinesische Wissenschaftler sowohl die Telefonnutzung als auch die Symptome einer Aufmerksamkeitsstörung sowie demographische Daten erfragt. 71 Prozent der jungen Menschen lebten in Städten, 29 Prozent waren ländlicher Herkunft.

Sowohl der Besitz eines Mobiltelefons – 80 Prozent der Befragten besaßen eins – als auch dessen Nutzung im Einzelnen wurden erfragt. Wie sich auch hier zeigte, waren der Besitz eines Mobiltelefons und dessen Nutzung zu Unterhaltungszwecken jeweils signifikant mit einer erhöhten Unaufmerksamkeit verknüpft – der Besitz erhöhte die Wahrscheinlichkeit von Unaufmerksamkeit auf das Dreifache, eine stärkere Nutzung für Unterhaltungszwecke führte zu einer Erhöhung auf knapp das Doppelte. Wer sein Telefon tagsüber in der Hosentasche trägt, hat vergleichsweise ein um 30 Prozent gesteigertes Risiko für erhöhte Unaufmerksamkeit, und wer sein Telefon nachts ganz abschaltet, hat ein etwa 25 Prozent geringeres Risiko für erhöhte Unaufmerksamkeit.

Der Kommentar der Autoren sei dem Leser nicht vorenthalten: »In früheren Studien ergab sich ein Zusammenhang zwischen Unaufmerksamkeit und Angst, Stress und Gewalt. Ein Zusammenhang zwischen dem Spielen von Computerspielen, Internet-Sucht und Unaufmerksamkeit wurde ebenso beschrieben. Hinzu kommt, dass die oberflächliche Weise der Internet-Nutzung oder der Inhalt der Spiele zu Konzentrationsstörungen führen können. Die mit den Computerspielen verbrachte Zeit könnte zudem die Symptome einer Aufmerksamkeitsstörung (ADHS) verschlimmern, wenn nicht direkt, dann indirekt durch die für entwicklungsfördernde herausfordernde Aufgaben verlorengegangene Zeit.«[40]

Entsprechend leiten die Wissenschaftler aus ihren Erkenntnissen auch klare Handlungsanweisungen ab: Sie empfehlen den Eltern von Jugendlichen, die Zeit der Smartphone-Nutzung auf täglich 60 Minuten zu begrenzen (insbesondere was Computerspiele anbelangt). Zudem sollten Smartphones nachts ausgeschaltet sein.

Daddeln statt denken

Dass die Neigung zum Daddeln zu meist recht sinnlosen Aktivitäten führt, die mit Denken wenig und mit geistiger Abwesenheit viel zu tun haben, wurde erst kürzlich von amerikanischen Wissenschaftlern experimentell nachgewiesen. Sie gingen bei ihrer Studie zunächst von der Erkenntnis aus, dass Menschen von Natur aus denkfaul sind. Dies hatte u. a. auch der Nobelpreisträger Daniel Kahneman nachgewiesen und publiziert. Menschen sind sehr sparsam – um nicht zu sagen: geizig[41] –, was die Nutzung ihrer Fähigkeit zu denken anbelangt. Statt zu überlegen, folgen sie oft einfachen Assoziationen. Sie denken oft unbewusst und schnell, statt sich auf ein Problem bewusst zu konzentrieren und *nachzudenken.* Denn Denken ist anstrengend und kostet Zeit und Energie, wohingegen Assoziationen keinen bewussten Aufwand erfordern. Manche nennen diese Varianten des Denkens auch *schnelles System* oder *System 1* und *langsames System* oder *System 2.* Wenn Sie einen Bekannten auf der Straße sofort an dessen Gesicht, Stimme oder Gangbild erkennen, war dafür nur das schnelle System 1 erforderlich. Sollen Sie hingegen die Wurzel aus 19 163 ziehen, dann geht das nur mit dem langsamen System 2, denn das Problem hat keine schnelle Lösung (man muss vielmehr einen Algorithmus zum Wurzelziehen kennen und diesen abarbeiten).[42]

Betrachten wir nun die oben erwähnte Arbeit mit dem Titel *Das Gehirn in Ihrer Tasche: Smartphones ersetzen nachweislich das Nachdenken,* die im Fachblatt *Computers in Human Behavior* veröffentlicht wurde.[43] Die Autoren verwendeten hierzu Aufgaben, die sowohl eine schnelle naheliegende (und falsche) als auch eine langsamere, etwas Nachdenken erfordernde (richtige) Lösung haben. Als Beispiel führen sie folgende Aufgabe an:

»Ein Schläger und ein Ball kosten zusammen 1,10 Dollar. Der Schläger kostet einen Dollar mehr als der Ball. Was kostet der Ball?« Die schnelle Antwort »10 Cents«, die aufgrund der

Art, wie diese Aufgabe gestellt ist, naheliegt, ist offensichtlich falsch, denn dann würde schon der Schläger 1,10 Dollar kosten, beides zusammen also 1,20 Dollar. Die richtige Antwort lautet 1,05 Dollar. In der Tat werden solche Aufgaben von College-Studenten oder online-rekrutierten Probanden nur zu etwa einem Drittel korrekt gelöst.[44]

Die Autoren untersuchten nun mit solchen Aufgaben die Hypothese, dass der Gebrauch von Smartphones die Neigung zum Nachdenken verringert – in ihren eigenen Worten: »Eine mögliche Folge der Verfügbarkeit von Smartphones besteht darin, dass die allgemeine Unlust am und/oder Unfähigkeit zum Nachdenken nicht nur dazu führt, dass wir uns auf unser automatisches assoziierendes Denken verlassen, sondern überhaupt nicht denken.«[45] Um diese Vermutung zu untersuchen, führten die Autoren insgesamt drei Experimente durch, die zeigen sollten, dass diejenigen, die sich mehr auf automatisches assoziierendes Denken verlassen, auch ihr Smartphone mehr benutzen.

Für das erste Experiment wurden Probanden über einen entsprechenden Service von Amazon rekrutiert. Die Aufgaben bestanden (1) in logischen Schlussfolgerungen (Syllogismen), (2) vier einfachen statistischen Problemen und (3) 14 Fragen zu den Denkgewohnheiten des Probanden (genau und langsam versus ungenau und schnell). Die Leistungen und Angaben in den drei Aufgabentypen wurden zu einem Wert zusammengefasst, den man als *Denkstil* der Person (im Hinblick auf deren Neigung zum genauen Nachdenken) bezeichnete. Neben demographischen Daten wie »Alter«, »Geschlecht« etc. wurden der Besitz und die Nutzungsgewohnheiten eines Smartphones erfragt; erhoben wurden die tägliche Nutzung insgesamt (in Minuten) und die tägliche Nutzung für Suchanfragen im Internet mittels Suchmaschinen. Die bereitgestellte Software garantierte den reibungslosen Ablauf, und entsprechende Tests zeigten eine hohe Datenqualität an.[46] Ein Aufmerksamkeits-Check stellte sicher, dass die Teilnehmer am Computer daheim auch das taten, was sie tun sollten: Beim Lesen der Instruktionen für den Test sollten sie aus einer Liste von Aktivitäten diejenige auswählen, mit der sie gerade beschäftigt waren. Dazu musste hinter dem Feld »andere [Aktivität; bitte angeben]« folgende Formulierung in ein Textfeld eingegeben werden: »Ich lese gerade die Instruktionen.« Nur die Daten derjenigen, die dies auch taten, wurden weiter analysiert. Man erhielt auf diese Weise die Daten von 190 Personen (Durchschnittsalter: 35 Jahre; 94 weiblich).

Die Ergebnisse zeigten zunächst einmal keinen Unterschied zwischen denjenigen, die ein Smartphone besaßen (131 Probanden) und denen, die keines besaßen (47 Probanden). Teilte man jedoch die Smartphone-Besitzer entweder nach der allgemeinen Nutzung ihres Smartphones oder nach der Nutzung für die Suche im Internet in drei Gruppen ein (hoch – mittel – gering), so zeigte sich jeweils eine signifikante Auswirkung auf den Denkstil (d. h. dessen Genauigkeit).

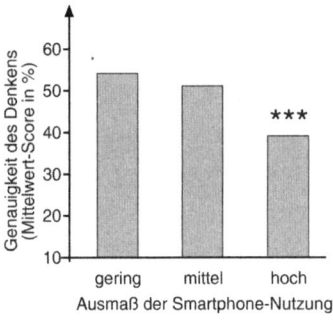 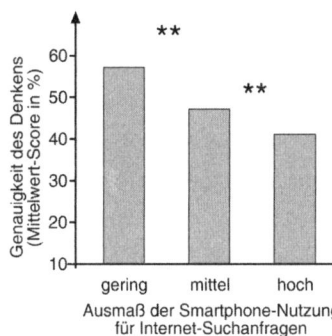

2.8 Genauigkeit des Denkens in Abhängigkeit von der Nutzung des Smartphones insgesamt (links) bzw. der Nutzung für Internetabfragen mittels Suchmaschinen (rechts). Der Effekt der Gruppe ist jeweils hochsignifikant in beiden Varianzanalysen, in der linken Abbildung unterscheiden sich nur die häufigen Nutzer von den beiden anderen Gruppen hochsignifikant (***), in der rechten Abbildung hingegen sind die drei Gruppen auch in Einzelvergleichen jeweils sehr signifikant (**) verschieden.[47]

Auch wenn man die Ergebnisse für die drei Aufgabentypen einzeln analysierte, ergab sich jeweils ein signifikanter Gruppeneffekt. Um auszuschließen, dass dieser durch einen systematischen Fehler in der Schätzung des Ausmaßes der Smartphone-Nutzung bedingt ist (Motto: Wer ungenau denkt, gibt auch mehr Smartphone-Nutzung an), und um den Effekt näher zu charakterisieren, wurde ein zweites Experiment auf ähnliche Weise mit insgesamt 208 Teilnehmern (84 weiblich, Durchschnittsalter 34,5 Jahre) durchgeführt. Zusätzlich zur Genauigkeit des Denkstils (drei statistische Aufgaben und der Fragebogen) wurde auch die allgemeine kognitive Leistungsfähigkeit (im Unterschied zum Denkstil) mittels eines mathematischen und eines sprachlichen Tests erfasst. Weiterhin wurde zusätzlich die Smartphone-Nutzung für Social Media (Facebook, Twitter), und auch die Computer-Nutzung (insgesamt, für Internet-Suchen und für Social Media) abgefragt (jeweils in Minuten/Tag).

Die Ergebnisse des zweiten Experiments bestätigten und erweiterten die des ersten: Eine hohe Smartphone-Nutzung (allgemein und für das Suchen im Netz) war auch mit geringeren kognitiven Fähigkeiten (mathematisch, sprachlich, also nicht nur mit einem bestimmten Denkstil) assoziiert. Und bei denjenigen Teilnehmern, die kein Smartphone besaßen, war eine hohe Nutzung des Computers für Internetrecherchen mit Suchmaschinen mit einer Neigung zu ungenauem Denken signifikant verknüpft ($p < 0,003$). Zudem war in dieser Gruppe eine hohe Nutzung des Computers für soziale Online-Medien mit geringeren kognitiven Fähigkeiten verknüpft ($p - 0,015$), im Einzelnen marginal für Rechnen ($p = 0,073$) und deutlich für sprachliche Fähigkeiten ($p = 0,011$).

Ein drittes Experiment wurde mit 262 College-Studenten (193 weiblich, Durchschnittsalter 20,3 Jahre) durchgeführt, um die Ergebnisse mit denen anderer Studien zu vergleichen, bei denen College-Studenten einen negativen Einfluss der Smartphone-Nutzung auf ihre akademische Leistung aufwiesen.[48]

Diese Studien hatten vor allem auf die oben bereits beschriebenen negativen Auswirkungen der Nutzung von Mobiltelefonen auf die Aufmerksamkeit durch vermehrte Ablenkung abgehoben.

Wie in den Experimenten 1 und 2 wurden der Denkstil, die Denkleistung und die Smartphone-Nutzung erfasst. Zusätzlich wurde die Anfälligkeit für Langeweile (boredom proneness) mit Hilfe eines seit Jahrzehnten verwendeten Fragebogens mit 28 Fragen gemessen. Hier ging es beispielsweise um Feststellungen wie »Ich bin nicht gut darin, geduldig zu warten« oder »Die Zeit vergeht immer so langsam«. Schließlich wurde auch noch der Notendurchschnitt (Grade Point Average, GPA) der Studenten erfragt.

Zwischen den Studenten, die ein Smartphone besaßen (227) und denjenigen, die keines besaßen (35), gab es Unterschiede in einigen der Tests: Ohne Smartphone erwiesen sich die Denkgenauigkeit ($p = 0{,}07$) die sprachlichen Fähigkeiten ($p = 0{,}045$) als marginal größer. Die Aufteilung der Smartphone-Besitzer nach dem Nutzungsgrad (hoch – mittel – gering) ergab für den zusammenfassenden Wert sowohl für den Denkstil (Genauigkeit) als auch die Denkleistung einen hochsignifikanten Effekt ($p < 0{,}001$). Auch die Aufteilung nach der Nutzung zum Suchen im Netz hatte dieses Ergebnis ($p < 0{,}001$), wobei sich jeweils die Gruppen mit viel Nutzung von den beiden anderen Gruppen abhoben (siehe Abb. 2.9).

Betrachtete man die Tests im Einzelnen, blieb dieser Haupteffekt bestehen. Die in früheren Studien beschriebenen Auswirkungen der Smartphone-Nutzung auf Langeweile und die Noten der Studenten wurden nicht gefunden. Die Autoren kommentieren ihre Ergebnisse wie folgt: »Die Tatsache, dass diejenigen, die nicht gewillt sind nachzudenken, eher zu hoher Smartphone-Nutzung für das Suchen im Internet neigen, legt nahe, dass die Leute überwiegend nach Informationen suchen, die sie tatsächlich schon kennen oder leicht lernen könnten, dass

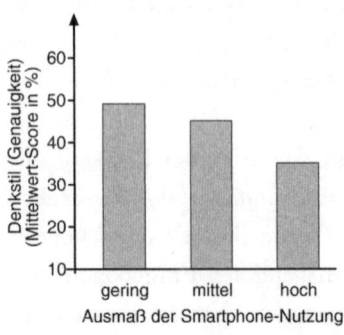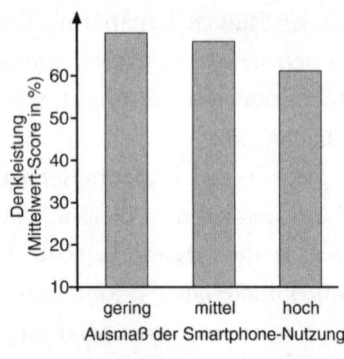

2.9 Denkstil (Genauigkeit; links) und Denkleistung (Sprache, Rechnen; rechts) in Abhängigkeit von der Nutzung des Smartphones insgesamt. Der Effekt der Gruppe ist jeweils hochsignifikant. In den Einzelvergleichen unterscheiden sich jeweils nur die häufigen Nutzer von den beiden anderen Gruppen signifikant.[49]

sie jedoch nicht willens sind, den Denkaufwand zu betreiben, der mit Einspeichern und Abruf verbunden ist«.[50]

Sie räumen damit recht gründlich mit der bekannten Meinung auf, dass die Informationssuche im Internet ein untrügliches Zeichen von Intelligenz sei. Ganz im Gegenteil scheint es vielmehr der Fall zu sein, dass gebildete Menschen seltener online gehen müssen, um ein Problem zu lösen.[51]

Damit passen diese Ergebnisse gut zu der im Fachblatt *Science* publizierten Studie von Sparrow und Mitarbeitern, die in insgesamt vier Experimenten einen negativen Einfluss der Verwendung der Suchmaschine Google (im Vergleich zu Büchern, Zeitungen und Zeitschriften) auf die Fähigkeit des Speicherns und Abrufens von Informationen ermittelt hatten.

M-Learning: Smartphones im Unterricht?

Nur eines entwickelt und verbreitet sich noch rasanter als Smartphones: der Hype, der um sie herum produziert wird. Angesichts der hier geschilderten negativen Auswirkungen des Smartphones auf vielerlei geistige Leistungen und Fähigkeiten, wundert es schon sehr, dass diese Geräte von manchen »Fachleuten« als wahre Lernwunder und Revolution im Klassenzimmer gefeiert werden.

Kaum ein Thema in der Pädagogik wird derzeit so kontrovers diskutiert, insofern verwundert es kaum, dass die Reaktionen der Schulen auf Smartphones vom Verschenken bis zum Verbieten reichen (vgl. hierzu auch Kap 13). Sucht man beispielsweise mittels Google nach »smartphones in schools«, so erhält man gut 10 Millionen Hinweise, von denen schon die ersten zehn polarisierender nicht sein könnten. Ins Deutsche übersetzt, lauten diese Hinweise wie folgt:

»NEA[52] – Zur Nutzung von Smartphones im Klassenzimmer.
Smartphone-Nutzung im Klassenzimmer: Mehr Vorteile als Risiken.
Spanische Schulen greifen rigoros gegen Smartphones in Klassenzimmern durch.
Sollen wir Mobiltelefone in den Schulen erlauben?
Hüten wir uns vor den Risiken von Smartphones und Tablets in Schulen.
50 Gründe, warum es Zeit wird für Smartphones in jedem Klassenzimmer.
44 schlaue [smart] Arten der Nutzung von Smartphones in der Klasse.
Schulen in Südkorea deaktivieren die Smartphones der Schüler aus der Ferne.
Mehr Schulen erlauben den Schülern, ihre Smartphones mitzubringen.
5 (gute) Arten des Smartphone-Gebrauchs in einer Highschool.«[53]

Die Fakten zu dieser Kontroverse sprechen im Grunde eine eindeutige Sprache: Smartphones werden maßgeblich in der Freizeit bzw. zur Freizeitgestaltung verwendet, und vor allem hier entfalten sie ihre unerwünschten Effekte: Viele junge Leute *reagieren* auf ihr Smartphone, statt zu *agieren*. Reale soziale Interaktionen und Beziehungen werden durch digitale soziale Netzwerke und Kurznachrichten ersetzt. Hinzu kommen jederzeit und überall verfügbare Videos und (schon seit längerer Zeit) der Ersatz von Singen und Musizieren durch permanente Musikberieselung per Kopfhörer.

Im Hinblick auf Bildungsprozesse sind die negativen Auswirkungen von Smartphones mittlerweile gut nachgewiesen. Es gibt zwar noch keine über Jahrzehnte gehenden Langzeitstudien (wie beispielsweise zum Fernsehkonsum), aber die bereits jetzt vorliegenden Daten zur Beeinträchtigung von Lernprozessen und des akademischen Erfolgs lassen nichts Gutes erwarten.

Angesichts der hier dargestellten negativen Auswirkungen von Smartphones auf das Lernen ist die Behauptung, Smartphones seien »natürlicher Bestandteil des Unterrichts« (*Focus* 11/2015), schwer nachvollziehbar. Hamburger und Bremer Schulen gehen noch weiter, sie nutzen sogar die bei Schülern omnipräsenten Smartphones. Auf die schulinterne Lernplattform *its learning* haben Lehrer, Schüler und Eltern via Internet Zugriff. Das ist, als würde die Feuerwehr Brandbeschleuniger zum Löschen einsetzen! »Spiele machen klug« titelte der *Spiegel* in Heft 3/2014, und *GEO* legte im Dezember mit »Digital macht schlau« nach. Man sieht deutlich, wie ungeheuer mächtig die Lobby der Firmen ist, die hier nicht antreten, um unsere Kinder zu bilden, sondern Profit machen wollen – auch auf die Gefahr hin, dass die Gehirne unserer nächsten Generation flächendeckend vermüllt werden!

Dass Smartphones auch Spielkonsolen sind und diese mittlerweile ersetzen, macht die Sache noch schlimmer. Wer Gewaltspiele spielt, entmenschlicht andere und sich selbst, wie man in zwei Studien mit insgesamt 144 teilnehmenden Studenten zeigen konnte:»Gewalt gegenüber anderen auszuüben ist entmenschlichend, und sogar vermeintlich harmlose, grundlose Gewalt scheint ausreichend, um uns das Gefühl zu geben, dass wir Teile unserer eigenen Menschlichkeit verloren haben«, kommentieren die Autoren ihre Ergebnisse.[54]

Bevor man also jedem Schüler ein digitales Endgerät – das Smartphone *ist* ein solches – staatlich verordnet (»schenkt«), wie es auch hierzulande politisch schon formuliert wurde (Enquete-Kommission des Bundestages 2011, 2013[55]), sollte man noch einmal über deren Risiken und Nebenwirkungen nachdenken. Nach den vorliegenden Daten wird die überwiegende Mehrheit der jungen Menschen (knapp 90 Prozent) das Smartphone vor allem für Aktivitäten nutzen, die ihrer Bildung, ihrer Gesundheit und ihren sozialen Beziehungen schaden. Nur etwa 10 Prozent der jungen Menschen scheinen verstanden zu haben, dass man das Smartphone im Leben benutzen muss wie beispielsweise Salz beim Essen: In sehr geringen Dosen (wenige Gramm/Tag) macht es alles schmackhafter; in höheren Dosen oder gar als Hauptbestandteil der Nahrung ist es schädlich bis tödlich.

Fazit

Die Geschwindigkeit, mit der Smartphones praktisch flächendeckend Einzug in unseren Alltag gehalten haben, ist beispiellos, und auch die Veränderungen, die hierdurch überall wahrnehmbar sind und das Leben vor allem junger Menschen vom Aufwachen bis zum Einschlafen betreffen, sind noch lange nicht in ihrer Bedeutung erfasst, geschweige denn in ihren Auswirkungen umfassend wissenschaftlich untersucht. Die wissenschaftliche Untersuchung der Smartphone-Toxizität[56] besteht erst seit wenigen Jahren, es können noch nicht alle Risiken und Nebenwirkungen erfasst worden sein.

Aber überall, wo (positive) Wirkungen verzeichnet werden, gibt es eben auch Risiken und Nebenwirkungen, und *darüber* sprechen (neben Apothekern) vor allem Ärzte und nicht diejenigen, die an den Wirkungen verdienen (und daher den ganzen Tag darüber reden). Weil deren Erträge unvorstellbare Ausmaße erreicht haben – Smartphone- und Telekommunikationsfirmen gehören zu den reichsten der Welt[57] –, hat auch das Gerede, wie fortschrittlich und wunderbar dies alles sei, Ausmaße erreicht, gegenüber denen die vielen Sprüche von »Freiheit und Abenteuer« der Tabaklobby aus vergangenen Jahrzehnten (zur Vernebelung von »Raucherbein« und »Lungenkrebs«) sich geradezu lächerlich bescheiden ausnehmen.

Halten wir daher fest: Wer Multitasking betreibt, erbringt geringere Leistungen und steigert nicht zuletzt das Unfallrisiko – das Geschlecht spielt dabei keine Rolle. Smartphones bewirken aus verschiedenen Gründen, dass ihre Nutzer Multitasking betreiben, und führen schon aus diesem Grund zu einer geringeren Leistungsfähigkeit. Ihre negativen Auswirkungen auf die Psyche im Sinne von Angst, Stress, Depression und Einsamkeit waren dabei noch gar nicht Thema, sondern werden in den folgenden Kapiteln eingehend diskutiert.

Wie sich gezeigt hat, wirkt sich die intensive Smartphone-Nutzung negativ auf unsere Aufmerksamkeit und Lernfähigkeit aus. Gegenteilige Behauptungen entbehren jeglicher empirisch-wissenschaftlichen Grundlage.[58] Sie sind das Resultat der intensiven Lobbyarbeit der entsprechenden Firmen, deren Profitstreben wir die Bildung unserer nächsten Generation nicht überlassen dürfen.

3. Cybersucht

Das Belohnungssystem im menschlichen Gehirn ist bereits im zweiten Kapitel besprochen worden (vgl. Abbildung 2.5). Im Jahr 1997 gelang es erstmals, seine Aktivierung beim Menschen mittels bildgebender Verfahren darzustellen (vgl. Abb. 3.1). Dies geschah durch die intravenöse Gabe von Kokain an kokainsüchtige junge Männer, die gerade unter Entzugssymptomen (Anspannung, Schmerzen, Schwitzen, Zittern) litten, wobei gleichzeitig ihre Gehirnaktivität gescannt wurde. Bei jedem Probanden wurde auch ein entsprechendes Bild vom Gehirn angefertigt, wenn nur Salzlösung injiziert wurde; so ließ sich durch Differenzbildung die spezifische Aktivierung durch Kokain bestimmen.

Sehen wir in Abbildung 3.1 also das menschliche »Kokain-Sucht-System«? Wohl kaum! Denn es ist *eine* Sache, dass diese Bereiche des Gehirns von intravenös verabreichtem Kokain stark aktiviert werden, und eine ganz *andere* Sache, welche Funktion dieses System beim Menschen im Normalfall hat. Die eigentliche Funktion des Belohnungssystems besteht darin, positive Erfahrungen hervorzuheben und ihnen dadurch besondere Bedeutung zu verleihen. Dadurch werden sie im Gedächtnis gespeichert. Dies sollte man immer bedenken, wenn beim Thema Sucht in der neurowissenschaftlichen Literatur vom »Sucht-Gehirn« oder den Suchtschaltkreisen die Rede ist.

Fragen zur Abgrenzung und Einteilung von Sucht in einzelne Unterformen sind nicht ganz einfach zu beantworten. Denn es geht hierbei nicht einfach nur um »wahr« oder »falsch«, sondern auch um »praktisch« oder »unpraktisch«. Bei den stoffgebundenen Formen der Sucht hat sich im Laufe der vergangenen Jahrzehnte eine klinisch handhabbare Einteilung herauskristallisiert, die sich jedoch entsprechend der Veränderung von Konsumgewohnheiten in der Bevölkerung auch immer wieder

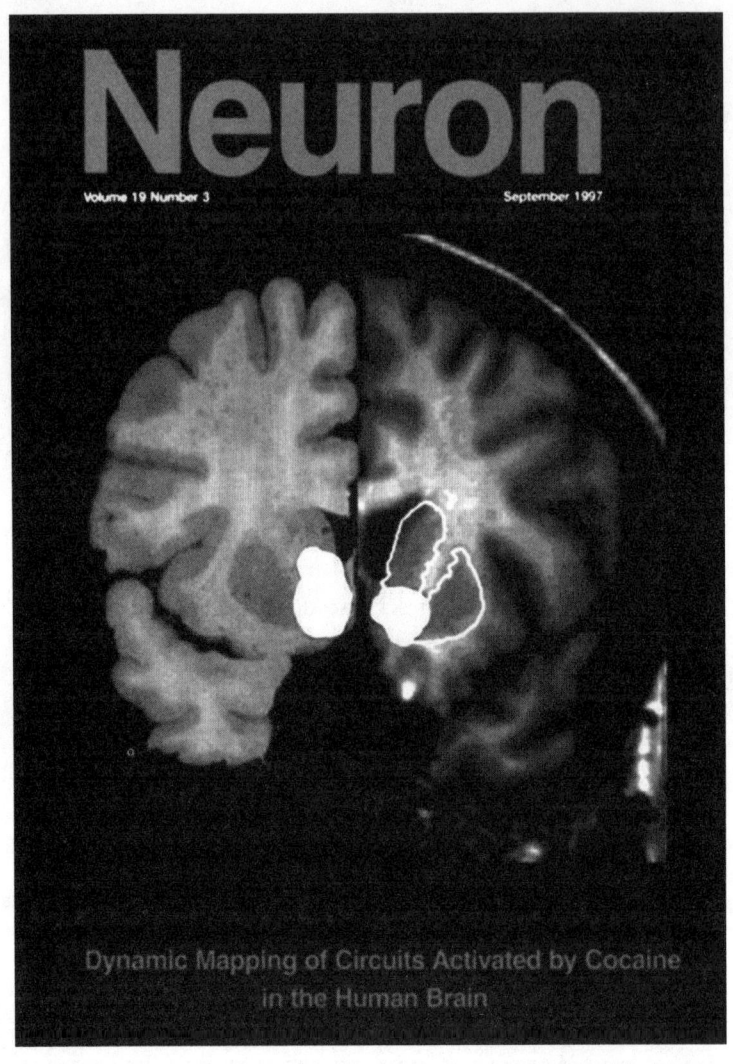

3.1 »Dynamische Kartierung von Schaltkreisen, die im menschlichen Gehirn durch Kokain aktiviert werden«, lautete der Untertitel zum Cover der Ausgabe der Zeitschrift *Neuron* vom September 1997. Man sieht das sogenannte ventrale Striatum, das als ein wesentlicher Teil der sogenannten Suchtschaltkreise des Gehirns gilt.[1] Hierzu wurden anatomische Bilder aus dem Magnetresonanztomographen (MRT) mit Funktionsbildern aus dem Positronen-Emissions-Tomographen (PET) überlagert.[2]

ändert. Weiterhin gibt es erhebliche regionale Unterschiede im Gebrauch von Suchtstoffen. Daraus resultieren Unterschiede in der Gewichtung, die wiederum praktische Auswirkungen haben können. Mit anderen Worten: Wie man Sucht abgrenzt und einteilt, hängt auch davon ab, wie viele Menschen in die einzelnen Kategorien fallen.[3] Wären der Alkohol- und Tabakkonsum ein seltenes Phänomen, würde man Alkoholsucht und Nikotinsucht nicht als einzelne Kategorien anführen, sondern allgemein von Stimulantien-Sucht oder Dämpfungssucht sprechen. In Schweden beispielsweise ist es andererseits sinnvoll, beim Tabakkonsum zwischen dem Konsum von Rauchwaren und Kautabak[4] zu unterscheiden, weil die gesundheitlichen Risiken des Kautabaks vergleichsweise etwa um den Faktor 10 geringer sind. Auch beim Alkoholkonsum kann man zwischen Biertrinkern und Spirituosensüchtigen unterscheiden, denn die gefährlichen Vitaminmangelerscheinungen treten vor allem beim Konsum hochprozentiger Spirituosen auf.[5]

Glücklicherweise ist durch die neurobiologische Forschung der Mechanismus der Entwicklung und Aufrechterhaltung von Sucht in den Grundzügen geklärt, so dass die medizinische Praxis auf einem Fundament von gesichertem Wissen vonstattengehen kann.

Stoffgebundene und nicht-stoffgebundene Sucht

Nicht nur Suchtstoffe führen zur »künstlichen« Aktivierung der Sucht-Schaltkreise. Bei entsprechend anfälligen Menschen und/oder zeitlich extremen Verhaltensexzessen kann auch das Verhalten selbst suchtartige Züge annehmen. Dies geschieht insbesondere dann, wenn das jeweilige Verhalten oft – aber nicht regelmäßig – belohnt wird. Entscheidend ist hier die Zufallskomponente. Seit den Untersuchungen von Fred Skinner, einem der Mitbegründer des Behaviorismus[6], ist bekannt, dass man Verhalten am nachhaltigsten mit intermittierender, zufälliger Verstärkung beeinflussen kann: Gibt man Tauben immer dann, wenn sie bei einem bestimmten Reiz picken, ein Maiskorn als Belohnung, so hören sie mit dem Picken bald wieder auf, wenn man ihnen keine Maiskörner mehr gibt. Gibt man den Tauben hingegen gleich zu Anfang gelegentlich *kein* Maiskorn nach dem Picken und vergrößert dann die Abstände zwischen den Belohnungen, so picken die Tauben nach längerem Training bis zu 10 000 Mal auf den Reiz, auch wenn sie *nicht* dafür belohnt werden. Man hat ihnen also gewissermaßen die Idee antrainiert, »wenn ich nur lange genug picke, dann werde ich schon dafür belohnt werden«. Eine immer wieder erstaunliche Konsequenz der intermittierenden Verstärkung.

Vor diesem Hintergrund verwundert es nicht, dass das pathologische Glücksspiel[7] die erste nicht-stoffgebundene Sucht war, die als medizinische Diagnose anerkannt wurde. Denn Glücksspiel ist ja seinem Wesen nach nichts anderes als intermittierende Verstärkung in Reinform: Jeder gewinnt manchmal. Nun weiß man von den stoffgebundenen Süchten wie beispielsweise der Alkoholsucht, dass die Anfälligkeit hierfür große erblich bedingte Unterschiede aufweist. Kreuzt man im Tierversuch Tiere, die auf Alkohol mit stärkerer (oder mit schwächerer) Suchtentwicklung reagieren, so erhält man nach wenigen Generationen Tiere, die schon nach der Aufnahme kleinster Mengen Alkohol süchtig werden, oder Tiere, die in Alkohol »baden« können, ohne je eine Sucht zu entwickeln.

Ebenso unterscheiden sich Menschen stark im Hinblick auf ihre Anfälligkeit für Sucht. Und dies gilt auch für nicht-stoffgebundene Suchterkrankungen wie beispielsweise die Glücksspielsucht: Besonders anfällige Menschen können ihr problematisches Verhalten selbst dann nicht seinlassen, wenn es zu schwerwiegenden Beeinträchtigungen im beruflichen und privaten Umfeld kommt: Jobverlust, hohe Schulden und Beziehungsprobleme bis zur Ehescheidung sind häufig langfristige Auswirkungen der Spielsucht. Die Betroffenen können dem Impuls zum Spielen oder Wetten nicht widerstehen, auch wenn sie dies wollen. Sie leiden durchaus selbst darunter, sind schlecht gelaunt und reizbar (Entzugssymptome), wenn sie am Spielen gehindert werden, und verbringen oft immer mehr Zeit damit, weil die belohnende Wirkung auf Dauer abnimmt (Toleranzentwicklung).

Die »klassische« Kariere eines Spielsüchtigen beginnt mit gelegentlichem Spielen und positiven Gefühlen, Optimismus, Wunschdenken und immer höheren Einsätzen. Die beim Glücksspiel immer auftretenden Verluste werden bagatellisiert, mit Gewinnen hingegen wird geprahlt. Der Spielsüchtige verliert den Bezug zur Realität, indem er beispielsweise die Überzeugung vertritt, seine Verluste seien durch seine Gewinne abgedeckt. In dieser Phase der Karriere kommt es dann auch zu sozialer Abkopplung; man spielt alleine, um die Verluste zu verheimlichen, und vernachlässigt die Familie und Freunde. Im weiteren Verlauf stellen sich finanzielle Probleme ein und psychische Symptome wie Reizbarkeit, Nervosität, Ängste, Schuldgefühle und Schlafstörungen. Schließlich zerbrechen die sozialen Bindungen, häufig werden zur Geldbeschaffung kriminelle Handlungen begangen, die Anzeichen einer vorliegenden Depression werden immer deutlicher – oft gepaart mit Selbstmordtendenzen.

Diese Karriere unterscheidet sich in nichts von der eines Alkohol- oder Drogensüchtigen. Übrigens: Bei Straftätern tritt die Spielsucht besonders häufig auf, etwa ein Drittel ist betroffen, und bei diesen stehen etwa 50 Prozent der Straftaten mit ihrem Suchtverhalten in Verbindung.[8] Nach einer australischen Studie betrug der Anteil von Spielsüchtigen bei einer Gruppe von 105 Gefängnisinsassen gut die Hälfte. Bei einem Fünftel der

Insassen stand ihre Spielsucht in Verbindung mit der Straftat, derentwegen sie gerade einsaßen.[9] Diese Ergebnisse stützen die Vermutung, dass sowohl beim pathologischen Spielen als auch bei kriminellen Verhaltensweisen eine geringere Fähigkeit zur Selbstkontrolle bzw. eine höhere Neigung zu impulsiven Verhaltensweisen besteht. Diese geringere Möglichkeit der Selbstkontrolle liegt bei (vor allem männlichen) Jugendlichen vor, wie anhand von Studien zur Entwicklungsbiologie des Gehirns nachgewiesen werden konnte. Es verwundert also nicht, dass gerade Jugendliche für die suchterzeugenden Wirkungen von Glücksspiel besonders empfänglich sind; entsprechende vorbeugende Maßnahmen sind hier also besonders wichtig.

Neben den genannten klinischen Übereinstimmungen von Symptomatik und Verlauf gibt es weitere Gründe, warum man heute die nicht-stoffgebundenen Süchte zusammen mit den stoffgebundenen Suchterkrankungen betrachtet: Wie epidemiologische Studien zeigen, besteht eine hohe Komorbidität, d. h., wer an einer (stoffgebundenen oder nicht-stoffgebundenen) Suchtform leidet, ist oft zugleich auch von einer anderen (stoffgebundenen oder nicht-stoffgebundenen) Form betroffen. Genetische Studien zeigen, dass die Wahrscheinlichkeit, an einer stoffgebundenen oder nicht-stoffgebundenen Sucht zu erkranken, von den gleichen Genen gesteuert wird; es besteht also eine gemeinsame genetische Veranlagung (Vulnerabilität). Die Gehirnforschung schließlich hat gezeigt, dass bei stoffgebundenen und nicht-stoffgebundenen Suchtformen die gleichen zentralnervösen Strukturen in gleicher Weise betroffen sind (siehe dazu die hier diskutierten Befunde), insofern sprechen beide Suchtformen auch auf die gleiche Therapie an (dies betrifft Psychotherapie und Pharmakotherapie).[10]

Kurz: Bei der Spielsucht handelt es sich tatsächlich um Sucht! Solche Zustände werden heute wie die Alkohol- oder Drogensucht als unterschiedliche Ausformungen des im Wesentlichen gleichen grundlegenden pathologischen Geschehens betrachtet.

Daher werden sie auch im neuesten psychiatrischen Diagnosesystem (dem *Diagnostic and Statistical Manual of Mental Disorders,* fünfte Auflage, kurz: DSM-5) als einheitliche Kategorie aufgefasst. Man ist jedoch generell sehr vorsichtig beim Einführen neuer Krankheiten, denn man möchte es vermeiden, dass sogenannte Modekrankheiten durch eine offizielle Klassifizierung vorschnell als Krankheiten »geadelt« werden (mit allen Konsequenzen für die weltweit finanziell ohnehin stark belasteten Gesundheitssysteme). Deswegen sind neue Formen der nicht-stoffgebundenen Sucht noch nicht als eigenständige Krankheiten gelistet, oder sie werden nur als »Forschungsdiagnosen« gewertet, um sie weiter wissenschaftlich untersuchen zu können.

Computerspielsucht

Eine repräsentative Umfrage des Bundesverbands Informationswirtschaft, Telekommunikation und neue Medien e. V. (BITCOM) mit 1482 Teilnehmern ergab, dass 517 von ihnen Gamer waren, also knapp 35 Prozent. Die Verantwortlichen der Studie haben ihre Daten auf die Gesamtbevölkerung hochgerechnet und kommen zu dem Schluss, dass in Deutschland mehr als 25 Millionen Menschen über 14 Jahre Computerspiele spielen. Bei den 14- bis 29-Jährigen sind es 80 Prozent und bei den 30- bis 49-Jährigen noch immer 44 Prozent.[11] Im Gegensatz zum Glücksspiel gewinnt man bei Computerspielen meist kein Geld. Warum verbringen dann so viele Menschen so viel Zeit damit? Computerspiele sind so programmiert, dass sie Sucht erzeugen, lautet die einfache Antwort auf diese Frage. Nicht jeder wird dadurch süchtig, wie ja auch nicht jeder von Käsekuchen und Würstchen automatisch dick wird. Aber Wahrscheinlichkeiten ändern sich. Und selbst kleine Änderungen von Wahrscheinlichkeiten haben auf Millionen oder gar Milliarden von Menschen angewendet große Auswirkungen.

Computerspiele fordern den Akteur heraus. Im Gegensatz zum Fernsehen ist der Nutzer nicht passiv, sondern greift aktiv handelnd ins Geschehen ein. Er stellt sich Herausforderungen, überwindet Hindernisse oder vollführt andere Geschicklichkeitsübungen; er bekämpft Feinde und schlachtet sie nicht selten auf äußerst geschmacklose Art ab. Das Meistern dieser Herausforderungen, das Bestehen der Prüfungen, gekoppelt mit dem Zufall (es gelingt nicht immer, auch wenn man sich größte Mühe gibt), hat auf den Nutzer nicht nur kurzfristig einen belohnenden Effekt, sondern animiert (wie bei Skinners Tauben) zum beharrlichen Weitermachen. Zudem wird der Spieler besser. Dies wird von der Software registriert, und der Schwierigkeitsgrad der Aufgaben wird entsprechend angepasst. Der Spieler befindet sich daher immer gerade in dem Schwierigkeitsbereich, wo er es meistens gerade so schafft, wo es manchmal auch danebengeht und wo er selbst spürt, dass er besser wird und die Aufgaben zugleich immer herausfordernder werden. Sind Menschen Aufgaben ausgesetzt, die diese Merkmale aufweisen, so entsteht ein sogenannter Flow: Man vergisst die Zeit und sich selbst, ist ganz bei der Sache und hat ein gutes Gefühl dabei. Vor 40 Jahren wurde dieser Zustand erstmals von einem ungarischen Psychologen mit dem unaussprechlichen Namen Mihály Csíkszentmihályi beschrieben.[12]

Neuere Studien zur Gehirnaktivierung unter Flow-Bedingungen zeigten, dass diejenigen Gehirnareale, die Funktionen der Selbstbezogenheit, der Reflexion und des Grübelns vermitteln, deaktiviert und die Gehirnbereiche für sinnliches Wahrnehmen und Handeln aktiviert werden.[13] Musiker erleben Flow bei Aufführungen, Jazzer beim Improvisieren, Künstler beim Schaffen eines Werks, Workaholics beim Arbeiten, Leichtathleten beim Laufen, Schauspieler bei der Theateraufführung und Hobbyhandwerker beim Hämmern, Hobeln und Sägen. *Man ist ganz bei der Sache* – das ist das Wesen von Flow. Das Eintreten des Flow-Gefühls erfordert klare Ziele, die volle Konzentration auf das Tun, das Gefühl der Kontrolle über die jeweilige Tätigkeit, den Einklang von Anforderung und Fähigkeit bzw. Fertigkeit; man hat beim Flow weder Langeweile noch Versagensangst, ist also weder unter- noch überfordert, sondern perfekt ausgelastet. Die Arbeit geht einem mühelos von der Hand und macht Spaß. Schon im Jahr 1908 beschrieb Kurt Hahn, einer der Begründer der Erlebnispädagogik, diesen Zustand und nannte ihn »schöpferische Leidenschaft«; die Ärztin und Pädagogin Maria Montessori sprach von »Polarisation der Aufmerksamkeit« (auf die Sinne und das Tun), und der humanistische Psychologe Abraham Maslow nannte es peak experience (wörtlich: »Spitzenerfahrung«).

Dass Computerspiele aufgrund von ganz bestimmten psychologischen Mechanismen so erfolgreich sind, wird auch von deren Befürwortern eingeräumt, wie das folgende Zitat des Medienwissenschaftlers Jürgen Fritz klar zeigt: »Die Sogwirkung des Computerspiels kann durch zwei Teil-Funktionskreise entstehen: durch die ›Frustrationsspirale‹ und die ›Flow-Spirale‹. Bei der ›Frustrationsspirale‹ führen negativ-emotionale Spielfolgen dazu, dass die (nicht erlangten) Spielreize immer begehrlicher werden und den Spieler ›zwingen‹, immer mehr Zeit und Konzentrationskraft in das Spiel zu ›investieren‹. Die ›Flow-Spirale‹ schöpft aus den positiv-emotionalen Spielfolgen die Erwartung, dass diese ›Lust‹ sich immer wieder herstellen lässt. Von daher bleibt der Spieler in der für ihn befriedigenden Spielaktivität. Er steigert die Intensität der sekundären Spielhandlungen durch noch größere Konzentration, um auch schwierigere Levels des Spiels ›in den Griff‹ zu kriegen und im Flow zu bleiben.«[14]

Die Aktivierung des Belohnungssystems durch Computerspiele wurde schon vor mehr als 15 Jahren im Fachblatt *Nature* publiziert.[15] Auch das Flow-Erleben bei Computerspielern während des Abschlachtens von Gegnern wurde mittels bildgebender Verfahren untersucht. Es entspricht im Wesentlichen den Ergebnissen zum Flow-Erleben bei anderen Aufgaben. Weiterhin zeigte sich in den Pausen zwischen den Spielaktionen (wenn man den Gegner getroffen hatte oder selbst getroffen wurde) eine nachlassende Aktivierung des Belohnungssystems – deutlicher natürlich dann, wenn man selbst getroffen wurde.[16] Der belohnende Effekt des Gewinnens auf die Aktivierung des Belohnungssystems ist größer, wenn der (vermeintliche) Gegner ein Mensch ist und keine Maschine. Wenn man nur beim Spiel zuschaut, hat man hingegen keinen entsprechenden Effekt, denn dann fehlt der Aspekt des Handelns.[17]

Ist das nicht wunderbar? Sollen Kinder und Jugendliche etwa nicht Spaß haben? Ja, das sollen sie! ABER: Computerspiele wirken auf den Geist wie Zucker auf den Körper. Man spricht in der Ernährungswissenschaft nicht umsonst von »leeren Kalorien«, weil unsere Nahrung nicht nur Energie enthalten sollte, sondern auch viele andere Stoffe, die der Körper braucht (Proteine, Vitamine, Mineralien, Ballaststoffe, Spurenelemente, essenzielle Fette). Gewiss: Hunger bedeutet Energiemangel, und der verleitet uns zum Essen. Zugleich aber führen wir uns bei jeder Mahlzeit – wenn sie halbwegs sinnvoll zusammengestellt ist – viel mehr zu als nur Energie. Dass wir auch »reine Energie und sonst nichts« essen können, ist von der Natur nicht vorgesehen; und wenn wir dies tun, dann werden wir krank: mangelernährt und zugleich übergewichtig.

Im Prinzip gilt das Gleiche für den Geist: Das Gefühl schöpferischer Leidenschaft, der Lust beim Tun, ist kein Selbstzweck. Vielmehr ermöglicht es uns, ohne Ablenkung sehr herausfordernde Tätigkeiten zu verrichten: Chirurgen, Bergsteiger oder Tänzer erleben Flow; sie sind dabei höchst konzentriert und genau. Und da ihre Tätigkeit belohnend wirkt, üben sie sie immer wieder aus; sie verbessern sich dabei, um weiterhin das Flow-Erlebnis zu haben, denn sonst kommt Langeweile auf, und das Gefühl erlischt. Deshalb erlebt man Flow nur während einer längeren Zeitspanne, wenn die Herausforderungen immer größer und damit die Tätigkeiten immer schwieriger werden. Flow führt also dazu, dass wir lernen. Musizieren, zeichnen, mit den Händen arbeiten oder Sport treiben machen Spaß, und dieses Vergnügen ist nicht reiner Selbstzweck, sondern trägt zur körperlichen und geistigen Entwicklung bei. Ganz nebenbei lernt man aber nicht nur die Tätigkeit oder Fähigkeit, um die es gerade geht, sondern vieles mehr, was noch dazugehört und was der Entwicklung des Gehirns insgesamt sehr förderlich ist. So muss man beim Fußballspielen (wie bei jedem Spiel) Regeln einhalten, sonst macht es keinen Spaß. Was lernt man dabei? Die Regeln einzuhalten. Beim Musizieren muss man das Stück von Anfang bis Ende vortragen. Was lernt man? Eine Tätigkeit von Anfang bis Ende auszuführen. Beim Zeichnen und Werken fordern einen das leere Blatt und das unfertige Werkstück ständig heraus weiterzumachen. Man lernt dabei das beharrliche Dranbleiben – weiterzumachen, ohne sich ablenken zu lassen.

Das Flow-Erlebnis ermöglicht das selbsttätige Lernen von vielerlei Tätigkeiten und Fertigkeiten; wir entwickeln dabei gute Gewohnheiten und verstehen interessante Vorgänge, Prozesse und Zusammenhänge immer besser (beispielsweise wenn man Bienen zuschaut, einen Hebel oder Flaschenzug zum ersten Mal verwendet oder mit Zahlen herumspielt[18]). Sich an Regeln zu halten, lernt man nicht dadurch, dass jemand mit erhobenem Zeigefinger hinter einem steht.[19] Ziel jeder guten Erziehung und Bildung ist vielmehr der selbstbestimmte Mensch, der seine eigenen Ziele hat und auch in der Lage ist, sie zu verfolgen. Dies erfordert eine Menge Selbstkontrolle, um sich vom eigenen Weg nicht ablenken zu lassen, um »sein Ding« zu machen, wie der Rockmusiker Udo Lindenberg sagen würde. Man muss Hindernisse überwinden, ohne aufzugeben, muss kurzfristige Nachteile und Anstrengungen in Kauf nehmen, um langfristige Ziele (den Ausblick vom Gipfel) zu erreichen. Bei alledem ist der Weg das Ziel: Wer mit der Seilbahn auf den Gipfel fährt, hat längst nicht das befriedigende Glücksgefühl wie derjenige, der den Gipfel wirklich bestiegen hat! Und nicht wenige Künstler verlieren das Interesse an ihrem Werk, wenn es fertig ist. Die Leidenschaft des schöpferischen Hervorbringens bewirkt das Glück.

Bei Computerspielen lernt man, fremde Wesen zu töten, Leute mit dem Auto zu überfahren oder im Krieg Feinde zu bekämpfen. Immer wieder wird behauptet, diese Sicht sei verkürzt und übersehe beispielsweise die *Serious Games* (»ernsthafte Spiele«), bei denen man ja wirklich etwas lerne. Aber ein Blick auf die Spiele-Hitlisten zeigt deutlich, dass solche Spiele nur von wenigen Menschen gespielt werden – genauso wie eben nur wenige Kinder freiwillig Vollkornbrot und Möhren essen; die meisten mögen eben doch lieber Süßigkeiten. Und wenn Mediziner vor den langfristigen Folgen von falscher Ernährung, Bewegungsmangel und Übergewicht vor allem bei Kindern aus sozial prekären Verhältnissen sprechen, dann hört sich das Gegenargument »Aber wir haben doch Bioläden, wo man Vollkornbrot kaufen kann« lächerlich, wenn nicht gar zynisch an. Denn gesunde Nahrungsmittel sind teurer als ungesunde; und ganz entsprechend ist eine Geige oder ein guter Malkasten teurer als eine Spielkonsole für Action-Games.

Dass der Spaß allein zur Rechtfertigung des Spielens von Computerspielen nicht ausreicht, zeigt auch folgendes Argument: Wer einfach nur Spaß will, der kann sich Suchtstoffe wie Opium, Kokain oder Heroin einverleiben. Je nach Suchtstoff liegt er dann entweder glücklich in einer Ecke oder nervt die Mitmenschen mit Überaktivität oder gar Aggressivität. Aber er hat sehr wahrscheinlich besonders positive Gefühle während des Drogenrauschs. Warum besteht dann weitgehender gesellschaftlicher Konsens dahingehend, dass wir harte Drogen verbieten? Weil die meisten Menschen das Gefühl haben, dass es nicht die Bestimmung des Menschen ist, den ganzen Tag nichts zu tun und einen Rausch zu erleben! Solches »Glück« erscheint den meisten Menschen »leer« und nicht erstrebenswert.

Menschen sind nun mal Gemeinschaftswesen und nachweislich in der Gemeinschaft am glücklichsten (vgl. hierzu Kapitel 12). Unter allen Säugetieren sind wir Menschen sozial die mit Abstand am weitesten fortgeschrittene Spezies; wir haben ein unstillbares Interesse und ein hohes Maß an Anteilnahme am Leben anderer Menschen. Daher spricht auch unser »Belohnungssystem« sehr zuverlässig auf gelingende Sozialkontakte an: Ein lächelnder Blick genügt, dies haben bereits vor mehr als zehn Jahren wissenschaftliche Studien nachgewiesen. Einsamkeit hingegen fördert Suchtverhalten. Dies weiß nicht nur jeder Kliniker aus den unzähligen Fällen, bei denen Partnerkonflikte (bzw. Ehescheidungen) die Suchtkarriere ausgelöst hatten. Dies verdeutlicht auch, warum sowohl stoffgebundene als auch nicht-stoffgebundene Süchte in aller Regel mit Vereinsamung einhergehen.

Halten wir fest: Ein von der Natur angelegter Mechanismus befähigt uns Menschen in ganz besonderem Maße, mitunter sehr schwierige und komplizierte Aufgaben immer besser zu bewältigen. Ohne diesen Mechanismus gäbe es weder komplexe menschliche Gesellschaften noch deren kulturelle, wirtschaftliche und wissenschaftliche Produktionen. Der Mechanismus ist tief im Gehirn des Menschen verankert und leitet ihn beständig auf seiner Suche und seinem gemeinschaftlichen Streben nach dem Wahren, Schönen und Guten. Die menschliche Evolution war wesentlich für den globalen Erfolg der Spezies und wird weiter von größter Bedeutung für das Überleben der Menschheit sein. Genau dieser Mechanismus wird von Computerspielen als Trittbrett verwendet, um junge Menschen zu binden. Computerspiele können daher allein dadurch, dass sehr viel Zeit mit ihnen verbracht wird, das Leben junger Menschen massiv beeinträchtigen. Wer beispielsweise 18 Stunden täglich *World of Warcraft* spielt, tut ansonsten kaum noch etwas – und das wirkt sich zwangsläufig negativ auf den Lebenserfolg, die Selbstkontrolle, das soziale Miteinander und das Erreichen von Zielen im realen

Leben aus. Als Motive für die Spielsucht und Gründe für das Scheitern im realen Leben treten immer wieder Mangelempfinden und soziale Probleme zutage, die nachgespielt werden oder den Wunsch nach Ablenkung aufkommen lassen.[20] Suchtartiges Computerspielverhalten lässt sich in den untersuchten Fällen »als subjektiv Sinn ergebende, aber langfristig Problem verschärfende virtuelle Selbstmedikation verstehen«,[21] analog zur Selbstmedikation, die zwar zu kurzfristiger Linderung führen kann, längerfristig das Problem aber nicht löst, sondern verschlimmert.

Diese negativen Auswirkungen in allen Lebensbereichen (psychosozial, beruflich, gesundheitlich) sind wesentlich für die Bezeichnung »Sucht« sowohl bei den stoffgebundenen als auch bei den nicht-stoffgebundenen Süchten. Betrachten wir ein aufschlussreiches Beispiel aus der erstgenannten Kategorie. Tee und Kaffee enthalten den Suchtstoff Coffein und führen bei regelmäßigem Konsum zur Coffeinsucht. Diese ist weit verbreitet, was man beispielsweise daran ermessen kann, dass Coffeinentzug zu den häufigsten Ursachen von Kopfschmerzen gehört. Coffein bewirkt schon zwei bis drei Minuten nach der Einnahme eine gesteigerte Leistungsfähigkeit in Reaktionszeitaufgaben, die eine Reizauswahl (also keinen einfachen Reflex) beinhalten. Weil die Substanz für diesen Effekt im Gehirn ankommen müsste, sollte er sich eigentlich erst später einstellen. Weil dem aber nicht so ist, lassen sich solche Auswirkungen am ehesten als Verminderung der durch Coffeinentzug bedingten Müdigkeit und Irritabilität erklären.[22] Wie jeder Suchtkranke weiß, führt der Konsum des Suchtmittels nahezu unmittelbar zur Abnahme von Entzugserscheinungen.[23]

Millionen von Menschen trinken Kaffee oder Tee und erfreuen sich zugleich bester Gesundheit – sowohl in psychologischer als auch in körperlicher Hinsicht. Die einzigen negativen Auswirkungen ihres Coffeinkonsums äußern sich in Form von Entzugssymptomen wie Kopfschmerzen oder Reizbarkeit. Daher ist in dem bereits erwähnten neuesten psychiatrischen Diagnosemanual DSM-5 auch der Coffeinentzug als Diagnose enthalten, die Coffeinsucht dagegen nicht. Der Konsum von Kaffee oder Tee macht die Leute weder einsam noch arbeitslos, ruiniert also nicht das Leben. Wer leidenschaftlich und geradezu suchtartig Klavier oder Geige spielt, turnt, reitet oder im Hobbyraum mit seiner Modelleisenbahn spielt (und auf diese Weise acht Stunden täglich verbringt), kann im Leben sehr erfolgreich sein. Und die meisten von uns haben schon einmal den Zustand akuter Verliebtheit erlebt, wenn man an nichts anderes mehr denken kann als an den geliebten Menschen. Man weiß (bzw. hat sehr gute Gründe zu der Annahme), dass in all diesen Fällen das Belohnungssystem (die »Suchtschaltkreise«) aktiviert ist. Es treibt einen dazu, Hindernisse zu überwinden, Fähigkeiten zu perfektionieren und Höchstleistungen zu vollbringen – und dies nicht, weil man Geld dafür bekommt, sondern weil man beim Verfolgen seiner Ziele über sich hinauswächst und Erfolg hat, und das unmittelbare Erleben des eigenen Könnens ist nun mal befriedigender als jeder sekundäre Verstärker (wie beispielsweise Boni oder andere Leistungszulagen). Nicht die Aktivierung des Belohnungssystems entscheidet darüber, ob wir etwas als Sucht bezeichnen oder nicht. Das entscheidende Kriterium ist vielmehr die Beeinträchtigung des Lebensverlaufs durch vollkommen aus dem Ruder gelaufene Verhaltensexzesse (mit deutlichen negativen Auswirkungen auf den Lebensweg), an deren Entwicklung das Belohnungssystem (die Suchtschaltkreise) ursächlich beteiligt war.

Internet- und Computerspielsucht

Weil Computerspiele heute oft im Internet gespielt werden, wurde die Computerspielsucht unter dem Namen »Internet- und Computerspielsucht« als Forschungsbereich in das System psychiatrischer Diagnosen aufgenommen. Dort finden sich dann auch die offiziellen Kriterien, die erfüllt sein müssen, um diese Diagnose zu rechtfertigen.

Tabelle 3.1 Diagnosekriterien der Internet- und Computerspielsucht nach DSM-5.[24] Die Diagnose wird dann gestellt, »wenn in einem Zeitraum von zwölf Monaten das Internet immer wieder dazu benutzt wird, Computerspiele zu spielen, oft zusammen mit anderen Spielern, und dies zu klinisch bedeutsamer Beeinträchtigung und zu Elend, Kummer und Leid führt und sich in mindestens fünf der folgenden neun Kriterien ausdrückt«.

Kriterium	Beschreibung
1. Hauptbeschäftigung	Vom Spielen besessen (der Spieler denkt ständig über vergangene oder künftige Spiele nach; das Spielen dominiert seinen Alltag). Bemerkung: Es geht nicht um Glücksspiel.
2. Entzugssymptome	Irritabilität, Konzentrationsstörungen, Angst und gedrückte Stimmung
3. Toleranzentwicklung	Mit dem Spielen muss immer mehr Zeit verbracht werden.
4. Kontrollverlust	Der Spieler vermag sein Spielen nicht willentlich einzuschränken.
5. Interesseverlust	Frühere Hobbys und Freizeitaktivitäten interessieren nicht mehr.
6. negative Konsequenzen	Nachteilige psychosoziale Auswirkungen des Spielens werden in Kauf genommen.

Kriterium	Beschreibung
7. Lügen, Täuschen	Angehörige, Freunde oder Therapeuten werden hinsichtlich des wahren Ausmaßes der Spielens getäuscht.
8. Stimmungsverbesserung	Spielen, um Angst, Schuldgefühle, Hilflosigkeit, Probleme oder Stress zu bekämpfen.
9. Vereinsamung, sozialer Abstieg	Partnerkonflikte, Trennung, Karriereknick (Verlust des Arbeitsplatzes, Abbruch des Studiums).

Wendet man diese Kriterien zur Diagnosestellung an, erhält man je nach der untersuchten Altersgruppe und dem untersuchtem Land der Welt Häufigkeiten der Computerspielsucht von 1 Prozent bis 15,6 Prozent (vgl. Tabelle 3.2).

Immer wieder wird behauptet, dass Computerspiele bei den Intensivspielern keine negativen Auswirkungen herbeiführen würden, sondern ganz im Gegenteil positive Effekte hätten – Aufmerksamkeit, Koordination, Reaktionsschnelligkeit und sogar Lernprozesse würden gesteigert. »Der wahre Effekt von Action-Videospielen könnte in einer Steigerung der Fähigkeit zum Lernen neuer Aufgaben bestehen«, fassen die bekanntesten Vertreter dieser Auffassung ihren Standpunkt zusammen.[25] Zugleich wird oft behauptet, dass diese beim Spielen eintretenden Effekte sich auch im Alltagsverhalten manifestieren würden.[26]

Solche Behauptungen entbehren bei näherer Betrachtung jeglicher Grundlage, wie erst kürzlich wieder eine im Fachblatt *Psychological Science* publizierte Studie zeigt.[27] Computerspiele verbessern nicht die Aufmerksamkeit, vielmehr trainiert man sich mit ihnen eine Aufmerksamkeitsstörung an.[28] Beim Training mit Computer-Games erworbene Fähigkeiten wirken sich nicht im realen Alltagsverhalten aus. Ganz im Gegenteil: In wissenschaftlichen Studien werden eine Steigerung der Impulsivität sowie eine Beeinträchtigung der Entscheidungsfähigkeit und Leistungsfähigkeit nachgewiesen.[29] Dieses Phänomen konnte auf eine geringere Aktivierung des Belohnungssystems bei Intensivspielern zurückgeführt werden: Geringe Geldmengen, die bei Nichtspielern das Belohnungssystem durchaus aktivieren,[30] führen bei Intensivspielern zu keiner Aktivierung des Belohnungssystems; nur bei größeren Beträgen zeigt sich noch eine Auswirkung[31] – dies ist die klassische Reaktion bei einer Suchtentwicklung.

Tabelle 3.2 Relative Häufigkeit von Computerspielsucht in verschiedenen Studien, Ländern und Altersgruppen

Land/(Alters-)Gruppe	Anzahl	Relative Häufigkeit (Prozent)
EU/ 14–17 Jahre[32]	13 300	1,2 12,7 (gefährdet)
USA/ 8–18 Jahre[33]	1178	8
Singapur/ Jugendliche[34]	3034	7,6–9,9
Ungarn/ 16-Jährige[35]	4875	4,9
Deutschland/ 15 Jahre[36]	14 301	1,5 3,6 (gefährdet)
Deutschland/ 15 Jahre[37]	15 168	1,7 2,8 (gefährdet)
Hongkong/ Studenten[38]	503	15,6
Deutschland/ 13–18 Jahre[39]	1710	8,4

Diese Zahlen verdeutlichen das Ausmaß der Verbreitung der Internet- und Computersucht. Fallbeispiele veranschaulichen immer wieder eine über Jahre vollkommen schiefgelaufene

Lebensentwicklung von Computerspielsüchtigen und zeigen auch, dass solche Fälle keineswegs selten sind. Der Häufigkeitsverlauf in der Zeit von der Adoleszenz bis ins frühe Erwachsenenalter entspricht etwa dem der stoffgebundenen Sucht, wie eine Studie aus dem Milieu von New Yorker Computerspielern zu entnehmen ist.[40] Besonders auffällig ist ferner, dass die Computerspielsucht etwa zehnmal mehr Männer als Frauen betrifft. Ganz offensichtlich sprechen die häufig gespielten Spiele mit ihren aggressiven Inhalten eher junge Männer an (95 Prozent aller Mörder sind männlich). Frauen sind demgegenüber stärker abhängig von sozialen Medien wie Facebook.

In Hongkong spielen 94 Prozent der Schüler Computerspiele, wie eine Studie mit 503 jugendlichen Schülern ergab. Der mit 15,6 Prozent vergleichsweise sehr hohe Anteil von computerspielsüchtigen Schülern ist auf die dortigen Gewohnheiten zurückzuführen, d.h. auf die massive »Dosierung« der Nutzung digitaler Medien durch Kinder und Jugendliche. Und Jungen sind stärker betroffen als Mädchen. Darüber hinaus weisen Computerspielsüchtige schlechtere akademische Leistungen auf; der Studie zufolge kauften sie beim Spielen häufiger Utensilien zum Spielen (geben also für das Spielen Geld aus) und erleben ihre Familie eher als disharmonisch.[41]

Eine Playstation führt zu schlechten Schulleistungen und mehr Schulproblemen, wie im Rahmen einer kontrollierten Studie mit Zufallszuteilung und experimentellem Versuchsaufbau klar nachgewiesen werden konnte.[42] Nun wurde zwar behauptet, dass man anhand der Daten aus der PISA-Studie des Jahres 2009 nachweisen könne, dass Computerspiele keine negativen Auswirkungen auf die Leistungen in den Bereichen Lesen, Mathematik und Naturwissenschaften hätten,[43] die in der Studie hierzu vorgelegten Daten zeigen jedoch etwas anderes: Bei den Multiplayer-Spielen liegen die Effektstärken der negativen Auswirkungen zwischen 0,10 und 0,18, was die Autoren als »kein Effekt« interpretieren. Nun muss man wissen, dass die

Interpretation von Effektstärken durchaus davon abhängt, worum es eigentlich geht. In der Medizin beispielsweise ist die Effektstärke einer Chemotherapie von Brustkrebs mit 0,12 ein klarer Anlass zur Therapie, die Effektstärke von Aspirin bei Herzinfarkt von 0,03 auch. Der Pädagoge John Hattie hat in seinem bekannten Buch *Lernen sichtbar machen,* in dem es um nachgewiesene (und nicht nur behauptete) Auswirkungen pädagogischer Interventionen geht, klar dazu Stellung bezogen, dass auch kleine Effekte immer dann, wenn es um sehr viele Menschen geht, sehr große Auswirkungen haben können. Bei 25 Millionen Computerspielern in Deutschland lässt sich beispielsweise ausrechnen, dass eine Effektstärke von 0,18 (negative Auswirkungen von Multiplayer-Spielen auf die Leseleistung) deutliche negative Auswirkungen auf die Lesefähigkeit von etwa 2,5 Millionen Menschen hat, und auch eine Effektstärke von nur 0,1 (negative Auswirkungen von Multiplayer-Spielen auf die Leistungen in Mathematik) etwa 1,4 Millionen Menschen in ihren Leistungen in Mathematik deutlich beeinträchtigt. Es ist kaum zu glauben, dass die Autoren anhand dieser Daten davon sprechen, dass hier keine Auswirkungen vorliegen würden.

Es wurde sogar behauptet, dass Computerspiele positive Auswirkungen auf die Gehirnentwicklung hätten, weil sie zu einer Verdickung der Gehirnrinde führen würden.[44] Hierzu ist zu sagen, dass die Dicke der Gehirnrinde im Frontalhirn im Laufe der Jugend (bei Mädchen ab dem elften und bei Jungen ab dem zwölften Lebensjahr) abnimmt – im Rahmen der ganz normalen Gehirnentwicklung.[45] Wenn dies nicht der Fall ist, muss von einer beeinträchtigten Entwicklung gesprochen werden und keineswegs von einem positiv zu konnotierenden Ergebnis.

Die Suchtbeauftragte der Bundesregierung legt seit Jahren in ihrem Bericht auch Daten zur Internet- und Computerspieleabhängigkeit vor. Die neuesten Zahlen vom Mai 2015 geben Grund zur Besorgnis: Bei den 18- bis 20-Jährigen hat sich das Spielen an Geldspielautomaten von 5,8 Prozent im Jahr 2007 auf

23,5 Prozent vervierfacht. Die Anzahl der Internetabhängigen in Deutschland wird von der Drogenbeauftragten der Bundesregierung mit 560 000 angegeben, allein in der Altersgruppe der 14- bis 24-Jährigen sind es etwa 250 000 Menschen (2,4 Prozent), in der Gruppe der 14- bis 16-Jährigen sind es sogar 4 Prozent. Im Hinblick auf die Computerspielabhängigkeit ist das Risiko von der Schulform abhängig: »So beträgt die Prävalenz unter Hauptschülern rund 2,6 Prozent, unter Realschülern rund 1,3 Prozent und unter Gymnasiasten rund 0,6 Prozent. [...] Rund 45 Prozent der Jugendlichen, die ihre Hobbys und Freizeitaktivitäten zugunsten des Computerspielens vernachlässigen oder ihr Interesse daran verlieren, weisen mindestens fünf Kriterien der Internet Gaming Disorder auf und können somit als computerspielabhängig gelten. Zusätzlich wurde in der Studie ermittelt, wie belastet computerspielabhängige Jugendliche im Vergleich zu unauffällig spielenden Jugendlichen sind. Dabei zeigte sich, dass die als computerspielabhängig eingestuften Jugendlichen täglich 375 Minuten (6 Stunden und 15 Minuten) mit Games beschäftigt sind, sich selbst als süchtig nach Spielen empfinden, häufiger Schlafprobleme aufweisen, schlechtere Schulnoten erzielen und häufiger die Schule schwänzen. Viele der aufgefundenen Effektstärken bewegen sich dabei im mittleren bis hohen Bereich.«[46] Die Internet- und Computerspielsucht sind damit in unserer Gesellschaft angekommen und werden unser Gesundheitssystem in Zukunft noch ausgiebig beschäftigen.

Internetabhängigkeit

Im Gegensatz zu Computerspielen ist das Internet zwar nicht darauf ausgelegt, Suchtverhalten zu erzeugen, es besitzt allerdings eindeutig Aufforderungscharakteristika, die die Entstehung von Suchtverhalten begünstigen. Mal findet man bei der

Internetrecherche etwas, mal nicht; mal hat man eine interessante neue Mail erhalten, mal nicht – diese Zufallskomponente ist für Suchtentwicklung entscheidend. Hinzu kommt die permanente Angst, etwas zu verpassen. Ihr liegt die oben bereits erwähnte Frustrationsspirale zugrunde, die sich umso schneller dreht, je mehr Zeit man im Internet verbringt (vgl. hierzu auch Kapitel 7). Zahllose Fallbeispiele belegen, dass die Nutzung des Internet für sich genommen zu deutlichen Einschränkungen des Lebensvollzugs führen kann, dass es oft auch sehr schwerfällt, die Nutzung einzuschränken. Dies geht meist mit der Vernachlässigung anderer Tätigkeiten, Entzugssymptomen, Kontrollverlust, Toleranzentwicklung, Interesseverlust (für alles andere), Unaufrichtigkeit, Vereinsamung und sozialem Abstieg einher.

Die Frage, ob es sich bei der Internetabhängigkeit und der Computerspieleabhängigkeit um das Gleiche handelt oder nicht, entspricht in etwa der Frage, ob eine Alkoholsucht und Morphinismus das Gleiche sind: In beiden Fällen spielt das Belohnungssystem für die Aneignung und Aufrechterhaltung des Suchtverhaltens eine Rolle, aber die Häufigkeit des Auftretens,[47] die Qualität des Rauschs, das Umfeld des Süchtigen und des Suchtverhaltens sowie der langfristige Verlauf einschließlich der gesundheitlichen Schäden sind anders. Damit sind beide Formen der Sucht in klinisch-praktischer Hinsicht nicht dasselbe: Die Anonymen Alkoholiker sind nichts für Heroinabhängige und das Methadon-Programm macht für den Alkoholiker keinen Sinn.

Eine repräsentative Studie aus Ungarn mit 2073 Computerspielern (knapp 70 Prozent männlich) unter insgesamt 4875 befragten Schülern (50,4 Prozent männlich) im Durchschnittsalter von 16,4 Jahren widmete sich der Frage nach Gemeinsamkeiten und Unterschieden von Internetabhängigkeit und Computerspieleabhängigkeit. Nur sechs Befragte (0,01 Prozent) gaben an, das Internet gar nicht zu benutzen. Ein Blick auf die Häufigkeitsverteilung (siehe Grafik 3.2) zeigt, dass die problematische

Internet-Nutzung mit 15,5 Prozent häufiger ist als die problematische Nutzung von Online-Computerspielen (11 Prozent), obgleich nicht die Nutzung des Internet, sondern die Nutzung von Computerspielen Kriterium der Aufnahme in die Studie war. Die Überlappung ist mit 6,7 Prozent nur etwa halb so groß wie die Bereiche ohne Überlappung zusammengenommen (13,1 Prozent). (Hier verhält es sich mithin ähnlich wie bei den stoffgebundenen Süchten: Es gibt durchaus auch opiatabhängige Alkoholiker!)

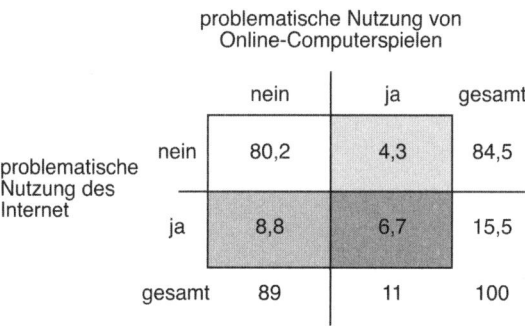

problematische Nutzung von
Online-Computerspielen

		nein	ja	gesamt
problematische Nutzung des Internet	nein	80,2	4,3	84,5
	ja	8,8	6,7	15,5
	gesamt	89	11	100

3.2 Relative Häufigkeiten in Prozent der problematischen Nutzung von Computerspielen und des Internet bei insgesamt 1923 der untersuchten 2073 Computerspieler im Alter von 16 Jahren[48]

Schaut man sich die Verteilung der jeweiligen Nutzungszeiten an, so wird deutlich, dass das Internet von viel mehr Menschen mit großem Zeitaufwand genutzt wird als Computerspiele (siehe Grafik 3.3). Betrachtet man zusätzlich erhobene Merkmale der von Internet- und/oder Computerspielsucht betroffenen Menschen im Vergleich, dann zeigen sich ebenfalls Gemeinsamkeiten und Unterschiede, wie in der Grafik 3.4 dargestellt: Männliches Geschlecht prädisponiert sowohl für die Internetsucht als auch (und in besonderem Maße) für die Computerspielsucht. Selbstunsicherheit erhöht ebenfalls signifikant die Wahrscheinlichkeit, an einer der beiden Suchtformen zu leiden, und wenn Symptome einer Depression vorliegen, ist dies noch ausgeprägter. Die intensive Nutzung (mehr als fünf Stunden täglich) des Internet oder von Computerspielen erhöht jeweils das Risiko für die problematische Nutzung des gleichen Mediums und in geringerem Ausmaß auch des jeweils anderen Mediums. Überhaupt hängen beide Suchtformen (hochsignifikant mit einer Korrelation von r = 0,55) zusammen. Keinen Zusammenhang gibt es demgegenüber zwischen Chatten bzw. Facebook-Nutzung und Computerspielsucht, beides verweist jedoch auf eine pathologische Internet-Nutzung.

Die Wissenschaftler folgern aus ihren Ergebnissen, dass die Internetsucht nicht mit der Computerspielsucht identisch ist:

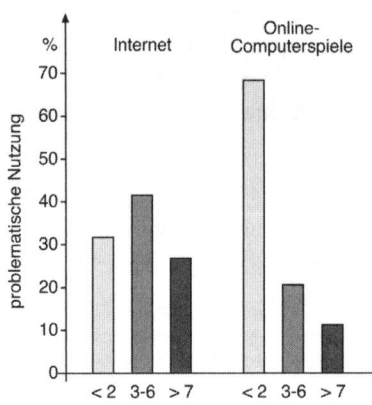

3.3 Prozentualer Anteil der 16-jährigen Menschen aus der genannten Studie, die das Internet bzw. Computerspiele täglich weniger als zwei Stunden, drei bis sechs Stunden bzw. mehr als sieben Stunden nutzen.[49] Man sieht deutlich, dass die Anzahl der jungen Menschen, die das Internet weniger als zwei bzw. mehr als sieben Stunden am Tag nutzen, in etwa gleich ist. Bei den Computerspielern ist die Verteilung ganz anders. Allerdings ist es erschreckend genug, dass etwa jeder zehnte junge Mensch sehr viel Zeit mit Computerspielen verbringt.

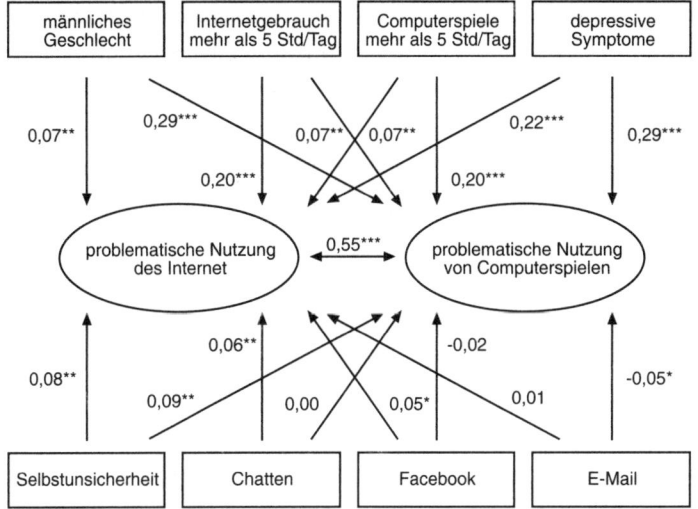

3.4. Statistische Zusammenhänge zwischen der problematischen Nutzung des Internet bzw. von Computerspielen und anderen Merkmalen, die deren Vorhersage ermöglichen können (sogenannte Prädiktorvariablen). Die Sterne hinter den Zahlen beziehen sich auf deren statistische Signifikanz und sagen etwas über die Zuverlässigkeit (nicht über die Stärke; diese wird durch die Ziffer wiedergegeben) des Zusammenhangs aus (*: Man liegt in weniger als einem von 20 Fällen falsch; **: Man liegt in weniger als einem von hundert Fällen falsch; ***: Man liegt in weniger als einem von tausend Fällen falsch).[50]

»Unsere Resultate zeigen klar, das diese zwei Typen von problematischem Online-Verhalten zwei unterschiedliche Populationen betreffen und verschiedene Bedingungsfaktoren aufweisen.«[51]

Im Hinblick auf die Aktivierbarkeit des Belohnungssystems wurde auch für die Internetsucht nachgewiesen, dass belohnende Reize (z. B. Lob für gute Leistungen) im Vergleich zu Menschen ohne vorliegende Internetsucht einen geringeren aktivierenden Effekt haben: »Unsere Ergebnisse legen nahe, dass jugendliche Internetsüchtige ein vermindertes Aktivierungsniveau selbstbezogener Gehirnaktivität und eine geringere Belohnungssensitivität ausweisen, unabhängig von der Art des Feedback bzw. der Belohnung«, fassen die Autoren die Ergebnisse ihrer vergleichenden Studie zusammen.[52]

Eine große deutsche Studie aus dem Jahr 2014 mit 8130 Teilnehmern verdeutlichte, dass Menschen mit vorliegender Internetsucht sowie gefährdete Personen deutlich weniger soziale Teilhabe an den Tag legen, wobei die mit dem Vollbild der Sucht zusätzlich weniger Vertrauen zu ihren Mitmenschen haben. Bei Arbeitslosen und Menschen mit Migrationshintergrund betrug das Risiko einer Internetsucht das Dreifache.[53] Rechnet man die Zahlen zur Internetsucht auf die deutsche Bevölkerung hoch, dann ergeben sich gut eine Million internetabhängige Menschen. Über weitere Studien zur Häufigkeit der Internetsucht informiert die Abbildung 3.5.

Die suchterregende Wirkung des Internet wird derzeit weltweit zum Problem. Aus dieser Perspektive erscheint die zum

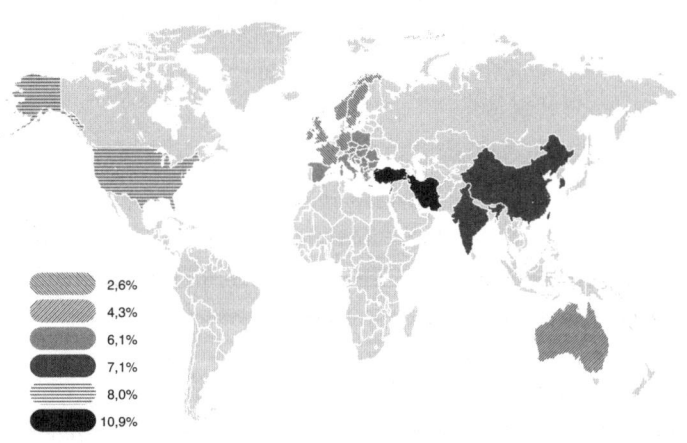

2,6%
4,3%
6,1%
7,1%
8,0%
10,9%

3.5 Ausmaß der Internetsucht in 31 Ländern der Welt in sechs geographischen Regionen anhand der Daten von insgesamt 89 281 Personen[54]

Schutz der Kinder häufig als präventive Maßnahme empfohlene frühe Konfrontation von Kindern mit digitaler Informationstechnik dem Anfixen mit illegalen Drogen nicht unähnlich: Statt Kritikfähigkeit zu fördern (im Kindergarten?[55] Wie stellen sich das die Mitglieder der Enquette-Komission des Bundestages, die dies fordern, vor?), werden dabei ungünstige Neigungen (zu schneller Bedürfnisbefriedigung) verstärkt und Abhängigkeit erzeugt.

Entsprechend gilt die reduzierte Nutzung digitaler Medien als wichtigste Maßnahme der Suchtprävention, die Förderung des kritischen Umgangs hingegen ist, wenn überhaupt, nur bei älteren Kindern zielführend und in ihrer Wirksamkeit zwar überall behauptet (Stichwort: Suchtprophylaxe durch Förderung der Medienkompetenz), durch empirische Daten hingegen bis heute nicht nachgewiesen.[56] Zudem sei hier darauf hingewiesen, dass die sozialen Medien durchaus die Entwicklung eines Suchtverhaltens begünstigen können; ebenso besteht die Gefahr der Beeinflussung durch problematische Rollenvorbilder.[57]

Facebook-Sucht

Facebook verhält sich zu unserem Bedürfnis nach Gemeinschaft wie Popcorn zum Bedürfnis nach Nahrung: Eine riesige Masse macht viel her und gaukelt Bedürfnisbefriedigung vor, obwohl sie vor allem aus Luft und leeren Kalorien besteht. Der Konsum dieser Masse weckt daher noch mehr Bedürfnis, das wieder nicht wirklich befriedigt wird. Und so wie man durch den alleinige Konsum von Popcorn körperlich krank werden kann (Mangelerscheinungen!), erkrankt die Seele bei intensiver Nutzung von Facebook. Ängste, Stress, Neidgefühle, Missgunst, Eifersucht stellen sich ein – und es entwickelt sich eine Sucht.

Die suchtartige Nutzung von Facebook beruht auf dem Verlangen nach Gemeinschaft, nach Zeitvertreib und Unterhaltung (also Langeweile, wie auch bei der Glücksspielsucht und Computerspielsucht) sowie auf dem (langfristig vergeblichen) Wunsch, seine Stimmung zu bessern.[58]

Um Facebook-Sucht zu beschreiben, klar abzugrenzen und zu erfassen, haben Psychologen der Universität Bergen in Norwegen einen standardisierten Fragebogen entwickelt, die *Bergen Facebook Addiction Scale* (BFAS).[59] Auf dieser Basis wurden 423 Studenten im Durchschnittsalter von 22 Jahren (227 davon Frauen) befragt, wobei sich Zusammenhänge von Sucht zu den Persönlichkeitsfaktoren Extraversion und Neurotizismus sowie zu Schlafstörungen zeigten.

Eine Arbeitsgruppe um den an der University of Southern California lehrenden Psychologen Antoine Bechara hat als erste die Facebook-Sucht mittels funktioneller Magnetresonanztomographie untersucht. Die Aufgabenstellung für die 20 Probanden im Durchschnittsalter von 20 Jahren (die Hälfte davon weiblich) war clever gewählt: In zwei Durchgängen sahen die Probanden entweder Verkehrsschilder oder Zeichen, die mit Facebook in Verbindung standen. In einem der Durchgänge sollten sie bei den Verkehrsschildern eine Taste drücken und bei den Facebook-Zeichen nicht, im anderen Durchgang war es umgekehrt. Weil man also eine Taste drücken oder aber nicht drücken sollte, spricht man von einer Go-/No-go-Aufgabe. Die Wissenschaftler konnten so bei den Probanden die durch die Facebook-Symbole ausgelöste Impulsivität als auch die damit verbundene Kontrolle (oder deren Fehlen) messen und mit Gehirnaktivität in Verbindung bringen. Es zeigte sich eine deutliche Überaktivität in Gehirnbereichen, die das impulsive System vermitteln (ventrales Striatum und Amygdala; vgl. Abb. 3.6), und eine verringerte Aktivität von Zentren der kognitiven Kontrolle (Bereiche im Frontalhirn), die jeweils mit dem Ausmaß der Facebook-Sucht in Bezug stehen.

Der Vergleich von Abbildung 3.6 mit Abbildung 3.1, die nicht nur 17 Jahre älter ist, sondern auch mit einer anderen Methodik

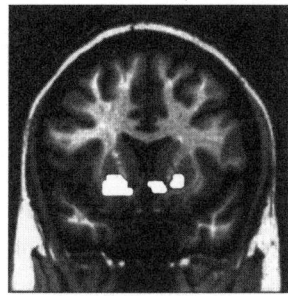
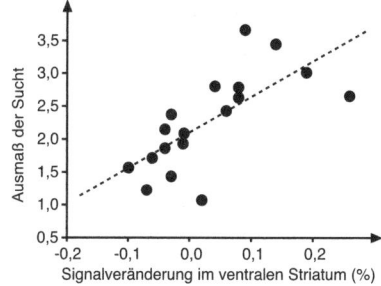

3.6 Aktivierung der Suchtzentren (ventrales Striatum) bei der Reaktion auf Facebook-Reize (links; Abbildung für Schwarz-weiß-Darstellung leicht modifiziert). Zwischen dieser Aktivierung und dem Ausmaß der Facebook-Sucht besteht ein enger Zusammenhang (rechts).[60]

(Positronenemissionstomographie, PET) und anhand einer anderen Suchtform (Kokainsucht) gewonnen wurde, zeigt eine bemerkenswerte Übereinstimmung. »In dieser Hinsicht ist Facebook-Sucht mit stoffgebundenen Süchten und der Spielsucht vergleichbar«, schlussfolgern die Leiter der Studie.[61]

Dieses Aktivierungsmuster könnte erklären, warum Facebook-Nutzer eine Neigung haben, die negativen Auswirkungen von Facebook nur für andere, nicht jedoch für sich selbst gelten zu lassen: Das subjektive Gefühl ist einfach zu gut![62]

Smartphone-Sucht

Im vorhergehenden Kapitel waren die negativen Auswirkungen intensiver Smartphone-Nutzung beschrieben worden – Aufmerksamkeitsdefizite, verminderte Gründlichkeit und Lernschwierigkeiten. Ein mindestens ebenso ernstzunehmendes Problem stellt das von diesem Gadget ausgehende Suchtpotenzial dar. In manchen Ländern hat dieses Phänomen bereits bedroh-

111

liche Ausmaße angenommen und zu massiven therapeutischen Maßnahmen geführt.

Im Hinblick auf das Suchtpotenzial von Smartphones wird manchmal zwischen problematischer Nutzung *(problematic use)* und Sucht *(dependence)* unterschieden. Hierbei handelt es sich jedoch nicht um einen kategorialen (qualitativen), sondern um einen graduellen (quantitativen) Unterschied. Man spricht von problematischer Nutzung, wenn das Erleben und (Sozial-)Verhalten auffällig, aber noch nicht krankhaft ausgeprägt ist. Von Sucht spricht man immer dann, wenn ein signifikant krankhaftes Verhalten vorliegt und zudem der Betroffene und/oder dessen Umgebung darunter leidet. Die Smartphone-Sucht ist vergleichbar mit anderen nicht-stoffgebundenen Suchterkrankungen (z. B. Glücksspielsucht, Computerspielsucht, Internetsucht): Ein bestimmtes Verhalten hat stark belohnende Eigenschaften, es wird deswegen immer häufiger an den Tag gelegt, und dies führt mittelfristig zur Beeinträchtigung der Lebensqualität und zu Kontrollverlust. Die dabei im Gehirn beteiligten Strukturen und Prozesse sind weitgehend identisch mit denen bei stoffgebundenen Suchterkrankungen. (Nicht zuletzt auch aus diesem Grund werden sie heute gemeinsam betrachtet, untersucht und auch behandelt.) Entsprechend geht die »Handy-Sucht« (wie man sie schon genannt hat) auch vermehrt mit depressiven Symptomen, Ängsten und Selbstvertrauensverlust einher, wie südkoreanische Wissenschaftler schon vor Jahren herausfanden.[63]

Nirgendwo auf der Welt sind Jugendliche derart intensiv mit ihrem Smartphone beschäftigt wie in Südkorea. Die Journalisten Il-Hyun Baek und Eun-Jee Park beschrieben im Jahr 2013 die Situation folgendermaßen: »Die Koreaner haben als Erste die Schwelle zum digitalisierten Leben überschritten und werden wahrscheinlich ebenfalls als Erste von dessen schweren Nebenwirkungen betroffen sein. Die Anzahl der kabellosen Breitbandanschlüsse ist mit 104,2 je 100 Personen die weltweit

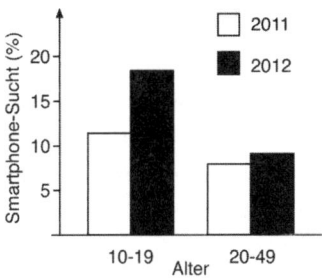

3.7 Smartphone-Sucht bei Jugendlichen (Alter: 10–19 Jahre) und Erwachsenen (Alter: 20–49 Jahre) in Südkorea.[64]

höchste. Mehr als 67 Prozent aller Koreaner über 16 Jahre besitzen ein Smartphone; dies ist wiederum der weltweit höchste Anteil an der Bevölkerung. Und was die Erwachsenen vormachen, machen Kinder und Jugendliche nach: Nach Daten aus dem Wissenschaftsministerium haben heute 64,5 Prozent der Teenager in Südkorea ein Smartphone; im Jahr 2011 waren es lediglich 21,4 Prozent.«

Mittlerweile (Stand: Februar 2015) werden in Südkorea 34 Millionen Smartphone-Nutzer verzeichnet, das entspricht einem Bevölkerungsanteil von 68 Prozent.[65] Insofern zeichnet sich in Südkorea ab, welche Auswirkungen die Smartphone-Nutzung mittelfristig auf die junge Generation hat. Innerhalb eines Jahres sind die Fälle von Smartphone-Sucht alarmierend gestiegen; die Steigerungsrate ist weltweit die höchste (siehe Grafik 3.7). Deshalb wird in Expertenkreisen auch von zwanghafter Smartphone-Nutzung (obsessive smartphone disorder) gesprochen, denn Jugendliche surfen allein schon mobil eineinhalb Stunden im Internet – überwiegend auch dann, wenn sie mit Freunden zusammen sind.[66]

Angesichts dieser besorgniserregenden Entwicklung wurde in Südkorea bereits im Frühsommer 2013 die Kampagne 1-1-1 gestartet. Ziel dieser Kampagne ist es, dass sich jeder teilnehmende Jugendliche bereit erklärt, an einem Tag der Woche das Smartphone für eine Stunde auszuschalten. Die koreanische Zeitung *Han Kyoreh* veröffentlichte zur Kampagne 1-1-1 folgende Meldung: »Am 23. Juli hat die Stadt Seoul im Seoul World Cup Park eine Präventionskampagne gegen Smartphone-Sucht veranstaltet. [...] Die an der Kampagne teilnehmenden Jugendlichen haben auf der Rückseite ihrer Smartphones Aufkleber für diese Kampagne befestigt. Sie wollen damit andere Jugendliche auffordern, ebenfalls an der Kampagne teilzunehmen.«[67]

Mit gut 40 Millionen Nutzern auf etwas über 80 Millionen Einwohner hinken wir Deutschen den Südkoreanern im Hinblick auf die Nutzung von Smartphones nicht wirklich hinterher. Die zu Beginn von Kapitel 3 angeführte E-Mail einer Lehrerin gibt wieder, was dies für die Schule bedeutet. Noch schlimmer als hierzulande sind die Verhältnisse in Schweden. Wie mir kürzlich eine in Göteborg tätige Lehrerin berichtete, ist es in Schweden den Lehrern nicht erlaubt, den Schülern ihr Smart-

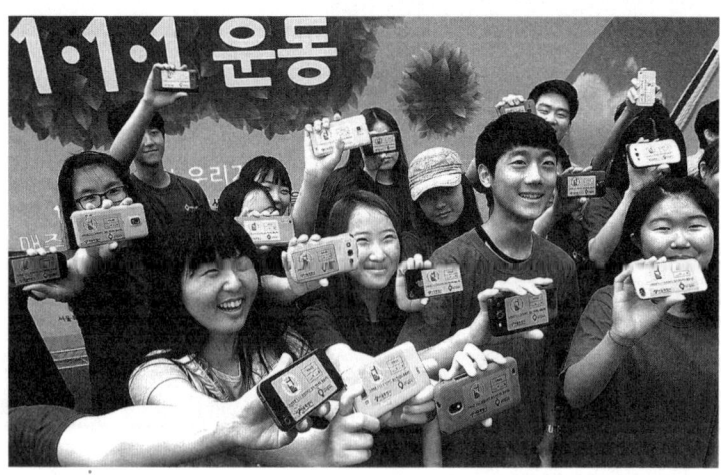

3.8: Pressefoto aus der koreanischen Zeitung *Han Kyoreh* zur Kampagne 1-1-1

phone abzunehmen; man legt größten Wert auf die Freiheit und Selbstbestimmung des Einzelnen – eben auch bei Jugendlichen. Dies hat zur Folge, dass die Schüler während des Unterrichts nicht nur eingehende Anrufe annehmen, sondern gelegentlich auch den Klassensaal verlassen, um in Ruhe telefonieren zu können.»Wie soll ich da unterrichten? Kein Wunder, dass Schweden in den PISA-Studien immer schlechter abschneidet: So können die Schüler einfach nichts lernen!«, klagte die Lehrerin.

In Anbetracht der Tatsache, dass eine erblich bedingte Neigung zum Suchtverhalten jede Form der Sucht betreffen kann, verwundert es nicht, dass wissenschaftlichen Studien zufolge bei Intensivnutzern von Smartphones eine Häufung des Konsums von Suchtstoffen (Alkohol, Nikotin, illegale Drogen) beobachtet wird.[68]

Fazit

Ob wir ein bestimmtes Verhalten als Sucht bezeichnen oder nicht, ist nicht entscheidend, solange wir dessen schädigende Auswirkungen nicht aus dem Blick verlieren! Mit der Behauptung, die Experten seien sich noch nicht einig, was man genau unter einer nicht-stoffgebundenen Sucht zu verstehen hat und welche Formen es überhaupt gibt, lässt sich jedenfalls Inaktivität im Hinblick auf Aufklärung, Prävention und Therapie nicht rechtfertigen. Dass stoffgebundene und nicht-stoffgebundene Formen der Sucht ganz ähnlich betrachtet werden können, wird nochmals in der folgenden Grafik deutlich.

Angesichts der vorliegenden Zahlen zu Suchtverhaltensweisen vor allem bei jungen Menschen, die mit der übermäßigen Nutzung der modernen Informationstechnik einhergehen, ist es nicht sinnvoll, die Augen vor dem Problem zu verschließen oder darüber hinwegzudiskutieren mit dem Argument, es sei noch nicht alles erforscht. Gäbe es einen neuen Suchtstoff, der das Leben so vieler junger Menschen in einem derart starken Maße negativ beeinflusst wie die Nutzung der modernen Medien, wäre dieser Stoff mit dem Hinweis auf die Volksgesundheit längst verboten! Computerspielsucht und Internetsucht werden im neuesten Bericht der Drogenbeauftragten, der über 250 Seiten stark ist, auf nur zwei Seiten abgehandelt, Facebook-Sucht oder Smartphone-Sucht kommen in diesem Bericht überhaupt nicht vor! Es wird höchste Zeit, dass wir uns den Problemen stellen, denn Sucht ist grundsätzlich umso schwieriger zu behandeln, je länger sie besteht. Und Menschen sind umso anfälliger für das Entstehen einer Sucht, je jünger sie sind. Vor dem Hintergrund dieser bekannten Fakten ist »Medienkompetenztraining« in Kindergarten und Grundschule etwa so zu bewerten, wie man »Alkoholkompetenztraining« in diesen Institutionen (»einen Schnaps am Tag zur Gewöhnung«) bewerten würde.

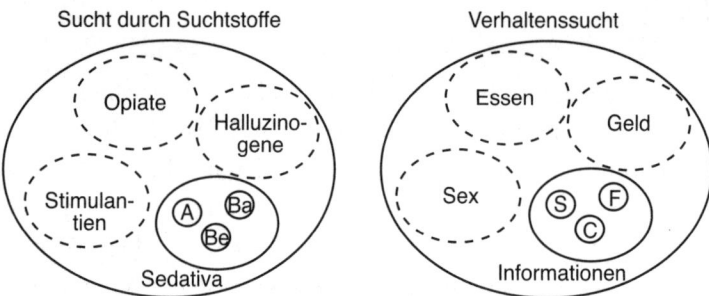

3.9 Problematik der Einteilung von Suchterkrankungen: Sowohl bei den stoffgebundenen (links) als auch bei den nicht-stoffgebundenen (rechts) Suchtformen kann man unterschiedlich weit in die Tiefe gehen. Bei der Sucht nach Beruhigungsmitteln (Sedativa) lassen sich beispielsweise Menschen unterscheiden, die vor allem Alkohol (A), Benzodiazepine (Be) wie beispielsweise Valium oder früher Barbiturate (Ba) konsumieren bzw. konsumierten. Bei der Sucht nach Neuigkeiten kann es entsprechend um den exzessiven Gebrauch des Smartphones (S), von Computern (C) oder von Facebook (F) gehen.

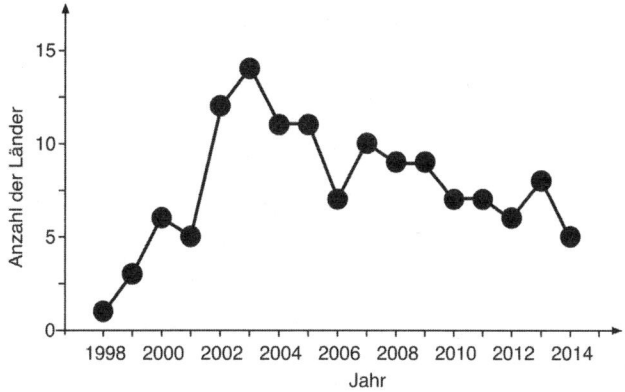

4.1 Anzahl der Länder, in denen – beginnend im Jahr 1998 mit Groß-britannien – die Big Brother Awards vergeben werden. Zuletzt waren das neben Deutschland noch Belgien, Holland, Österreich und Tschechien. Die USA sind seit 2006 und Großbritannien seit 2008 nicht mehr dabei.[5]

Schlange, um für ihr teuer verdientes Geld ein Gerät zu kaufen, mit dem sie besser ausspioniert werden können, als das die Staatssicherheit der ehemaligen DDR je konnte: Gespräche, Texte, Ortskoordinaten, Bilder, Videos – *alles* wird zugänglich. So bezeichnet die NSA in einem internen Dokument den Grün-der der Firma Apple, Steve Jobs, in Anspielung an Orwells *1984* als »Big Brother« und die Käufer von dessen iPhone »Zombies«, wohl in Anspielung darauf, dass diese »Untoten« nicht wissen und nicht einmal ahnen, was sie tun.[6]

Terror – Angst – Überwachung

Seit dem Beginn dieses Jahrhunderts sammeln Staaten der west-lichen »zivilisierten« Welt in einem noch nie dagewesenen Aus-maß persönliche Daten ihrer Bürger. Eine wesentliche Quelle dieser Daten sind – wir selbst! Vollkommen freiwillig und/oder völlig unbemerkt liefern wir Daten, ganz gleich, ob unsere Mails oder Telefonate mitgehört, unsere Einkaufsgewohnheiten (mittels Kundenkarten) registriert, unsere Bewegungen im (nicht nur) öffentlichen Raum von Videokameras, unserem Smartphone oder von der Software in unserem Auto aufgezeichnet werden oder unsere Stimmungen und Gefühle von sozialen Medien wie Facebook oder Twitter nicht nur registriert und analysiert, sondern mittlerweile auch manipuliert werden. Früher sorgten wir uns darum, was das Finanzamt oder die Flensburger Verkehrssünderdatei über uns wissen. Heute werden von vielen Unternehmen und vom Staat über jeden Einzelnen von uns Daten in einem Ausmaß erhoben, gespeichert und analysiert, gegenüber dem sich die Sammelwut der Stasi vergleichsweise »wie ein Kaffeekränzchen« ausnimmt, wie es im Herbst 2012 ein IT-Spezialist bei einer Polizei-Tagung zum Thema Cyberkriminalität formulierte. Kein Wunder, dass Big Data mittlerweile einen sehr negativen Beigeschmack hat.[7]

Begründet wird diese Sammelwut mit der Zunahme terroristischer Anschläge; um sie zu verhindern, muss zum Schutz der inneren Sicherheit gesamtgesellschaftlich mit einer erhöhten Vigilanz reagiert werden. Festgemacht wird die Maßnahme gern an den Ereignissen vom 11. September 2001, die uns allen noch lebhaft im Gedächtnis sind: Die USA, Weltmacht Nr. 1, werden von einigen wenigen Selbstmordattentätern global sichtbar angegriffen, und damit wird das Bewusstsein der Weltbevölkerung mit einem Schlag verändert: Hatte man nach dem Ende des Kalten Krieges gut zehn Jahre zuvor noch daran geglaubt, dass die Welt nun endlich besser und rationaler funktionieren würde und dass sich die politischen Bemühungen nun vom kurzsichtigen Kleinkram kriegerischer Auseinandersetzungen auf wichtigere Angelegenheiten wie den Hunger in der Welt, die globale Bildungsmisere und die Erderwärmung konzentrieren könne, so wurde man eines Besseren belehrt: Die Aggression zwischen ethnischen und religiösen Gruppen nahm und nimmt weiterhin zu – der kriegerische Konflikt im damaligen Jugoslawien war nur ein Vorgeschmack –, und die Welt erscheint heute in einem desolateren Zustand als noch zur Jahrtausendwende. Dies macht den Menschen Angst, und das Gegenmittel scheint in mehr Überwachung und Kontrolle zu liegen.

Big Data und Deep Learning

Nicht nur das Sammeln von Daten hat lawinenartig zugenommen, sondern auch die Möglichkeiten ihrer Auswertung. Erst modernste Datenverarbeitung macht es möglich, die Daten zu verwerten, die das Smartphone mit all seinen Sensoren (u. a. Gesten-, Bewegungs-, Beschleunigungs-, Temperatur- und Feuchtigkeitssensor), dem Mikrophon, den Kameras und dem Navigationssatellitensystem liefert. Denn nur wenn man die anfallenden riesigen Datenmengen auch automatisch analysieren kann, hat man eine Chance, die Menschen auf dieser Erde auch tatsächlich auszuspionieren.

So ist es kein Wunder, dass etwa zeitgleich mit dem Aufkommen der Smartphones die entsprechenden Fortschritte im Bereich der Datenverarbeitung gemacht wurden. Sie sind unter den Schlagwörtern *Big Data* und *Deep Learning* bekannt. Der Begriff Big Data ist schillernd, und seine Ränder sind nicht nur unscharf, sondern auch permanent in Bewegung.[8] In jedem Fall geht es um derart gigantische Datenmengen, dass man sie nicht mehr ohne maschinelle Hilfsmittel überschauen kann und selbst die üblichen Verfahren der digitalen Datenverarbeitung nicht mehr funktionieren.

Man sagt, dass sich die weltweit produzierten und verfügbaren Daten alle zwei oder drei Jahre verdoppeln, vergisst aber meist, dass dies nicht zuletzt daher rührt, dass immer mehr Kameras mit immer höherer Auflösung permanent Bilder aufnehmen, dass unsere Kommunikation – Mails, Telefonate, Nachrichten etc. – immer besser beobachtet und gespeichert wird und dass vielerlei Sensoren für alles und jedes (vom Wetter bis zu unserem Pulsschlag) vollautomatisch Daten liefern, wo früher einfach nur natürliche Abläufe – unaufgezeichnet – vonstattengingen. Big Data meint diesen Aspekt unserer technisierten Welt durchaus auch.

Big Data bezieht sich jedoch vor allem auf die Möglichkeiten der Datenspeicherung und Analyse in riesigen Datenzentren (früher sprach man von Rechenzentren). Diese befinden sich entweder in der Nähe von Flussläufen und/oder Kraftwerken, denn für die Rechenmaschinen und Speichermedien besteht hoher Energiebedarf – nicht zuletzt zur Kühlung. Die Speicher beinhalten so viele Daten, dass man nach dem, was einen interessiert, regelrecht suchen muss, so wie man unter Tage nach Erzen sucht. Entsprechend nennt man das Suchen in großen Datenmengen auch Data-Mining.

Was dies bedeuten kann, erfuhr eine schwangere fünfzehnjährige Amerikanerin auf leidvolle Weise: Sie hatte ihren Eltern noch nichts von ihrer Schwangerschaft erzählt und bekam plötzlich Post vom lokalen Supermarkt: Werbung für Umstandskleider, Wickelkommoden und viele, viele Babygesichter … Ihr Vater fand das gar nicht lustig, fuhr aufgebracht zum Supermarkt und verlangte den Manager zu sprechen: »Meine Tochter hatte dies in der Post [...] Sie geht noch zur Schule, und Sie schicken ihr Coupons für Babyklamotten und Kinderkrippen? Wollen Sie meine Tochter dazu bringen, schwanger zu werden?« Der Manager entschuldigte sich und rief einige Tage später persönlich an, um sich nochmals zu entschuldigen. Der Vater wirkte nun kleinlaut: »Ich hatte ein ernstes Gespräch mit meiner Tochter. [...] Wie sich herausstellte, gab es Vorgänge in unserem Haus, von denen ich nichts wusste. Sie kommt im August nieder. Ich muss mich bei Ihnen entschuldigen.«[9] Was war geschehen?

In den Supermärkten der USA gibt es schon sehr lange Coupons, Rabatte und Kundenkarten, die im Wesentlichen die Funktion haben, Informationen über den Einkäufer zu sammeln: Alter, Geschlecht, Familienstand, Kinder, Wohnbezirk, Einkommen, die benutzten Kreditkarten und die angesehenen Webseiten sind den Märkten ebenso bekannt wie die Vorlieben bei Apfelmus, Kaffee oder Papierhandtüchern oder die Besonderheiten bei der Diät (Vegetarier, Veganer, Lactoseintoleranz, Glutenunverträglichkeit etc.). Wenn ihnen nicht reicht, was sie wissen, dann kaufen sie weitere Informationen hinzu: »zur ethnischen Zugehörigkeit, zu früheren Arbeitsplätzen, den gelesenen Zeitschriften, ob man jemals zahlungsunfähig war oder geschieden wurde, in welchem Jahr man ein Haus gekauft hat – oder wieder verkaufen musste –, wo man zur Schule bzw. Hochschule ging, worüber man online schreibt oder spricht, […] über die politischen Ansichten, welche Bücher man liest, für welche Einrichtungen man Geld spendet oder über die Zahl der Autos, die man besitzt«. All dies kann man im *New York Times Magazine* in einem Artikel mit dem Titel *How companies learn your secrets* nachlesen.[10]

Die Supermarktkette *Target,* die zweitgrößte in den USA, gehört zu den ersten, die mittels Data-Mining herauszufinden versuchen, welche ihrer Kundinnen schwanger sind. Man vergleicht hierzu die Einkäufe von Tausenden bekanntermaßen schwangeren Frauen mit den Einkäufen nicht schwangerer Frauen. Wie sich zeigt, kaufen schwangere Frauen etwa zu Beginn des vierten Monats unparfümierte Hautlotion und während der ersten fünf Schwangerschaftsmonate Nahrungsergänzungsstoffe wie die Mineralien Calcium, Magnesium und Zink. »Viele Kundinnen kaufen Seife und Watte, wenn aber eine Kundin plötzlich viel geruchsfreie Seife, extragroße Beutel mit Watte, Handwaschlotion und Waschlappen kauft, ist sie wahrscheinlich kurz vor dem Geburtstermin«, heißt es in dem oben erwähnten Artikel. Auf diese Weise ist es möglich, für jede Frau anhand ihrer Einkäufe von etwa 25 Produkten nicht nur einen

Schwangerschaftsvorhersage-Score zu berechnen, sondern auch ein recht schmales Zeitfenster für den Geburtstermin. Auf dieser Grundlage kann man dann sehr gezielt werben, zumal Schwangerschaft und Geburt immer Phasen des Umbruchs sind, in denen sich so manche alte Gewohnheit neu justiert (und damit die Chancen auf Änderung der Einkaufsgewohnheiten durch Werbung besonders günstig sind). Und so geschah, was geschehen musste …

Nachdem der Vorfall in der *New York Times* publik gemacht wurde, zeigte sich, dass das Ganze keine besonders gute Marketing-Idee war. Wer aber glaubt, die Supermarktkette hätte ihre Schwangerschaftsvorhersage eingestellt, der irrt. Man macht das jetzt lediglich etwas subtiler und druckt neben der Windel noch einen Rasenmäher auf den Coupon, so dass es nicht auffällt: Die Kundin glaubt, jeder bekommt den gleichen Coupon, und hält die Windelwerbung für Zufall.

Das Ende der Privatheit

Was löst das bei Ihnen aus, wenn Sie dies gerade gelesen? Müssen Sie schmunzeln oder werden Sie eher wütend gegenüber dem »Big« in Big Data? Dann geht es Ihnen wie sehr vielen Menschen, die da – ohne genau zu wissen, warum – einen Hinterhalt, also nichts Gutes, vermuten. Die *ZEIT* titelte im Februar 2015: *Denn sie wissen schon, was ich will,* der *Spiegel* nur eine Woche später: *Die Weltregierung. Wie das Silicon Valley unsere Zukunft steuert,* wobei es jeweils um die sozialen Auswirkungen vom Sammeln und Auswerten großer Datenmengen – Big Data also – ging. Diese werden von Experten längst als »der vermutlich destruktivste Aspekt der vom Internet geschaffenen Big-Data-Welt« bezeichnet.[11] Privatheit wird zu einem »Luxusgut«[12], das sich immer weniger Menschen leisten können.

124

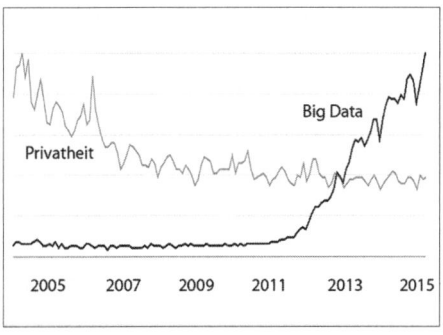

4.2 Interesse an den Suchbegriffen Privatheit (grau) und Big Data (schwarz) in den letzten zehn Jahren. Der Maximalwert entspricht 100 Prozent, d. h., die Absolutwerte der Kurven können nicht verglichen werden (nach Daten aus Google Trends vom 9.3.2015).

Dass wir uns von Privatheit immer mehr verabschieden zugunsten von Big Data, ist ein Trend, der sich nicht zuletzt mit Big Data selbst gut nachweisen lässt: Suchmaschinen wie Google Trends erlauben das Bestimmen der Häufigkeit des Suchbegriffs über die Zeit hinweg und geben damit einen Anhaltspunkt, wofür sich sehr viele Menschen gerade interessieren. Die Intensität der Google-Suche nach den Begriffen Privatheit *(privacy)* und Big Data zwischen 2005 und 2015 lässt sich der folgenden Grafik entnehmen. Man sieht deutlich, dass das Interesse an Privatheit im vergangenen Jahrzehnt um etwa 50 Prozent gefallen ist, wohingegen Big Data erst im Frühjahr des Jahres 2011 so richtig aufkam.

Ausschlaggebend für diesen Trend sind Fortschritte im Bereich der Mathematik. Diese Wissenschaft gilt vielen Menschen als recht weltfremde und unverständliche Beschäftigung für Hochbegabte. Dass dem nicht so ist, sieht man daran, dass ein britischer Mathematiker, Alan Turing, den Verlauf des Zweiten Weltkriegs wesentlich mitentschieden hat, weil er das Verschlüs-

125

selungsverfahren der Chiffriermaschine des deutschen Geheimdienstes *(Enigma)* knackte. Zudem ist der amerikanische Geheimdienst NSA der größte Arbeitgeber von Mathematikern in den USA. »Die NSA braucht Mathematiker, wie ein Papierhersteller Bäume braucht«, wird David Vogan, bis Januar 2015 Präsident der American Mathematical Society, im Fachblatt *Science* zitiert.[13] Die ganze Zunft hat offenbar arglos und bereitwillig beim Erstellen der mächtigsten Abhöreinrichtung, die es weltweit jemals gab, mitgeholfen und ist jetzt entsetzt darüber, was US-Behörden damit tun: Unter dem Vorwand der Terrorabwehr werden nicht nur verdächtige Ausländer, sondern es wird letztlich jeder – auch jeder Amerikaner – bespitzelt. Das Ausmaß der Aktivitäten lässt die USA als »aufgedunsene Version der Sowjetunion zu Zeiten meiner Jugend« erscheinen, kommentiert der Mathematiker Alexander Beilinson von der University of Chicago.[14]

Wie man in der Literatur zur NSA-Affäre nachlesen kann,[15] brachte den eigentlich vaterlandstreuen Edward Snowden dieses Gefühl der Ohnmacht gegenüber einem übermächtigen, verächtlich jeden Einzelnen ausspionierenden Staat in Rage. Anstatt sich jedoch wie fast alle Menschen die eigene Hilflosigkeit vor Augen zu führen, lehnte er sich gegen die Autorität des übermächtigen Geheimdienstes auf und machte sich damit zum weltweit meistgesuchten Staatsfeind der USA.[16] Er ruinierte seine Karriere und seine Existenz. Derzeit genießt Snowden Asylrecht in Russland.

Man braucht gar nicht die Snowden Enthüllungsliteratur zu bemühen, um die Sorgen über den Verlust der Privatsphäre zu begründen. Ein Blick in die wissenschaftliche Fachliteratur genügt. So publizierte das Fachblatt *Science* am 30. Januar 2015 ein Sonderheft mit dem Titel *The End of Privacy,* dessen Lektüre geeignet ist, einen noch mehr das Gruseln zu lehren als die Artikel aus *ZEIT* und *Spiegel* zusammengenommen.

Hier ein Beispiel: In der TV-Serie *Homeland* werden die

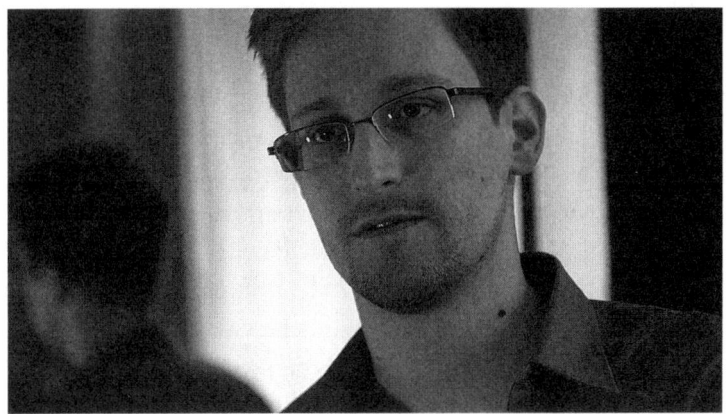

4.3 Edward Snowden hat wie kein anderer dafür gesorgt, dass das Ausmaß der weltweiten Bespitzelung von Bürgern durch den amerikanischen Geheimdienst und dessen Verbündete sowie der weltweit größten IT-Firmen (Apple, Facebook, Google, Microsoft etc.) öffentlich wurde.

Schattenseiten von Amerikas »Krieg gegen den Terror« – permanente paranoide Angst vor Bedrohung – aufgezeigt. In einer der Folgen (aus dem Jahr 2012) wird der Vizepräsident der USA ermordet; ein Hacker greift in seinen internetfähigen Herzschrittmacher ein und verursacht durch Hochregeln der Herzfrequenz einen Infarkt. Dass dieses Szenario in der realen Welt schon fünf Jahre zuvor bedacht worden war, kann man im oben erwähnten Sonderheft von *Science* nachlesen: Bereits im Jahr 2007 hatte der Kardiologe des damaligen Vizepräsidenten Richard (»Dick«) Cheney, Jonathan Reiner von der George-Washington-Universitätsklinik in Washington, D.C., die Funkkontrolle in dessen Herzschrittmacher deaktiviert. »Dass der Vizepräsident ein Gerät im Körper hat, in das jemand an einem Seil [außen an der Hotelwand hängend], im Nachbarzimmer oder eine Treppe tiefer eindringen – sich einhacken – kann, erschien mir eine schlechte Idee zu sein«, wird er zitiert.[17]

Nicht nur Herzschrittmacher, sondern auch implantierte Insulinpumpen oder Defibrillatoren haben heutzutage eine Bluetooth-Verbindung, mit der sie sich über Funk steuern lassen. Die Gefahr, dass jemand mit frei verkäuflicher Hardware, einem Benutzerhandbuch und der PIN-Nummer die Kontrolle über das Gerät erlangt, ist real, denn man hat es schon erfolgreich versucht. Nun weiß jeder, der ein Mobiltelefon oder einen Computer besitzt, wie wichtig die Durchführung regelmäßiger Sicherheits-Updates für den störungsfreien Betrieb dieser Geräte ist. Solche Updates gibt es jedoch bei Herzschrittmachern etc. bislang praktisch nicht, denn medizinische Geräte (einschließlich der sie steuernden Software) unterliegen strengen (und teuren!) Auflagen der Zertifizierung. Man möchte sich nicht ausmalen, was geschehen könnte, wenn in naher Zukunft ein Virus die Kontrollsoftware von Herzschrittmachern lahmlegen würde.

Ein weiteres Beispiel: Fast jede kleine Knipskamera kann heute automatisch Gesichter erkennen. Bislang gibt es aber noch keine wirklich ausgereifte Fotosoftware, um Gesichter zu identifizieren – die Kamera »weiß« (noch!) nicht, wen sie fotografiert. In der genannten *Science*-Ausgabe erfährt man jedoch, dass das weltweit größte soziale Online-Netzwerk Facebook genau daran arbeitet. Facebook besitzt die weltweit größte Datenbank von Fotos mit identifizierten Gesichtern und kann diese nutzen, um Computern das Erkennen der Identität der auf verschiedenen Fotos zu sehenden Menschen *beizubringen*. Dies war bis vor wenigen Jahren nicht möglich, doch das hat sich nun mit neuen Lernverfahren – dem sogenannten Deep Learning – geändert. Mittlerweile verwendet Facebook das System Deep Face, um die »Freunde« einer Person auf deren Fotos zu finden. »Wenn Deep Face erst einmal Ihr Gesicht auf den 400 Millionen Fotos, die täglich auf Facebook hochgeladen werden, identifiziert, werden Sie von Facebook benachrichtigt, und Sie können sich dann entscheiden, ob Ihr Gesicht auf dem Bild unscharf gemacht wird, um Ihre Privatheit zu schützen«, wird in einem anderen *Science*-Artikel ein Fachmann für künstliche Intelligenz zitiert.[18]

Auch an Ihrer Stimme wird man Sie bald erkennen können,

denn diese ist ähnlich individuell wie Ihr Gesicht. Wenn Sie am Telefon Ihren Gesprächspartner begrüßt haben werden, wird dieser dann wissen, wer Sie sind. Damit das System nicht durch gespeicherte Tonaufnahmen missbraucht werden kann, wird es Sie möglicherweise auffordern, einen kurzen Text vorzulesen oder nachzusprechen (das kann nämlich niemand vorher aufnehmen und dann abspielen).[19]

Fluchen ist ungesund

Was sich mit Big Data so alles anstellen lässt, ahnen die wenigsten. Betrachten wir daher ein weiteres Beispiel aus dem Bereich der Medizin. Eine erst kürzlich erschienene Studie[20] konnte zeigen, dass unsere sprachlichen Eigenheiten Aussagen über unseren Gesundheitszustand zulassen. Schon lange ist bekannt, dass Angst, Depression und chronischer Stress das Risiko für Gefäßerkrankungen des Herz-Kreislauf-Systems steigern. Chronischer Stress (siehe hierzu auch das folgende Kapitel) mit durch ihn verursachtem erhöhtem Blutdruck und Blutzucker führt langfristig zu einem erhöhten Risiko für Arteriosklerose, was wiederum Herzinfarkte begünstigt.

Amerikanische Psychologen haben in den Centers for Disease Control and Prevention (CDC) auf Landkreisebene vorliegende Daten zur Auftretenshäufigkeit wichtiger Erkrankungen ausgewertet. Sie verknüpften diesen Daten mit Twitter-Tweets – telegrammartigen Nachrichten (nicht mehr als 140 Zeichen), die über das soziale Netzwerk Twitter versendet werden. Vor gut fünf Jahren stellte dieser Nachrichtendienstleister eine Zufallsauswahl der von ihm verarbeiteten Nachrichten (10 Prozent der gesamten Daten) für die Forschung zur Verfügung. So konnten die Autoren insgesamt 826 Millionen Kurznachrichten analysieren, die zwischen Juni 2009 und März 2010 versendet worden waren. Sofern die Nutzer in ihrem Profil auch ihren Heimatort angegeben hatten, war ersichtlich, woher die Nachrichten kamen. Bei dieser Studie wurden 1347 Landkreise einbezogen, denen 148 Millionen Tweets zugeordnet werden konnten. Entscheidend für die Auswahl war zudem, dass diese 148 Millionen Tweets insgesamt mindestens 50 000 unterschiedliche Wörter enthielten. Auf dieser Basis wurde dann nach Zusammenhängen einzelner Wörter mit den CDC-Daten zu Krankheitshäufigkeiten gesucht.

Die Studie zeigte, dass der Gebrauch von Wörtern, die mit Wut, negativen Beziehungen, negativen Emotionen und sozialem Rückzug in Verbindung stehen, signifikant mit der Sterblichkeit an Herzinfarkt verbunden war. Kurz: Wo viel geflucht wird, stirbt man eher an Herzversagen!

Manipulieren geht über Studieren

Die Twitter-Studie ist nicht die einzige, die sich auf große Mengen von Kurznachrichten stützt. Im März 2015 publizierten Wissenschaftler der Columbia University eine Untersuchung zu den längerfristigen psychischen Auswirkungen einer Schießerei in der Sandy Hook Elementary School in Newtown, Connecticut, am 14. Dezember 2012, bei der 20 Kinder und sechs Erwachsene ums Leben kamen.[21] Das Ereignis wurde in den USA landesweit diskutiert und betrauert. Die Autoren der Studie analysierten 43 548 Twitter-Nachrichten aus den gesamten USA innerhalb von drei Zeiträumen nach dem Ereignis, vom 14. bis 21. Dezember 2012, vom 27. Januar bis 3. März 2013 und vom 26. April bis 30. Mai 2013, die sich auf das Ereignis bezogen (mittels der Suchworte »Newtown« oder »Sandy Hook«). Um die Trauerreaktion der Bevölkerung auf das Ereignis zeitlich und räumlich näher zu charakterisieren, erfolgte eine Analyse der Wörter auf ihren emotionalen Gehalt. Im Mittel wurde zunächst ein emotionsbezogenes Wort je Nachricht herausgefiltert, wobei die Inhalte Wut (in 26 Prozent der Nachrichten), Trauer (16 Prozent) und Angst (5 Prozent) besondere Beachtung fanden.

Insgesamt ergab sich eine exponentielle Abnahme der Twitter-Nachrichten über die Zeit und eine zeitlich lineare Abnahme der Anzahl der Tweets, die Pronomen der ersten Person, Verben im Präsens und emotionsbezogene Wörter enthielten. Interessanterweise fand sich genau der gleiche Effekt mit zunehmender örtlicher Distanz vom Ereignis.»Zusammenfassend fanden wir zeitliche und räumliche Änderungen des Wortgebrauchs im Sinne einer Abnahme der Nachrichten zum Kontext der Tragödie, einer Abnahme des Ausdrucks psychischer Intimität und von Emotionen. Interessanterweise kam es mit der Zeit zu einer Abnahme von Trauerwörtern und einer Zunahme von Angstwörtern. Zugleich zeigte sich auch eine Zunahme von Wörtern des kausalen Bezugs«, schreiben die Autoren und interpretieren dies im Sinne einer Verarbeitung des Ereignisses vom Konkreten (Betroffenheit) hin zum Allgemeinen (Einordnung und Verstehen).

Im Vergleich gab es bei Wut keine Abnahme über den halbjährigen Zeitraum und eine Zunahme mit der Distanz zum Ereignis. Die Studie liefert somit ein gutes Datenfundament für Theorien der Emotionsverarbeitung und weist klar darauf hin, dass populäre Vereinfachungen wie »Denken und Affekte verhalten sich immer gegenläufig« unzutreffend sind.

Facebook ging bereits im Januar 2012 noch einen Schritt weiter als die beiden gerade genannten Studien:[22] Insgesamt 689 003 Nutzern wurden eine Woche lang manipulierte Startseiten mit veränderten Statusmeldungen ihrer Freunde angezeigt. Ein Teil der Nutzer sah hauptsächlich positive Statusmeldungen, ein anderer überwiegend negative. Das bedeutet, dass nicht nur Konten von knapp 700 000 ahnungslosen Menschen ausspioniert, sondern auch die an die Nutzer gesendeten Nachrichten systematisch im

Hinblick auf ihren Emotionsgehalt manipuliert wurden. Man wollte wissen, ob sich dies auf die Emotionen der Nutzer auswirkt – gemessen anhand der von ihnen verwendeten Wörter mit emotionalem Signal. Um es auf den Punkt zu bringen: Es wirkte; Menschen lassen sich von der Stimmung anderer Menschen beeinflussen – die Autoren der Studie sprechen von »Ansteckung« –, auch wenn es nur um virtuelle Kontakte geht.

Aber darf Facebook das überhaupt? »Na klar«, sagte Facebook, denn alle Nutzer hätten ja die Geschäftsbedingungen akzeptiert (in denen das irgendwo auf einer der vielen Seiten steht). Dass allerdings wissentlich echte Statusmeldungen aktiv verfälscht wurden, hat sehr viele Menschen verärgert und stellt tatsächlich eine neue Qualität der Forschung dar. Der Herausgeber des wissenschaftlichen Fachblatts, in der die Arbeit erschien, sah dies nicht ganz so locker und schob im Anschluss an die Veröffentlichung ein kritisches Editorial nach.[23] Allerdings konnte damit die Manipulation nicht mehr verhindert werden.

Und wir alle wissen ja ohnehin, dass wir permanent manipuliert werden: Wer einmal irgendwo einen bestimmten Artikel im Netz eingekauft hat, bekommt bis ans Lebensende Werbung für diesen oder ähnliche Produkte. Wer über Google etwas sucht, bekommt seit der Einführung der Filter Bubble auf den ersten Seiten nur noch auf seine vermeintlichen Bedürfnisse »zugeschnittene« Ergebnisse präsentiert.[24]

Cybercrime: Opfer 2.0 und Täter 2.0

Die Anonymität des Netzes und seine wahrhaft ungeahnten Möglichkeiten schließen leider auch kriminelle Aktivität mit ein: Nirgends wird mehr gelogen, betrogen, übers Ohr gehauen, abgezockt und schlichtweg gestohlen – von Geld über Waren und Daten bis zur persönlichen Identität.

Das neue Opfer lässt nicht seinen Geldbeutel unachtsam liegen oder vergisst, seine Wohnung abzuschließen, sondern gibt seinen Konto-Zugangscode freiwillig an einen Gangster ab, der als Bank verkleidet einfach per Mail danach fragt. Der Täter 2.0 (wie er zuweilen unter Cybercrime-Spezialisten bezeichnet wird) sucht z. B. in Facebook nach »Urlaub« und findet dadurch die Adressen derer, die gerade nicht da sind, für stressfreie und risikolose Einbrüche. Dann verschwindet reales Geld.

Der durch Internetkriminalität entstandene Schaden wird in einer Studie des Internetsicherheit-Spezialisten Symantec allein in Deutschland auf 16,4 Milliarden US-Dollar beziffert.[25] Die Bösewichter in virtuellen Räumen lassen sich immer neue Tricks einfallen, so dass es den Fahndern in den zuständigen Behörden nie langweilig wird. Diese kommen sich, wie auf der sehr informativen 9. Jahrestagung der deutschen Gesellschaft für Kriminalistik zu erfahren war, zuweilen vor wie der Hase in der Geschichte vom Hasen und vom Igel, der bei einem Wettrennen – keuchend, aber auch siegesgewiss – den Igel schon am Ziel vorfand.[26] Mehr als drei Viertel aller deutschen Internet-Nutzer fühlen sich durch Viren und andere Schadsoftware im Netz bedroht, 50 Prozent sehen sich als Opfer eines Internetbetrugs. »Hacking for fun« war gestern, »hacking for profit« ist Gegenwart.

Der Trend geht zur Kriminalität in sozialen Online-Netzwerken auf mobilen Endgeräten. Einer von sechs Nutzern sozialer Online-Netzwerke hat schon die Erfahrung gemacht, dass sich ein anderer in sein Profil eingehackt hat, um seine Identität zu übernehmen, und vier von zehn wurden dort Opfer krimineller Attacken. Am häufigsten kommt Cyberkriminalität in den Schwellenländern Russland, China und Südafrika vor.

Die kriminelle Aktivität verlagert sich also vom Schreibtisch in die Westentasche und vom Arbeits- oder Einkaufsplatz in den – vermeintlichen – Freundeskreis. Statt zu erkennen, dass es sich bei sozialen Online-Netzwerken um eine Art Brandbeschleuniger für jegliches kriminelles Verhalten handelt, und aus diesem Grunde Vorsicht und Zurückhaltung notwendig sind, befeuern Politik und Wirtschaft diesen Trend ihrerseits: Kein Politiker und keine Firma kann es sich offenbar noch leisten, keinen Facebook-Account zu besitzen und nicht ständig auf Twitter nach Aufmerksamkeit zu heischen. Soziale Online-Netzwerke werden von vielen als »Chance« gesehen, nicht jedoch als Risiko.

Dieses wird deutlich, wenn man sich vergegenwärtigt, dass die Datenschutzbestimmungen in Europa völlig anders aussehen als in den USA, der Heimat der meisten großen Internetfirmen (siehe Tabelle 4.1). Das Wort »Datenschutz« ist dabei irreführend, denn es geht nicht um den Schutz von Daten, sondern um den Schutz der Bürger vor dem Missbrauch seiner personenbezogenen Daten. Hierzu gibt es in Europa nicht zuletzt aufgrund des Kirchenrechts eine lange Tradition: Sowohl in der Evangelischen Kirche in Deutschland (EKD) als auch in der römisch-katholischen Kirche in Deutschland gibt es entsprechende Regelungen – das Datenschutzgesetz der EKD (DSG-EKD) und die kirchliche Datenschutz-Ordnung (KDO). Beides ist im Seelsorge- und Beichtgeheimnis seit 1215 n. Chr. im Kirchenrecht schriftlich fixiert. Davon unabhängig gibt es den Datenschutz schon sehr lange als ärztliche Schweigepflicht in der Medizin.

Die herkömmlichen Verfahren des Datenschutzes unterliegen somit der unterschiedlichen Rechtslage in den USA und Europa; Einwilligung und Selbsthilfe wurden – und werden nach wie vor – durch dieses System clever ausgehebelt: Die Selbsthilfe ist so kompliziert, dass sie sich nur noch wirklich sehr reiche Leute leisten können; und die Einwilligungserklärungen (die allgemeinen Geschäftsbedingungen, AGB, vieler Firmen) sind so lang, dass niemand mehr die Zeit hat, sie zu lesen. Zudem haben beispielsweise die sozialen Netzwerke über die Jahre hinweg ihre Standardeinstellungen immer mehr in Richtung automatische Preisgabe privater Informationen geändert (siehe Grafik 4.4).

Tabelle 4.1 Unterschiede beim Datenschutz in Europa und den USA[27]

Europa	USA
Das Sammeln von personenbezogenen Daten ist prinzipiell verboten.	Das Sammeln von personenbezogenen Daten ist prinzipiell erlaubt.
Die Daten gehören der Person, die durch sie beschrieben wird.	Die Daten gehören demjenigen, der sie sammelt.
Die Daten müssen gelöscht werden, sobald sie nicht mehr benötigt werden.	Die Daten können beliebig lange gespeichert werden.
Daten sollten grundsätzlich so schnell wie möglich anonymisiert werden.	Solche Einschränkungen gibt es nicht.

Als der österreichische Jura-Student Maximilian Schrems von Facebook alle über ihn gespeicherten Daten anforderte, versuchte man zunächst, ihn abzuwimmeln. Dann händigte ihm das Unternehmen 1200 DIN-A4-Seiten (!) aus, worunter sich sogar von ihm selbst gelöschte Einträge, Fotos und Nachrichten befanden. Denn Facebook löscht nichts, sondern ändert lediglich die interne Verlinkung der Daten. Weil der europäische Ableger von Facebook seinen Firmensitz in Irland hat, erstattete Schrems im Rahmen des mittlerweile aus seiner Aktion hervorgegangenen Projekts Europe versus Facebook bei der dortigen Datenschutzbehörde 22 Anzeigen gegen Facebook.[28]

Die frühere Lösung des Problems durch Einwilligung und Selbsthilfe ist damit längst nicht mehr praktikabel. Mehr noch, sie ist auch aus ethisch-moralischen Gründen abzulehnen, denn die Stabilität der Privatsphäre darf nicht vom Einkommen abhängen – sie darf nicht zu einer käuflichen Ware verkommen! Genau dies ist jedoch in den vergangenen fünf Jahren nahezu auf globaler Ebene geschehen.

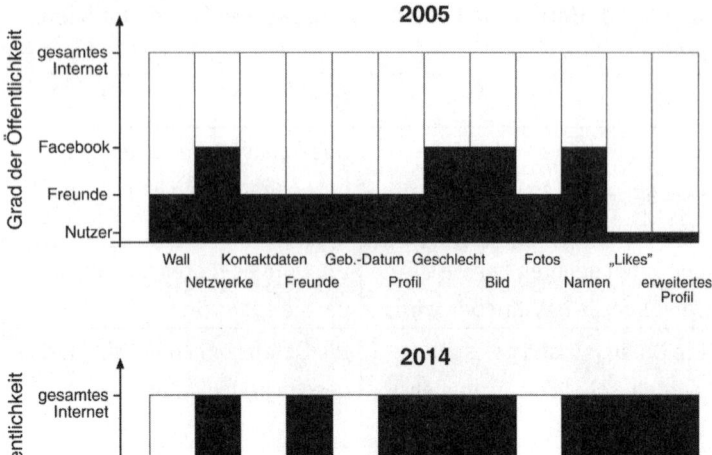

4.4 Was früher unsichtbar war, ist heute sichtbar. Veränderungen der Standard-Einstellungen bei Facebook von 2005 bis 2014.[29] Schwarz sind die sichtbaren Daten, weiß die unsichtbaren Daten.

Dass auch manche zunächst einfach und plausibel erscheinende »Lösungen« nicht funktionieren, zeigt ein schönes Beispiel, das ich der Arbeit *Unraveling Privacy* von Scott Peppet entnehme: In mehr als einem Dutzend amerikanischer Bundesstaaten ist es dem Arbeitgeber verboten, von seinen Arbeitnehmern oder Jobanwärtern die Passwörter für soziale Medien zu erfragen. Wenn diese jedoch ihre Passwörter freiwillig hergeben, ist das eine ganz andere Sache. Wer seines nicht preisgibt, hat ganz offenbar etwas zu verbergen, und wenn es um knappe Jobs geht, dann ist der Markt eben sehr von »Wettbewerb« geprägt, der sich in diesem Fall zwischen denen, die ihre Privatheit für einen Vorteil gern opfern, und denen, die das nicht tun, abspielt.

Hierzulande verläuft das Ganze noch schleichender, unbemerkter: Eine Payback-Kundenkarte ist eine feine Sache, bekommt man doch jedes Mal, wenn man einkauft, einen kleinen Teil des bezahlten Geldbetrages zurück. Warum wird dann der Preis nicht gleich etwas gesenkt? Ganz einfach, weil nicht nur der Wert der gekauften Ware gespeichert wird, sondern auch die Ware selbst und zusätzlich das Datum des Einkaufs. So kann man nutzerbezogene Kaufprofile erstellen und weiß damit längerfristig genau, was jemand einkauft. Gelegentliche Post mit Werbung für Artikel, die der Kunde vielleicht gut gebrauchen kann, ist dann erst der Anfang. Gekoppelt mit einer Kamera zur Gesichtserkennung am Geschäftseingang kann man dann dem Kunden auf dessen Geldbeutel und Bedürfnisse maßgeschneiderte Werbung (z. B. über Bildschirme) zukommen lassen. Wem seine Privatheit beim Einkaufen lieb ist, dem ist sie damit auch teuer, denn der Wert des »Discounts« mit der Karte ist ja zuvor schon auf die Ware eingepreist. Wer seine Privatheit nicht preisgeben möchte, bezahlt also dafür.

Auch gegen das Tragen von Sportbändern, die Puls und Bewegungsprofil aufzeichnen, um den Träger über seinen Gesundheitsstand zu informieren, ist zunächst nichts einzuwenden. Wenn der Nutzer jedoch seine Daten der Krankenversicherung für einen günstigeren Tarif »zur Verfügung stellt« (also verkauft), torpediert er nicht nur selbst seine Privatheit, sondern sorgt langfristig auch dafür, dass alle, die dies nicht tun, für ihre Privatheit mehr bezahlen werden.

Nichts anderes bewirken jene, die die Daten ihres Satelliten-Navigationsgeräts aufzeichnen und ihrer Fahrzeugversicherung für einen günstigeren Tarif überlassen: Die Tarife aller anderen Nutzer müssen dadurch langfristig teurer werden, denn wann immer in einer Solidargemeinschaft (z. B. der Auto- oder Krankenversicherten) eine Teilmenge bevorzugt behandelt wird und weniger bezahlt, muss der Beitrag aller anderen steigen. Auch in diesem Fall kostet Privatheit langfristig also Geld.

Belohnte (Ver-)Äußerung

Die Grenze zwischen dem »freiwilligen« Annehmen eines »im Wettbewerb günstigeren Angebots« und dem resignierenden »das machen ja eh alle« ist also auch bei uns in Deutschland – einem Land, das sich frei und solidarisch nennt – sehr leicht überschritten.

Warum machen die Leute das? Warum geben sie freiwillig alles Mögliche über sich selbst freiwillig preis? Eine Antwort auf diese Frage, die sich derzeit weltweit alle Datenschützer stellen, kommt aus der Neurowissenschaft. Amerikanische Autoren fanden bei gesunden Probanden heraus, dass die Preisgabe privater Informationen belohnend auf denjenigen wirkt, der dies tut.[30] Dieser Befund ist erstaunlich und bedarf der Erklärung. Was wurde untersucht – und, abermals, warum?

Menschen sprechen täglich etwa vier Stunden, wobei sie im Mittel etwa 16 000 Wörter äußern – Frauen ein paar hundert mehr, Männer ein paar hundert weniger.[31] Etwa 30 bis 40 Prozent der Äußerungen beziehen sich auf persönliche Erlebnisse, Erfahrungen und Beziehungen.[32] Untersucht man die Botschaften in sozialen Medien, so liegt dort der Anteil unmittelbarer persönlicher Erlebnisse noch höher. Eine Studie von zufällig ausgewählten 3379 Nachrichten von (ebenso zufällig ausgewählten) 350 Twitter-Nutzern ergab, dass es sich bei 80 Prozent der Nutzer um Leute handelte, die vor allem über sich sprechen.[33] Da bei nichtmenschlichen Lebewesen ein solches Verhalten nicht vorkommt, liegt es nahe, dass es sich hierbei um eine spezifisch menschliche Ausprägung des Sozialverhaltens (mit einer extremen Neigung zur Gruppenbildung) handelt. Während in kleinen Gruppen lebende Primaten sich gegenseitig lausen können, um den Gruppenzusammenhalt zu fördern, hat beim Menschen die sprachliche Kommunikation diese Funktion übernommen: Erlebensbezeugungen, Klatsch und Tratsch über Beziehungskisten sowie das Erzählen von Geschichten (und das Lernen aus diesen) machen einen wesentlichen Teil unseres Menschseins aus.[34]

Daraus ließe sich ableiten, dass dieses Verhalten einen belohnenden Effekt haben sollte, denn nur dann ist sichergestellt, dass Menschen es auch spontan an den Tag legen. Diese Hypothese wiederum kann man empirisch prüfen, denn die Gehirnstrukturen, die bei Belohnung bzw. Erwartung von Belohnung aktiviert werden, sind ja gut bekannt (und wurden im vergangenen

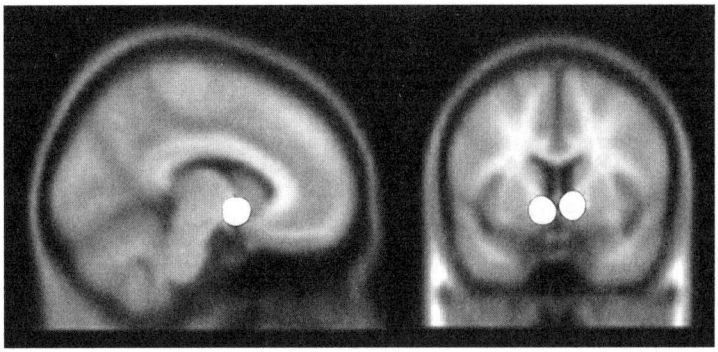

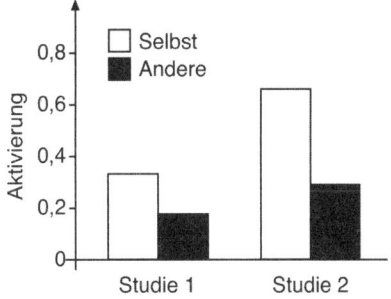

4.5 Oben: Lokalisation der bei (erwarteter) Belohnung aktivierten Areale des Gehirns (Nucleus accumbens beidseits). Unten: Mittlere Aktivierung (Parameterschätzung) dieser Areale in zwei Experimenten mit 78 bzw. 117 Probanden während des Sprechens über sich selbst (weiß) oder über andere (schwarz). Die Höhenunterschiede der schwarzen und der weißen Säule sind in beiden Experimenten signifikant.[35]

Kapitel ausführlich besprochen). Psychologen der Harvard University führten mehrere Experimente unter Einbeziehung einer größeren Zahl von Probanden mittels funktioneller Magnetresonanztomographie (fMRT) durch und konnten damit nachweisen, dass die Preisgabe eigener Persönlichkeitseigenschaften im Vergleich zum Beschreiben der Persönlichkeitseigenschaften eines anderen Menschen die »Belohnungszentren« des Gehirns aktivieren (siehe Abbbildung 4.5).[36]

Die Experimente zeigen eines sehr deutlich: So wie die Nahrungsmittelindustrie die Leute nicht davon überzeugen muss, dass essen Leib und Seele zusammenhält (wer hungert, merkt, dass dies der Fall ist), so müssen auch Facebook und Twitter die Leute nicht dazu überreden, über sich selbst zu reden. Das machen Menschen sowieso dauernd, weil sie es gerne tun! Ein Vergleich der Abbildungen 4.5 mit den Abbildungen 1.5 sowie 3.1 und 3.6 zeigt klar, dass beim Sprechen über sich selbst die gleichen Bereiche aktiviert sind wie bei positiven Emotionen bis hin zur extremen Ekstase unter Drogeneinfluss und beim Chatten auf Facebook. Und genau darauf beruht der Erfolg sozialer Online-Netzwerke.

Die Evolution des menschlichen Gehirns hat jedoch Facebook und Twitter genauso wenig vorgesehen wie Drogen oder ungesunde Nahrungsmittel (bzw. die Werbung dafür). Auch sie aktivieren das Belohnungssystem, haben jedoch für den Organismus eindeutig negative Konsequenzen: Drogen gaukeln Glück nur vor und führen mittel- und langfristig zur Unmenschlichkeit bis zum Tode; und Zucker gaukelt nahrhaftes Essen vor, enthält jedoch nur leere Kalorien. Entsprechend geben die sozialen Online-Netzwerke einem das Gefühl, wirkliche Sozialkontakte zu pflegen; Online-Chats verhalten sich also zu realen Begegnungen wie Zucker zu Vollkornbrot!

So erklären sich auch ihre suchterzeugende Wirkung sowie ihre langfristigen negativen Auswirkungen auf die Stimmung

(Unzufriedenheit, Depression) und das soziale Leben (Vereinsamung), wie in Kapitel 12 noch zu zeigen sein wird.

Fazit

Vermeintlich motiviert durch das Bestreben nach innerer Sicherheit in Zeiten von Gewalt, Terror und Verunsicherung, werden seit nunmehr eineinhalb Jahrzehnten Daten über uns in einem zuvor nie dagewesenen Ausmaß vom Staat und von privaten Firmen gesammelt und ausgewertet. Durch mathematische Verfahren, die auf unseren Erkenntnissen über die Gehirnfunktion (d. h. auf mathematisch simulierten neuronalen Netzwerken) beruhen, lassen sich heute riesige Datenmengen auf bestimmte Zusammenhänge hin analysieren, die man gar nicht kennt und die von Maschinen selbsttätig aufgedeckt werden. Man spricht hier auch von Data Mining (analog zum Schürfen nach Erz in riesigen Geröllhaufen) und von Deep Learning (analog zum Verständnis von tiefer in den Daten liegenden Zusammenhängen).

Das von Milliarden Menschen genutzte Smartphone liefert vielerlei Daten über die jeweiligen Aspekte der erlebten Realität (Ort, Sprache, Bilder). Man fühlt sich angesichts der Möglichkeit der Auswertung dieser Daten stark an negative Utopien wie den Roman *1984* von George Orwell erinnert, in dem ein Staat vorgeführt wird, der mittels eines alles beobachtenden und alles wissenden Computers (Big Brother) vollkommene Kontrolle über seine Bürger hat.

Und was der Staat nicht ausspionieren darf, erledigen private Firmen für ihn – von Supermarktketten oder Online-Kaufhäusern über Suchmaschinen, Computerfirmen und soziale Netzwerke bis hin zu Versicherungen und Banken. Der Staat kauft von ihnen einfach die Daten, die er nicht selbst sammeln darf.

Für die Aufklärung all dessen, was »die da oben alles über uns wissen«, hat keiner in größerem Maße gesorgt als der ehemalige US-Geheimdienstmitarbeiter Edward Snowden. Wie u. a. die Gehirnforschung zum belohnenden Effekt preisgegebener privater Gedanken zeigt, sind es die Ausspionierten selbst, die für die Abhöreinrichtungen gerne sorgen, ihre Daten freiwillig liefern, sich darüber freuen und für das Ganze auch noch durch den Verlust ihrer Privatheit bezahlen. Den ökonomischen Chancen von Big Data stehen somit soziale Risiken gegenüber. Die Zukunft unseres Menschseins wird wesentlich davon abhängen, dass wir hier die richtige Balance finden.

5. Cyberstress

Stress gehört für viele Menschen zum Alltag (siehe Abb. 5.1). Nach einer repräsentativen Umfrage[1] unter 1000 deutschsprachigen Erwachsenen zu ihrem Stressniveau sowie zu Auslösern und Folgen von Stress leiden 57 Prozent der Bevölkerung häufig oder manchmal unter Stress, 29 Prozent selten und nur 13 Prozent nie. Frauen sind mit 63 Prozent häufiger gestresst als Männer (52 Prozent), 36- bis 45-Jährige mit 80 Prozent am häufigsten und Rentner (über 66 Jahre) mit 25 Prozent am wenigsten. Zwei von drei berufstätigen Menschen geben an, dass sie heute stärker gestresst sind als noch vor drei Jahren.

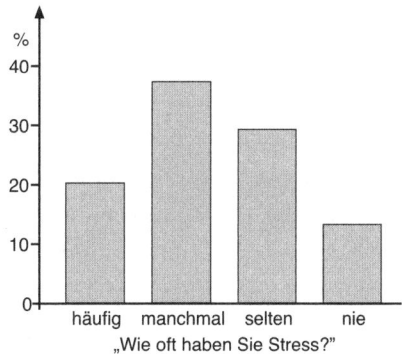

5.1 Stressniveau der Menschen in Deutschland: Prozentualer Anteil von Menschen über 19 Jahren, die in unterschiedlichem Ausmaß Stress empfinden[2]

Doch was genau ist Stress? Trotz jahrzehntelanger Stressforschung herrscht noch immer große Verwirrung darüber, was Stress eigentlich ist – und was nicht. Daher sei dies zunächst geklärt.

143

Akuter Notfall

Stress ist die Reaktion von Körper und Geist auf einen akuten lebensbedrohlichen Notfall: Sie haben sich gerade verletzt, müssen aber vor den Feinden fliehen; ein Raubtier ist hinter Ihnen her; der Wald um Sie herum brennt, und Sie müssen dem Feuer entkommen; Sie haben sich verirrt und suchen verzweifelt Ihre Gruppe; Sie laufen über dünnes Eis, brechen ein und müssen sich rasch aus der Kälte befreien, um nicht zu erfrieren.

In solchen Notfallsituationen reagiert unser Körper in einer ganz bestimmten Weise, die man sich leicht ableiten kann, wenn man überlegt, worauf es jetzt ankommt – und worauf nicht: Man sollte hellwach sein und braucht jede verfügbare Energie, die, um schnell der Gefahr zu entgehen, den Muskeln zugeführt werden muss. Entsprechend wird im Rahmen einer akuten Stressreaktion Zucker aus der Leber bereitgestellt; Herz und Kreislauf laufen auf Hochtouren, und auch das Gehirn muss Höchstleistung bringen, um in jedem Augenblick optimal zu reagieren. Verdauung, Wachstum, Immunabwehr sowie Reproduktion werden dagegen gehemmt, denn auch sie benötigen Energie, die im Notfall für das nackte und kurzfristige Überleben gebraucht wird: Wenn mir der sprichwörtliche Säbelzahntiger begegnet, sollte ich mir um all dies keine Sorgen machen, mein Körper sollte also beispielsweise keine massive Immunantwort auf einen faulen Zahn starten, denn das ist angesichts der drohenden Gefahr, gefressen zu werden, vergleichsweise unwichtig. Jetzt überleben – dies muss mein einziges Ziel sein!

Diese mitunter durchaus lebensrettende akute Notfallreaktion des Körpers wird durch die Ausschüttung von Hormonen der Nebennierenrinde (*Cortisol,* dessen Name sich von *Cortex,* lat. »Rinde«, ableitet) und des Nebennierenmarks (*Adrenalin,* von *ad ren,* lat. »an der Niere«) vermittelt. Diese Stresshormone mobilisieren Kräfte für Höchstleistungen, um den Notfall zu überstehen: Puls, Blutdruck und Blutzuckerspiegel steigen an, die Muskeln werden straffer, die Aufmerksamkeit steigt, so dass der Organismus kämpfen oder fliehen kann. Zugleich werden alle Funktionen durch Stresshormone herabgeregelt, die nicht unmittelbar lebensnotwendig sind, denn bei unmittelbar drohender Gefahr sollte sich der Organismus nicht mit Körperfunktionen aufhalten, um die er sich später kümmern kann.

Diese akute Stressreaktion ist gesund, wird jedoch krankhaft und zum Problem, wenn sie nicht akut erfolgt, sondern chronisch vorliegt – wenn also gewissermaßen der Notfall zur Regel wird (vgl. Tabelle 5.1): Dann kommt es zur vermehrten Bereitstellung von Zucker, teilweise durch Abbau von Muskeleiweiß, was zu einem erhöhten Blutzuckerspiegel (Hyperglykämie) und zu Muskelschwäche (Myopathie) führt. Beides wird als Müdigkeit und Verlust der Spannkraft erlebt. Ein dauerhaft überhöhtes Herz-Kreislauf-System bewirkt Bluthochdruck (Stress-Hypertonus), und übermäßige Erregung von Nervenzellen wirkt sich schädigend auf diese aus. Man spricht neudeutsch von »Toxizität durch übermäßige Erregung« (engl. *excitotoxicity*), was letztlich ein vermehrtes Absterben von Nervenzellen bedeutet. Gemäß neueren Studien kommt noch hinzu, dass Cortisol auch das Nachwachsen von Neuronen hemmen kann.[3]

Die durch chronischen Stress bedingten Magengeschwüre entstehen durch eine permanente aktiv unterdrückte Verdauung. Ist das Wachstum durch Dauerstress gehemmt, kann sich in jungen Jahren sogenannter psychogener Zwergwuchs einstellen; beim Erwachsenen hingegen kommt es zu Osteoporose (Abnahme der Knochendichte und damit von deren Härte), weil das Knochenwachstum herabgeregelt wird. Wenn das Immunsystem chronisch unterdrückt ist, treten nicht nur vermehrt Infektionskrankheiten auf, sondern es besteht auch eine höhere Wahrscheinlichkeit, an Malignomen (Krebs) zu erkranken, denn auch für die Abwehr von Krebs ist unser Immunsystem zuständig. Die Hemmung der Reproduktion schließlich führt zur Impotenz bei Männern und zum Ausbleiben der Regelblutung bei Frauen sowie zum Verlust des sexuellen Verlangens (der Libido) bei beiden Geschlechtern.[4]

Tabelle 5.1 Akuter und chronischer Stress

Akuter Stress (potenziell lebensrettend)	Chronischer Stress (potenziell tödlich)
Energie wird bereitgestellt	Diabetes (krankhaft erhöhter Blutzucker)
Muskeleiweiß wird hierzu abgebaut	Myopathie (Muskelschwund)
Herzschlag und Kreislauf werden gesteigert	Hypertonus (krankhaft erhöhter Blutdruck)
Gehirnleistung wird gesteigert	Zelltod und vermindertes Nachwachsen von Neuronen
Verdauung wird gehemmt	Magengeschwüre
Wachstum wird gehemmt	Zwergwuchs, Osteoporose
Immunsystem wird gehemmt	Infektionen, Krebs
Reproduktion wird gehemmt	Impotenz, ausbleibende Regelblutung, fehlende Libido

All diese Wirkungen beruhen letztlich darauf, dass Stresshormone bestimmte Effekte auf die verschiedenen Körpergewebe haben. Eine solche grundlegende körperweite Steuerung bei akutem Notfall ist kurzfristig sehr sinnvoll. Tritt diese Notfallsituation jedoch langfristig oder sehr oft auf, wirkt sich dies wie gerade beschrieben extrem negativ auf die körperliche und geistige Gesundheit aus.

Die Kontrolle fehlt

Wenn der Fahrstuhl ausgefallen ist und man die Treppen nehmen muss, um dann nass geschwitzt im dritten Stock anzukommen, dann halten viele Menschen dies für Stress. Das ist jedoch falsch. Stress ist nicht das Gleiche wie körperliche Anstrengung! – Ganz im Gegenteil: Wenn man sich körperlich kräftig anstrengt und schwitzt, baut man Stress ab! Stress ist etwas völlig anderes, nämlich das Fehlen von Kontrolle. Betrachten wir hierzu ein ganz einfaches Beispiel (siehe Abb. 5.2): Eine Ratte sitzt in einem Käfig und bekommt ab und zu über dessen Drahtfußboden einen kleinen elektrischen Schock. Der Schock tut weh, und die Ratte versucht, ihn zu vermeiden. Dies ist ihr möglich, denn man baut eine kleine Lampe in den Käfig, die jeweils kurz vor dem Elektroschock aufleuchtet. Weiterhin befindet sich im Käfig eine Taste, die gedrückt werden muss, sobald die Lampe aufleuchtet. Geschieht dies rechtzeitig, erfolgt kein elektrischer Schock. Ist die Ratte jedoch zu langsam, folgt das schmerzhafte Schockerlebnis. Man kann das Ganze so einstellen, dass es der Ratte meistens gelingt, den Schock zu vermeiden. Ab und zu ist sie jedoch zu langsam, und dann bekommt sie einen Schock.

An den Schock-Apparat ist ein weiterer Käfig im Nachbarraum angeschlossen. Auch in diesem Käfig sitzt eine Ratte. Beide Tiere haben keinen Kontakt zueinander, sie können sich also weder sehen noch hören. Immer wenn die erste Ratte einen schmerzhaften Schock bekommt (also zu langsam war in ihrer Reaktion auf das Lämpchen), dann bekommt auch die zweite Ratte im zweiten Käfig einen Schock. Ansonsten hat Ratte Nummer 2 nichts zu tun und »hängt ab«, wie die jungen Leute heute sagen würden. Sie hat keine Lampe und keinen Hebel, kann also an ihrem Schicksal nichts ändern. Umgekehrt braucht sie nicht ständig auf der Hut zu sein und auf das Licht zu achten, um dann rasch reagieren zu können.

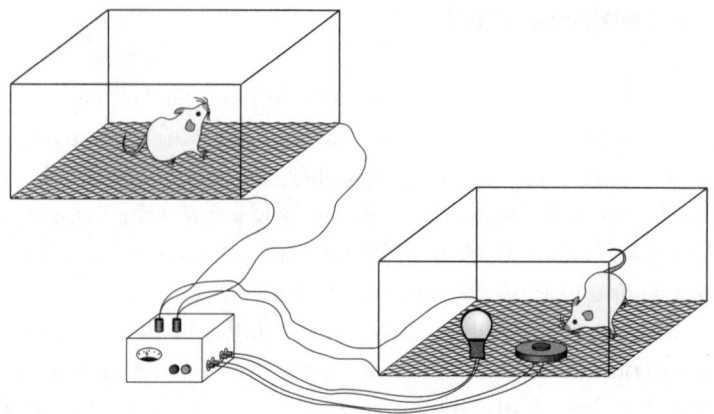

5.2 Versuchsanordnung (schematisch) zur Untersuchung von Stress. Die beiden Tiere und ihre Käfige befinden sich in zwei verschiedenen Räumen (nicht gezeichnet), d. h., sie können sich weder sehen noch hören, noch wissen sie überhaupt voneinander.[5]

Welche der beiden Ratten bekommt nun Stress aufgrund der Lebensbedingungen? Man möchte meinen, die Ratte Nummer 1.[6] Sie muss aufmerksam sein, um rasch zu reagieren, steht also dauernd »unter Strom«, um nicht gelegentlich einen schmerzhaften Stromstoß zu bekommen. Anders die Ratte Nummer 2, die nichts zu tun hat und einfach nur gelegentlich einen Schmerzreiz erhält – genau denselben wie Ratte Nummer 1 und zur genau gleichen Zeit.

Durch Messung der Konzentration von Stresshormon im Blut oder auch durch Beobachtung von stressbedingten Krankheiten kann man zeigen, dass nicht Ratte 1, wie man erwarten würde, Stress hat, sondern Ratte 2. Obwohl beide objektiv die gleiche Unbill erleben (die gleichen schmerzhaften Schocks zur genau gleichen Zeit), gibt es im subjektiven Erleben der Tiere einen großen Unterschied: Ratte 1 hat ihre Situation einigermaßen »im Griff«, Ratte 2 hingegen nicht. Ratte 1 bemerkt, dass sie meistens den Schock vermeiden kann, und nur wenn sie nicht richtig aufpasst und daher zu langsam ist, wird sie dafür bestraft. Bei Ratte 2 ist ihr Handeln ohne Belang, sie bekommt ab und zu einen schmerzhaften Schock wie aus heiterem Himmel.

Das Experiment zeigt ganz deutlich: Nicht die unangenehmen Erfahrungen an sich bewirken Stress, sondern das Gefühl, ihnen machtlos ausgeliefert zu sein. Wenn wir wissen, dass wir keine Einwirkungsmöglichkeit haben, löst das bei uns (wie bei der Ratte) chronischen Stress aus. Gestresst sind wir immer dann, wenn uns die Kontrolle abhandenkommt. Daraus folgt unmittelbar auch: Erlebte Selbstwirksamkeit ist das beste Rezept gegen Stress. Das zweitbeste und lebenspraktisch noch wichtigere Rezept ist die Gemeinschaft anderer Menschen (dazu mehr in Kapitel 12).

Technostress

Dass digitale Informationstechnik zu Stress führen kann, wurde schon in der im Orwell-Jahr publizierten Monographie *Technostress* beschrieben.[7] Wie bereits erwähnt, hört man immer wieder, dass die heutige Informationsüberflutung[8] des Gehirns durch digitale Medien den Menschen Stress bereiten würde. Dies kann jedoch genau genommen gar nicht der Fall sein, weil das Gehirn nicht mit Informationen »überflutet« werden kann. Sowohl die Menge an Informationen, die wir zu einem Zeitpunkt aufnehmen können, als auch die Geschwindigkeit der Informationsaufnahme (die Menge über die Zeit) sind begrenzt.

Warum bewirken digitale Medien also Stress? Und warum sprechen wir von Überlastung oder Überflutung? Im Ausdruck der *Überflutung* (mit Informationen) schwingt eine wichtige Bedeutung mit: Gegen eine *Flut* kann man nichts machen! Die Sturmflut oder Sintflut erleben wir passiv; sie kommt über uns. Aber haben wir durch die digitale Informationstechnik nicht

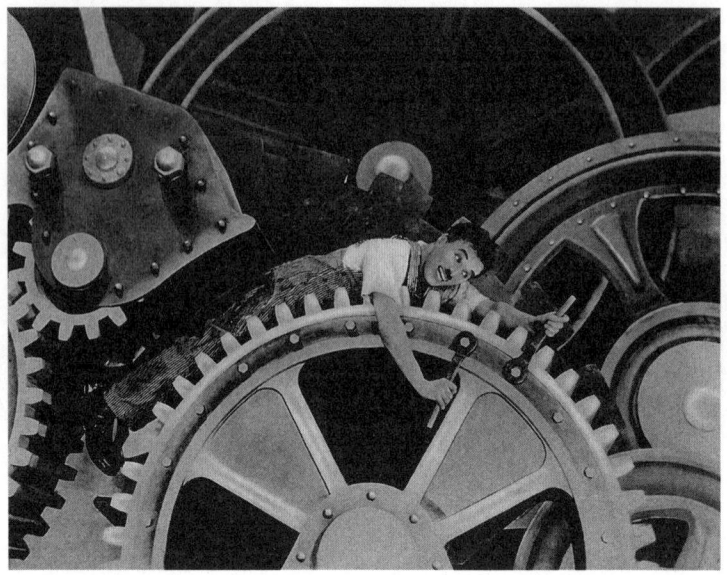

5.3 Der Mensch im Räderwerk der Maschine – Charlie Chaplins genialer Film *Moderne Zeiten* aus dem Jahr 1936 thematisiert die Bestimmung unserer Arbeit durch den Zeittakt der maschinellen Technik.

gerade ein Ausmaß an Kontrolle – also das genaue Gegenteil von Stress – erreicht, das noch nie da war? Schutz, Wasser, Nahrung, Kleidung und vieles mehr. Das haben wir doch alles »im Griff«.

Ja, einerseits. Andererseits haben wir diese Kontrolle über nahezu alle Aspekte unseres Lebens eingetauscht gegen das dumpfe und unbestimmte Gefühl, dass wir es nicht mehr im Griff haben und gegen ein Leben in weitgehender Isolation und Einsamkeit. Beides – die Einsamkeit und das Gefühl, nicht mehr Herr über unsere Geschicke zu sein – wird durch digitale Informationstechnik in einem bislang nicht erlebten Ausmaß befeuert, weswegen wir auf keine Erfahrungen zurückgreifen können, um damit umzugehen.

Vor 10 000 Jahren bezahlte der sesshaft gewordene Mensch seine mangelhafte Ernährung mit Zahnfäule und vermindertem

Knochenwuchs; der moderne Mensch leidet als Folge des digitalisierten Lebens unter Einsamkeit, Angstzuständen und Stress. Die industrielle Revolution hatte unsere Arbeitswelt verändert, aber nur geringen Einfluss auf unser Freizeitverhalten. Sie führte in der westlichen Welt sogar zu mehr Freizeit und schaffte damit für viele einen Ausgleich zur getakteten Arbeit an und mit Maschinen (siehe Abb. 5.3). Wie damals lassen sich die Folgen nicht beeinflussen; die Zusammenhänge sind undurchschaubar, und die Unfähigkeit zum Gegensteuern geht mit Leid einher.

Der Einzug der digitalen Informationstechnik in alle Bereiche unseres Lebens wird von vielen Menschen als zunehmende Fremdbestimmung erlebt. Sie spüren einen fundamentalen Kontrollverlust. »Herr Spitzer, da kann man nichts machen« – das ist mit Abstand das häufigste mir entgegengebrachte Argument in gefühlten (und wahrscheinlich auch realen) Tausenden von Diskussionen über die Risiken und Nebenwirkungen digitaler Medien. *Und genau dieses Lebensgefühl der Ohnmacht ist das Problem!* Das Eingeständnis und die Einsicht, dass man da offenbar nichts machen kann, dass wir keine Kontrolle mehr über die digitale Informationstechnik haben. *Sie kennen dich! Sie haben dich! Sie steuern dich!* – so lautet der Titel eines kürzlich erschienenen Buchs zum diesem Thema[9] – und damit ist auch klar, was dieser mediale Overflow für uns bedeutet: Stress!

Smartphone-Stress

Im Hinblick auf den durch digitale Medien verursachten Stress kommt dem Smartphone eine besondere Bedeutung zu. Seine dunkle Seite ist der »Technostress«, wie eine im Fachblatt *Computers in Human Behavior* publizierte Studie mit 325 Teilnehmern ermittelte, die in Taiwan durchgeführt wurde.[10] Dies ist insofern von Bedeutung als Taiwan zu den Ländern mit der intensivsten Smartphone-Nutzung gehört. Eigens dafür trainierte Interviewer rekrutierten Passanten in Einkaufszentren, Fast-Food-Restaurants, Supermärkten, kulturellen Einrichtungen, Bibliotheken, Kaufhäusern, Zug- und Busbahnhöfen sowie Kinos. Die Befragung dauerte 10 bis 15 Minuten und bezog sich neben demographischen Angaben und der Smartphone-Nutzung auf vier Einflussgrößen, die mittels Fragebogen erhoben und zu denen einige Hypothesen getestet wurden:

1. Überzeugungen zur Kontrolle (extern vs. intern)
2. Soziale Begegnungsängste (stark vs. schwach)
3. Bedürfnis nach Berührung (stark vs. schwach)
4. Materialistische Einstellung (stark vs. schwach)

Die Studie brachte folgende Ergebnisse: Es zeigte sich ein starker Zusammenhang zwischen Smartphone-Nutzung und Stress. Zwanghafte Smartphone-Nutzung wird durch den Glauben an externe Kontrolle, eine materialistische Einstellung, soziale Ängste und das Bedürfnis nach Berührung begünstigt, wobei die durch Auswirkungen von Kontrollüberzeugungen und Materialismus stärker ausgeprägt waren. Es zeigte sich weiter ein Zusammenhang zwischen suchtartiger Smartphone-Nutzung zu anderen stoffgebundenen Suchterkrankungen wie der Drogensucht sowie den beiden nicht-stoffgebundenen Suchtformen des Kreditkartenmissbrauchs und der Internetsucht. Schließlich wurden auch Effekte des Geschlechts der Nutzer auf drei dieser Zusammenhänge gefunden: Das Bedürfnis nach Berührung war bei Frauen stärker mit dem Smartphone-Gebrauch verknüpft als bei Männern. Ebenso verhält es sich mit sozialen Ängsten. Bei Männern hingegen war der Einfluss der Kontrollüberzeugung größer. Im Hinblick auf die Auswirkungen einer materialistischen Einstellung auf die Smartphone-Nutzung unterscheiden sich Frauen und Männer nicht.

Erst kürzlich legten amerikanische Wissenschaftler eine experimentelle Studie vor, betitelt: *Der Einfluss der Trennung vom iPhone auf Denken, Gefühl und Körperfunktionen*[11]. Hier ging es um direkte Messungen von Blutdruck und Puls, d. h., von Kenngrößen für Stress. Zudem wurde auch die geistige Leistungsfähigkeit untersucht.

Die Forscher wollten zunächst herausfinden, wer ein iPhone besitzt und wer nicht (ohne dabei die Aufmerksamkeit auf den iPhone-Besitz zu lenken). Hierzu befragten sie 208 Journalismus-Studenten online nach ihren Medien-Nutzungsgewohnheiten allgemein (einschließlich Zeitunglesen, TV, Twitter, Facebook und Instagram). Hieraus ergab sich u. a., dass von den 136 auf die Befragung antwortenden Studenten 117 ein iPhone benutzen. Von diesen (die danach alle per E-Mail kontaktiert wurden) erklärten sich 41 (30 davon weiblich, Durchschnittsalter 21 Jahre) bereit, an der Studie teilzunehmen, wofür es Preise zu gewinnen gab. Um zu verstehen, was genau in diesem Experiment gemessen wurde, sei es im Folgenden etwas genauer beschrieben.

Die Teilnehmer wurden einzeln für zwanzig Minuten ins psychologische Labor eingeladen und darüber informiert, dass es um eine »Untersuchung zur Fähigkeit des Wörtersuchens bei gleichzeitigem Test eines neuen Blutdruckmessgeräts«[12] ginge, dessen Daten per Funk übertragen würden. Die Wort-Suchaufgabe bestand aus einer Tabelle mit 23 Zeilen und 23 Spalten mit 529 zufällig ausgewählten Wörtern, unter denen sich die Namen von fünfzig US-Bundesstaaten befanden, die herauszufinden und zu markieren waren. In einer zweiten Version mit den gleichen Wörtern, jedoch in anderer Reihenfolge, konnte dann die gleiche Aufgabe ein zweites Mal ohne wesentliche Übungseffekte durchgeführt werden.

Per Zufallsauswahl wurde für jeden Probanden die Reihenfolge der beiden Versuchsbedingungen – Durchführung der Aufgabe mit oder ohne iPhone – festgelegt: Entweder zuerst mit und dann ohne, oder umgekehrt. Davon wussten die Probanden jedoch nichts. Sie saßen in einem kleinen Raum vor einem Computerbildschirm, und nach einer kurzen Phase der Eingewöhnung wurde zunächst einmal der Blutdruck gemessen. Dann mussten die Probanden am Computer einige demographische Angaben eingeben, und es wurde ihnen gesagt, dass sie sich jetzt auf den Test konzentrieren sollten, der ihnen in Papierform ausgehändigt wurde: Je mehr Wörter (Namen von US-Bundesstaaten) sie innerhalb der nächsten 5 Minuten finden würden, desto höher sei die Chance eines Gewinns. Nach vier Minuten wurden dann Blutdruck und Puls erneut gemessen (was insgesamt ca. 45 Sekunden dauerte), und nach fünf Minuten wurde der Test eingesammelt. Danach sollten die Probanden noch am Computer Fragen zu ihrer Stimmung und ihrem Angstniveau beantworten.

Vor Beginn des unmittelbar folgenden zweiten Durchlaufs wurde den Probanden mitgeteilt, dass ihr iPhone die Funkübertragung des Blutdruckmessgerätes stören würde. Es wurde daraufhin auf ein von der Versuchsperson einen guten Meter entferntes Regal gelegt und war sowohl zu sehen als auch zu hören. Während dieses Vorgangs manipulierte der Versuchsleiter das iPhone dahingehend, dass er den »lautlos« geschalteten Klingelton auf »Klingeln« umstellte. Weil dies beim iPhone so leicht möglich ist (und weil die Teilnehmer zuvor, um ihre Aufgaben aufmerksam und gut zu erledigen, den Apparat auf »stumm« geschaltet hatten), war die Studie nur mit iPhone-Besitzern durchgeführt worden. Dann begann der zweite Durchgang mit der Aushändigung der nächsten Wort-Suchaufgabe.

Nachdem drei Minuten vergangen waren, klingelte dann das iPhone insgesamt für etwa zwanzig Sekunden (insgesamt sechs Mal; die Telefonnummern waren beim Rekrutierungsprozess erhoben worden). »Das ganze Szenario war angelegt, dass wir die Hoffnung haben konnten, die Unmöglichkeit zu simulieren, einen Anruf während des Ableistens einer Denkaufgabe entgegenzunehmen«,[13] kommentieren die Wissenschaftler ihre Studie. Damit der – triviale (!) – Puls- und Blutdruckanstieg nicht als eine bloße Orientierungsreaktion beim Klingeln erfasst wurde, sondern tatsächlich als eine Stressreaktion, erfolgte die Messung erst ab der vierten Minute. Nach fünf Minuten wurde dann das Papier eingesammelt, und es mussten erneut Fragen beantwortet werden.

Für die andere Gruppe war das Vorgehen identisch – mit der Ausnahme, dass man gleich nach der ersten Messung von Blutdruck und Puls die Probanden über die Störung der Messung durch ihr iPhone informierte und es weglegte. Dann erfolgte der Anruf, wie oben beschrieben, und vor dem zweiten Durchgang wurde den Probanden mitgeteilt, man habe das Problem mit der Störung der Funkübertragung zwischenzeitlich beheben können. Sie könnten ihr iPhone daher jetzt an sich nehmen, sofern sie den Klingelton abschalten würden, um ungestört arbeiten zu können.

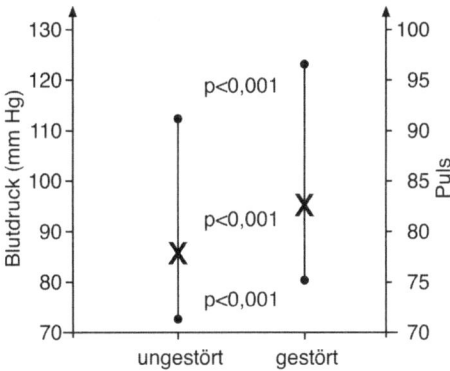

5.4 Blutdruck (systolischer Wert: oberer Punkt; diastolischer Wert: unterer Punkt) und Puls (x) beim ungestörten Arbeiten und eine Minute nach dem Klingeln des weggelegten iPhones. Die Unterschiede beim systolischen und diastolischen Blutdruck sowie beim Puls waren jeweils mit 0,001 signifikant.[14]

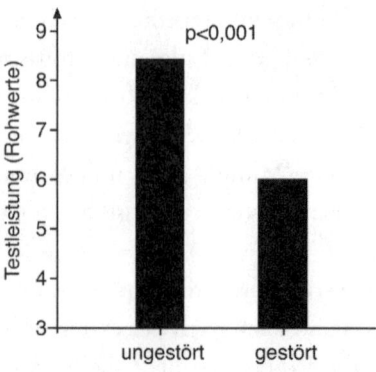

5.5 Signifikanter Unterschied (p<0,001) in der Leistung beim Auffinden von Wörtern im Wortsuche-Test beim ungestörten Arbeiten und beim Klingeln des weggelegten iPhones nach drei Fünfteln der Bearbeitungszeit[15]

Weil eine Probandin ans Telefon gegangen war, als es geklingelt hatte, mussten deren Daten von der weiteren Analyse ausgeschlossen werden, so dass die Daten von nur vierzig Versuchspersonen analysierbar waren. Hierbei zeigte sich in beiden Reihenfolgen der beiden Bedingungen ein klarer Effekt des Getrenntseins vom klingelnden iPhone: Angst, Puls und Blutdruck stiegen an, und die Leistungen im Test nahmen ab (siehe Abb. 5.4, 5.5).

Diese Ergebnisse passen sowohl zu früheren Beobachtungen, denen zufolge »Geistesarbeiter« (Analysten, Software-Entwickler und Manager) nur etwa drei Minuten bei einer Aufgabe bleiben, im Durchschnitt nach dieser kurzen Zeit die Aufgabe wechseln und deshalb unproduktiv sind,[16] sowie zu einer kleinen Studie, der zufolge der IQ bei einem Intelligenztest um zehn Punkte abnimmt, wenn man während des Tests durch das Klingeln des Mobiltelefons und eingehende E-Mails abgelenkt wurde.[17] Auch eine neue Studie an chinesischen Jugendlichen ergab einen klaren Zusammenhang zwischen der Nutzung des Mobiltelefons und einer gestörten Aufmerksamkeit (vgl. Kapitel 9). Die Autoren gehen davon aus, dass ihre Laborbefunde auch auf die reale Welt übertragen werden können:

»Unserer Ergebnisse legen nahe, dass die Trennung vom iPhone die Aufmerksamkeit während kognitiver Aufgaben deutlich beeinträchtigen kann.

Vielleicht nicht nur im Falle der Bearbeitung von Denkaufgaben, sondern in allen Lebensbereichen, einschließlich der Kommunikation mit Fremden, Freunden, Familienangehörigen, Kollegen und Menschen, die in der (häuslichen) Pflege arbeiten. Nicht in der Lage zu sein, ans Telefon zu gehen, dürfte die Aufmerksamkeit bei all diesen sozialen Interaktionen verringern.«[18]

Auch im Hinblick auf das mittlerweile immer lauter propagierte Lernen mit dem Smartphone warnen die Autoren: »Es sei hinzugefügt, dass die Trennung vom eigenen iPhone auch die Aufmerksamkeit bei Medien insgesamt verringern kann, was Fragen im Hinblick auf Kurznachrichten beim Lernen in Bildungseinrichtungen aufwirft.«[19]

Stress mit Facebook

Das Smartphone ist vor allem deswegen so virulent im Hinblick auf Risiken und Nebenwirkungen, weil es in Kombination mit bestimmten installierten Programmen eine Fülle von Funktionen bietet. Dies wird zumeist als Vorteil gesehen, kann sich jedoch z. B. bei der Nutzung sozialer Netzwerke als Nachteil erweisen, wie eine jüngst erschienene Arbeit mit dem Titel *The Dark Side of Social Network Sites* zeigt.[20] Um die bei der Nutzung von Facebook sich einstellenden sozialen und psychologischen Stressoren zu untersuchen, wurden mit Facebook-Nutzern eingehende Interviews durchgeführt und inhaltsanalytisch ausgewertet. Die teilnehmenden Probanden berichteten ausnahmslos nicht nur von positiven Erlebnissen, sondern auch von den

157

folgenden negativen Erfahrungen mit dem weltgrößten sozialen Netzwerk:

1. Der Umgang mit unangebrachten, ärgerlichen oder lästigen Inhalten
2. Das Angebundensein an Facebook
3. Die fehlende Privatheit und Kontrolle
4. Soziale Vergleiche und Eifersucht
5. Spannungen in Beziehungen

Die Autoren identifizieren eine Reihe von Eigenschaften bzw. Aufforderungsmerkmalen von Facebook, die zu den geschilderten Problemen beitragen: Man ist dort nicht anonym, sondern (sehr) persönlich und für andere (sehr) sichtbar unterwegs, die Knoten im statistischen Netzwerk heißen »Freunde«, und man erhält positive und negative persönliche Kritik. Die Inhalte sind bleibend (sehr schwer zu löschen) und werden oft von anderen vervielfältigt. Zudem sind sie für alle sehr leicht zugänglich, insbesondere, seit Facebook vor allem via Smartphone benutzt wird.

Die Kehrseite dieser Eigenschaften reichen von Sucht (permanentes Bedürfnis, auf Facebook zu sein und Gratifikationen von anderen – »Likes« – zu bekommen), Ablenkung und Unaufmerksamkeit, über Angst, Einsamkeit, Depression und Beziehungsprobleme bis hin zu offenen Konflikten (»Facebook wars« bzw. »comment wars«) und extrem beeinträchtigenden Belästigungen und Nachstellungen – Cybermobbing und Cyberstalking –, die im Folgenden diskutiert werden sollen.

Die Autoren schließen aus ihren Ergebnissen, dass die negativen Seiten von Facebook zwar von jedem erlebt werden, den wenigsten jedoch deutlich bewusst sind. Dies muss sich ändern, um überhaupt eine Chance zu haben, die negativen Facebook-Auswirkungen zu mindern. Die Tatsache, dass 60 Prozent der Kinder unter zehn Jahren Facebook nutzen,[21] stimmt nicht optimistisch, was solche Aufklärung anbelangt.

Cybermobbing und Cyberstalking

Nötigung und Nachstellung sind antisoziale Verhaltensweisen, die es immer schon gab, doch mit der zunehmenden Nutzung digitaler Informationstechnik in allen Lebensbereichen nehmen sie dramatisch zu – man spricht hier von *Cybermobbing* und *Cyberstalking*. Das Mobbing beschäftigte das Rechtssystem als »Tatbestand der Nötigung« schon seit längerer Zeit. Auf den Webseiten der Polizei[22] findet man unter Kriminalprävention dementsprechend klare Worte zum Thema Mobbing und Cybermobbing: »Klassisches Mobbing ist ein aggressives Verhalten, mit dem ein anderer Mensch absichtlich körperlich oder psychisch über einen längeren Zeitraum geschädigt wird. Mobbing ist in der Regel kein individuelles Problem zwischen Täter(in) und Opfer, sondern muss als Prozess betrachtet werden, an dem eine ganze Klasse oder Gruppe in verschiedenen Rollen beteiligt ist. Die Ursachen für Mobbing sind vielfältig, es kann sich praktisch überall entwickeln, wo Menschen zusammen leben, lernen oder arbeiten. Die Anlässe für Mobbing sind häufig banal ...«

Beim Cybermobbing geschieht letztlich das Gleiche im Bereich des Internets und der mobilen Telefonie. »Die Täter(innen) nutzen Internet- und Mobiltelefondienste zum Bloßstellen und Schikanieren ihrer Opfer. Hierzu zählen im Internet E-Mail, Online-Communities, Mikrobloggs, Chats (Chatrooms, Instant Messenger), Diskussionsforen, Gästebücher und Boards, Video- und Fotoplattformen, Websites und andere Anwendungen. Mobiltelefone werden für Mobbingaktivitäten genutzt, um die Opfer mit Anrufen, SMS, MMS oder E-Mails zu tyrannisieren.« Möglich macht das Ganze das Smartphone: Mit Foto- und Videokamera, Sprachaufzeichnung, Internetzugang und jeglichen Nachrichtendiensten – alles rund um die Uhr verfügbar – bietet es gerade jungen, im Umgang miteinander noch unerfahrenen Menschen alle Möglichkeiten der Belästigung anderer; die Anonymität gibt es gratis dazu.

Die Anonymität senkt die Hemmschwelle für Mobbingaktivitäten, so dass sich Kinder und Jugendliche zu Angriffen, Beleidigungen oder Bloßstellungen hingerissen fühlen. »Das war doch nur Spaß«, sagen viele Täter hinterher und demonstrieren damit eindrucksvoll, dass sie noch keine Empathie gegenüber ihren Mitmenschen entwickelt haben, vom Unrechtsbewusstsein einmal ganz abgesehen. Was vielleicht wirklich als Spaß beginnt, kann leicht eskalieren – gerade *weil* es so einfach ist und die notwendige Technik immer und überall zur Verfügung steht. Dem Internet kommt dabei die Bedeutung des Multiplikators zu; jeder kann ein Ausmaß von Öffentlichkeit bewirken, wie dies früher nicht möglich war: »Tausende Menschen können die Taten verfolgen, sie kommentieren oder unterstützen. Die veröffentlichten Texte, Fotos oder Videos werden durch andere Personen weiterverbreitet und somit weiteren Menschen zugänglich gemacht. Umfang und Auswirkungen der Veröffentlichungen zum Nachteil des Opfers sind somit weder zu steuern, noch sind sie überschaubar. Da das Internet nichts vergisst, also selbst gelöschte Inhalte immer wieder auftauchen können, ist es möglich, dass das Opfer selbst nach einer Beendigung des Konfliktes mit dem Täter immer wieder mit den Veröffentlichungen konfrontiert wird« – so weit die Feststellung der Polizei.

Vom *Bündnis gegen Cybermobbing* wurde im Jahr 2013 eine empirische Studie mit insgesamt über 10 000 teilnehmenden Schülerinnen und Schülern sowie deren Eltern und Lehrkräften durchgeführt. Dort schreiben die Autoren: »Die Problematik Cybermobbing wird in unserer Gesellschaft immer präsenter. Das Internet zieht immer mehr Störenfriede, Mobber, Sexualtäter und jene Personen an, die kriminelle Absichten hegen. Gerade unsere Kinder sind besonders von der Entwicklung WEB 2.0 betroffen«, insbesondere von Social Media wie Facebook, Whatsapp oder Twitter.

»Mehr als ein Viertel der Lehrerinnen und Lehrer geben an, dass Cybermobbing-Attacken mindestens einmal pro Woche an ihren Schulen die Regel sind«, heißt es in dieser Studie. Menschen werden öffentlich beschimpft und bloßgestellt, gedemütigt, und es wird deren Ruf geschädigt. Zu entsprechenden Texten gesellen sich dabei auch entblößende, verletzende und peinliche Bilder.

»Über 90 Prozent der Eltern sind der Ansicht, dass sich die Gewalt unter Jugendlichen durch die neuen Medien verändert hat: Anonymität führt verstärkt zu enthemmtem Verhalten wie beispielsweise beim Cybermobbing.«[23] Die digitalen Medien ermöglichen also überhaupt erst die Anonymität, die wiederum Voraussetzung dafür ist, dass sich Jugendliche zu Verhaltensweisen hinreißen lassen, die sie früher wahrscheinlich aus Angst vor sozialer Kontrolle nicht an den Tag gelegt hätten. Belästigungen, Beleidigungen, Bedrohungen, Verleumdungen oder Nachstellungen gab es natürlich früher auch, jedoch längst nicht in dem gegenwärtigen Ausmaß: »Nach Schätzung der Eltern sind mehr als ein Drittel aller Schülerinnen und Schüler als Opfer in Cybermobbing involviert. 7,3 Prozent haben solche Vorkommnisse bei ihren eigenen Kindern erlebt«, kann man hierzu in der erwähnten Studie nachlesen, was zu früheren Umfrageergebnissen passt, denen zufolge 32 Prozent der Befragten schon Opfer einer Cybermobbing-Attacke waren.

»Beschimpfungen und Beleidigungen, gefolgt von Gerüchten und Verleumdungen sind die häufigsten Formen von Cybermobbing«, gaben die Kinder und Jugendlichen in der Studie an, »soziale Netzwerke sind der zentrale Tatort für Cybermobbing.«[24]

Die betroffenen Kinder und Jugendlichen leiden stark unter den Anfeindungen, werden wütend, verzweifeln, fühlen sich hilflos und leiden unter Schlaflosigkeit sowie Kopf- oder Bauchschmerzen. Zugleich ist besorgniserregend, dass knapp ein Fünftel (19 Prozent) der Schüler zugibt, bereits selbst Cybermobbing-Attacken verübt zu haben. Als häufigstes Motiv wird neben dem oben bereits angeführten »Spaß« auch Langeweile genannt. Man kann es kaum glauben, aber es ist so: Die moderne Technik erlaubt es jungen Menschen, aus Langeweile kriminelle Handlungen zu begehen!

Zur Eskalation der Lage trägt insgesamt bei, dass Cybermobbing zunehmend auch zur Gegenwehr eingesetzt wird: Mehr als ein Drittel der Täter war selbst schon Opfer von Cybermobbing. Besonders unangenehm sind manipulierte Bilder peinlicher Vorfälle, pornographische Darstellungen mit ausgetauschten Köpfen oder Gesichtern, die bei den Betroffenen – wie in jüngster Zeit mehrfach berichtet – im schlimmsten Fall zum Suizid führen können.[25]

Die Eltern sind überfragt und überfordert, wie die zitierte Studie ergab: »Die medialen Entwicklungen erschweren die elterliche Erziehung deutlich und führen zu einer Überforderung vieler Eltern.« Die Lehrer sehen die Entwicklung ebenfalls als Problem und stehen aufgrund dieser deutlichen Risiken und Nebenwirkungen der Nutzung digitaler Medien im Unterricht eher kritisch gegenüber: »Die befragten Pädagogen haben überwiegend eine kritische Sicht auf die medialen Entwicklungen. Schulische Aufgaben der Lehrer werden durch Internet & Co. deutlich erschwert.«[26] Wie die Eltern, so fühlen sich auch Lehrer überfordert.

Gemäß einer amerikanischen Studie waren von 265 College-Studentinnen im Alter von 18 bis 25 Jahren 27 Prozent Opfer von Cybermobbing oder Cyberbullying.[27] Die weiblichen Täter litten zu einem vergleichsweise hohen Prozentsatz unter Alkoholismus und Depressionen. Bei den Opfern waren Depressionen deutlich verbreitet. Hierbei unterschieden sich die Arten der Belästigung, wobei sexuelle Nötigung den stärksten Effekt im Hinblick auf die Entwicklung einer Depression hatte; die Wahrscheinlichkeit eines Auftretens erhöht sich auf mehr als das Sechsfache (siehe Abb. 5.6).

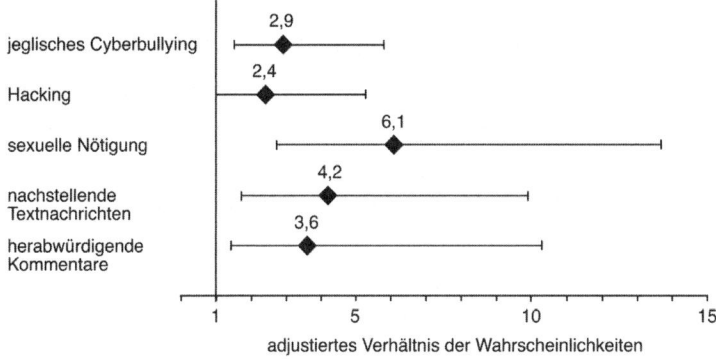

5.6 Wahrscheinlichkeit der Entwicklung einer Depression in Abhängigkeit von einzelnen Formen des Cyberbullying.[28] Eine Wahrscheinlichkeit von 1 ist dabei (definitionsgemäß) der Normalfall, eine geringere Wahrscheinlichkeit würde einen protektiven (beschützenden) Effekt anzeigen; höhere Wahrscheinlichkeiten (wie alle hier angeführten Bullying-Formen) indizieren einen pathogenen Effekt.

Die praktischen Konsequenzen dieser Studie liegen auf der Hand:»Wer sich psychologisch oder medizinisch um Studentinnen kümmert, die an Depressionen oder Alkoholproblemen leiden, sollte Fragen zu Erfahrungen mit Cyberbullying stellen, um mögliche Stressoren zu entdecken, die gezielt therapeutisch angegangen werden können«, kommentieren die Autoren ihre Studie.[29]

Das Wort *Stalking* kommt aus dem Englischen und bedeutet so viel wie »Heranpirschen« oder »Belauern«. Bis in die achtziger Jahre des letzten Jahrhunderts wurde es ausschließlich im Kontext des Jagens verwendet.[30] Das Cyberstalking wurde erst eine Dekade später als »krimineller Tatbestand der neunziger Jahre« bezeichnet,[31] denn das Phänomen war vorher so selten, dass es keiner besonderen Aufmerksamkeit des Gesetzgebers und daher auch keiner Gesetze bedurfte. Dies hat sich in den neunziger Jahren geändert, so dass es mittlerweile in vielen Staaten einen Straftatbestand darstellt. In Deutschland wurde der Tatbestand der Nachstellung am 31. März 2007 in das deutsche Strafgesetzbuch eingeführt. In Österreich ist Stalking seit dem 1. Juli 2006 ein Straftatbestand. In der Schweiz hingegen ist Stalking kein eigenständiger Straftatbestand.

Heute bezeichnet man mit »Stalking« die Aktivitäten eines Menschen, der einen anderen Menschen massiv und dauerhaft unter psychischen Druck setzt, ihm also auflauert, ihn unerwünscht kontaktiert oder ihn verfolgt. Mit Ausnahme von Prominenten, die Opfer von Stalking durch ihre Anhänger oder Fans sein können, besteht oder bestand beim Stalking (im Gegensatz zum Mobbing) meist eine enge Beziehung zwischen Täter und Opfer. Die Tatmotive sind oft unerwiderte Liebe, Rache, Hass oder verletzte Ehre. Australische Wissenschaftler beschrieben schon vor 15 Jahren fünf unterschiedliche Tätergruppen beim Stalking: (1) Ex-Partner, Verwandte oder Freunde, die durch Stalking eine Aussöhnung erreichen wollen; (2) Menschen, deren Liebe nicht erwidert wird; (3) Menschen, die sich mit einer Person treffen wollen (in die sie nicht verliebt sind); (4) Menschen, die schlichtweg Angst und Schrecken verbreiten wollen; (5) tatsächlich gewaltbereite Menschen, die ihren Opfern wirklichen Schaden zufügen wollen.[32]

Bei den Opfern führt Cyberstalking häufig zu Beschwerden im Bereich des vegetativen Nervensystems wie Unruhe oder Schreckhaftigkeit, Kopfschmerzen, Angst, Schlafstörungen oder Magenbeschwerden. Es kommt zu einer geistigen und körperlichen Erschöpfung, die wiederum Gereiztheit und Aggressivität bewirken kann. Zu Gegenwehr kommt es allerdings eher selten; viel häufiger entwickelt sich eine Depression.

Nach einer schon weiter zurückliegenden Telefon-Umfrage in den USA mit jeweils 8000 teilnehmenden Männern und Frauen gibt es jährlich weit über eine Million Fälle von Stalking; 8 Prozent aller Frauen und 2 Prozent aller Männer geben an, mindestens einmal im Leben Opfer von Stalking gewesen zu sein und sich dadurch massiv bedroht gefühlt zu haben.[33] Ähnliche Zahlen wurden 2006 publiziert,[34] danach stiegen die Zahlen eher an.[35] In etwa 70 Prozent der Fälle kennen die Opfer die Täter. Wie erwartet sind die Täter eher männlich, die Opfer eher weiblich.

Bei einer Befragung von 675 Menschen in Deutschland[36] und 401 Menschen in Österreich[37] wurden ganz ähnliche Ergebnisse ermittelt: In beiden Ländern wurden etwa 11 Prozent aller Befragten schon einmal in ihrem Leben gestalkt. In den Niederlanden lag diese Zahl bei 16,5 Prozent.[38] Bedenkt man, dass das Stalking über Jahre andauern kann,[39] wird die Bedeutung und vor allem die Bedrohung für die Opfer sehr deutlich.

Fazit

Akuter Stress kann lebensrettend sein, chronischer Stress bringt uns dagegen um. Relevant für das Auslösen von Stress ist nicht das objektiv vorhandene Ausmaß an Unbill, sondern das subjektive Erleben von Kontrollverlust. Gerade weil digitale Informationstechnik mittlerweile in jeden Lebensbereich Eingang gefunden hat und uns in vielfältiger Hinsicht kontrolliert, bereitet sie uns Stress.

Der Begriff »Informationsüberflutung« verschleiert mehr, als er aufdeckt, denn es geht *nicht* um irgendeinen Grenzwert von Informationsmengen, die irgendwann ein von unserem Gehirn vorgegebenes Höchstmaß übersteigen, sondern um das Gefühl, diese Technik nicht mehr im Griff zu haben, sie nicht mehr kontrollieren zu können. Hinzu kommen dann noch die beständige Angst, etwas zu verpassen, und die Befürchtung, den Kontakt zum Netz oder das Gerät, das uns diesen Kontakt ermöglicht, zu verlieren. Mehr zu diesen Ängsten im folgenden Kapitel.

Cybermobbing und Cyberstalking sind kriminelle Handlungen! Sie beeinträchtigen die Lebensqualität der betroffenen meist jungen Menschen massiv und können schlimmstenfalls zum Suizid des Opfers führen.

6. Cyberangst

Angst bewirkt Unsicherheit. Sie übernimmt die Herrschaft über unsere Gedanken und geht oft einher mit körperlichen Symptomen wie Schweißausbrüchen, Herzklopfen (Pulsbeschleunigung), Muskelverspannungen und allgemeinem Unwohlsein, das von Betroffenen oft als »Schwindel« wahrgenommen wird.

Angst tritt in vielfältiger Gestalt und Kombination mit anderen Symptomen auf; sie gehört zu den häufigsten medizinischen Symptomen überhaupt und kommt zudem auch als eigenständiges Störungsbild vor: Etwa 15 Prozent der Menschen leiden mindestens einmal in ihrem Leben an einer Angststörung, wobei Frauen (etwa 21 Prozent) häufiger betroffen sind als Männer (etwa 9 Prozent). Angstlösende Medikamente gehören zu den am häufigsten verschriebenen Arzneimitteln überhaupt.

Menschen werden sicher schon immer Angst empfunden haben, deswegen wird sie auch als Existenziale (d. h. zur menschlichen Existenz gehörig) bezeichnet. In der gegenwärtigen zivilisierten Gesellschaft haben Ängste jedoch so stark zugenommen, dass dies zu Besorgnis Anlass gibt. Warum das so ist, wurde im vorhergehenden Kapitel bereits angedeutet: Wir haben viele Bedrohungen unseres Daseins in einem Ausmaß unter technischer Kontrolle, dass es uns eigentlich so gutgehen müsste wie noch nie. Eines haben wir allerdings nicht mehr unter Kontrolle: die Technik selbst. Sie kontrolliert uns – in jeder Hinsicht: morgens bereits beim Aufstehen, während des Arbeitstags, in der Freizeit und bis zum Schlafengehen. Unsere Privatsphäre steht unter Überwachung, genauso wie die globalen Finanz-, Energie-, Waren- und Informationsströme mittels digitaler Technik unter steter Kontrolle stehen.

Viele unserer Ängste entstehen in sozialen Bezügen. Bei der Betrachtung von Risiken und Nebenwirkungen digitaler Informationstechnik ist daher nicht nur die Hardware (z. B. Smartphones) zu beachten, sondern auch die Software, also die »Angebote« und »Serviceleistungen«, um die es ja eigentlich geht. Hier spielen soziale Online-Netzwerke wie Facebook eine besondere Rolle, weil sie das menschliche Bedürfnis nach Gemeinschaft befriedigen oder zumindest die Illusion vermitteln, dies zu tun. In der Kombination mit mobiler Hardware[1] kann das Bedürfnis nach Gemeinschaft immer und überall befriedigt werden: Unter den derzeit (Stand Januar 2015) insgesamt 1,35 Milliarden Facebook-Nutzern sind 1,1 Milliarden Menschen, die das soziale Netzwerk mittels Smartphone auch mobil aufrufen.[2] Etwa die Hälfte der Facebook-Nutzer tut dies täglich. Man kann daher nur noch schwer die Auswirkungen der einzelnen Komponenten von sozialen Online-Netzwerken unterscheiden; die Frage, ob das Smartphone oder das Internet oder Facebook zu Ängsten führen, ist also im Grunde falsch gestellt. Es ist gerade die Kombination aus zwei Hardware-Komponenten – dem kleinem, tragbaren digitalen Endgerät und dem zunehmend immer und überall zugänglichen Internet – und der ausgefeilten Software zur sozialen Vernetzung, die bereits bestehende soziale Ängste auslöst.

Soziale Ängste

Man könnte meinen, dass die sozialen Online-Netzwerke es gerade schüchternen Menschen erleichtern, eine Brücke zu anderen zu bilden, weil der soziale Kontakt ja nicht mit der gleichen Intensität erfolgt wie beim tatsächlichen Beisammensein. Facebook könnte also für Menschen mit entsprechenden Ängsten so etwas wie »Begegnung light« darstellen.[3] Andererseits ist es aber auch vorstellbar, dass Facebook soziale Ängste verstärkt, insbesondere bei Menschen, die in besonderem Maße unter sozialen Ängsten leiden.

Eine Arbeit mit dem schönen Titel *Face to Face versus Facebook: Führt der Umgang mit den Websites sozialer Netzwerke zu einer Verstärkung oder einer Abschwächung der körperlichen Aufregung bei Menschen mit sozialen Ängsten?*[4] ist genau dieser Frage nachgegangen. Hierzu wurden 26 College-Studentinnen im Alter von 18 bis 20 Jahren zunächst im Hinblick auf ihre sozialen Ängste befragt. Dann wurden am linken Zeige- und Ringfinger der Versuchsperson Elektroden zur Messung der Hautleitfähigkeit als Maß für den Grad der Aufregung angebracht. Die Aufgabe bestand nun darin, sich das Gesicht einer weiblichen Person zu merken. Per Zufall wurden die Teilnehmerinnen in Gruppen aufgeteilt, die eine von zwei Bedingungen im Experiment durchliefen. Bei der ersten Bedingung kam die Person, die es zu memorieren galt, für zwei Minuten in den Raum und saß der Versuchsperson am Tisch gegenüber, ohne sie anzusehen oder mit ihr zu sprechen. Auch die Probandinnen wurden aufgefordert, nicht mit ihr zu kommunizieren (Bedingung: face-to-face) und sich einfach nur das Gesicht der Person zu merken. In der zweiten Experimentalbedingung (Facebook) hatten die Probandinnen Gelegenheit, insgesamt 26 Fotos auf einem Facebook-Account der gleichen Person für zwei Minuten anzusehen, um sich das Gesicht der Person zu merken. Es stellte sich heraus, dass sowohl Angstanflüge als auch Aufregung ausgeprägter waren, wenn der Kontakt zuerst über Facebook und danach real erfolgte, insbesondere bei Probandinnen mit stärkeren sozialen Ängsten (siehe Abb. 6.1).

Die Hypothese, dass ein vor dem realen Kontakt stattfindender Facebook-Kontakt die Angst vor dem tatsächlichen Treffen mindert, wurde damit eindeutig nicht bestätigt. Im Gegenteil: Soziale Angst wird durch vorherigen Kontakt über Facebook nicht abgeschwächt, sondern verstärkt. Mit den Worten der Autoren: »Facebook stellt nicht notwendigerweise eine sanfte Einführung einer Person dar, die zu einer Verminderung der Aufregung führt, wenn man die betreffende Person danach tat-

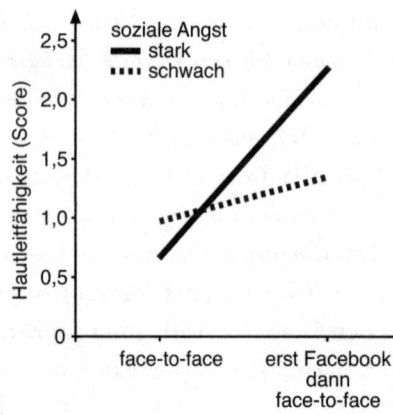

6.1 Ausmaß der Aufregung von Personen mit starken bzw. schwachen sozialen Ängsten in Abhängigkeit davon, ob sie einer Person gegenübersitzen oder sie zuerst in Facebook kennenlernen und ihr dann gegenübersitzen. Facebook-Kontakt vor dem realen Kontakt führt bei sozial ängstlichen Menschen zu signifikant stärkerer Aufregung.[5]

sächlich sieht. Tatsächlich scheint Facebook eher nachteilige Auswirkungen zu haben, insbesondere bei Menschen mit stärkeren sozialen Ängsten.«[6]

Bereits im Jahr 2010 erschien eine Metaanalyse zu Studien aus den Jahren 1998 bis 2008, die sich mit den Auswirkungen digitaler Informationstechnik ganz allgemein auf das Befinden der Menschen beschäftigte. Sie zeigte, dass die Nutzung digitaler Medien und des Internet mit eingeschränktem Wohlbefinden und erkennbarer Depressivität einhergeht.[7] Neuere Studien bestätigen diesen Zusammenhang eindrucksvoll:[8] Eine Studie mit 496 teilnehmenden Studenten zeigte, dass die Intensität der Nutzung des Smartphones mit Angst und diese wiederum mit mangelnder Lebenszufriedenheit in Verbindung steht. Weiterhin wirkt sich die Nutzung des Smartphones negativ auf die akademischen Leistungen aus, und dies wiederum beeinträchtigt die Lebenszufriedenheit.

Eine prospektive Langzeitstudie mit insgesamt 1618 Schülern ermittelte ein 2,5-fach gesteigertes Risiko der Entwicklung einer Depression bei 13- bis 18-jährigen Intensiv-Internet-Nutzern.[9] Man sieht am Beispiel dieser Studien, dass es schwierig ist, die Effekte von Smartphone und Internet für sich zu betrachten. Das wäre etwa so, als wolle man die Effekte von Breite und Länge auf die Fläche einer Tischplatte für sich betrachten. Neben dem Smartphone und der Internet-Nutzung spielen daher soziale Netzwerke wie Facebook, Twitter oder Whatsapp eine wesentliche Rolle bei der Entstehung pathologischer Auswirkungen.

Junge Menschen nutzen das Internet vor allem, um in sozialen Netzwerken unterwegs zu sein. In einer Studie mit 82 knapp 20-Jährigen wurde deshalb der Zusammenhang zwischen der Nutzung von Facebook und dem subjektiven Wohlbefinden mittels des Verfahrens des Time-Sampling untersucht.[10] Hierbei wurden die Probanden über einen Zeitraum von zwei Wochen hinweg fünfmal täglich zu jeweils zufällig gewählten Zeiten per SMS kontaktiert, um das subjektive Wohlbefinden im Augenblick sowie die Lebenszufriedenheit insgesamt zu ermitteln. Zudem wurde gefragt, wie oft die Probanden seit dem letzten SMS-Kontakt Facebook genutzt hatten. Hierbei zeigte sich ein direkter negativer Einfluss der Facebook-Nutzung auf das subjektive Wohlbefinden in der Zeit danach (siehe Abb. 6.2). Ein umgekehrter Einfluss (eingeschränktes Wohlbefinden führt zu mehr Facebook-Nutzung) fand sich nicht. Weitere komplexe Analysen von zusätzlich per Fragebogen erhobenen Daten zeigten insgesamt sehr klar, dass Facebook- bzw. Internet-Nutzung zu Einbußen des Wohlbefindens führt.

Soziale Online-Medien sind also ein »zweischneidiges Schwert«,[12] dies bestätigt auch eine weitere Studie. Bei insgesamt 515 Facebook-Nutzern im Alter von College-Studenten (18 bis 24 Jahre, 55 Prozent weiblich) zeigte sich zum einen, dass empathische soziale Beziehungen das Wohlbefinden der Menschen steigern, sowohl bei Menschen mit neurotischen als auch

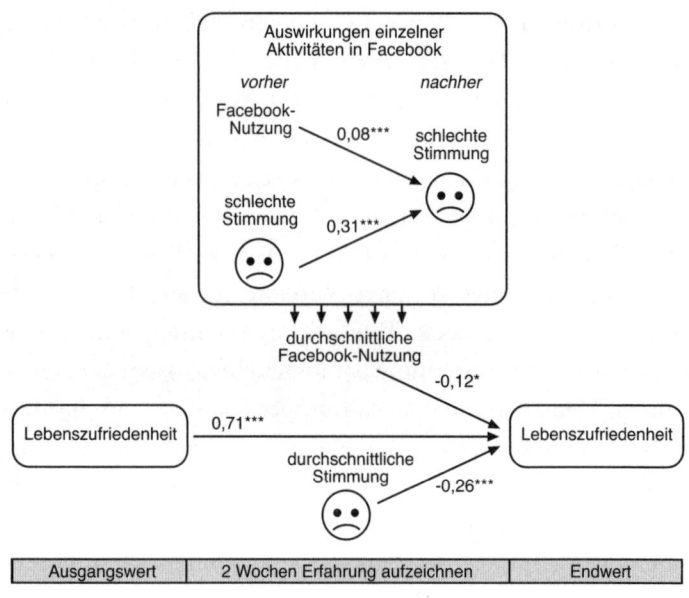

6.2 Die Nutzung von Facebook bewirkt eine schlechtere Stimmung und eine geringere Lebenszufriedenheit.[11]

mit extravertierten Persönlichkeitseigenschaften. Bei häufiger Nutzung führt Facebook jedoch sowohl bei neurotisch als auch bei extravertiert veranlagten Menschen zu einem Ersatz realer Beziehungen durch virtuelle »Freunde«, die das subjektive Wohlbefinden der betreffenden Personen nicht steigern, sondern beeinträchtigen.

Die Daten zeigten zudem Folgendes: Bei geringer Facebook Nutzung findet man eine deutliche Beziehung zwischen Extraversion und empathischen sozialen Fähigkeiten, die mit zunehmender Facebook-Nutzung abnehmen. Beim Persönlichkeitsfaktor Neurotizismus ist das anders: Hier findet man bei geringer Facebook-Nutzung praktisch keinen negativen Effekt des Neurotizismus auf die empathischen sozialen Fähigkeiten, bei starker Facebook-Nutzung ist dieser Effekt jedoch ausgeprägt.

172

Diese Ergebnisse bestätigen damit die der oben bereits erwähnten Studie, dass Facebook keineswegs soziale Beziehungen vereinfacht, insbesondere nicht bei Menschen mit ausgeprägten sozialen Ängsten. »Interessanterweise unterdrückt die Nutzung von Facebook sowohl bei extravertierten als auch bei neurotischen Individuen deren empathische soziale Fähigkeiten. Facebook kann zwar ein gutartiges Werkzeug zur Ergänzung wirklicher Face-to-face-Kontakte sein, sein ausgiebiger Gebrauch führt jedoch wahrscheinlich zum Ersatz von Begegnungen in der realen Welt mit der Folge der Verminderung der Fähigkeit, Empathie für andere zu zeigen«,[13] kommentieren die Autoren ihr Ergebnis und weisen explizit darauf hin, dass es zu den Resultaten bereits vorliegender Studien gut passt.

Nomophobie

Digitale Informationstechnik kann verschiedene Formen der menschlichen Angst verstärken, wie sich an einer Spielart der Trennungsangst gut zeigen lässt, die es so noch vor wenigen Jahren gar nicht gab und die dennoch heute im Leben vieler Menschen eine wichtige Rolle spielt: die Angst, von seinem Smartphone getrennt zu sein bzw. es nicht verwenden zu können.[14] Die Bezeichnung »Trennungsangst« ist dabei durchaus (gewissermaßen auf den zweiten Blick) sinnvoll, geht es doch nicht um die Aufhebung der Nutzungsmöglichkeit irgendeines technischen Geräts, sondern um das Abgeschnittensein von technisch vermittelten Sozialkontakten – also um *Trennung* im eigentlichen psychologischen Sinne des Wortes »Trennungsangst«.

Diese Angst, sein Mobiltelefon nicht zur Verfügung zu haben, wurde bereits im Jahr 2008 vom britischen Meinungsforscher Steward Fox-Mills beschrieben, und es gibt auch schon ein neues Wort dafür: Nomophobie – eine Wortschöpfung aus *no mobile phone* und *Phobie*.[15] Eine Umfrage, an der mehr als 2163 Briten teilnahmen, hatte damals ergeben, dass 53 Prozent von ihnen Angst verspüren, wenn die Batterien oder das Guthaben auf der SIM-Karte sich dem Ende zuneigen, die Verbindung zusammenbricht oder das Telefon verlorengeht.[16]

Etwa jeder Zweite schaltet aufgrund solcher Ängste sein Mobiltelefon nie aus. Nach einem Bericht in *Psychology Today* vom 18. September 2014 sind solche Ängste gerade in den USA sehr stark angestiegen:[17] Zwei Drittel der Nutzer schlafen mit oder neben dem Smartphone (um nichts zu versäumen), ein Drittel hat sich schon während intimer Kontakte an seinem Smartphone gemeldet, ein Fünftel würde lieber ohne Schuhe aus dem Haus gehen als ohne Smartphone, und mehr als die Hälfte kann es einfach nicht ausschalten – bringt also die »Trennung« nicht über sich.

Im Fachblatt *Computers In Human Behavior* diskutierte eine brasilianische Arbeitsgruppe den Fall eines 30-jährigen männlichen Patienten mit Nomophobie, die wahrscheinlich auf einer sozialen Phobie beruhte und auf eine Kombination aus Pharmako- und Psychotherapie ansprach.[18] Eine indische Studie mit 200 teilnehmenden College-Studenten (92 Prozent weiblich) zur Nomophobie hatte bereits im Jahr 2010 eine Häufigkeit von 18,5 Prozent ermittelt.[19] In den USA leiden nach der oben beschriebenen Erhebung aus dem Jahr 2014 zwei Drittel aller Mobiltelefon-Nutzer (66 Prozent) unter Nomophobie.[20] Weil sich die Trennung vom Smartphone (im Vergleich zur Trennung von den Eltern oder dem Partner) relativ einfach experimentell untersuchen lässt, liegen hierzu mittlerweile auch entsprechende Studien vor.

So wurde beispielsweise in einer kontrollierten randomisierten Studie mit 163 teilnehmenden College-Studenten (mittleres Alter: 24,4 Jahre; 80 weiblich) deren Angstniveau nach unerwarteter Trennung von ihrem Smartphone mittels einer weithin gebräuchlichen Zustandsangst-Skala gemessen.[21] Die Studie fand in einem großen Hörsaal ohne Fenster und ohne Uhren statt. Die Studenten wurden zufallsverteilt einer von zwei Bedingungen zugewiesen. Einer Gruppe (n = 79) wurde das Smartphone abgenommen (die Teilnehmer erhielten einen Coupon für die spätere Rückgabe); danach erhielten die Teilnehmer Studienmaterialien zum stillen Durcharbeiten. Die Teilnehmer der anderen Gruppe durften ihr Smartphone behalten, mussten es auf auf »lautlos« schalten und wegstecken, um nicht gestört zu werden. Danach erhielten sie ebenfalls die Materialien zum stillem Durcharbeiten. Den Studenten wurde zuvor gesagt, dass es sich um eine Studie zur Angst bei der Arbeit handele, und entsprechend wurde der momentane Angstzustand insgesamt dreimal im Abstand von zwanzig Minuten gemessen. Hierbei zeigte sich unter beiden Bedingungen (Smartphone abgenommen oder weggelegt) ein Anstieg der Angst über die Zeit (siehe Abb. 6.3). Dieser Anstieg der Angst war beim Einzelnen abhängig davon, wie intensiv das Smartphone im Alltag benutzt wurde. Als man die Versuchspersonen gemäß ihrem Nutzungsverhalten – intensive, mittlere oder geringe Nutzung – in drei Gruppen einteilte, zeigte sich bei den Teilnehmern mit geringer Nutzung

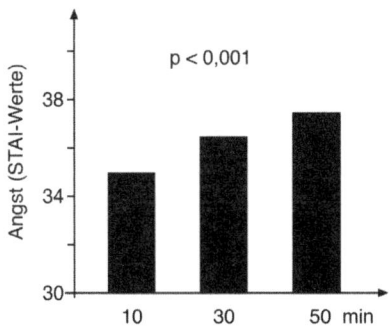

6.3 Angstniveau beim stillen Arbeiten ohne Smartphone im Verlauf von 50 Minuten: Mit zunehmender Zeit ohne Smartphone stieg die Angst hochsignifikant.[22]

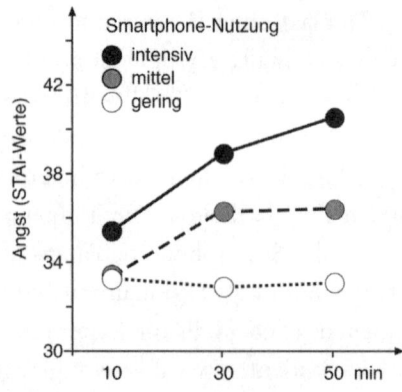

6.4 Angstniveau beim stillen Arbeiten ohne Smartphone im Verlauf von 50 Minuten in Abhängigkeit vom Ausmaß der Nutzung des Smartphones: Je mehr man es nutzt, desto mehr Angst bekommt man, wenn man ohne es auskommen soll (die Interaktion zwischen Nutzung und Angstzunahme war signifikant).[23]

kein Anstieg der Angst, in den anderen beiden Gruppen kam es jedoch zu einem signifikanten Anstieg (siehe Abb. 6.4).

Interessant sind die Smartphone-Besitzer mit mittlerem Nutzungsverhalten; bei ihnen hing der Anstieg der Angst davon ab, ob sie ihr Smartphone weggenommen bekamen (siehe Abb. 6.5) – hier stieg die Angst an – oder ob sie es selbst weggelegt hatten – hier stieg die Angst nicht an.

Wer sein Smartphone also wenig benutzt, dem macht es auch keine Angst, wenn er es mal nicht zur Hand hat. Bei mittlerer Nutzung nimmt die Angst nur zu, wenn das Telefon weggenommen wird, und auch dann steigt sie nach einiger Zeit nicht mehr weiter an. Bei intensiver Nutzung zeigt sich eine deutliche Abhängigkeit vom Smartphone; bereits das Weglegen lässt Angst aufkommen – »aus den Augen« ist damit eben *nicht* »aus dem Sinn«, wie die Autoren ihre Arbeit sinnvollerweise betiteln.[24] So hat der Ausdruck »Trennungsangst« im digitalen Zeitalter eine ganz neue Bedeutung erlangt.

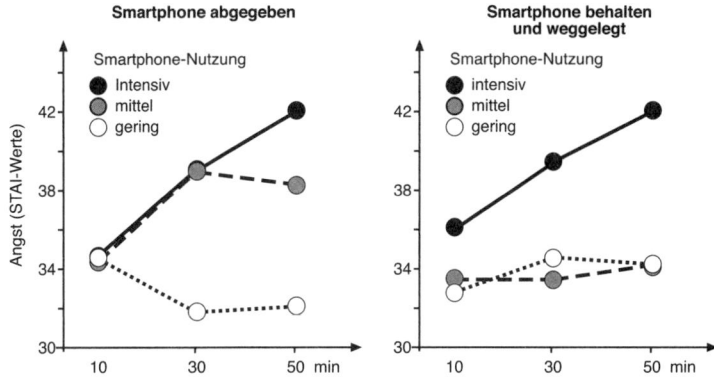

6.5 Angstniveau beim stillen Arbeiten ohne Smartphone im Verlauf von 50 Minuten in Abhängigkeit vom Ausmaß der Nutzung des Smartphones und der Art der »Trennung« vom Smartphone (Wegnehmen versus Weglegen).[25] Die Smartphone-Besitzer mit mittlerem Nutzungsverhalten (graue Punkte) zeigten nur dann zunehmende Angst, wenn man ihnen ihr Smartphone abgenommen hatte.

FoMO

Die Angst, etwas zu verpassen, wird mittlerweile auch im deutschsprachigen Raum[26] mit dem Akronym *FoMO* (engl. für *Fear of Missing Out*) bezeichnet. Dieses Phänomen ist keineswegs neu, denn schon immer hatten Menschen zuweilen das Gefühl, nicht dabei zu sein und etwas zu versäumen. Seitdem es jedoch soziale Netzwerke gibt, in denen immerfort Millionen von Menschen irgendetwas tun und darüber berichten, nimmt diese Angst enorm zu. Zwei amerikanische Wissenschaftler, die eine Studie mit 1270 teilnehmenden Erwachsenen und 110 Teenagern durchgeführt haben, beschreiben diesen Trend folgendermaßen: »Heutzutage sind wir mehr als jemals zuvor dem, was andere tun, ausgesetzt, und wir sind sehr unsicher, ob wir bezüglich unseres Handelns oder auch unseres aktuellen Aufenthaltsorts die richtige Wahl getroffen haben – und diese Unsicherheit kann während längerer Phasen unseres Lebens bestehen. [...] Wir hatten immer schon die Angst, etwas zu verpassen, aber mit dem Aufkommen von ortsbezogenen sozialen Medien, die in real-time laufen, explodiert diese Angst gerade.«[27] Die beiden Wissenschaftler fanden unter anderem heraus, dass jüngere Menschen stärker betroffen sind als ältere, Männer stärker als Frauen und unzufriedene, mit Selbstzweifeln geplagte Menschen stärker als zufriedene, selbstsichere.

Dass vor allem junge Menschen betroffen sind und Männer eher als Frauen lässt sich aus evolutionärer Sicht leicht verstehen: Bei jüngeren Menschen ist der Sexualtrieb stärker ausgeprägt als bei älteren, und Männer, die zwanghaft »keine Gelegenheit« versäumen möchten, haben langfristig mehr Nachkommen. Die maximal mögliche Anzahl der Nachkommen von Frauen ist deutlich geringer als die von Männern; sie ist zudem in geringerem Maße von Gelegenheiten oder deren Fehlen abhängig, sondern vielmehr von den der Frau zur Verfügung stehenden materiellen und sozialen Ressourcen. Der Reproduktionserfolg von Frauen hängt somit nicht davon ab, ob sie zuweilen eine »Gelegenheit verpassen« oder nicht.

Eine weitere von *MyLife.com* veranlasste und von *Harris Interactive* durchgeführte Internet-basierte Umfrage mit 2084 teilnehmenden amerikanischen Erwachsenen ergab, dass 56 Prozent der Nutzer von sozialen Medien wie Facebook an *FoMO* leiden.[28] Gut ein Viertel (27 Prozent) der Nutzer besucht Facebook direkt nach dem Aufwachen, und mehr als die Hälfte (52 Prozent) gibt an, demnächst einmal »Ferien« von sozialen Medien machen zu wollen. Nicht wenige (42 Prozent aller Nutzer) sind in mehreren sozialen Netzwerken unterwegs, insbesondere die Jüngeren (61 Prozent der 18- bis 34-Jährigen). 3 Prozent der Befragten würden lieber auf Sex verzichten als auf soziale Netzwerke (was sich unter den oben diskutierten evolutionären Gesichtspunkten kaum mehr verstehen lässt, aber einen deutlichen Hinweis auf die Suchtkomponente des Verhaltens gibt). Bedenkt man, dass die intensive Nutzung von Smartphones (und damit von Facebook) gemäß einer amerikanischen Studie mit gesteigerter Impulsivität und einer ausgeprägteren materialistischen Einstellung einhergeht,[29] passen diese Ergebnisse in ein insgesamt sehr ungünstiges Gesamtbild der unsozialen Konsequenzen sozialer Netzwerke.

Dass die Angst, etwas zu verpassen, zu einem Teil unserer Lebenswelt geworden ist –»im Mainstream angekommen«, wie man heute gerne sagt –, bemerkt man u. a. daran, dass sie in der Werbung eingesetzt wird.[30] Die im Jahr 2009 gestartete Kampagne *Be There* des Wodka-Herstellers Smirnoff spielt mit ihren Partys in verlassenen Untergrundbahn-Tunneln, über die dann tausendfach medial berichtet wird, gezielt mit dem Drang, keinesfalls etwas Tolles zu verpassen. Ebenso die Werbekampagne *Sunrise belongs to moderate drinkers* (Start: 2011) des Bierkonzerns Heineken, der für verantwortliches, moderates Trinken mit der Angst wirbt, etwas zu verpassen (und nicht etwa mit den gesundheitlichen Nachteilen übermäßigen Trinkens argumentiert). Wer zu viel trinkt, verpasst den Morgen mit dem hübschen Mädchen: »Heinekens Kampagne *Der Sonnenaufgang* zielt auf die Unterstützung verantwortlichen Verhaltens ab, indem sie zeigt, dass verantwortliche Trinker mehr von ihrer Nacht haben. Das Video zeigt einen Mann, der Wasser trinkt statt Heineken und deshalb wach und klar bleibt, während die anderen um ihn herum exzessiv trinken und wegschlafen. Am Ende ist er dann derjenige, der das Mädchen bekommt«, beschreibt eine Marketing-Website[31] (*Sustainable Brands* 2011) die Kampagne und das Video,[32] mit dem Millionen Menschen erreicht wurden.

Auch Apple bedient mit seiner App *Facetime* die Ängste ferner Familienmitglieder, die Entwicklung ihres Enkels zu verpassen, und Duracell bewirbt sein Handy-Ladegerät mit dem Slogan *Stay in charge,* der die Inhalte »Verantwortung haben«

und »immer aufgeladen sein« in einer Klarheit und Knappheit verbindet, wie das nur Werbetexter hinbekommen.[33] Auch die Medien haben den Zeitgeist erfasst, von der AT&T-Kampagne *Don't be left behind* für schnelles Internet bis zum ZEIT-Titel *Anschluss verpasst,* der für das Gleiche wirbt, ohne sich als Angstmache oder gar als Werbung erkennen zu geben.

Wie real diese Ängste, etwas zu verpassen, sind, zeigen auch die Erfahrungen derer, die (z. B. im Rahmen studentischer Selbsterfahrungsseminare) ganz praktische Perioden (z. B. eine Woche) freiwilliger Handy-Deprivation von ihren Studenten fordern (vgl. hierzu auch Kapitel 13). War dies bis vor etwa zehn Jahren noch kaum ein Problem, klappt das heute in aller Regel gar nicht mehr. Dies zeigte auch eine österreichische Studie mit 64 teilnehmenden Studenten im Alter von 19 bis 28 Jahren (30 davon weiblich). Die Teilnehmer sollten für 15 Tage (also 360 Stunden) auf Fernsehen, Internet oder die Nutzung ihres Mobiltelefons verzichten.[34] Nur einem einzigen Teilnehmer gelang dies tatsächlich! Wie Abbildung 6.6 klar zeigt, ist es am leichtesten, auf das Fernsehen zu verzichten, am schwersten tun sich Probanden hingegen mit dem Verzicht auf das Handy.

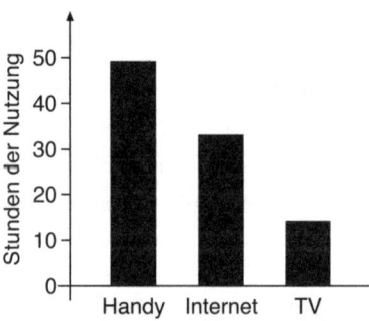

6.6 Medienverzicht fällt schwer. Diese Grafik verzeichnet die Anzahl der Stunden, die die Probanden durchschnittlich mit dem Medium zubrachten, obwohl die Nutzung für 15 Tage (360 Stunden) unterbleiben sollte.[35]

Die Angst, etwas zu verpassen, ist also durchaus real. Worum genau handelt es sich? *Fomotiker* (ein neues Wort für diejenigen, die an *FoMO* leiden, analog zu »Neurotiker«) fürchten ständig, falsche Lebensentscheidungen zu fällen, und verpassen vor lauter Überlegen, was sie tun sollten, die besten Erfahrungen. Beständige innere Unruhe, Hetzen von Ereignis zu Ereignis, der ständige Blick auf die Uhr und die Sorge, man könnte woanders etwas verpassen, sowie die Einbuße der Fähigkeit, Dinge zu genießen, gehören zu den charakteristischen Symptomen. Man sollte dies nicht zu leichtnehmen, denn weitere Folgen sind Konzentrationsprobleme beim Lernen oder Arbeiten durch ständige Ablenkungen und Unterbrechungen sowie Gefährdungen des Straßenverkehrs. Dies wurde mittlerweile nicht nur beschrieben[36], sondern auch empirisch untersucht.

Vor zwei Jahren wurde der erste Fragebogen zur Angst, etwas zu verpassen – *Fear of Missing Out Scale (FoMOs)* –, anhand einer internationalen Stichprobe mit 1013 teilnehmenden Personen im Alter von 18 bis 62 Jahren (341 weiblich, Durchschnittsalter 28,5 Jahre) entwickelt. [37] Die folgenden Befürchtungen sollten auf einer Skala von 1 (»trifft überhaupt nicht für mich zu«), bis 5 (»trifft extrem gut für mich zu«) bewertet werden.

Anhand dieses Fragebogens machten die Wissenschaftler dann eine für Großbritannien repräsentative Stichprobe mit 2079 teilnehmenden Erwachsenen im Alter von 22 bis 65 Jahren (1039 weiblich, Durchschnittsalter 43,2 Jahre). Zugleich wurden der Grad der Nutzung sozialer Medien und eine Reihe weiterer demographischer und psychologischer Merkmale zur Bedürfnisbefriedigung, Lebenszufriedenheit und Stimmung erfasst. Es zeigten sich hierbei letztlich die bereits bekannten Ergebnisse: Jüngere Männer haben eher Angst, etwas zu verpassen. Ältere Menschen verbringen insgesamt weniger Zeit mit sozialen Medien und sind zufriedener sowohl im Hinblick auf die Befriedigung ihrer Bedürfnisse als auch mit ihrem Leben insgesamt.

Tabelle 6.1 Fragebogen zur Angst, etwas zu verpassen

1	Ich fürchte, andere machen mehr wertvolle Erfahrungen als ich.
2	Ich fürchte, meine Freunde haben mehr wertvolle Erfahrungen als ich.
3	Es beunruhigt mich, wenn ich erfahre, dass meine Freunde ohne mich Spaß haben.
4	Ich werde ängstlich, wenn ich nicht weiß, was meine Freunde vorhaben.
5	Es ist wichtig, dass ich die Witze meiner Freunde verstehe.
6	Manchmal frage ich mich, ob ich nicht zu viel Zeit damit verbringe, herauszufinden, was gerade los ist.
7	Es ärgert mich, wenn ich eine Gelegenheit verpasse, meine Freunde zu treffen.
8	Wenn es mir gerade gutgeht, ist es für mich wichtig, Einzelheiten darüber online mitzuteilen (z. B. meinen Status upzudaten).
9	Wenn ich ein geplantes Treffen verpasse, ärgert mich das.
10	Auch wenn ich in Urlaub gehe, verfolge ich weiter, was meine Freunde so treiben.

Von Bedeutung sind die folgenden weiteren Ergebnisse, die sich auch dann zeigen, wenn man das Alter und Geschlecht der Personen berücksichtigt: Die Angst, etwas zu verpassen, geht einher mit einer stärkeren Nutzung sozialer Medien, mit schlechterer Stimmung und mit geringerer Lebenszufriedenheit. Weiterhin zeigen die Daten, dass die negativen Auswirkungen der Nutzung sozialer Medien auf die Stimmung und die Zufriedenheit durch die Angst, etwas zu verpassen, vermittelt sind.

In einer dritten Studie mit 87 teilnehmenden College-Studenten im ersten Studienjahr (67 weiblich, Durchschnittsalter

20 Jahre) wurden die Auswirkungen der Angst, etwas zu verpassen, auf deren Alltagsleben untersucht. Hierbei zeigte sich erneut der Zusammenhang zwischen der Intensität der Nutzungsgrad sozialer Medien und Angstzuständen. Die Angst, etwas zu verpassen, bewirkt, dass man direkt nach dem Aufstehen oder vor dem Zubettgehen sowie während der Mahlzeiten soziale Medien nutzt. Sie ist sowohl mit positiven als auch mit negativen Emotionen verbunden, es sind also »gemischte Gefühle«.[38]

Tabelle 6.2 Tödliche Verkehrsunfälle, Fahrer und Unfalltote
in den USA im Jahr 2012[39]

	Unfälle	Beteiligte Fahrer	Tote
Gesamt	30 800	45 337	33 561
ablenkungsbedingt	3050 (10 Prozent aller Unfälle)	3119 (7 Prozent aller Fahrer)	3328 (10 Prozent aller Unfalltoten
Mobiltelefon-Nutzung	378 (12 Prozent aller ablenkungsbedingten Unfälle)	394 (13 Prozent aller abgelenkten Fahrer)	415 (12 Prozent aller Toten durch ablenkungsbedingte Unfälle

Ganz praktische Bedeutung haben die Befunde, dass die Angst, etwas zu verpassen, auch mit Ablenkung sowohl beim Studieren (Facebook-Nutzung während der Vorlesungen) als auch beim Autofahren (Telefonieren, Schreiben und Lesen von SMS und E-Mails) in Zusammenhang steht. So wundert es auch nicht, dass nach Angaben der nationalen Verkehrssicherheitsbehörde der USA (NHTSA) 12 Prozent aller Unfalltoten im Rahmen ablenkungsbedingter Unfälle auf das Konto von Smartphone-Nutzung gehen (siehe Tabelle 6.2). Zu den 415 bei Verkehrsunfällen aufgrund von Mobiltelefon-Nutzung zu Tode gekommenen Personen kommen im gleichen Jahr noch etwa 28000 Verletzte hinzu.[40] Damit wären die Diagnose und die unerwünschten Folgeerscheinungen der neuen Krankheit *FoMO* umrissen. Die Therapie besteht im Wesentlichen in der Erkenntnis, was die schädlichen Auswirkungen sozialer Medien betrifft, Selbstbeherrschung und daraus resultierendem konsequenten Medienverzicht. »I am not yet ready for that!«, bemerken hierzu viele Betroffene. Es ist für sehr viele Menschen eine immense Herausforderung, das Smartphone wirklich einmal – und sei es nur für eine Stunde pro Woche – abzuschalten.[41]

Empathie versus Angst

Menschen mit sozialen Ängsten ziehen sich zurück, gehen nicht auf andere Menschen zu, weil sie befürchten, dass sie zurückgewiesen oder bloßgestellt werden. Und weil sie wegen ihrer Befürchtungen Kontakte vermeiden, haben sie immer weniger Gelegenheit, im sozialen Bereich zu lernen und neue Freunde zu finden. Je einsamer diese Menschen werden, desto mehr verkümmern ihre sozialen Fähigkeiten und desto eher drohen sie noch einsamer zu werden. Noch mehr Angst, Einsamkeit, und im weiteren Verlauf ein schwindendes Selbstwertgefühl sowie eine Depression sind oft die Folgen.

Die Gedanken von angsterfüllten Menschen drehen sich vor allem um die eigene Person und ihre Befindlichkeit. »Ich brauche mehr Zeit für mich«, hört man diese Menschen dauernd sagen. Sie wissen offenbar nicht, dass die für und mit sich selbst verbrachte Zeit nicht zwingend glücklich macht.[42] Mitmenschen werden grundsätzlich als bedrohlich erlebt und damit nicht als diejenigen gesehen, die sie tatsächlich sind.

Hier hilft nur Empathie! Wer sich in einen anderen Menschen einfühlen kann, für den ist der andere weder eine Quelle der Unsicherheit noch eine Bedrohung. Empathie ist das Gegenteil vom In-sich-gekehrt-Sein, vom Grübeln über die eigenen Probleme, Ängste und Befindlichkeiten. Einem empathischen Menschen fällt es leicht, sich anderen zuzuwenden, da er viele Erlebnisse mit anderen teilt, sie ihm vertraut sind und er sie versteht.

Die Gedanken und Gefühle eines anderen Menschen zu erkennen und zu verstehen gehört – ähnlich wie das Laufen oder das Sprechen – zu den Fähigkeiten, über die wir selten nachdenken. Wir können es einfach! Den wenigsten Menschen ist klar, wie kompliziert die Sache eigentlich ist. Unsere Mimik, Gestik, unser Gang und unsere gesamte Körperhaltung drücken aus, wie es uns geht. Man kann experimentell zeigen, dass wir die entsprechenden Signale sehr rasch verarbeiten, ohne bewusst darüber nachzudenken. Wer einen Waldlauf macht, der berechnet ja auch nicht für jeden Augenblick die Stellung seiner Füße, springt über Steine oder Wurzeln, sondern gleicht Unebenheiten des Bodens automatisch aus. Und wer denkt schon beim Sprechen an Grammatik?

Dabei haben wir alle mit viel Zeitaufwand das Laufen, das Sprechen und auch die empathische Zuwendung zu anderen gelernt! Wenn man laufen lernt, muss man immer wieder versuchen, auf den eigenen zwei Beinen zu stehen; man muss ausprobieren, welche Muskeln wann und wie stark angespannt werden müssen, um nicht umzufallen. Das haben wir alle durch viele Versuche und »Plumpser« gelernt. Hängengeblieben sind dabei nicht Erinnerungen an einzelne Stürze, sondern etwas viel Wichtigeres: wie man ganz allgemein und in jeder Situation auf zwei Beinen stehen bleibt.

Um richtig zu sprechen, lernt man nicht nur Tausende Wörter, sondern sehr viele Regeln, wie diese zu gebrauchen sind. Zum Beispiel die, dass der Schutzmann nicht umzufahren, sondern zu umfahren ist, weil im Deutschen das Halbpräfix »um« – je nach Betonung – fest (unbetont) und unfest (betont) vorkommen kann. Wenn es fest wie die unbetonten Präfixe »ver«, »be«, »ent«, »er« und »zer« gebraucht wird, dann ist es untrennbar mit dem Verb verbunden – jegliche Trennung ist um*gangen*. Ist »um« dagegen betont, muss mit dem Präfix anders *um*gegangen werden: Jetzt wird *um*gedacht und entsprechend der Schutzmann verbotenerweise auch *um*gefahren. Ob Sie es nun glauben oder nicht: Regeln wie diese haben Sie zu Hunderten lange vor dem Schuleintritt gelernt, wie Sie auch laufen gelernt haben: Sie können das, ohne diese Regeln explizit zu wissen.

Weil wir viele erlernte Fähigkeiten unbewusst einsetzen, neigen wir dazu, den Lernprozess nur wenig oder gar nicht zu beachten. Ganz offensichtlich geschieht es ja ohnehin »automatisch«. Diese Ansicht ist falsch, denn wenn ein junger Mensch keine Möglichkeit hat, seine Beine zu gebrauchen, dann lernt er das Laufen nicht. Und wenn mit einem jungen Menschen nicht gesprochen wird, dann lernt er eben nicht sprechen. Nicht anders verhält es sich bei der Empathie: Man muss lernen, was Mimik und Gestik über das Innere eines Menschen aussagen, um sich in ihn hineinzuversetzen und die Welt mit den Augen des anderen zu sehen. Dazu muss man mit anderen Umgang pflegen.

Die Muttersprache lernt man nicht, indem man Bücher liest! Dieses Medium ist ungeeignet zum Erlernen der Sprache, weil man schon sprechen können muss, um lesen zu lernen, und dadurch mit Büchern überhaupt erst etwas anfangen kann. Wer jedoch lesen kann, der kann auch schriftlich kommunizieren, wenn er das möchte, und auf das Sprechen weitgehend verzichten. Dies erscheint vollkommen trivial und ist jedem Menschen ohne weiteres klar. Man lernt erst sprechen, dann das Kommunizieren mittels des Mediums der Schrift, und dann könnte man sogar das Sprechen wieder ganz seinlassen. Niemand würde jedoch einen Goethe in den Kinderwagen legen und still das Beste für die Sprachentwicklung des Säuglings hoffen! Wir wissen mittlerweile auch, dass andere Medien wie Fernsehen oder DVDs die Sprachentwicklung von Babys nicht fördern.[43] Beim sozialen Lernen hingegen verhalten wir uns mittlerweile jedoch fast so, als würden wir beim Spracherwerb auf das Reden verzichten: Acht- bis zwölfjährige Mädchen haben gemäß einer amerikanischen Studie täglich zwei Stunden Kontakt mit anderen Mädchen, verbringen aber sieben Stunden täglich in Facebook. Mit diesem sozialen Online-Netzwerk mag man durchaus als Erwachsener seine Kontakte pflegen und verwalten, lernen kann man reales Sozialverhalten mit diesem Medium jedoch nicht. Wenn man mittels Bildschirm und Tastatur kommuniziert, lernt man nicht, wie man Mimik, Gestik oder Sprachmelodie im Hinblick auf die übermittelten Affekte decodiert, man lernt nicht, sich unmittelbar einzufühlen. Kurz: Man lernt nicht die empathische Hinwendung. Medien – Mikrophone und Kameras sowie Lautsprecher und Bildschirme – können dazu dienen, soziale Kontakte aufrechtzuerhalten; sie können sie auch (zumindest teilweise) ersetzen – aber erst dann und nur dann, wenn man Sozialverhalten schon gelernt hat! Zu sozialem Lernen taugen Medien nicht. Hierzu bedarf es der realen Kontakte. Dass dies so ist, zeigen die Daten der beiden größten Längsschnittstudien zur Entwicklung von Menschen, die es weltweit zu diesem Sachverhalt gibt. Wertet man sie entsprechend aus, so zeigt sich, dass die Nutzung von Bildschirmmedien in Kindheit und Jugend deutlich negativ mit der empathischen Hinwendung zu Eltern und Freunden zusammenhängt.[44] Aus diesem Grund ist der mittlerweile sogar bei sechsjährigen Kindern schon übliche Gebrauch von Facebook[45] so ungemein schädlich für die Entwicklung der Fähigkeit zur Empathie.

Facebook als Katastrophenhilfe

Ist die in diesem Kapitel dokumentierte Sicht der Dinge nicht zu pessimistisch? Gibt es nicht auch positive Aspekte sozialer Online-Medien? Selbstverständlich! Erwachsene können sie durchaus sinnvoll nutzen, um ihre Kontakte zu pflegen, vor allem in Notsituationen. Betrachten wir beispielhaft ein paar Studien, die positive Aspekte der Nutzung sozialer Online-Medien gezeigt haben.

Im Jahr 2010 wurden in den zwei Tagen nach dem verheerenden Erdbeben in Haiti dem Amerikanischen Roten Kreuz via SMS mehr als 5 Millionen Dollar gespendet. Unmittelbar nach dem Beben hatte die Weltbevölkerung vor allem über soziale Online-Medien wie *MySpace* und *Facebook* von der Katastrophe erfahren. »Indem die betroffenen Menschen ihre Hilflosigkeit durch Kontrolle und Würde sowie durch persönliche und kollektive Verantwortung überwinden, nimmt ihre Widerstandskraft zu«, kommentieren zwei amerikanische Wissenschaftler die positiven Effekte von sozialen Online-Medien nach Katastrophen.[46] Es können jedoch auch Gerüchte verbreitet, die Privatsphäre von Menschen verletzt und kriminelle Handlungen erleichtert werden, wenn Informationen ohne jegliche Kontrolle von jedem in die Welt gesetzt werden, gerade auch im Rahmen von großen Katastrophen.

Die vielleicht eindrucksvollste Studie wurde mit 890 Überlebenden der Erdbebenkatastrophe am frühen Morgen des 6. April 2009 in L'Aquila, der Hauptstadt der italienischen Region Abruzzen, durchgeführt.[47] Das Erdbeben der Stärke 6,3 auf der Richter-Skala war mit 308 Todesopfern und mehr als 2000 Schwerverletzten die größte Naturkatastrophe in Italien nach dem Erdbeben in Friaul am 6. Mai 1976. 55 000 der 70 000 Einwohner von L'Aquila waren danach obdachlos; der Schaden wurde von der italienischen Regierung mit 10 Milliarden Euro beziffert. Drei Jahre nach der Katastrophe war erst die Hälfte der Menschen in ihre Häuser zurückgekehrt. 15 000 Menschen lebten noch immer in Provisorien, und der Rest verteilte sich auf die Umgebung in einem Radius von 15 Kilometern. »Die Demontage der persönlichen, familiären, beruflichen und freundschaftlichen Beziehungen führte zu einer Zerstörung der sozialen Struktur der Stadt«, beschreiben die Autoren der Studie die Situation,[48] in der viele Menschen täglich zu sozialen Online-Medien griffen, um Sozialkontakte, die zuvor nachbarschaftlich gelebt worden waren, aufrechtzuerhalten oder neue Kontakte zu knüpfen.

Die Autoren untersuchten im Jahr 2013 etwa 3 Prozent der Bevölkerung von L'Aquila im Alter von 25 bis 54 Jahren (entsprechend damals knapp 30 000 Einwohner in diesem Altersbereich). Man wählte Menschen aus dieser Altersgruppe ganz bewusst, da diese aktiv im Leben stehen, sich oft um jüngere und ältere Menschen kümmern und von einer moderaten Nutzung sozialer Online-Medien auszugehen war. Man wollte ja Nutzer mit Nicht-Nutzern vergleichen. Bei den unter 25-Jährigen hätte man geringe Chancen gehabt, Nicht-Nutzer zu finden, und bei den über 54-Jährigen hätte man das umgekehrte Problem gehabt.

Von den zunächst zufällig ausgewählten 890 Personen nahmen 806 (383 Frauen und 423 Männer) an der weiteren Untersuchung teil, bei der mittels eines standardisierten Interviews sowohl das Vorliegen einer Depression (»unwahrscheinlich« versus »wahrscheinlich«) als auch einer posttraumatischen Belastungsstörung (*Post Traumatic Stress Disorder,* PTSD, »unwahrscheinlich« versus »mäßig bis schwer betroffen«) sowie die Nutzung von Facebook erfragt wurde. Erfolgte diese Nutzung während der letzten zwei Jahre für mehr als eine Stunde täglich, wurden die Teilnehmer als Nutzer klassifiziert, was bei gut 50 Prozent der Personen (416; davon 195 Frauen und 221 Männer) der Fall war. Wie sich zeigte, waren 20,5 Prozent der Männer und 36,0 Prozent der Frauen als wahrscheinlich depressiv eingestuft. Mäßig bis schwer betroffen von einer posttraumati-

189

schen Belastungsstörung waren 34,2 Prozent der Frauen und 27,9 Prozent der Männer.

Teilte man alle Personen nach ihrer Nutzung von Facebook in Nutzer und Nicht-Nutzer ein, so zeigte sich, dass Facebook einen Schutzfaktor sowohl für das Vorliegen einer Depression als auch einer posttraumatischen Belastungsstörung darstellte: Bei den Nutzern litten nur 10,8 Prozent unter einer Depression (Nicht-Nutzer: 44,3 Prozent) bzw. 20,9 Prozent unter einer posttraumatischen Belastungsstörung (Nicht-Nutzer: 41,5 Prozent; die Unterschiede waren beide mit $p < 0,0001$ hochsignifikant). Auch wenn man demographische Variablen, wie Alter, Geschlecht oder Arbeitslosigkeit statistisch berücksichtigte, blieb der Einfluss der Facebook-Nutzung bestehen, wie Tabelle 6.3 zeigt. Vergleicht man die Stärke dieses Effekts mit den Auswirkungen demographischer Einflüsse, die zum Teil aus anderen wissenschaftlichen Studien schon gut bekannt sind, so ist die Stärke des beschützenden Effekts der Facebook-Nutzung in der Tat beeindruckend.

Man sieht, dass die Facebook-Nutzung die Wahrscheinlichkeit des Auftretens sowohl einer Depression als auch einer posttraumatischen Belastungsstörung halbiert. Man sieht auch, dass Männer vor einer Depression in gleicher Stärke gefeit sind, nicht jedoch vor einer posttraumatischen Belastungsstörung (der Unterschied der beiden Wahrscheinlichkeiten 1,00 und 0,91 ist nicht signifikant), und dass ältere Menschen schwerer betroffen sind als jüngere.

Interessant ist darüber hinaus der krank machende Effekt von Arbeitslosigkeit (sowohl für Depression als auch für PTSD) als auch die Tatsache, dass ein fester Wohnsitz im Gegensatz zu einer provisorischen Unterkunft die Wahrscheinlichkeit des Auftretens einer Depression nahezu halbiert, an der Wahrscheinlichkeit einer posttraumatischen Belastungsstörung jedoch nichts ändert.

Tabelle 6.3 Wahrscheinlichkeiten des Auftretens einer Depression oder einer posttraumatischen Belastungsstörung in Abhängigkeit von der Facebook-Nutzung und anderen Einflussfaktoren. Ein Wert von 1 bedeutet dabei, dass sich die Wahrscheinlichkeit nicht ändert, Werte kleiner als 1 zeigen eine entsprechende Verringerung, Werte größer als 1 eine Erhöhung der Wahrscheinlichkeit an. Die jeweils obere der beiden möglichen Antwortkategorien wurde als Referenz verwendet, d. h., ihre Wahrscheinlichkeit = 1 gesetzt.

	Depression	PTSD
Facebook		
Nicht-Nutzer	1,00	1,00
Nutzer	0,50	0,47
Unterschied	p<0,029	p<0,010
Geschlecht		
weiblich	1,00	1,00
männlich	0,50	0,91
Unterschied	p<0,001	(nicht signifikant)
Alter		
25–44 Jahre	1,00	1,00
45–54 Jahre	1,22	1,12
Unterschied	p<0,001	p=0,045
Arbeit		
arbeitslos	1.00	1,00
nicht arbeitslos	0,37	0,53
Unterschied	p<0,001	p=0,022
Wohnsituation		
provisorisch	1.00	1,00
Wohnsitz	0,53	1,01
Unterschied	p=0,04	(nicht signifikant)
(Signifikanz)		

Wie passen diese Befunde zu den oben beschriebenen klaren negativen Auswirkungen sozialer Online-Netzwerke? Ganz einfach: Was im Notfall gut sein kann, muss deswegen noch lange nicht im Normalfall gesund sein! Betrachten wir dazu ein einfaches Beispiel: Nach einer Schiffskatastrophe werden Sie auf eine einsame, karge Insel verschlagen. Es gibt etwas Regenwasser, aber Sie sind kurz vor dem Verhungern. Da wird plötzlich von den Wellen eine große Dose mit 5 Litern Schlagsahne angespült, in die Sie mit einem spitzen Stein ein Loch bohren. Sie leben dadurch eine Woche länger, und der Zufall will es, dass Sie während dieser Zeit durch Suchtrupps gefunden und gerettet werden. Die Schlagsahne hat Ihnen das Leben gerettet! Ist Schlagsahne deshalb gesund?

Fazit

Die Dosis macht das Gift. Sinnvoll eingesetzt, kann digitale Informationstechnik uns das Leben sehr erleichtern und im extremen Fall sogar Krankheiten verhindern oder Leben retten. Dies erlaubt jedoch nicht die Schlussfolgerung, dass sich digitale Informationstechnik grundsätzlich positiv auf unser Leben auswirkt. Im Gegenteil: Wo immer es Wirkungen gibt, gibt es auch Risiken und Nebenwirkungen.

Diese betreffen in ganz besonderer Weise eine Grundform menschlicher Erfahrungen: die Angst. Aber warum führen Medienangebote, die auf unser nahezu unstillbares Bedürfnis nach Sozialkontakten eingehen, zu Ängsten – und insbesondere zu sozialen Ängsten? Wie in diesem Kapitel aufgezeigt, sind die Gründe hierfür vielschichtig.

Facebook ist nicht eine Art »Sozialkontakt light« und daher auch nicht geeignet für Menschen mit sozialen Ängsten. Soziale Ängste werden durch Facebook nicht gemindert, sondern verstärkt, wie eine Reihe entsprechender Studien zeigen konnte. Menschen mit sozialen Ängsten können nicht in einer ersten Phase im Schutz der Anonymität des Internet Kontakte knüpfen und später darauf aufbauend reale Kontakte angstfreier erleben. Diese Meinung wurde empirisch als frommer Wunsch enttarnt.

Insbesondere vor dem Hintergrund, dass Sozialverhalten erst gelernt werden muss und dass dieses Lernen nur durch reale Sozialkontakte erfolgen kann – nicht hingegen durch medial vermittelte –, erhält diese Erkenntnis ihre besondere Bedeutung: Man muss zwischen der Facebook-Nutzung durch Kinder und Heranwachsende einerseits und durch Erwachsene andererseits klar trennen. Junge Menschen können Sozialverhalten nicht am Bildschirm lernen. Erst wenn sie es im zwischenmenschlichen Beisammensein gelernt haben, können sie ihre sozialen Beziehungen auch medial vermittelt gestalten.

Zudem gilt: Was in Notfällen Leben retten kann, ist im Alltag nicht zwingend förderlich. Insofern sind die positiven Auswirkungen sozialer Online-Medien bei Katastrophen kein Beleg dafür, dass sie sich grundsätzlich positiv auf unser Leben auswirken. Im normalen Alltag ist das Gegenteil vielmehr wahrscheinlich, und tatsächlich zeigt sich, dass die Nutzung von Facebook das Risiko erhöht, sich einsam, depressiv und unzufrieden zu fühlen.

Aber waren die frühen Facebook-Nutzer nicht besonders soziale Wesen? Ja, so wie die meisten frühen Computer-Nutzer auch nicht denkfaul waren, sondern ganz im Gegenteil sehr neugierig und gescheit. Die ersten Autofahrer fuhren auch sehr behutsam und umsichtig, denn sie reparierten alle Schäden ja ohnehin selbst. Erst als Massenphänomen brauchte das Auto eine Straßenverkehrsordnung, und erst als Haushaltsgegenstand mit Spielesoftware wurden Computer für Kinder zu einer Bedrohung ihrer geistigen Entwicklung. Nicht anders ergeht es uns mit sozialen Online-Medien. Erst mit dem zunehmenden

Ersatz eines großen Teils unserer sozialen Kontakte durch medial vermittelte entfalten die sozialen Medien ihre verheerenden Wirkungen auf die Entwicklung von Empathie bei jungen Menschen.

7. Cyberchondrie

In der Medizin unterscheidet man die unerwünschten Auswirkungen eines Medikaments (Nebenwirkungen) von den unerwünschten Wirkungen, die sich einstellen können, wenn man zwei (oder noch mehr) Medikamente zugleich einnimmt. In diesem Fall spricht man von Wechselwirkungen. Medikament A wirkt und ist gut verträglich, Medikament B auch, aber beide Medikamente zusammen eingenommen wirken schlecht oder haben sehr negative Auswirkungen. Streng genommen handelt es sich bei der sogenannten Cyberchondrie ebenfalls um eine Wechselwirkung, nämlich um die Wechselwirkung zwischen Internet-Suchmaschinen und Menschen, die nach Informationen suchen.

Die Wortschöpfung Cyberchondrie ist aus »Cyber« und »Hypochondrie« zusammengesetzt, wobei »Cyber«, wie eingangs bereits erläutert, die digitale Informationstechnik bezeichnet und »Hypochondrie« ein psychisches Symptom – die Angst eines Menschen, an einer ernsthaften Erkrankung zu leiden (ohne dass dies tatsächlich der Fall ist). Man spricht auch von »somatoformer Störung«, also von einer Störung, die nur so in Erscheinung tritt wie eine bestimmte Krankheit, ohne dass diese tatsächlich vorliegt. Aus psychiatrischer Sicht ist das dann auch eine Krankheit, aber eben nicht die vermeintliche Krankheit, sondern Hypochondrie. Das mag für den Laien eigenartig klingen, kommt jedoch keineswegs selten vor; daher gibt es die medizinisch-wissenschaftliche Bezeichnung und natürlich auch diagnostische sowie therapeutische Strategien.

Bei der Cyberchondrie handelt es sich demgemäß um krankheitsbezogene Ängste, die bei Patienten entstehen, wenn sie Suchmaschinen verwenden. Daher rührt auch ein anderer Name für den gleichen Sachverhalt, der sich vom Namen der weltweit größten Suchmaschine ableitet: Morbus Google.

Warum aber sollten Informationen krank machen? Entspricht es nicht der menschlichen Natur, nach Informationen zu suchen, um damit besser überleben zu können? Neugierde hat noch nie Krankheitswert gehabt! Was ist hier los?

Tendenz zur Hypochondrie?

Die meisten Ärzte kennen das Phänomen: Patienten kommen nach dem Arztbesuch nach Hause, grübeln noch über die Worte des Mediziners, haben nicht alles verstanden und begeben sich an ihren Computer, um zu recherchieren. Damit beginnt ein Teufelskreis aus ungefilterten Informationsschnipseln, Angst, weiterer Suche, noch mehr Schnipseln und vor allem noch mehr Angst. Nach einigen Stunden ist dann die Suche immer noch nicht beendet, dafür aber die Angst unerträglich – und die Suche wird schließlich abgebrochen. Nicht wenige Patienten kommen dann mit einer ausgedruckten Google-Suche zurück zum Arzt, was viel Zeit und Geld kosten kann.[1]

Mittlerweile gibt es auch Daten aus empirischen Studien zum beschriebenen Sachverhalt: Nach einer repräsentativen Befragung von 2411 Deutschen informieren sich 63,5 Prozent der Internet-Nutzer – das entspricht 37,3 Prozent der Gesamtbevölkerung – bei Gesundheitsfragen im World Wide Web.[2] In den USA suchten 76 Prozent von 1066 im Juli 2010 befragten Erwachsenen medizinische Informationen im Internet (siehe Abb. 7.1).

Patienten mit bereits bestehender Hypochondrie suchen vergleichsweise häufiger im Internet, wie eine Befragungsstudie mit 471 teilnehmenden Nutzern von Gesundheitsangeboten im Internet (Durchschnittsalter 40 Jahre, etwa 80 Prozent weiblich) ergab. Von diesen waren nach einer entsprechenden Skala 10 Prozent als Hypochonder und weitere 15 Prozent als wahr-

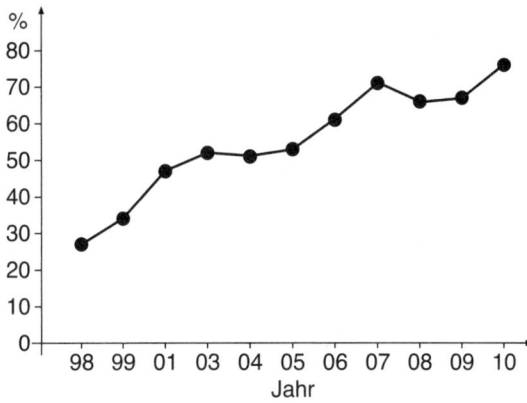

%

80
70
60
50
40
30
20
10
0

98 99 01 03 04 05 06 07 08 09 10
Jahr

7.1 Prozentualer Anteil der erwachsenen Amerikaner, die in den Jahren 1998 bis 2010 online nach gesundheitsrelevanten Informationen gesucht haben.[3]

scheinliche Hypochonder zu klassifizieren.[4] Bei einer mit der gleichen Skala durchgeführten Studie mit 1575 teilnehmenden deutschen Erwachsenen[5] zeigte sich dagegen eine Prävalenz von nur 6,7 Prozent. Bei Verwendung strengerer Kriterien für die Diagnose liegt die Prävalenz unter einem Prozent.

Die Wissenschaftler kommentieren ihre Ergebnisse vorsichtig wie folgt: »[…] das Internet [ist] weniger als Auslöser einer Störung, sondern vielmehr als Ausdrucksform oder möglicher Verstärker bereits vorhandener Tendenzen zu sehen. Weitere Untersuchungen im Bereich der Cyberchondrie sollten es sich daher zum Ziel setzen, mögliche Faktoren eines dysfunktionalen Umgangs mit gesundheitsrelevanten Informationen aufzudecken und nicht mögliche Effekte des Internets global zu problematisieren.«[6] Werden also hypochondrische Tendenzen beim das Suchen nach Informationen einfach nur verstärkt?

197

Eskalation durch Unwissen

Untersuchungen zweier Ingenieure der Firma Microsoft zu dieser Frage sprechen gegen diese eher beschönigende Interpretation. Sie zeigen vielmehr, dass die Suche im Internet bestimmte systematische Eigenschaften hat, die Ängste vor schweren Krankheiten begünstigen müssen. Die Daten hierzu sind recht komplex, der Gedanke dahinter hingegen einfach.

Als Famulus bei einem Hausarzt – nicht im Studium an der Universität – habe ich Folgendes gelernt: »Häufige Krankheiten sind häufig, und seltene Krankheiten sind selten.« Soll heißen: Man sollte bei seinen differenzialdiagnostischen Überlegungen auch Daten zur Prävalenz von Erkrankungen hinzuziehen. An manchen Krankheiten leiden weltweit nur eine Handvoll Patienten, von anderen Krankheiten hingegen sind Millionen betroffen. Wenn nun ein bestimmtes Symptom bei beiden Krankheiten vorkommt und ein Mensch dieses Symptom hat, dann ist es viel wahrscheinlicher, dass er unter der häufigeren Krankheit leidet. Das weiß jeder Arzt.

Der medizinische Laie jedoch weiß es nicht, und genau das hat Konsequenzen, wenn er auf der Grundlage seiner Symptome im Internet recherchiert. Mit den Worten der Microsoft-Ingenieure: »Wir konzentrierten unsere Studien auf das Ausmaß, mit dem häufige und meist harmlose Symptome zur Beschäftigung mit schweren seltenen Krankheiten eskalieren können, bei denen diese Symptome auch auftreten. Unsere Ergebnisse zeigen, dass Suchmaschinen die Möglichkeit der Eskalation medizinischer Befürchtungen eröffnen. Zudem zeigen sie, dass solche Eskalationen sowohl mit der Menge und Verteilung medizinischen Wissens zusammenhängen, die der Nutzer konsultiert, also auch mit der Befürchtungen fördernden Terminologie auf diesen Seiten sowie mit der Neigung des Nutzers zu solchen Befürchtungen (im Gegensatz zur Suche nach vernünftigeren Erklärungen für seine Beschwerden) in Zusammenhang stehen.«[7]

Um diese Auswirkungen von Suchmaschinen nachweisen zu können, verwendeten die Autoren einen sogenannten Web-Crawl, also eine automatisierte Suche nach dem gleichzeitigen Auftreten von Begriffen auf einer Website. Zudem nutzten sie ein medizinisches Datenbanksystem zur Informationssuche. Damit wurden dann die Ergebnisse (d. h. die ersten 100 Hits) einer ganz normalen Internet-Suchmaschine verglichen.

Tabelle 7.1 Wahrscheinlichkeit (in Prozent) der Nennung einer Ursache für ein Symptom in Abhängigkeit von der Art der Abfrage im World Wide Web.[8]

Symptom	Ursache	Web-Assoziation	Web-Suche	Med-Suche
Kopf-schmerzen	Coffein-Entzug	29	26	25
	Spannung	68	48	75
	Gehirntumor	3	26	0
Muskel-zuckungen	Benigne Faszikulationen	53	12	34
	Muskelverspannungen	40	38	66
	ALS	7	50	0
Brust-schmerzen	Verdauungsstörungen	28	35	38
	Sodbrennen	57	28	52
	Herzinfarkt	15	37	10

Betrachten wir ein paar Beispiele: Sucht man Ursachen für das Symptom »Kopfschmerzen«, dann liefert eine Suchmaschine bei 26 Prozent der Hits die Ursachen »Coffein-Entzug« und »Gehirntumor« sowie bei 48 Prozent die Ursache »Spannung«. Der Web-Crawl (3 Prozent) und das medizinische Datenbanksystem (0 Prozent) lieferten demgegenüber für die lebensbedrohliche Ursache »Gehirntumor« deutlich weniger Hinweise. In Wahrheit liegt das Risiko für einen Gehirntumor bei etwa 1:10000, also irgendwo zwischen Web-Crawl und medizinischem Datenbanksystem.

Auch bei Muskelzuckungen machen Suchmaschinen unbegründet Angst, findet sich doch bei 50 Prozent der von ihr gelieferten Seiten ein Hinweis auf die Ursache amyotrophe Lateralsklerose (ALS), einer tödlich verlaufenden schweren Erkrankung des motorischen Nervensystems. Diese Krankheit ist mit einer Auftretenswahrscheinlichkeit von 1:55 000 selten, ganz im Gegensatz zu gutartigen Muskelzuckungen bei Muskelverspannungen, Stress oder zu viel Kaffeegenuss. Wieder treffen die sogenannten Assoziationen im Web (7 Prozent) und das medizinische Datenbanksystem (0 Prozent) die Wahrheit besser, als es die Suchmaschine nahelegt.

Schließlich sind Brustschmerzen keineswegs ein untrügliches Symptom eines Herzinfarktes (37 Prozent der ersten hundert Hits einer Suchmaschine zum Stichwort »Brustschmerzen« enthalten diesen Hinweis), sondern weisen viel eher auf Verdauungsbeschwerden und Sodbrennen hin, wie Web-Assoziationen (28 Prozent und 57 Prozent) und medizinisches Datenbanksystem (38 Prozent bzw. 52 Prozent) anzeigen.

Die Autoren der Studie ziehen aus diesen Erkenntnissen klare Schlussfolgerungen: »Zusammenfassend lässt sich sagen, dass erfahrene Kliniker die Symptome sehr genau betrachten und viele Befunde, einschließlich demographischer Angaben wie Alter und Geschlecht des Patienten, in Erwägung ziehen, um die Wahrscheinlichkeit unterschiedlicher Erklärungen für die Beschwerden und Symptome der Patienten zu ermitteln. Die Nuancen des klinischen Bildes als auch dessen Einordnung in die Gesamtsituation des Patienten fallen einem Laien, der im Internet diagnostische Unterstützung durch Web-Anfragen sucht, keineswegs leicht. Die Tendenz informationssuchender Menschen, mit harmlosen, ungenau erhobenen Symptomen zu beginnen, auf die im Internet ungenau Bezug genommen wird, kann zu unnötiger Angst führen. Unsere Ergebnisse zeigen, dass es ein unangemessenes Risiko der Eskalation gibt, wenn im Internet ganz allgemein nach differenzialdiagnostischen Hinweisen gesucht wird.«[9]

Um die Eskalation von hypochondrischen Ängsten bei der Suche im Internet noch genauer beschreiben zu können, stellten die Autoren empirische Untersuchungen zu archivierten realen Internet-Recherchen zu gesundheitsbezogenen Themen an. Ziel dieser Arbeit war, die Art und Weise der Eskalation innerhalb einer Sitzung des Suchens und Web-Surfens besser zu verstehen. Zudem sollten auch die länger anhaltenden Konsequenzen dieser Eskalationen charakterisiert werden.

Zunächst erstellten sie mit Hilfe der Internationalen Klassifikation von Krankheiten (ICD-10) und weiteren medizinischen Informationsdiensten wie *PubMed* eine Liste von zwölf häufigen Symptomen (z. B. Übelkeit, Kopfschmerzen oder Schwindel) und eine weitere Liste von 52 »häufigen Erklärungen« (Erkältung, Magenverstimmung etc.) auf. Hierbei handelte es sich um eher gutartige Erkrankungen oder leichtgradige Beschwerdekomplexe. Eine dritte Liste mit 61 schweren Krankheiten (Krebs, Schlaganfall, AIDS etc.) wurde ebenso erstellt. »Eskalation« wurde definiert als Anstieg des Schweregrades der eingegebenen gesundheitsrelevanten Suchbegriffe.[10] Auch der Begriff »Internetsuche« wurde streng definiert als chronologische geordnete Menge von Web-Seiten, beginnend mit einer Suchanfrage bei einer kommerziellen Suchmaschine wie beispielsweise Google und beendet durch mindestens 30 Minuten Inaktivität.[11]

Die Autoren untersuchten daraufhin in einem Zeitraum von elf Monaten die anonymisierten Logbucheintragungen von Hunderttausenden Nutzern des Internet-Explorer, die sich damit einverstanden erklärt hatten, ein zusätzliches Werkzeug zu installieren und dafür ihre Daten zur Verfügung zu stellen.[12] Suchanfragen wurden mittels der oben genannten Listen sowie weiterer Listen von Medikamenten und des häufig von Patienten verwendeten Vokabulars gefiltert. Zudem wurden 10 000 Suchanfragen von den Autoren persönlich durchgesehen, um eine Liste von Suchanfragen, die sich auf die Beschwerden von

Haustieren oder auf nichtmedizinische Verwendungen medizinischer Begriffe bezogen (z. B. »Saturday night fever«), auszuschließen. Hierdurch wurden insgesamt 8732 Personen identifiziert, die im Internet nach mindestens einem der zwölf Symptome aus der obengenannten Liste der häufigen Symptome gesucht hatten.

Aus den herausgefilterten 11 158 Internet-Recherchen nach Informationen zu häufigen medizinischen Symptomen ließen sich 593 (5,3 Prozent) identifizieren, in deren Verlauf es zu einer Eskalation kam (man begann beispielsweise die Suche mit »Kopfschmerzen« und endete bei »Therapie von Hirntumoren«), wohingegen es in 831 Fällen (7,4 Prozent) definitiv zu keiner Eskalation kam (man begann mit »Kopfschmerzen« und endete bei »Symptome des Coffein-Entzugs«). In der großen Mehrheit der Fälle (87,3 Prozent) brach die Suche einfach ab.

Um genau diese insgesamt 9743 Fälle besser aufzuklären, wurden 250 ausgewählt und inhaltlich ausgewertet. Hierbei zeigte sich, dass 31 Prozent der vom Computer-Algorithmus als »Abbruch« klassifizierten Such-Sessions eigentlich Eskalationen waren. Weitere Analysen zeigten zudem: Je länger eine Person sucht, wobei hier sowohl die Zeit als auch die Zahl der besuchten Webseiten entscheidend ist, desto eher endet die Suche mit einer Eskalation. In vielen Fällen wurde beobachtet, dass wiederholt nach ähnlichen oder den gleichen Begriffen gesucht wurde. Im Hinblick auf das Muster dieses Wiederauftretens sprechen die Autoren von einem »Staccato, mit Perioden intensiver Suche unterbrochen von Zeiten relativer Ruhe«.[13]

Als Nächstes führten die Autoren eine Umfrage bei 515 freiwilligen Mitarbeitern ihrer Firma (350 männlich; Durchschnittsalter 35 Jahre) durch. Hierbei ergab sich, dass fast neun von zehn Befragten mindestens einmal erlebten, dass eine Web-Suche im Hinblick auf häufig auftretende Symptome sie dazu gebracht hat, sich mit schweren Krankheiten zu beschäftigen. Einer von fünf gab an, dass dies »oft« bzw. »immer« geschehe.

Die Autoren kommentieren: »Wir halten diese Ergebnisse für bemerkenswert, insbesondere vor dem Hintergrund der Tatsache, dass die Teilnehmer keineswegs besonders ängstlich im Hinblick auf medizinische Probleme waren (nur 3 bis 4 Prozent gaben an, sie hielten sich selbst für einen Hypochonder, und das durchschnittliche Niveau ihrer gesundheitsbezogenen Angst wurde mit 3 auf einer Skala von 0 bis 10 angegeben). Die Befragung zeigte darüber hinaus, dass sieben von zehn Befragten nach einer Eskalation weitere Such-Sitzungen durchführen. Die Angst bleibt also bestehen.

Insgesamt fanden die Autoren damit klare Hinweise darauf, dass die Informationssuche im Internet zu Eskalationen führen kann, also »sowohl zu kurzfristigen als auch zu längerfristigen Ängsten und unnötigen Kosten an Zeit, Ablenkung und unnötigem professionellem medizinischen Aufwand«.[14]

Suchen setzt Wissen voraus

Es prallt also die ängstliche Unwissenheit des medizinischen Laien auf die geballten elektronisch millionenfach reproduzierten Wahrheiten, Halbwahrheiten und Lügen, die ihm eine Suchmaschine völlig kritik- und strukturlos auf den Bildschirm wirft. Das *muss* schiefgehen, wie man in der Hermeneutik – der Lehre davon, wie Menschen überhaupt und ganz allgemein etwas verstehen – seit gut 150 Jahren weiß. Nur durch bereits vorhandenes Wissen kann man neues Wissen erwerben, das dann wiederum den Erwerb weiteren Wissens ermöglicht.

Selbstverständlich muss man damit irgendwann und irgendwie anfangen. Aber dieser gesamte Prozess des Verstehens ist eben nicht vergleichbar mit einem »Download von Informationen« von einem Computer zu einem anderen. Wenn wir etwas verstehen, dann fangen wir mit irgendwelchen Fakten an, versuchen sie mit anderen Fakten mittels allgemeiner Regeln (z. B. der Logik oder der wissenschaftlichen Erkenntnis) zu verknüpfen und machen uns so ein »Gesamtbild«. Durch neue Fakten, auf die wir erst durch dieses Gesamtbild stoßen, wird dieses Gesamtbild jedoch wieder verändert, so dass Teile des Bildes mehr oder weniger Gewicht erhalten. Dieser Prozess geht immer weiter und hört im Grunde nie auf. Mit jedem neuen Akt des Verständnisses ändert sich unser Gesamtbild und damit auch wieder unsere Sicht der Details.[15]

So wundert es nicht, dass man am Anfang eines Suchprozesses im Internet über einen Sachverhalt bzw. ein Sachgebiet, von dem man nichts oder nur wenig weiß, oft im Dunkeln bleibt, falsche Fährten verfolgt und nicht sehr weit kommt. Dieser hermeneutische Grundtatbestand ließ sich mittlerweile auch in empirischen Studien zur Internet-Recherche exemplifizieren.

So ergab eine Längsschnittstudie bei Medizinstudenten, in deren Rahmen Fragen der Mikrobiologie entweder vor oder nach dem Mikrobiologie-Kurs durch Internet-Recherchen zu beantworten waren, dass sich diese Suchen durch das im Kurs gewonnene mikrobiologische Wissen (man spricht allgemein von Domänen-spezifischem Wissen) deutlich veränderten. Am Anfang stocherten die Studenten gewissermaßen relativ blind im Datenhaufen herum; sie verwendeten viele einzelne Suchbegriffe und machten Fehler bei der Neuformulierung von Fragen.[16] Mit zunehmendem Wissen über ein Sachgebiet fällt es leichter, sich in diesem Sachgebiet zurechtzufinden und überhaupt die richtigen Fragen zu stellen. Und wer gar nichts weiß, hat ohnehin keine Frage!

Die gegenwärtig oft gehörte Aussage, im Zeitalter von Internet und Suchmaschinen brauchte man nichts mehr wissen, da man ja alles googeln könne, entpuppt sich als hohle Phrase, die das Kernproblem menschlicher Verständnisprozesse, wie man es seit langer Zeit kennt und gut analysiert hat, völlig aus dem Blick verloren hat.

Ähnlich wie beim Stress geht es hier nicht um Informationsüberflutung. Diese Phrase klingt zwar nett, trifft aber nicht den wahren Sachverhalt. Denn dieser besteht in der Wechselwirkung von Unwissen einerseits mit dem Zugang zu sehr vielen ungefilterten Informationsschnipseln andererseits. Abhilfe schafft hier weder der »Internetführerschein« noch die »Medienkompetenz«; beide Begriffe täuschen nämlich vor, dass es eine ganz allgemeine Fähigkeit gibt, mit Informationsschnipseln jeglicher Herkunft umgehen zu können, die nichts mit Intelligenz, Denkvermögen, Durchhaltevermögen oder Willenskraft zu tun hat und für sich erlernt werden kann.

Dem ist aber nicht so: Es ist das (Vor-)Wissen in einem jeweiligen Fachgebiet, das einem das Verständnis von Einzelheiten in diesem Fachgebiet erlaubt. Solches Wissen besteht nicht in einer strukturlosen Ansammlung von irgendwelchen Faktoiden (Schnipseln wie die Antwort auf die Frage »welcher hinterindische Nacktfrosch kann bei minus 4 Grad Celsius kopulieren?«), sondern ist grundsätzlich vernetzt und anwendungsrelevant: Wir haben ein Gesamtbild, vor dessen Hintergrund wir noch mehr noch besser verstehen und dann auch richtig handeln können.

Fazit

Halten wir fest: Internet-Recherchen von Patienten führen keineswegs automatisch zu einer besseren Informiertheit und Aufklärung der Patienten. Im Gegenteil: Durch mangelndes Verständnis dessen, was es heißt, etwas zu verstehen, kommt es zu Fehleinschätzungen, die bei nicht wenigen Menschen zu Ängsten vor Krankheiten führen, an denen sie gar nicht leiden.

Der Morbus Google bzw. die Cyberchondrie sind letztlich Ausdruck von einem menschlichen Selbstmissverständnis. Verstehen kann man sie daher auch nur, wenn man Verstehen versteht. Die Wissenschaft vom Verstehen, die Hermeneutik mit ihren grundlegenden Einsichten und Prinzipien, gilt auch und gerade im Zeitalter der Informationstechnik. Denn weder der Computer noch das Internet haben an der prinzipiellen Funktionsweise von menschlichen Verstehensprozessen irgendetwas geändert. Bildschirme haben auch nicht die Art, wie wir sehen, verändert.[17] Im Gegenteil: Nur wer schon in der Natur gut zu sehen gelernt hat, kann auch mit Bildschirmen etwas anfangen. Und nur wer schon etwas weiß, droht nicht im weiten Meer der Informationen unterzugehen.

8. Digitale Kindheit: unsinnlich und sprachlos

Schon vor der Geburt verarbeitet unser Gehirn sinnliche Eindrücke. Wie kein anderes Organ ist es biologisch dafür ausgelegt, durch die Umwelt programmierbar zu sein. Damit ist das Gehirn eines Erwachsenen grundsätzlich das Produkt von Genen *und* Umwelt. Das Gehör beispielsweise funktioniert schon drei bis vier Monate vor der Geburt. Und das Kind im Mutterleib hört nicht nur, sondern kann sich sogar an das Gehörte erinnern: Spielt man über auf dem Bauch der Mutter angebrachte Lautsprecher dem noch ungeborenen Kind bestimmte Lieder wiederholt vor, so reagiert es auf diese Lieder nach einer Weile nicht mehr so stark mit Bewegungen – wohl aber, wenn man neue Lieder vorspielt. Daraus kann man ableiten, dass das ungeborene Kind sich die schon gehörten Lieder gemerkt haben muss, denn es reagiert anders auf »unbekannt« als auf »bekannt«. Anhand weiterer Studien konnte man zudem nachweisen, dass sich das Neugeborene an Melodien erinnern kann, die es vor der Geburt im Mutterleib gehört hat.

Auch die anderen Sinne funktionieren schon vor der Geburt. Der wichtigste Sinn des Menschen, das Sehen, ist allerdings noch nicht sehr aktiv, weil es in der Gebärmutter dunkel ist und allenfalls bei starker Sonneneinstrahlung ein leicht rötlicher Schimmer sichtbar wird. Dennoch funktioniert auch das Sehen definitiv schon im Mutterleib. Berührungen werden ebenfalls bereits vor der Geburt registriert. Es konnte auch nachgewiesen werden, dass das Ungeborene bereits riechen und schmecken kann. Es kann sich sogar nach der Geburt an bestimmte Gerüche und Geschmacksempfindungen erinnern, die es im Mutterleib erlebt hat.[1]

Sinnlichkeit: Auf die Zusammenhänge kommt es an

Nach der Geburt geht dann das Feuerwerk der Sinne erst richtig los. Geräusche und Farben, Berührungen und Wärme, Gerüche und Geschmacksempfindungen prasseln auf das kleine Wesen ein und werden im Gehirn weiterverarbeitet. Aber wie? Ganz allgemein gilt, dass die Gehirnrinde ein ganz hervorragender Detektor für raum-zeitliche Zusammenhänge ist. Eine Berührungsempfindung, die von der rechten Seitenfläche des rechten Zeigefingers kommt, ist nahezu immer von einer Berührungsempfindung begleitet, die von der linken Seitenfläche des rechten Mittelfingers kommt, denn diese Finger liegen nebeneinander. Das »bemerkt« das Gehirn und speichert Empfindungen nebeneinander ab. Aufgrund seiner Struktur und Funktion kann es gar nicht anders.[2] Für häufig auftretende ähnliche Empfindungen werden automatisch mehr Nervenzellen zuständig, denn es sind genau diese Empfindungen, die für die richtige Vernetzung der Nervenzellen untereinander überhaupt erst sorgen.

So entstehen in den Gehirnen von Mensch und Tier neuronale Repräsentationen von Sinnesempfindungen. Katzen, die in einem Käfig aufwachsen, der nur vertikale Streifen aufweist, lernen nicht, horizontale Streifen zu sehen. Wenn sie dann älter sind, können sie beispielsweise bei einer Treppe die Stufen nicht erkennen, denn deren Begrenzungslinien verlaufen horizontal, und solche Linien haben sie nicht sehen gelernt.

Hinsichtlich des Hörsinns konnte man in anderen Tiermodellen zeigen, dass beim Vorspielen von Rauschen (ein anhaltendes stimmloses »SCH«) keine neuronalen Repräsentationen von Tönen im Hörzentrum entstehen, denn diese bilden immer Strukturen ab; Rauschen ist jedoch definitionsgemäß vollkommen strukturlos. Das bedeutet, dass Töne nicht als solche gehört und damit nicht unterschieden werden können. Man muss sich das so vorstellen wie die Unfähigkeit der Japaner, zwischen »R« und »L« zu unterscheiden. Dieser Unterschied kommt im Japanischen nicht vor, und daher hören ihn Japaner auch nicht.

Umgekehrt konnte man zeigen, dass beim sehr häufigen Vorspielen einzelner Töne besonders viele Nervenzellen nur für diese Töne zuständig werden. Sehr eindrucksvoll sind die Verhältnisse bei etwas komplexeren akustischen Phänomenen wie beispielsweise Sprachlauten. Wenn Kinder auf die Welt kommen, haben sie im Mutterleib die Sprachlaute ihrer Muttersprache schon gehört. Sie können zwar noch nicht alle Sprachlaute, die es auf der Welt überhaupt gibt (etwa 70), hören, haben aber schon eine »gewisse Vorliebe« für die Laute ihrer Muttersprache: Man hört leichter, was man schon vorher gehört hat.

Im Alter von vier bis fünf Monaten achten Kinder nicht mehr nur auf das, was sie von einem Sprecher hören, sondern auch auf das, was sie sehen, wenn jemand spricht. Gesprochene Sprache ist somit, wie vor mehr als 30 Jahren bereits herausgefunden wurde, schon sehr früh ein kombiniertes Erlebnis aus zwei Sinnesmodalitäten.[3] »Kleine Kinder sind dazu veranlagt, intermodale Äquivalenzen in den Informationen verschiedener Sinneskanäle zu erkennen [also Ähnlichkeiten zwischen beispielsweise Gesehenem und Gehörtem zu entdecken ...]. Diese Erkenntnisse sind besonders wichtig für die Sprachentwicklung«, schreiben die Autoren hierzu in ihrer 1982 im Fachblatt *Science* publizierten Arbeit.

Auch Erwachsene achten beim Zuhören eines Sprechers nicht nur auf das Gehörte, wie jeder weiß, der sich schon einmal über einen schlecht synchronisierten Film geärgert hat. Die Mundbewegungen passen einfach nicht zu dem, was gesagt wird. Wie sehr das, was man sieht, die Wahrnehmung gesprochener Sprache tatsächlich beeinflusst, zeigen Experimente, die vom Entwicklungspsychologen Harry McGurk und seinem Kollegen John Macdonald schon vor 40 Jahren ebenfalls im Fachblatt *Science* publiziert wurden:[4] Wenn erwachsene Versuchspersonen ein Video sehen, auf dem eine Person die Silben »ga-ga« ausspricht und zugleich die Silben »ba-ba« hören,[5] dann nehmen etwa 98 Prozent der Versuchspersonen die Silben »da-da« wahr – also weder das, was sie hören, noch das, was sie sehen. Die Erklärung dieses sehr eigenartigen Phänomens, das nach seinem Erstbeschreiber als McGurk-Effekt weltweit bekannt und übrigens sehr gut wissenschaftlich untersucht ist,[6] lautet wie folgt: Wenn wir jemanden »ga-ga« sagen sehen und zugleich »ba-ba« hören, dann sehen wir nicht, wie sich die Lippen öffnen und schließen (wie dies bei der Produktion von »ba-ba« erfolgen muss). Wir hören es aber. Was wir sehen – einen Gaumen-Verschlusslaut –, passt nicht zum gehörten Lippen-Verschlusslaut, so dass sich unser Gehirn gewissermaßen auf einen Verschlusslaut »einigt«, der in der Mitte zwischen Gaumen und Lippen – der Verschluss erfolgt mit der Zunge – produziert wird: Wir nehmen »da-da« wahr.

Schon fünf Monate alte Kinder zeigen diesen Effekt,[7] und man weiß schon lange, dass es sehr wichtig ist, dass sie dem Erwachsenen, der mit ihnen spricht, auf den Mund schauen können. Kleinkinder lernen so leichter sprechen. Wenn Kinder zweisprachig aufwachsen, schauen sie eher auf den Mund eines Sprechers als Kinder, die nur einsprachig aufwachsen. Kein Wunder: Sie müssen mehr unterschiedliche Laute erkennen, und dies wird durch den Sehsinn unterstützt.[8] Man weiß auch, dass das gleichzeitige Sehen und Hören von gesprochener Sprache (auf die Millisekunde genau und vom genau gleichen Ort, dem Mund) mit Bildschirmen nicht nachgeahmt werden kann; deswegen eignen sich Fernsehsendungen oder DVDs nicht zum Erlernen einer Sprache.[9] Setzt man Kinder dennoch vor den Bildschirm, bleiben sie in ihrer Sprachentwicklung zurück. Auch dies wurde in einer großen Studie mit mehr als tausend Kleinkindern im Alter von 8 bis 16 Monaten nachgewiesen.[10] Dies zeigt, das der kindliche Spracherwerb nur im Dialog mit erwachsenen Menschen gelingt.[11]

Auch zur Entwicklung der Sensomotorik ist das Fernsehen ungeeignet. Eine Studie deutscher Kinderärzte mit knapp 2000 fünfjährigen Kindern, die einfach nur einen Menschen zeichnen sollten, ergab eine deutliche Prägung der Zeichnungen durch den täglichen Fernsehkonsum sowohl in der quantitativen statistischen Auswertung der Zeichnungen nach objektiven Kriterien als auch rein qualitativ.

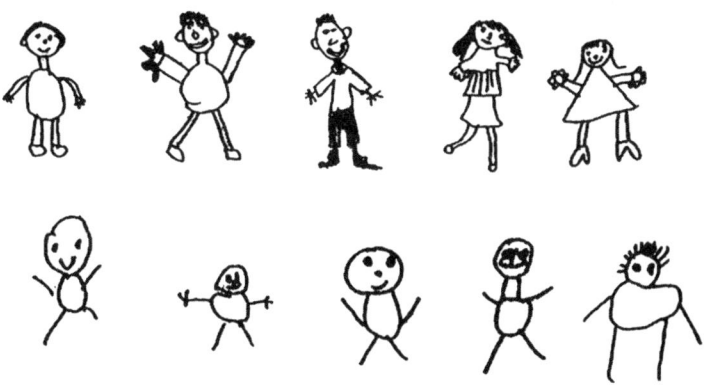

8.1 »Zeichne einen Menschen«, lautet die Aufgabe, der fünfjährige Kinder gerne nachkommen. Oben sind beispielhafte Zeichnungen von Kindern zu sehen, die täglich weniger als eine Stunde fernsehen, unten Zeichnungen von Kindern mit einem Fernsehkonsum von täglich drei Stunden und mehr.[12]

Die weltweit beste Längsschnittstudie zu den Auswirkungen des Fernsehens auf die Bildung zeigte dessen verheerende Wirkung im Kindergarten: In der Gruppe der Teilnehmer, die im Alter von fünf Jahren weniger als eine Stunde ferngesehen hatten, gab es mit gut 30 Jahren über 40 Prozent Uni-Absolventen, bei mehr als drei Stunden TV im Alter von fünf Jahren hingegen nur knappe 10 Prozent. Umgekehrt verhielt es sich mit den Schulabbrechern: weniger als 10 Prozent bei denen, die im Alter von fünf Jahren weniger als eine Stunde ferngesehen hatten und mehr als 25 Prozent bei denen, die im Alter von fünf Jahren mehr als drei Stunden TV gesehen hatten.[13]

Selbst Mäuse, die in den ersten Wochen nach der Geburt sechs Stunden täglich fernsehen, sind in entsprechenden Tests hinterher hyperaktiver, unaufmerksamer, risikobereiter sowie weniger neugierig und weniger lernfähig[14] – wie Menschenkinder auch. Aber hier können die üblichen Einwände – das liege nicht am Fernsehen, sondern an den sozialen Unterschieden oder an der Intelligenz – nicht zutreffen.

E-Books für Kinder?

Gehören Sie auch noch zu der vermeintlich aussterbenden Spezies Mensch, die lieber ein klassisches gedrucktes Buch – mit an den Fingern klebenden Baumleichen – liest, statt einen E-Reader zu benutzen? Diese würden von den digitalen Natives eindeutig bevorzugt, sagen uns alle, die meinen, sie würden etwas davon verstehen – oder uns ihre Kompetenz zumindest einreden: Papier sei von vorgestern, Screen Media die Zukunft, heißt es – auch bei Kinderbüchern!

Aber stimmt das auch? Bei Erwachsenen scheint dies nicht so zu sein, denn wer die Zeitung online liest, tut dies im Durchschnitt nur 70 Sekunden täglich; wer sie hingegen in Papierform liest, verbringt damit 25 Minuten.[15] Das Medium beeinflusst also die Rezeption nicht unwesentlich. Glücklicherweise entspricht auch die seit Jahren zu vernehmende Botschaft vom baldigen Verschwinden des traditionellen Buchs nicht den Tatsachen, dies gilt auch für das Kinder- und Jugendbuch:[16] Gaben im Jahr 2012 »nur« noch 60 Prozent der 6- bis 17-Jährigen an, lieber ein gedrucktes Buch als am Bildschirm zu lesen, so stieg dieser Anteil im Jahr 2014 wieder auf 65 Prozent.[17] Entsprechend stagnierten in diesem Zeitraum die Verkäufe von E-Readern weitgehend. »Viele Menschen mögen E-Books ganz einfach nicht: Die Akkus werden leer, die Augen schmerzen, und man kann mit ihnen nicht in der Badewanne lesen«, bemerkt die Journalistin Alice Robb hierzu augenzwinkernd.[18] Die Linguistin Naomi Baron beschreibt in ihrem kürzlich erschienenen Buch ihre Lieblingsantwort von Studenten auf die Frage, was sie am Lesen von gedrucktem Texten nicht mögen: »Es dauert länger, weil ich sorgfältiger lese.«[19]

Was der Student als Nachteil sieht, ist tatsächlich ein wesentlicher Vorteil: In den angloamerikanischen Ländern spricht man von *deep reading,* also von einem tiefen Verständnis beim Lesen, im Gegensatz zum oberflächlichen »Skimmen« von Texten, das durch digitale Medien begünstigt wird. »Der Bildschirm verleitet zum Überfliegen: Wenn wir scrollen, lesen wir schneller (und nicht so konzentriert), als wenn wir einen gedruckten Text lesen«, bemerkte hierzu die Publizistin Maria Konnikova im Magazin *New Yorker* im Sommer 2014.[20] Beim oberflächlichen Lesen *(light reading)* macht das Medium kaum einen Unterschied. Beim ernsthaften Lesen hingegen *(serious reading)* sind 92 Prozent der von Naomi Baron befragten über 300 Studenten der Überzeugung, dass dies mit gedrucktem Text – im Vergleich zu Smartphone, E-Reader, Tablet oder Laptop – am besten geht, weil man sich dann optimal konzentrieren könne. Das gedruckte Buch erscheint ihnen »irgendwie realer« als der gleiche Inhalt auf einem Bildschirm.[21] Eine Reihe von Studien aus China, Norwegen und den USA zeigen mittlerweile, dass beim Lesen von Büchern mehr hängenbleibt als beim Lesen des gleichen Texts auf einem Bildschirm.[22] Wenn das E-Book besonders viele Gimmicks enthält (man klickt beispielsweise auf den Vogel, und dann macht er Krach ...), verbringen die Kinder 43 Prozent der Zeit mit Klicken statt mit Lesen.

Die Journalistin Annie Murphy Paul von der *New York Times* kommentierte diese Befunde wie folgt: »Es scheint, als würde gerade die durch E-Books bereitgestellte ›Fülle‹ der multimedialen Umgebung – die als deren großer Vorteil gegenüber gedruckten Büchern gefeiert wird – die Kapazität des Arbeitsgedächtnisses der Kinder überfordern und dazu führen, dass sie den Faden verlieren oder die Bedeutung der Geschichte oberflächlicher verarbeiten.«[23]

Zu den Auswirkungen des Lesens bzw. Vorlesens von E-Books bei Kindern im Kindergartenalter wurden in den vergangenen Jahren einige Studien vorgelegt. Man weiß schon lange, dass der frühe Umgang mit Büchern, insbesondere das weltweit von vielen Müttern und Vätern mit ihren Kindern praktizierte dialogische Lesen, nicht nur allen Beteiligten großen Spaß macht, sondern sich vor allem auch sehr positiv auf die Sprachentwicklung des Kindes auswirkt.[24]

Zwei Untersuchungen, an der insgesamt 165 Paare, bestehend aus je einem Kind und einem Elternteil, gingen daher der Frage nach, wie sich das E-Book auf das dialogische Lesen und die Sprachentwicklung von Kindern auswirkt.[25] An der ersten Studie nahmen 46 Kinder im Alter von dreieinhalb und sechseinhalb Jahren (in jeder Altersgruppe 23 Jungen und 23 Mädchen) sowie deren Mütter (in 96 Prozent der Fälle) oder Väter teil. Sie ergab, dass die Eltern beim Lesen gedruckter Bücher mehr inhaltliche Bemerkungen machen und durch Nachfragen das Kind mehr zum Weiterdenken und zur Formulierung eigener Erfahrungen ermuntern. Es verwundert also nicht, dass die Kinder beim Lesen gedruckter Bücher mehr von ihren eigenen Erfahrungen erzählen als beim Lesen von E-Books.

»Es scheint also, dass beim Lesen von E-Books die Sprache der Kinder weniger reichhaltig ausfällt«,[26] fassen die Autoren ihre Ergebnisse zusammen. Um zu untersuchen, wie sich diese Änderungen der Lesegewohnheiten von Eltern-Kind-Dyaden auf das Verständnis des Textes auswirken, wurde eine weitere Studie mit 40 Kindern im Alter von drei Jahren und 33 Kindern im Alter von fünf Jahren durchgeführt. Zunächst wurden gedruckte Bücher und E-Books mit gleichem Inhalt nach dem

Zufallsprinzip verteilt. Nach dem interaktiven Vorlesen wurden dann die Kinder zu dem gelesenen Text nach einer standardisierten Prozedur befragt – ohne Mutter oder Vater und mit Hilfe von Bildern. Die Fünfjährigen zeigten dabei einen sogenannten »Deckeneffekt«, ihr Verständnis der Story war also unter beiden Bedingungen gut.

Bei den Dreijährigen zeigte sich Folgendes: Nach dem Lesen beider Buchformate konnten sie gleich gut Protagonisten und Ereignisse identifizieren. Im Hinblick auf die Reihenfolge von Ereignissen oder auf Details, also auf »Informationen, die nur erfasst werden, wenn das Kind dem Faden der Erzählung folgt«,[27] fanden sich signifikante Unterschiede: Beides wurde nach dem Vorlesen gedruckter Bücher besser erinnert.

»Kinder, die traditionelle Bücher lasen, erinnerten sich signifikant besser an Details und die Reihenfolge der Ereignisse in einer Geschichte als Kinder nach dem Lesen von E-Books. [...] Unser interessantester Befund: Selbst wenn die Eltern und Kinder mehr Zeit mit dem E-Book verbringen als mit einem herkömmlichen Buch, nehmen die Kinder beim dialogischen Lesen des gedruckten Buchs (z. B. Nachfragen nach eigenen Erfahrungen) mehr auf. [...] Unsere Ergebnisse legen nahe, dass Eltern, wenn sie am Tag nur zehn Minuten zum Vorlesen zur Verfügung haben, durch das gemeinsame Lesen gedruckter Bücher einen reicheren und mehr dialogorientierten Input für ihre Kinder liefern können«, heben die Autoren der Studie hervor.[28]

Hierzu passen die Ergebnisse einer ganz anderen Studie aus New York, bei der ebenfalls das Leseergebnis bei gedruckten Büchern und bei E-Books mit gleichem Inhalt verglichen wurde.[29] Bei den E-Books handelte es sich entweder um ein einfaches E-Book oder ein enhanced E-Book, das zusätzliche Inhalte, beispielsweise illustriertes Material, bietet. Die Autoren der Studie baten 32 Elternpaare, zusammen mit ihrem drei bis sechs Jahre alten Kind ein Buch und ein E-Book zu lesen. Die Geschichten für jedes der beiden Medien waren verschieden, es wurden jedoch über alle Teilnehmer hinweg die gleichen Geschichten verwendet und jeweils hälftig den Bedingungen zugewiesen. Eine Hälfte der Eltern-Kind-Triaden las zuerst Geschichte A im Buch und dann Geschichte B im E-Book; bei der anderen Hälfte war es umgekehrt.

Die Studie wurde in der New York Hall of Science durchgeführt, einem Museum, in dem man Familien ansprach und um ihre Teilnahme bat. Bei den Kindern handelte es sich um elf Jungen (Durchschnittsalter 4,6 ± 0,9 Jahre) und 21 Mädchen (Durchschnittsalter 4,0 ± 0,8 Jahre). Das gemeinsame Lesen wurde auf Video aufgenommen und dann von zwei Personen dahingehend beurteilt (mit 93 Prozent Übereinstimmung), wer welche Aktionen mit dem Buch oder mit der anderen Person ausführt. Es ging dabei vor allem um sprachliche Äußerungen zur Geschichte oder zu anderen Aspekten der Situation. Dabei wurde unterschieden zwischen Aktionen, die in Zusammenhang mit dem Inhalt des Buchs standen, und Aktionen, bei denen dies nicht der Fall war.

Wie der Grafik 8.2 zu entnehmen ist, gab es beim Lesen des gedruckten Buchs keine nicht inhaltsbezogenen Aktionen. Demgegenüber hatten beim enhanced E-Book viele Aktionen der Kinder und Eltern nichts mit dem Inhalt des Buchs zu tun. Zugleich gab es hier weniger mit dem Inhalt des Buchs zusammenhängende Aktionen. Es verwundert also nicht, dass die Kinder sich nach dem gemeinsamen Lesen des enhanced E-Book signifikant an weniger inhaltliche Details erinnern konnten als nach dem Lesen des gedruckten Buchs.

Die Autoren fassen die Ergebnisse so zusammen: »Wenn die Erwachsenen den Kindern Fragen stellen, sie Objekte benennen lassen und die Kinder dazu veranlassen, die Inhalte in ihren Worten zu beschreiben und mit ihren Erfahrungen und Fragen in Verbindung zu bringen, führt dies zu mehr sprachlichen Äußerungen beim Kind und fördert damit den Wortschatz und die Sprachentwicklung.«[30]

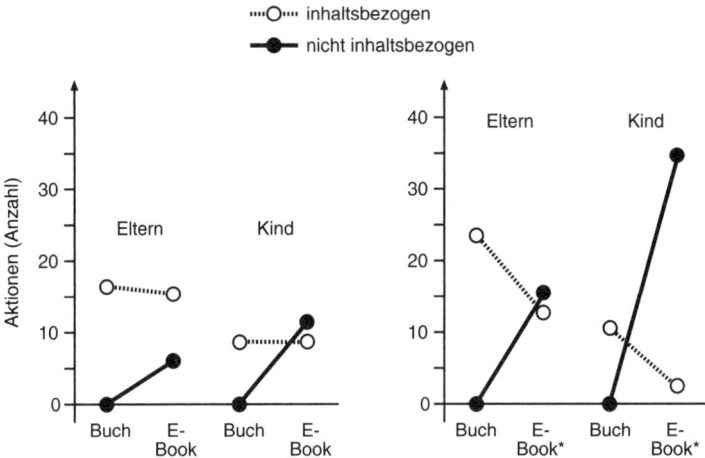

AKTIONEN beim Vorlesen von Eltern und Kind

""O"" inhaltsbezogen

—●— nicht inhaltsbezogen

8.2 Aktionen von Eltern und Kindern während des Lesens eines gedruckten Buchs im Vergleich zu einem E-Book (links) bzw. einem enhanced E-Book* (rechts). Besonders auffällig ist, dass beim enhanced E-Book viele Aktionen der Kinder und Eltern nichts mit dem Inhalt des Buchs zu tun haben. Kurz: Das E-Book stört die inhaltliche Kommunikation.[31]

E-Books für Kinder haben somit klare Nachteile gegenüber gedruckten Büchern, insbesondere wenn sie »besonders gut gemacht sind« und die »Möglichkeiten digitaler Medien gut ausschöpfen«. Dann nämlich wirken sie besonders ungünstig auf die Sprachentwicklung des Kindes, denn sie lenken vom Wesentlichen ab und fördern daher nicht den Lernvorgang, sondern behindern ihn.

Insbesondere die enhanced E-Books ähneln eher Videospielen oder Fernsehfilmen: *E-reading may just be screen time,*[32] titelte die *New York Times* im Oktober 2014. In dem Artikel war zu lesen: »Möglicherweise werden E-Books die Fernseh-Babysitter dieser Generation. [...] Wir wollen nicht, dass die Eltern sagen: ›Es gibt keinen Grund, hier zu sitzen, die Seiten umzublättern und meinem Kind zu zeigen, wie man ein Wort liest, weil mein iPad das tun kann.‹« Weil Kinder leichter ablenkbar sind als Erwachsene, tragen E-Books in keiner Weise dazu bei, die Aufmerksamkeit der Kinder zu fokussieren und ihre Konzentrationsfähigkeit zu stärken.

Interessant ist, wie die Medien mit dieser Einsicht umgehen: Statt klar zu sagen, dass E-Books für Kinder nichts taugen, werden die Eltern und Lehrer aufgefordert, die »Vorteile« der E-Books besser zu nutzen und einen besseren Umgang mit ihnen zu pflegen und zu lehren.[33] Sie sollten lernen, E-Books gezielt einzusetzen, sollten die Schüler anhalten, die Annotationsfunktion zu nutzen, um sie dadurch zum Nachdenken (statt zum Daddeln) zu bewegen. Dazu gehört nach Meinung des Journalisten Devin Coldevey auch der »Read to me«-Button, also eine automatische Vorlese-Funktion: »Solche interaktiven Eigenschaften können auch gut sein [...]: Ein zur rechten Zeit auftretendes Geräusch kann einen Hinweis auf die Bedeutung eines schwierigen Satzes geben, und die Vorlese- und Wörterbuch-Funktionen lassen das Kind auch ohne die Hilfe eines Erwachsenen weiterlesen«, schreibt er auf *NBC-News* und betont, dass E-Books immer populärer werden und die Forschung schon Wege finden werde, wie Eltern und Lehrer diese neuen »reichen Medien in die Erfahrungen ihrer Kinder integrieren können«.[34]

Hier wird also keineswegs die Tatsache hervorgehoben, dass E-Books für Kinder schädlich sind! Und obwohl allgemein bekannt ist, dass das Wichtigste am Kinderbuch das gemeinsame Lesen ist, also die Interaktionen zwischen Mutter/Vater und Kind, wird die Vorlese-Funktion positiv dargestellt, und es wird sogar behauptet, dass »die Forschung« dies gezeigt habe. In den entsprechenden Originalarbeiten ist dies jedoch eindeutig nicht der Fall: Dort wird vielmehr darauf hingewiesen, dass die Vorlese-Funktion schädlich ist und nicht benutzt werden sollte. Sogar die *New York Times* betont, dass die Eltern für das Vorlesen von E-Books mehr Zeit aufwenden müssen als beim Vorlesen von herkömmlichen Büchern, gerade weil die vielen Zusatzfunktionen ablenken, den Lesevorgang behindern und daher bei ihrer Verwendung mehr elterliche Führung und Unterstützung notwendig ist – und nicht weniger.

Was »die Forschung« – leider – tatsächlich zeigt, ist, dass Kinder E-Books oft ohne elterliche Beteiligung lesen (weil diese ja glauben, dass dies mit der Vorlesefunktion gut funktionieren würde). Damit aber werden die Kinder genau dessen beraubt, was ihre Sprachentwicklung am meisten fördert: der von den Eltern begleitete Umgang mit Wörtern und Dingen. »Während wir [fälschlicherweise] annehmen, dass interaktive E-Books für sich allein Kinder unterhalten können, benötigen solche Produkte mehr Input von uns [den Eltern], als dies bei gedruckten Büchern der Fall ist«, zitiert die *New York Times* die beteiligten Wissenschaftler.[35]

Imitation: Sinnlichkeit und Bewegung, vom Einzelnen zum Allgemeinen

In einer vor nahezu 40 Jahren publizierten Arbeit war erstmals gezeigt worden, dass Kleinkinder im Alter von 12 bis 21 Tagen Gesichtsausdrücke von Erwachsenen imitieren (siehe Abb. 8.3); sie setzen das, was sie sehen, in Bewegungen ihrer mimischen Muskulatur unmittelbar um. Dies zeigt, dass wir nicht nur dazu veranlagt sind, die Sinne untereinander zu verknüpfen, sondern auch die Sinne und die Motorik.

Angesichts der Bedeutung der Sprachentwicklung für die gesamte intellektuelle Entwicklung eines Menschen und darüber hinaus für die Entwicklung der kulturellen menschlichen Existenz überhaupt ist es naheliegend, dass sich die für Imitation zuständigen Gehirnzentren mit den Sprachzentren überlappen (siehe Abb. 8.4). Sensorik und Motorik sind somit aufs engste

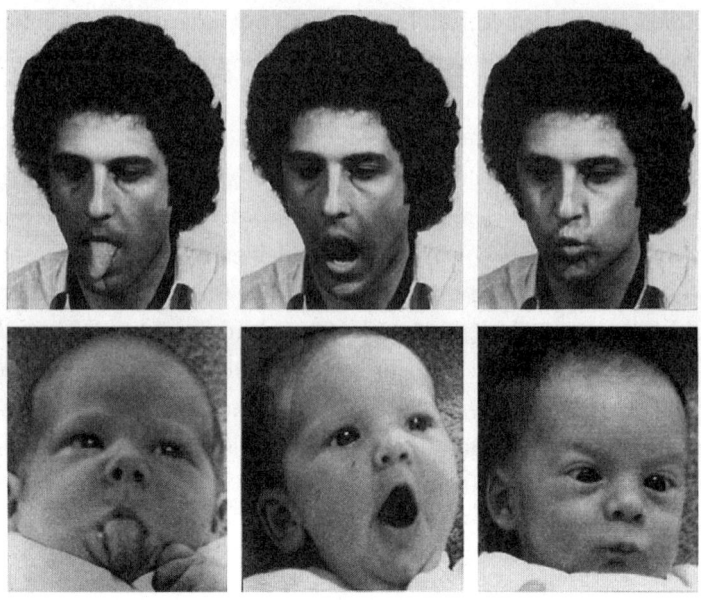

8.3 Diese mittlerweile zum Klassiker gewordene Fotoreihe aus der Entwicklungsneurobiologie von Kleinkindern zeigt den Psychiater Andrew Meltzoff beim Vormachen von Gesichtsausdrücken und eines der insgesamt 18 Babys, die bei diesem Experiment einbezogen wurden, beim Nachmachen. (Meltzoff & Moore 1977)

miteinander verknüpft und stellen, wie im Folgenden gezeigt wird, die Grundlage für jegliche höhere geistige Leistung (Denken, Wollen, Planen, Bewerten, Handeln) dar.

Unser Gehirn hat eine übergeordnete Funktion: Es dient dem Überleben. Deswegen sucht es nach Regelmäßigkeiten hinter den von Moment zu Moment wechselnden Eindrücken, extrahiert diese und speichert sie ab. Für Details ist unser Gehirn eigentlich nicht ausgelegt (wenn sie *wichtig* sind, werden auch sie gelernt), denn es handelt sich letztlich um Zufälle. Das Memorieren der Zufälle von gestern nützt mir wenig, wenn ich morgen besser überleben will, denn definitionsgemäß sind die Zufälle morgen anders (sonst wären es keine!). Was mir jedoch sehr

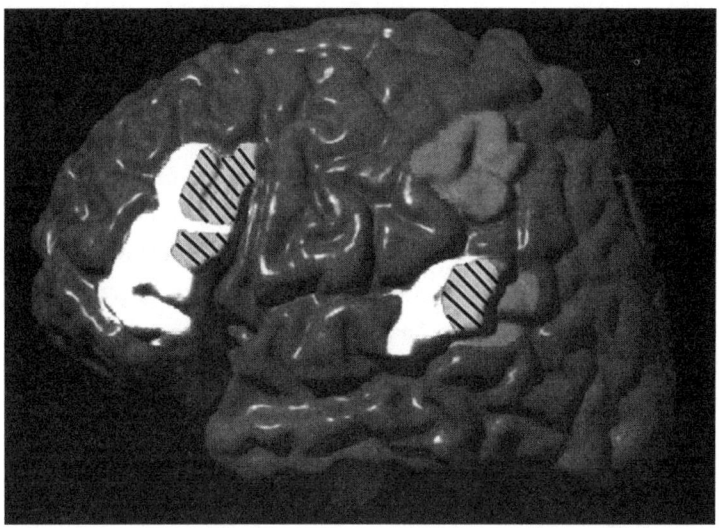

8.4 Gehirn (linke Ansicht) mit schematischer Darstellung der Sprachzentren (weiß) und der Zentren für das Imitieren (grau) sowie deren Überlappen (gestreift). Die wechselseitige Bedeutung der beiden Phänomene wird sehr deutlich.[36]

nützt, sind die regelhaften Erfahrungen, Zusammenhänge, Prozesse. Ein Baby speichert daher – um noch ein ganz einfaches Beispiel aus der frühkindlichen Entwicklung anzuführen – beim Laufenlernen nicht ab:»Gestern bin ich beim Versuch, mich am linken Tischbein aufzurichten, auf die rechte Pobacke gefallen.« Das Abspeichern solcher Ereignisse ist nutzlos. Vielmehr schätzt das Baby beim Laufenlernen aus jedem Versuch immer besser ab, wie viele Impulse sein Gehirn an welche Muskeln senden muss, um nicht wieder umzufallen. Es steuert also die Muskeln in Abhängigkeit von den Schwankungen des Körpers immer differenzierter an und lernt somit die Regeln, wie man oben bleibt. Diese regelhaften Zusammenhänge zwischen beispielsweise der zunehmenden Neigung des Körpers nach vorn und der zum Ausgleich notwendigerweise zunehmenden Anspannung der Rückenmuskulatur lernt das Baby und verinnerlicht anhand einzelner Erlebnisse die Regeln. Das Gehirn erledigt dies vollkommen selbsttätig, es lernt Allgemeines anhand von Einzelheiten. Wie also lernen Kinder laufen? Von Fall zu Fall!

Auf diese Weise lernen wir nicht nur laufen, sondern auch sehen, hören und sprechen, Gitarre oder Fußball spielen, etwas zu planen und noch vieles mehr – und wissen nicht, was wir alles gelernt haben und deshalb bereits können. Unser Gehirn ist kein Kassettenrekorder, kein Videorekorder und erst recht keine Festplatte. Es ist besser! Es führt permanent Statistik und leitet aus einzelnen Erlebnissen allgemeine regelhafte Erfahrungen ab.

Vom sinnlichen Be-Greifen zum Denken

Wir sprechen davon, etwas einzu*sehen* und zu be*greifen,* verwenden also Verben der Sinnlichkeit und der Bewegung, wenn es um Denken und Verstehen geht (es geht hier nicht um das »Gucken« und »Begrapschen«!). Wir *hören* auf das Gesetz, wenn wir *hand*eln, d. h., wenn wir uns moralisch ver*halten,* be*folgen* wir Regeln. Unsere Sprache ist voll von solchen Anspielungen (oder besser: »Erinnerungen«) an die Begründung jeglichen Denkens/Handelns in Sinnlichkeit und Bewegung.

Studien haben gezeigt, dass Kinder die Dinge be-greifen müssen, um gut über sie nachdenken zu können.[37] Erst dadurch lernen sie die Dinge in der Welt richtig kennen und zugleich den richtigen Umgang mit ihnen. Das Be-Greifen schließt zudem die Entwicklung und das Training der Feinmotorik ein. So, wie man seine Sprache nur dann entwickelt, wenn man viel miteinander spricht, lernt man Feinmotorik, räumliches Denken und sogar das kategoriale Nachdenken über die auf diese Weise begriffenen Dinge nur durch Handeln. Und nur durch Handeln erobern sich Kinder die Welt und machen sie zu *ihrer* Welt.

In praktisch allen Kulturen lernen Kinder das Zählen mit den Fingern. Mittlerweile wissen wir: Je mehr Fingerspiele ein Kind im Kindergartenalter macht, desto besser ist es als Erwachsener in Mathematik, denn die Zahlen werden ganz eindeutig über die Finger gelernt und sind daher körperlich im Gehirn verankert.[38] Ganzheitliches Lernen führt so zu vernetztem Denken. Wer die Dinge beim Lernen nur sieht, der prägt sie sich auch nur mit dem Sehsystem (besser: in sein Sehsystem) ein. Wer sie jedoch be-greift, der benutzt zusätzlich seine gesamte Motorik (etwa ein Drittel des Gehirns) zur Verarbeitung und Speicherung des Gelernten. Studien konnten zeigen, dass tatsächlich »mit der Hand« gelernt wird, wenn man mit Dingen hantiert: Motorische und auch sensorische Zentren lernen mit, wodurch zusätzliche Bereiche des Gehirns für das Behalten und spätere Nachdenken zum Einsatz kommen. Das Ergebnis: Man lernt nicht nur schneller, sondern kann mit dem Gelernten auch besser umgehen, kann schneller und tiefer darüber nachdenken und es besser kreativ einsetzen. Nobelpreisträger unterscheiden sich von »normalen Leuten«, wie eine Studie von Lebensläufen und insbesondere der Kindheit ergeben hat, durch eine Kleinigkeit: Sie haben als Kind mehr mit Bauklötzen gespielt. Schon die alten Pädagogen[39] wussten: Gelernt wird mit Herz, Hirn und Hand!

Es gibt unendlich viele Möglichkeiten des Greifens: Der Gegenstand bestimmt die Art des Greifens und den Greifdruck, die geplante Handlung, die Bewegungsrichtung und/oder die Drehung der Hand im Kontext der zu ändernden Umgebung. Jeder Handgriff ist anders und wird beim Gebrauch der Hand vom Kleinkind geplant, ausprobiert, wieder geplant und wieder probiert. Die Möglichkeiten der Hand beim Greifen der Dinge und damit beim Begreifen der Welt sind je nach Zweck und Funktion sehr unterschiedlich, insbesondere, was die eingesetzte Kraft und die mögliche Genauigkeit von deren Dosierung anbelangt. Bittet man ein vierjähriges Kind, eine Nadel, einen Bleistift, einen Schlüssel, ein Ei, einen Eimer zu halten oder sich selbst an einer Stange festzuhalten, führt es automatisch und mit traumhafter Sicherheit sechs unterschiedliche Handgriffe aus, die in der Medizin einen Namen haben, weil unterschiedliche Muskeln, Sehnen und Nerven beteiligt sind (siehe Abb. 8.5). Zudem werden alle sechs Griffe noch modifiziert, und der Größe, dem Gewicht und dem Material (d. h. dessen Oberflächeneigenschaften und Stabilität) angepasst.

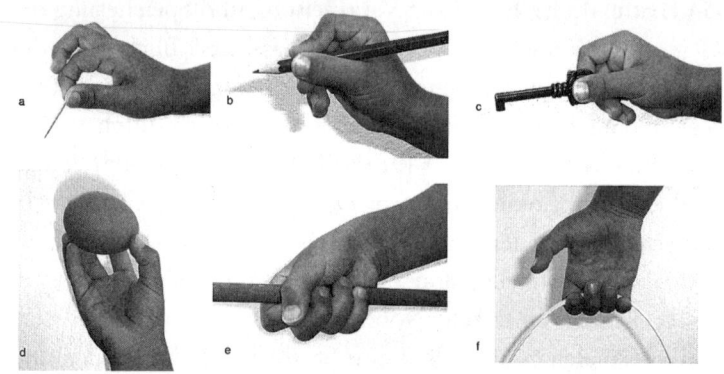

8.5 Das Greifen mit der Hand erfolgt in unterschiedlicher Weise, je nachdem, wonach man greift: (a) feiner Spitzgriff (Zweifingergriff; auch Pinzettengriff genannt), beispielsweise zum Halten einer Nadel, (b) grober Spitzgriff (Dreifingergriff, zum Beispiel zum Halten eines Stifts), (c) lateraler Spitzgriff (Schlüsselgriff, bei dem der Daumen die Seite des Zeigefingers berührt), (d) sphärischer Feingriff (z. B. beim Halten eines rohen Eis), (e) Grob- oder Kraftgriff zum Festhalten (an) einer Stange, (f) Hakengriff (z. B. beim Tragen eines Eimers) [40]

Nun ist es mit der Verwendung der Hand als Universalwerkzeug nicht anders als mit dem Laufen, dem Radfahren oder dem Sprechen: Wir können es, weil wir es in der Kindheit gelernt haben, und denken gar nicht mehr darüber nach, wie komplex und kompliziert diese Leistungen eigentlich sind. Bringen Sie mal einem zweibeinigen Roboter das Laufen oder das Radfahren bei, dann merken Sie, was gemeint ist. Das alles will gelernt sein, und je besser es gelernt wurde, desto besser klappt es ein Leben lang. Sprechen ist so kompliziert, dass Computer es bis heute nicht wirklich können, obgleich es jeder Dreijährige schon kann (daran erkennt man, wie schlau Dreijährige sind). Und kaum anders ist es mit dem Hantieren.

Wenn man seine Hand einsetzt, ist sie keineswegs nur ein Werkzeug, sondern auch ein Sinnesorgan: Beim Greifen sendet sie Berührungs- und Druckempfindungen sowie Informationen über die Stellung der Gelenke an das Gehirn, wo diese Sinneseindrücke mit den optischen Eindrücken kombiniert und verarbeitet werden. So entstehen »ganzheitliche« Erkenntnisse über Aussehen, Größe, Form und Bewegungsrichtung. Zusammen mit dem geplanten Handlungsziel wird der Widerstand, der bei der Ausführung einer Bewegung überwunden werden muss, durch die motorischen Zentren des Gehirns berechnet, und entsprechend wird die Muskulatur angesteuert. Die Augen helfen hierbei zwar mit, der Löwenanteil der Aufgabe wird jedoch von der Hand und den sensomotorischen Zentren im Gehirn erledigt.

Im Gegensatz dazu ist das Wischen über eine glatte und damit eigenschaftslose Oberfläche das Dümmste, was ein Kind tun

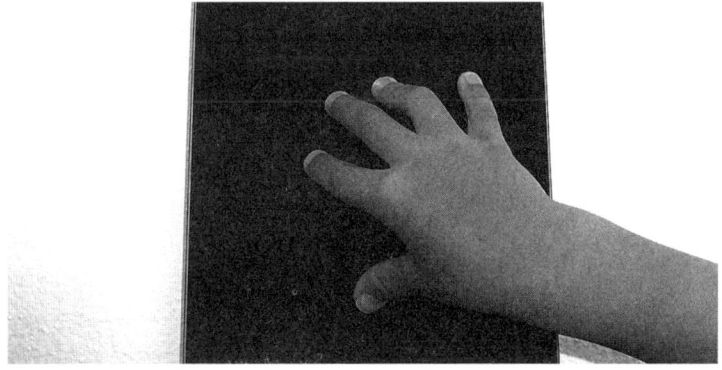

8.6 Das Wischen über den Touchscreen gehört nicht zu den gehirnbildenden Erfahrungen von kleinen Kindern.

kann (siehe Abb. 8.6). Taktil vollkommen uninteressant, ohne jeglichen Zusammenhang des Tasteindrucks mit den Bildern auf dem Bildschirm und ohne jegliche andere begleitende interessante Erfahrung, verkommt das Wischen über Glas zu einem immer wieder gleichen Nicht-Erlebnis, aus dem das kleine Kind nicht sinnentnehmend lernen kann: Welche sinnvolle Verallgemeinerung sollte das Gehirn aus lauter Wisch-Erfahrungen lernen? Dass sich die ganze Welt gleich anfühlt und alles, egal wie es aussieht, gleich zu handhaben ist?

Tablets für Babys?

Genau hier liegt die Problematik des Tablet: Man wischt über seine Oberfläche – und das war's auch schon! Die Möglichkeiten zur Entwicklung der Feinmotorik sind sehr eingeschränkt, von der Entwicklung des Verständnisses von Gegenständen und deren Handhabung, des räumlichen Denkens und auch der Kreativität gar nicht zu reden! Denn nur durch das Zusammenspiel von Auge (und allen anderen Sinnen) und Hand (als Tastsinn und als Organ des Manipulierens von Objekten) wird vernetzt gelernt und die Welt buchstäblich be-griffen. Ein Tablet liefert all dies nicht. Es vermittelt keine »ganzheitlichen« Erkenntnisse, es fordert und fördert nicht – weder sinnlich noch motorisch.

Insofern ist es kein Wunder, dass sich Erzieher und Lehrer darüber beschweren, dass Kinder nicht mehr mit Bauklötzen umgehen können.[41] Auch der Umgang mit dem Griffel fällt ihnen heute schwer, was dazu geführt hat, dass man über die Abschaffung der Handschrift nachdenkt oder sie beispielsweise in 46 Staaten der USA aus dem Lehrplan der Grundschule schon gestrichen hat. Ziel der Klasse 4 ist das Tippen mit zehn Fingern. »Intelligenz braucht Finger« titelte hier zu Recht die *Neue*

Zürcher Zeitung schon vor Jahren in einem Artikel »über die Haptik des Schreibens und das Schicksal des Körpers im digitalen Zeitalter«.[42]

Trotz dieser ungünstigen Auswirkungen des Wischens über Tablets wird unter dem Schlagwort »Toys 3.0« auf Spielwarenmessen eine kaum überschaubare Modellvielfalt (in Rosa für die Mädchen, aus Plastik für die ganz Kleinen etc.) »als Revolution im Kinderzimmer« angepriesen.

Es wird behauptet, digitale Medien wie beispielsweise das Tablet seien schon für die ganz Kleinen sehr gut geeignet, weil sie einfach zu bedienen sind; außerdem würde das Bildschirmerlebnis das Gehirn optimal stimulieren. Man könne daher nicht früh genug damit anfangen, Kleinkindern Tablets anzubieten.

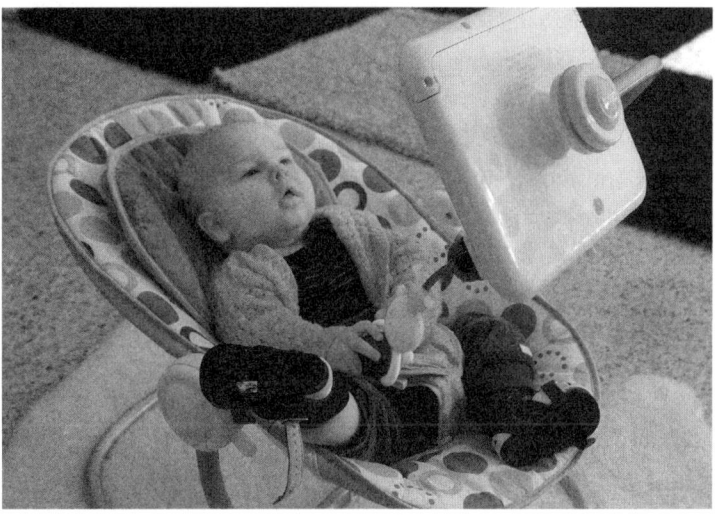

8.7 In den USA sind Tablets für Babys der Renner: Nach einer Befragung von 900 Eltern sehen die Hälfte der Kleinkinder unter einem Jahr Fernsehshows, 36 Prozent bedienen einen Touchscreen, 15 Prozent »nutzen« Apps und 12 Prozent spielen Computerspiele. Volle 72 Prozent der Eltern erlauben die Nutzung mobiler digitaler Endgeräte in diesem Alter, z. B. während sie den Haushalt erledigen; 65 Prozent meinen, es diene der Beruhigung, und 29 Prozent erlauben es vor dem Schlafengehen.[43]

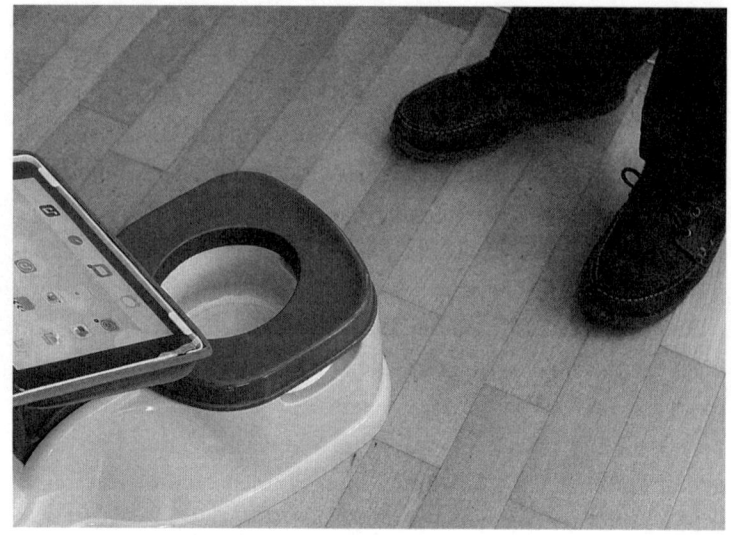

8.8 Bloß nichts verpassen – in keiner Situation –, scheint dieses Werbefoto den Eltern suggerieren zu wollen.

Oft wird sogar hervorgehoben, dass die Kleinen mittels Tablet immer optimal stimuliert werden müssen, damit sie keine Zeit verlieren und mehr lernen als vorherige Generationen. Spezielle Geräte oder Halterungen für Tablet-PCs werden verkauft, um das Gewissen der Eltern zu beruhigen, die nur das Beste für ihr Kind wollen, denn am liebsten wollen sie ihrem Kind von Anfang an einen besseren Start bieten als allen anderen Kindern. Diese werden häufig auch nicht als Spielkameraden, sondern als künftige wirtschaftliche Konkurrenz des eigenen Kindes angesehen (siehe Abb. 8.8).

Medienpädagogen verkünden stolz die mediale Welterschließung per Mausklick[44] oder Tablet, als gäbe es für Kinder gar nichts Besseres als digitale Informationstechnik: »Dank der intuitiven Oberfläche können Kleinkinder – mit und ohne Beteiligung von Erwachsenen – die verschiedenen Programme, Spiele, Videosequenzen usw. selbsttätig und spielerisch erkunden«, schreibt der »Frühpädagoge« Martin Textor in der Zeitschrift *Kita aktuell,* wobei er beklagt:»Allerdings besaßen im Jahr 2012 erst 15 Prozent der Familien einen Tablet-PC.« Da wird dann rasch »Nachholbedarf« diagnostiziert, denn »diese Geräte sind für kleine Kinder geradezu prädestiniert«.

Der Medienpädagogische Forschungsverbund Südwest bläst bedenkenlos fröhlich ins gleiche Horn:»Ohne Tastatur, nur mittels Touchscreen, stehen Internetangebote oder Apps quasi sofort per ›Knopfdruck‹ zur Verfügung. Lese- oder Schreibkompetenzen sind zur Nutzung von Inhalten nicht mehr zwingend erforderlich, die oftmals visuell gesteuerte Menüführung erlaubt potenziell selbst Vorschulkindern die Nutzung.«[45]

In der Publikation *Digital genial* der Krippenerzieherin Antje Bostelmann und des Kunstpädagogen Michael Fink wird dies noch näher ausgeführt. Dies sei hier in Auszügen zitiert, um zu verdeutlichen, wie wenig manche selbsternannten Experten wissen, wovon sie reden, wenn es um Kinder geht. Kleinkinder könnten das Tablet nutzen, um »ihre Umgebung genauer wahrnehmen« zu können. »Beispielsweise kann mit der eingebauten Kamera ein Foto von dem Ast eines Baumes im Außengelände […] gemacht werden.« Mit einem Beamer könne man Filme zeigen (»über Vogeleltern und ihre Jungen«), man könne geometrische Figuren (»z. B. Kreise, Vierecke, Kugeln«) mit dem Tablet fotografieren und die Bilder mit einer Bildbearbeitungs-App verfremden (»der Apfel ist auf einmal blau«). Man könne sogar Filme drehen und schneiden oder »dank Bildtelefonie mit Kindern aus einer weiter entfernt liegenden Kita kommunizieren«. »Eine Dolmetscher-App ermöglicht es, mit einem gerade eingewanderten Kind zu sprechen« und:»Dank einer Pflanzenbestimmungs-App können bei einem Waldspaziergang z. B. Bäume, Sträucher, Blumen, Pilze identifiziert und weitere Informationen über sie abgerufen werden.« Im Kindergarten? Wie soll das denn gehen?

Das Fazit von Martin Textor:»Es gibt also viele Möglichkeiten, wie sich Tablet-PCs im Kindergarten sinnvoll einsetzen lassen. Die Kosten sind gering, da die Geräte und Apps recht preiswert sind. [...]« Ich kann an dieser Stelle nur der Hoffnung Ausdruck verleihen, dass vernünftige ErzieherInnen und Eltern ganz von selbst erkennen, wie daneben diese Schilderungen der wunderbaren neuen digitalen Kinderwelt sind und dass es hier nicht um »digital genial« geht, sondern – nach allem, was in diesem Kapitel gesagt wurde – um digitale Verdummung in ganz großem Stil!

Dass dies kein Einzelfall ist, kann man sich beispielsweise in Österreich ansehen. Dort hat das Kultusministerium zusammen mit der EU das Handbuch für die Aus- und Weiterbildung von KindergartenpädagogInnen *Safer Internet im Kindergarten* gefördert (siehe Abb. 8.9). Dort findet man im ersten Kapitel (Die frühe Kindheit als »Medienkindheit«) Folgendes: »Keine Sel-

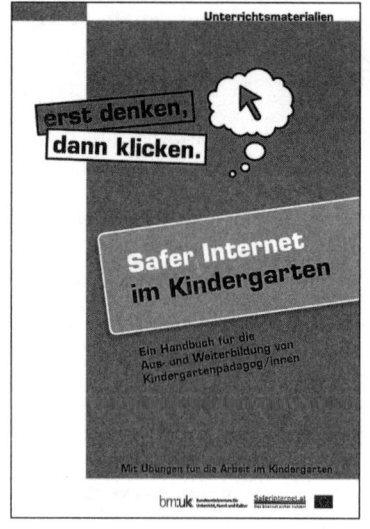

SMILEY	BEDEUTUNG
:-)	Einfaches Lächeln, fröhliches Gesicht
:-]]])	Sehr fröhlich oder überglücklich
:-D	Herzhaftes Lachen
:'-]	Zum Weinen glücklich
;-)	Lächeln mit Augenzwinkern
:->	Verschmitztes Lächeln
:-P	Zunge rausstrecken
:-C	Unglücklich
:-(	Traurig
:-((	Ganz traurig
(:-(	Sehr unglücklich
:'-(	Weinen
>:-<	Verärgert
:-l	Nachdenklich oder auch gleichgültig
:-/	Skeptisch oder auch unentschlossen
:-o	Erstaunt oder auch schockiert
:-X	Schweigen (verschlossener Mund)
:-*	Kuss

8.9 Cover (links) und Seite 37 (rechts) des Handbuchs für die Aus- und Weiterbildung von Kindergartenpädagog/-innen *Safer Internet im Kindergarten*. »:-P« bedeutet »die Zunge herausstrecken«. Das sind die neuen Lerninhalte für die digitalen Kindergärten.

tenheit mehr: Einjährige Babys, die gerade das Laufen lernen, finden sich am iPad der Eltern erstaunlich gut zurecht – besser vielleicht als in der eigenen Wohnung. […] Es liegt daher auf der Hand, dass mediale Frühförderung ein immer wichtigerer Bestandteil der Bildungsarbeit werden muss.«[46] »Niemand kann tatsächlich sagen, ob die Nutzung digitaler Medien im frühen Kindesalter gut oder schlecht ist. Langzeitstudien gibt es noch keine und werden vielleicht auch nie möglich sein«, kann man im oben zitierten Werk des österreichischen Kultusministeriums lesen. Aus der vermeintlichen Tatsache, dass man nichts wüsste (was nicht stimmt: Man weiß, was kleinen Kindern guttut und was nicht), wird abgeleitet, dass man unbedingt mediale Frühförderung betreiben muss. Medienpädagogen, die dies behaupten, können sich jedoch nicht auf Daten berufen (und tun es auch nicht), sondern nur auf ihren eigenen, ganz privaten Eindruck.

Fazit

Der Umgang mit Dingen ist wesentlicher Bestandteil unseres Lebens und macht unseren Erfolg als Menschen aus. Wir erfassen die Dinge sinnlich und haptisch – neben allen unseren Sinnen ist also auch die Motorik im Spiel.

Nach allen hier diskutierten Erkenntnissen aus der Grundlagenforschung zur kindlichen Entwicklung, Gehirnentwicklung und deren Voraussetzungen sollte klar sein, dass die Verkaufsargumente der Hersteller von Tablets und deren Vermarkter nicht greifen. Denn es geht bei der sinnlichen Stimulation von kleinen Kindern nicht um bunt und laut, sondern um die Zusammenhänge zwischen verschiedenen Sinneskanälen. Was das Baby sieht, muss es auch betasten können, mit Händen und (besonders bei kleinen Kindern) mit dem Mund. Da schmeckt oder riecht

man mitunter auch etwas und bekommt so einen Gesamtein-
druck der Sache. Zugleich kann man mit dieser Sache auch hantieren, d. h. motorische Programme ausbilden, die beim Lernen
der Sache sehr hilfreich sind. Eine Rose sieht anders aus, fühlt
sich anders an, riecht anders und schmeckt anders als ein Apfel.
Glas hört sich anders an (wenn man darauf klopft) als Holz; es
geht eher kaputt, wenn man es fallen lässt, und sieht auch anders
aus etc. Diese Erlebnisse braucht ein Kind, um zu lernen und die
Welt zu begreifen!

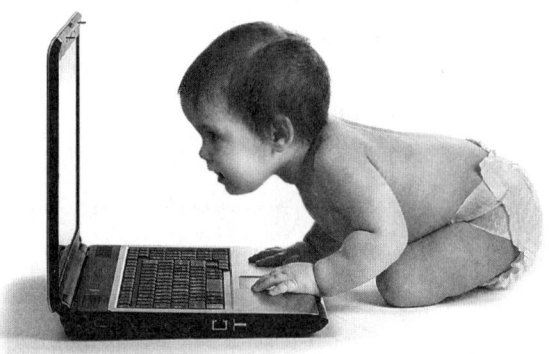

8.10 Ein guter Babysitter? Nein!

Zur Sprachentwicklung, der Eintrittskarte in unser intellektuel-
les Leben, brauchen Kinder den Dialog mit den Eltern und anderen Erwachsenen, die sich um sie kümmern. Bücher regen
diesen Dialog an, E-Books nicht. Sie haben einen hohen Ablen-
kungsfaktor, die Auffassung von Inhalten und der Lerneffekt
werden reduziert. Gänzlich ungeeignet sind die Funktionen von
E-Readern und Tablets, die es erlauben, dass sich das Kind allein – d. h. ohne Anleitung von Erwachsenen – mit ihnen beschäftigen kann. Der »Read to me«-Button beim E-Reader ist

daher ebenso sinnvoll wie ein Heimtrainer mit eingebautem Hilfsmotor zum körperlichen Training. Übersetzungs-Apps oder gar Pflanzenbestimmungs-Apps können im Kindergarten gar nicht funktionieren, weil die Grundlagen von erfolgreicher Kommunikation und Naturverständnis erst gelegt werden müssen. Auch dies geht nur im Dialog mit Erwachsenen.

Gewiss: Eine erdrückende Lobby – bestehend aus einer Allianz von Herstellern, Medienmachern und vielen (aber nicht allen) Medienpädagogen – verspricht uns täglich das goldene Zeitalter der Bildung durch digitale Technik. Fakt ist hingegen, dass diese einen massiven Anschlag auf die Kindheit durch die Einschränkung der Sinne und der körperlichen Bewegung darstellt, den es abzuwehren gilt. Die Aufgabe von Eltern und Erziehern kann daher nur darin bestehen, die Kinder vor den digitalen Medien zu schützen. Entsprechende Initiativen – Media Protect beispielsweise[47] – gibt es bereits.

9. Digitale Jugend: unaufmerksam, ungebildet und unbewegt

Bei einem Computer liegen die Leistungsfähigkeit seiner wesentlichen Komponenten, der Verarbeitungseinheit (Central Processing Unit, CPU) und Speichereinheit (Festplatte) fest, sie ändern sich nach seiner Produktion nicht mehr und haben eine bestimmte Kapazität, die sich in Rechenschritten (Flops)/Sekunde (CPU) bzw. Bytes (Festplatte) bemisst. Die Verarbeitungs- und Speicherkapazität des Gehirns hingegen bildet sich erst durch seine Nutzung, sie ist weder bei der Geburt schon vorhanden, noch entsteht sie danach von selbst. Unsere motorischen Gehirnareale beispielsweise sind zwar biologisch angelegt, benötigen zu ihrer Ausbildung jedoch Hunderttausende sensorischer Inputs und motorischer Outputs, um alle möglichen einfachen und komplizierten Bewegungen zu erlernen, vom Laufen bis zum Klavier- oder Basketballspielen. Für alle anderen Gehirnareale gilt dies ebenfalls.

Wenn ein (aus-)gebildetes Gehirn krank wird, funktioniert es nicht richtig, und wenn es dann wieder gesund ist, funktioniert es wieder. Wenn ein Gehirn bei seiner (Aus-)Bildung gestört wird, dann hat dies schlimmere Folgen: Es gelangt nicht zu seiner vollen Funktion. Wenn in der Zeit der (Aus-)Bildung etwas nicht klappt, ist der spätere Schaden oft nicht mehr reparabel. Von dieser fatalen Entwicklung bei Kindern handelte das vorangegangene Kapitel. Schauen wir uns nun die Auswirkungen der Nutzung digitaler Medien bei Jugendlichen an.

Lernfähigkeit und Lebensalter

Die Einsicht, dass sich das Gehirn durch seine Tätigkeit verändert – man spricht von Neuroplastizität bzw. ihrer Konsequenz, dem Lernen –, gehört zu den wichtigsten Erkenntnissen der Gehirnforschung aus den letzten 30 Jahren. Erst hierdurch entfaltet das Gehirn überhaupt seine Leistungsfähigkeit. Es besteht aus etwa 100 Milliarden Nervenzellen, von denen jede über bis zu 10 000 Verbindungen mit anderen Zellen vernetzt ist. Die Nervenzellen verarbeiten Informationen (in Form elektrischer Impulse), indem sie sich diese wechselseitig zuspielen. Hierbei durchlaufen diese Impulse die Verbindungsstellen der Nervenzellen – die Synapsen –, die hierdurch die Stärke ihrer Verbindung ändern. Die »Hardware« Gehirn verändert sich somit durch ihre Tätigkeit (d. h. durch die auf ihr laufende »Software«). Diese Änderungen der Synapsenstärken *sind* die Speicherung. Damit geht die Verarbeitung von Informationen automatisch mit Speicherung einher. Beide Funktionen werden also nicht von zwei unterschiedlichen Modulen bewerkstelligt, sondern sind zwei Aspekte *eines* Prozesses: der Tätigkeit von Nervenzellen. Diese führt daher zu einer zunehmend besseren Leistung vor allem während der Kindheit und Jugend (siehe Grafik 9.1).

Bei einigen Gehirnfunktionen ist zugleich aber auch schon wenige Jahre nach der Geburt eine abnehmende Lernfähigkeit zu verzeichnen (siehe Grafik 9.2). Das Erlernen des Sehens beispielsweise ist mit etwa fünf Jahren abgeschlossen. Kleinkinder mit einem normalsichtigen (100 Prozent) und einem schwächeren Auge (z. B. 70 Prozent Sehkraft) dürfen daher nicht ihrer spontanen Entwicklung überlassen werden, denn die Sehzentren in ihrem Gehirn verarbeiten bevorzugt die scharfen Bilder vom 100 Prozent sehfähigen Auge und berücksichtigen demgegenüber deutlich weniger die unschärferen Bilder vom Auge mit nur 70-prozentiger Sehkraft. Dies beeinträchtigt die Ent-

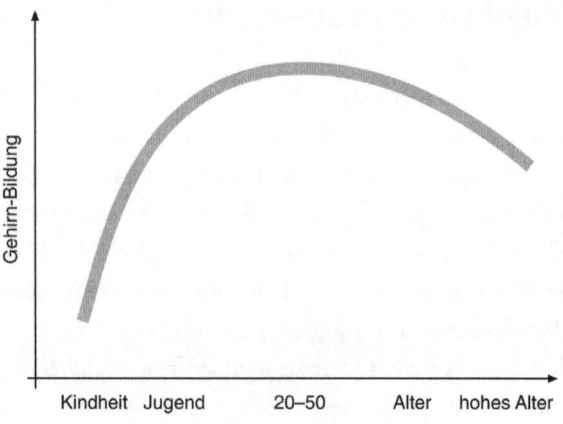

Kindheit Jugend   20–50   Alter   hohes Alter

9.1 Die Zunahme der Leistungsfähigkeit unseres Gehirns erfolgt vor allem in Kindheit und Jugend. Im Alter erfolgt eine Abnahme.[1]

wicklung von Verbindungen vom schwächeren Auge zu den Sehzentren, und wenn man nichts dagegen tut, ist aus dem schwächeren Auge mit etwa fünf Jahren ein blindes Auge geworden.

Diese Entwicklungsprozesse einzelner Gehirnregionen dauern nicht beliebig lange, d. h., Verbindungen, die in jungen Jahren nicht geknüpft wurden, können später nicht mehr in vollem Umfang entstehen. Man spricht hier auch von Entwicklungsfenstern, sensiblen Phasen oder sensiblen Perioden. Wann diese Perioden beginnen und enden, hängt von der jeweiligen Gehirnfunktion und dem Ablauf der Entwicklung der an dieser Funktion beteiligten Module ab. So sind die Sehzentren im Hinterhaupt schon bei der Geburt aktiv und entwickeln sich früh. Ihre maximale Zahl von Verbindungen (Synapsen) erreichen sie im achten Lebensmonat. Im Frontalhirn hingegen ist die Maximalzahl der Synapsen erst mit acht Jahren erreicht. Erst wenn sehr viele Synapsen gebildet wurden, entstehen weitere Strukturierungen (man spricht auch von der Ausbildung innerer Repräsentationen), nicht zuletzt auch durch eine Abnahme der Zahl der Verbindungen: Nur diejenigen, die gebraucht werden, bleiben bestehen. Um eine Analogie aus der Botanik zu verwenden: Es verhält sich so, als würden die Verbindungen zunächst wild ins Kraut schießen, und danach werden dann diejenigen aufgrund ihrer Tätigkeit ausgewählt, die wirklich nötig sind.

Um den geschilderten sehr ungünstigen Spontanverlauf des Sehens – aus einem 70 Prozent sehenden Auge wird ein blindes Auge – bei einseitig schwachsichtigen Kindern zu verhindern, muss man ihnen das gesunde Auge mit einer Art »Piraten-Augenklappe« verschließen. Dadurch zwingt man das Gehirn, die Signale vom schwachen Auge zu verarbeiten (statt nur die besseren Signale vom scharf sehenden Auge), und es ist genau diese Verarbeitung, die für die »Verdrahtung« des schwachen Auges sorgt. Erst die Verarbeitung von Impulsen, die vom Auge

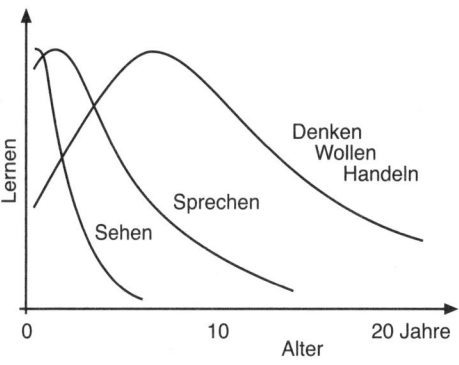

9.2 Lernen in verschiedenen Regionen des Gehirns, die für unterschiedliche Funktionen zuständig sind, erfolgt in unterschiedlichen Phasen der Kindheit und Jugend bis ins junge Erwachsenenalter hinein. Wenn das Sehen nicht bis etwa zum fünften Lebensjahr gelernt wurde, bleibt das Auge blind. Wenn die Sprachzentren nicht bis etwa zum 13. Lebensjahr mit Sprache »bespielt« wurden, wird das Sprechen nicht mehr erlernt. Das Frontalhirn mit seinen höheren und höchsten geistigen Leistungen – Denken, Wollen, Planen, Bewerten, Handeln – entwickelt sich bis ins dritte Lebensjahrzehnt.

in die Sehzentren einlaufen, führt also dazu, dass das Auge überhaupt das Sehen lernt.

Das Beispiel aus der Kindheit lässt sich auch auf später ablaufende Lernprozesse in der Jugend übertragen. Sozialverhalten, Werte, weitsichtiges Handeln, Besonnenheit, langfristiges Planen und Handeln sind erst bei Erwachsenen voll ausgebildet. Bis wann genau sich all diese Funktionen entwickeln, ist bis heute nicht ganz geklärt Aber je jünger die Publikationen zu dieser Frage sind, desto länger scheint sich der Prozess hinzuziehen. Vor hundert Jahren glaubte man noch, dass unser Gehirn mit der Pubertät voll entwickelt sei; neuere Studien zeigen demgegenüber, dass dessen Entwicklung noch in das dritte Lebensjahrzehnt hineinreicht, und eine neuere Arbeit spricht gar davon, dass die Gehirnentwicklung erst mit etwa 60 Jahren abgeschlossen sei.

Aufmerksamkeit: ein wichtiges, knappes Gut

Um sich entwickeln zu können, muss das Gehirn mit der Welt in Wechselwirkung treten. Dazu müssen wir wach und fokussiert sein. In beiden Fällen sprechen wir von Aufmerksamkeit, obgleich es sich um zwei unterschiedliche Zustände bzw. Funktionen handelt. Als Wachheit bezeichnet man den allgemeinen Aktivierungszustand unseres Geistes. Dieser kann von »tief im Koma« bis »hellwach« reichen und wird von bestimmten Gehirnzentren gesteuert. Unsere Fähigkeit, uns auf etwas Bestimmtes zu fokussieren und alles Unwichtige auszublenden, wird gemeinhin zwar auch als Aufmerksamkeit bezeichnet, in der Wissenschaft spricht man jedoch von selektiver Aufmerksamkeit, weil es sich um etwas anderes handelt als um Wachheit. Die intensive Nutzung digitaler Medien beeinträchtigt beide Formen der Aufmerksamkeit – sie steigert die Tagesmüdigkeit (siehe dazu Kapitel 10) und vermindert auch unsere selektive Aufmerksamkeit.

Bei einer klinischen Aufmerksamkeitsstörung – man spricht heute oft von Aufmerksamkeitsdefizit-Hyperaktivitätsstörung (Attention Deficit Hyperactivity Disorder, ADHS) – ist die selektive Aufmerksamkeit in besonderem Maße gestört. Schon vor längerer Zeit wurde nachgewiesen, dass die Nutzung von Bildschirmmedien für das Auftreten dieser Störung mitverantwortlich ist.[2] Experimentell gezeigt wurde dies später in einer Arbeit, die in der renommierten Fachzeitschrift für Kinderheilkunde *Pediatrics* publiziert wurde.[3] 60 vierjährige Kinder sahen nach zufälliger Aufteilung in drei Gruppen zu je 20 Kindern entweder einen schnell geschnittenen phantastischen Cartoon oder einen realistischen Lehrfilm, oder sie durften für neun Minuten zeichnen. Danach wurden bei allen Kindern vier standardisierte Tests zur Konzentration und selektiven Aufmerksamkeit – man spricht auch von exekutiven Funktionen – durchgeführt, bei denen die Kinder, die zuvor gezeichnet hatten, am besten abschnitten. Der schnelle Cartoon hatte hingegen eine verheerende Wirkung auf die geistige Leistungsfähigkeit.

Weiterführende Untersuchungen[4] aus der gleichen Arbeitsgruppe bestätigten und erweiterten dieses Ergebnis: Die Vorführung einer schnell geschnittenen phantastischen Show führte im Vergleich zu einer langsameren realistischen Show oder im Vergleich zum freien Spielen bei insgesamt 160 Kindern im Alter von vier und sechs Jahren zu einer deutlichen Beeinträchtigung von Konzentration und Aufmerksamkeit. Bei 60 Vierjährigen wurde in einem zweiten Experiment gezeigt, dass schnell geschnittenes, phantastisches Bildungsfernsehen zu den gleichen Beeinträchtigungen führte wie schnell geschnittene andere phantastische Inhalte. Und schließlich wurde in einem dritten Experiment mit 80 Vierjährigen versucht, die Auswirkungen der Schnelligkeit von denen der Darstellung phantastischer Inhalte zu trennen. Hierbei zeigte sich, dass nicht nur die schnellen Schnitte negative Auswirkungen hatten, sondern auch die phantastischen Inhalte. Es scheint, als würde die Bombardierung mit allzu aberwitzigem Unsinn bei den Kindern zu einer Art Abschalten des Gehirns führen. Weil sich die Aufmerksamkeit und Konzentrationsfähigkeit eines Menschen auf dessen weiteren Lebensweg ganz wesentlich auswirken, weil das Fernsehen deutliche negative Effekte auf diese Funktionen hat und weil Kinder sehr oft diese Fernsehprogramme anschauen, halten die Autoren dieser Studie ihre Erkenntnisse im Hinblick auf die Gesundheit der gesamten Bevölkerung für bedenkenswert.

Auch andere Arbeitsgruppen konnten die negativen Auswirkungen des Fernsehens auf Konzentrationsfähigkeit und Aufmerksamkeit bestätigen.[5] Langfristig leiden hierunter auch die motorische und kognitive Entwicklung sowie die Sprachentwicklung.[6] Entsprechende negative Auswirkungen gibt es zudem bei Video- und Computerspielen. In einer zusammenfassenden Übersicht mit dem Titel *Die Bildschirmkultur: Auswirkungen auf ADHS* schreiben die Autoren:»Verschiedene Studien belegen, dass psychische Erkrankungen und insbesondere ADHS mit der übermäßigen Nutzung [von Computerspielen] in Zusammenhang stehen und dass insbesondere die Schwere der Aufmerksamkeitsstörung mit dem Ausmaß der Nutzung korreliert ist. Kinder mit ADHS sind besonders anfällig, da diese Spiele kurze Abschnitte enthalten, die wenig Anspruch an die Aufmerksamkeit stellen. Zudem bieten sie unmittelbare Belohnungen mit starken Anreizen, die Belohnung durch Ausprobieren des nächsthöheren Spielniveaus zu steigern. Auch die mit diesen Spielen verbrachte Zeit kann die Symptome von ADHS verschlimmern, wenn nicht direkt, dann indirekt über den Verlust an Zeit für andere stärker die Entwicklung herausfordernde Tätigkeiten.«[7]

Neben dem Surfen im Internet und Spielen am PC, der Konsole, dem Tablet oder dem iPod stellen heute vor allem Smartphones eine große Bedrohung für die geistige Entwicklung von

Kindern und Jugendlichen dar. Allein in China, dem derzeit größten Markt für diese Geräte, verwenden über eine halbe Milliarde Menschen Smartphones zum Surfen im Internet. Kein Wunder also, dass die weltweit größte Studie zu den Auswirkungen des Mobiltelefons auf Aufmerksamkeit in China erstellt wurde. Bei insgesamt 7102 Schülern im Alter von 12 bis 20 Jahren (Mittelwert 15,3 Jahre, jeweils zur Hälfte Jungen und Mädchen) wurden Symptome von gestörter Aufmerksamkeit (ADHS) erhoben und Fragen zur Mediennutzung gestellt. Die Ergebnisse könnten klarer nicht sein: Es wurde gesteigerte Unaufmerksamkeit ermittelt, (1) je mehr Zeit mit dem Smartphone zum Zweck der Unterhaltung verbracht wurde, (2) wenn es tagsüber in der Hosentasche getragen wurde und (3) wenn es nachts nicht ausgeschaltet war. Besonders stark war die Unaufmerksamkeit dann, wenn ein Schüler mehr als eine Stunde täglich auf seinem Handy mit Spielen beschäftigt war.[8]

Die derzeit neueste Studie zu den negativen Auswirkungen des digitalisierten Lebens auf unsere Aufmerksamkeit stammt vom kanadischen Zweig der Firma Microsoft. Sie hätte reißerischer nicht publiziert werden können, denn sie beginnt mit den folgenden Sätzen als Aufmacher: »Die durchschnittliche Aufmerksamkeitsspanne des Menschen betrug im Jahr 2000 12 Sekunden, im Jahr 2013 war sie auf 8 Sekunden gesunken (eine Sekunde kürzer als die eines Goldfischs!). [...] Machen die jungen Leute jetzt das Gleiche, was die Menschen schon seit Jahrtausenden machen – sich weiterentwickeln und den neuen Realitäten anpassen?«[9]

Fakt ist, dass in der Studie die Aufmerksamkeitsspanne gar nicht gemessen wurde, weder bei Goldfischen noch beim Menschen, und dass die biologische Evolution viel zu langsam ist, um mit den Entwicklungen der digitalen Welt mitzuhalten. Fakt ist aber auch, dass die Firma Microsoft nun völlig unverdächtig ist, wenn es um die Frage geht, ob eine Studie nicht vielleicht deswegen besonders medienskeptisch ausgefallen war, weil die

Macher der Studie moderner Informationstechnik kritisch gegenüberstanden. Umso bedeutsamer ist es aus diesem Grund, wenn Microsoft Kanada eine Studie veröffentlicht, deren Ergebnisse alarmierender nicht sein könnten.

Interessant ist der Hintergrund der Studie, der im Vorwort kurz wie folgt beschrieben wird: »Da immer mehr Facetten des Lebens von Kanadiern digitalisiert werden, hielten wir es für wichtig, die Auswirkungen des heutigen digitalen Lebensstils auf Konsumenten und deren Aufmerksamkeit zu verstehen

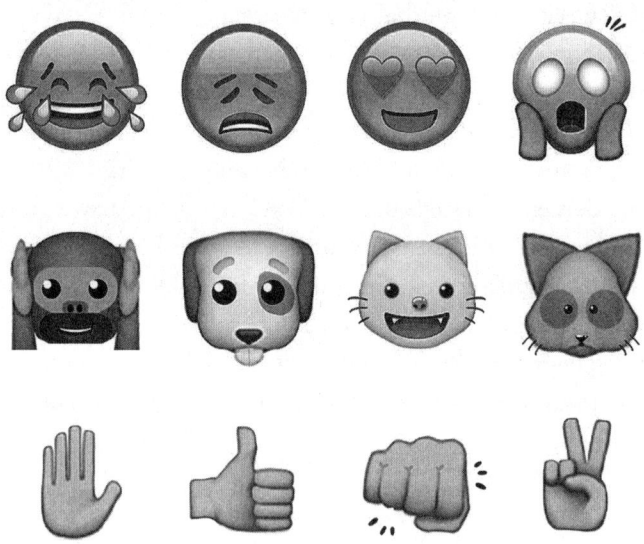

9.3 Die Abbildung zeigt zwölf der 845 derzeit verwendeten Emojis, bei denen es sich – analog zu chinesischen und den meisten japanischen Schriftzeichen – um Ideogramme handelt. Dargestellt sind jeweils vier Gesichter, Tiere und Gesten (in Anlehnung an emojitracker.com, 20.3.2014). Sie wurden von japanischen Cartoon-Machern in den neunziger Jahren des letzten Jahrhunderts erfunden und sind seit dem Jahr 2010 weltweit einheitlich im Unicode-System 6.0 codiert, das die Belegung von Computertastaturen festlegt.[10]

und was dies wiederum für Vermarkter bedeutet. So wurde dieses Forschungsprojekt geboren. Ehrlich gesagt beweist diese Studie, dass man nicht immer alles bekommt, was man erwartet ...«[11]

Hier sind also nicht besorgte Lehrer oder Professoren am Werk, nicht Bildungsforscher oder pädagogische Psychologen, sondern Marketingprofis, die sich darüber Sorgen machen, dass Menschen irgendwann auf ein Produkt aufmerksam werden müssen, um es zu kaufen. Da jedoch unsere Aufmerksamkeit in Zeiten von kleinen (Smartphone), großen (TV, Computer) oder riesengroßen (Werbeflächen) Bildschirmen zu einem »knappen Wirtschaftsgut« geworden ist, müssen Leute, die etwas verkaufen wollen, unsere Aufmerksamkeit studieren.»Wenn Nachrichten auf 140 Buchstaben reduziert und Gespräche auf Emojis kondensiert werden, wie beeinflusst dies die Art, wie Kanadier die Welt sehen und mit ihr umgehen?«,[12] fragt die Studie zu Recht, zumal Emojis (siehe Grafik 9.3) tatsächlich in die Konversationen mit dem Smartphone Eingang gefunden haben.

Mittels einer quantitativen spielbasierten Online-Umfrage, auf die 2000 Kanadier geantwortet hatten, wurden unter anderem Fragen zum Lebensstil und zur Bildung gestellt. Ebenso wurden drei Aspekte der Aufmerksamkeit mittels hierfür etablierter Verfahren gemessen: die Wachheit, die selektive Aufmerksamkeit und die Fähigkeit zum Aufgabenwechsel.[13]

Die Befragung ergab, dass die Fähigkeit zur fokussierten Bearbeitung einer einzigen Aufgabe deutlich abgenommen hat und dies in Relation zum Ausmaß der Nutzung des World Wide Web, sozialer Medien und dem Multitasking in Zusammenhang steht (siehe Grafik 9.4). Zudem zeigte sich, dass Personen, die viel Multitasking betreiben, ablenkende Reize weniger gut ausblenden können:»Bei der Verwendung mehrerer Bildschirme trainieren sich die Konsumenten eine Verminderung der Fähigkeit zum Ausblenden von Ablenkungen an«, schreiben die Autoren.[14]

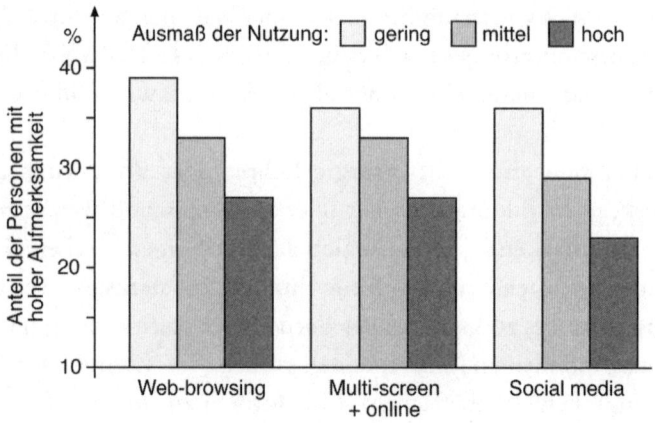

9.4 Anteil der Personen mit hoher Aufmerksamkeit bei unterschiedlicher Nutzung digitaler Medien: Browsen im Web, verschiedene Dinge zugleich tun und soziale Medien. Bei jeder Nutzung wurden die Probanden nach dem Ausmaß der Nutzung in drei Gruppen eingeteilt und der Anteil der Personen mit hoher Aufmerksamkeit wurde bestimmt. Man sieht: Was auch immer man im Netz macht: Je mehr man es macht, desto weniger aufmerksam ist man.[15]

Interessanterweise wird dieser negative Befund später als positives Ergebnis verkauft, indem gesagt wird, dass die jungen Leute selbst dann, wenn sie beim Fernsehen *nicht* auf den Bildschirm schauen, dennoch mitbekommen, wenn z. B. (im TV) gelacht wird, und dann einen Blick auf den Bildschirm werfen. (Sie werden also mithin von der Tätigkeit, die sie gerade ausführen, abgelenkt; aber das scheint die Werbestrategen nicht zu interessieren.)

Volle 67 Prozent der in der Studie befragten Kanadier geben auch an, dass Multitasking der einzige Weg ist, ihre Arbeit zu schaffen.[16] Damit liegen sie zwar sicherlich falsch, denn wir wissen, dass Menschen nicht multitasken können, wie in Kapitel 2 bereits dargestellt. Besonders bedenklich ist jedoch, dass 76 Prozent der 18- bis 24-Jährigen diese Meinung vertreten. Mehr als drei Viertel der jungen Leute wissen also nicht, wie man effizient (und aufmerksam) arbeitet und wie *nicht!* (Bei den über 65-Jährigen beträgt dieser Anteil nur 38 Prozent.)[17] Kanadier sind also ziemlich unaufmerksam, sowohl im Hinblick auf ihre Wachheit als auch was ihre selektive Aufmerksamkeit anbelangt. Und sie sind umso unaufmerksamer, je jünger sie sind. Die Schlussfolgerungen der Autoren ist auf ihre Art bemerkenswert: Man müsse schnell zum Punkt kommen (sonst schlafen die Konsumenten vorher ein), besonders einfach reden (sonst sind die Konsumenten abgelenkt) und solle aus allen Kanälen feuern (sprich: Werbung über TV, Konsole, Smartphone, PC und Internet verbreiten), damit man die Nachricht auch rüberbekommt. Das knappe Wirtschaftsgut Aufmerksamkeit ist also immer heißer umkämpft!

Bildschirme für die Bildung?

Viele Kinder beginnen heute die Grundschule in einer iPad-Klasse – ohne dass man hier zuvor geforscht und sich mit Risiken und Nebenwirkungen befasst hätte. In der Medizin wäre dies ein ungeheuerlicher Vorgang. Aber wenn es »nur« um unsere Kinder geht, scheint jeder nach Herzenslust experimentieren zu dürfen. Marktgeschrei ist wichtiger als Wissenschaft. Die aber sagt uns (im Fachblatt *Science*), dass digitale Lehrbücher gerade dann weniger Lerneffekt erzielen, wenn sie interaktiv gestaltet sind.[18] Googeln ist zur Aneignung von Wissen schlechter geeignet als Bücher oder Hefte, wie vier Experimente zeigten, die von Psychologen der Universitäten Columbia und Harvard ebenfalls im Fachblatt *Science* publiziert wurden.[19] Und die Tastatur-Eingabe ist für das Aufnehmen von Wissen ins Langzeitgedächtnis nicht so effektiv wie das Schreiben mit der Hand, wie Wissenschaftler aus Princeton und dem Silicon Valley her-

245

ausgefunden haben.[20] Ihre Arbeit hat den schönen Titel *Der Füllfederhalter ist mächtiger als die Tastatur: Vorteile der Handschrift gegenüber dem Mitschreiben am Laptop.*

Die verheerenden Auswirkungen des Tastaturschreibens auf die Lesefähigkeit wurden mittlerweile nirgendwo deutlicher nachgewiesen als in China.[21] Man untersuchte die Lesefähigkeit von nahezu 6000 Schülern der Klassen 3, 4 und 5 anhand der gleichen Tests, die man schon zwanzig und zehn Jahre vorher verwendet hatte. Damals lag der Anteil der Schüler mit schweren Lesestörungen bei 2 bis 8 Prozent. Die chinesische Schrift verwendet etwa 5000 Symbole, die Schüler nur dann im Gedächtnis behalten, wenn sie diese oft mit der Hand schreiben. Wenn Chinesen am Computer schreiben, verwenden sie eine ganz normale Tastatur und schreiben Lautschrift, also z. B.»li«, woraufhin eine Liste von Wörtern anzeigt wird, die alle wie»li« klingen. Mit der Maus kann dann das Zeichen mit der gemeinten Bedeutung angeklickt werden, und es wird statt»li« eingesetzt. Diese Methode, Chinesisch zu schreiben – genannt Pinyin-Methode – ist sehr effizient und wird daher in chinesischen Grundschulen in der zweiten Hälfte der Klasse 3 gelehrt.

Und hier nun die Nebenwirkung dieses Verfahrens: Über 40 Prozent der Schüler der Klassenstufe 4 können nicht mehr lesen; in Klassenstufe 5 sind es über 50 Prozent. Zudem zeigte sich, dass diejenigen Schüler, die zu Hause noch gelegentlich mit der Hand chinesische Schriftzeichen schreiben, in den Klassen 4

„li" :　里利力利梨立例丽荔理离礼

9.5 Eingabe chinesischer Schriftzeichen mit der Pinyin-Methode. Man schreibt beispielsweise »li«, woraufhin Wörter vorgeschlagen werden (hier die Wörter »Land«, »Gewinn«, »Macht«, »Birne«, »stehen«, »Beispiel«, »Vernunft«, »trennen«, »Höflichkeit«). Aus diesen wählt man dann das Wort, dessen Bedeutung man meint, per Mausklick aus.

und 5 auch noch eher des Lesens mächtig sind als diejenigen, die praktisch vollständig auf digitale Eingabe umsteigen. Die Risiken und Nebenwirkungen digitaler Medien sind mit Blick auf die Bildung kaum besser zu verdeutlichen! Wer meint, dass wir hierzulande deutlich besser dran seien, der irrt. Auch in Deutschland wurde die kursive Handschrift in manchen Ländern bereits abgeschafft. Die Kinder schreiben Druckbuchstaben und erlernen daher nicht mehr die komplexen motorischen Fähigkeiten, die auch ihrem Gedächtnis helfen, wenn sie etwas aufschreiben. In den USA wurde im Frühjahr 2013 in 46 Bundesstaaten die Handschrift aus dem Curriculum der Grundschule gestrichen. Klassenziel für das Ende von Klasse 4 ist jetzt, mit zehn Fingern tippen zu können. Wir wissen jedoch aus entsprechenden Studien, dass die Handschrift die Gehirnentwicklung fördert, dass umgekehrt das Tippen in seiner Komplexität dieser Entwicklung keineswegs entspricht und dass Handgeschriebenes im Gedächtnis besser hängenbleibt als auf der Tastatur Getipptes.[22] Wenn also Schulkinder nicht mehr das Schreiben mit der Hand lernen, kommt dies der Beraubung junger Menschen eines wichtigen Werkzeugs zur Steigerung ihrer Merkfähigkeit gleich. Man schadet damit ihrem Bildungsprozess.

Trotz dieser Erkenntnisse fangen in Südkorea diesen Herbst sehr viele erste Klassen mit dem iPad an, und auch in den Niederlanden gibt es die nach dem Gründer der Firma Apple benannten Steve-Jobs-Klassen – mit iPad statt Schulbuch und Schulheft. Dabei hat Herr Jobs seinen Kindern das iPad verboten, weil er das Gerät als für Kinder ungeeignet ansah.[23]

»Stirbt das Schulbuch?« titelte die *ZEIT* am 1. Oktober 2014[24] und legte sechs Wochen später mit »Anschluss verschlafen« nach.[25] Unter Berufung auf eine Publikation der Enquetekommission *Internet und digitale Gesellschaft* des Bundestags aus dem Jahr 2013 und eine Studie vom Herbst 2014[26] wird beklagt, dass die Computerkompetenzen deutscher Achtklässler, von denen nur 1,8 Prozent den Computer in der Schule täglich nutzen, im internationalen Vergleich nur im Mittelfeld liegen. Nur durch die flächendeckende Ausstattung unserer Schulen mit digitaler Informationstechnik könne unsere Gesellschaft für die Bildung der nächsten Generation sorgen. Und nur dadurch sei zu verhindern, dass Deutschland langfristig im Hinblick auf die Bildung seiner Bürger konkurrenzfähig bleibe. »Je digitaler, je besser« lautet dabei die einhellig proklamierte Devise. Die Pädagogin Bernadette Thielen von der Medienberatung des Schulministeriums Nordrhein-Westfalen beklagt im genannten ZEIT-Artikel beispielsweise, dass es keineswegs genüge (was die meisten Verlage bislang tun), die Schulbücher im PDF-Format auf den Markt zu bringen. Das sei zu wenig: »Digitale Schulbücher sind besonders sinnvoll, wenn sie die digitalen Möglichkeiten voll ausnutzen.«[27]

Sowohl die Staatssekretärin im Bundesministerium für Bildung und Forschung, Cornelia Quennet-Thielen[28], als auch Bundeskanzlerin Angela Merkel[29] plädieren dafür, diese Zustände dringend zu ändern: »Die Vermittlung von Kenntnissen über Computer« sei derzeit »die größte Herausforderung für die Schulen«, sagte die Kanzlerin in ihrer Videobotschaft Ende September letzten Jahres. Auch der Bundesverband Informationswirtschaft, Telekommunikation und neue Medien (BITKOM) mahnt diese Aufrüstung immer wieder an. Einzig die Eltern sowie die Erzieherinnen und Lehrer (und nicht zuletzt – ja, tatsächlich! – viele Schüler) sind nach einer im Herbst 2014 durchgeführten Allensbach Umfrage im Auftrag der Deutschen Telekom Stiftung skeptisch: Eine deutliche Mehrheit sieht im Hinblick auf die Verwendung digitaler IT im Bildungsbereich mehr Nachteile als Vorteile.[30]

Die Fakten geben ihnen recht: Wie eine im Fachblatt Science im Jahr 2012 publizierte Übersicht zum Thema »elektronische Lehrbücher« zeigt, ist der Lernerfolg umso geringer, je mehr die Lehrbücher das digital Mögliche auch verwirklichen: Videos und Hyperlinks (statt Bildern und Literaturangaben) verführen zum Klicken, lenken vom Lesen ab und vermindern den Lernerfolg umso mehr, je »besser« sie gemacht sind.[31] Es ist also bei Lehrbüchern nicht anders als bei Kinderbüchern (wie im letzten Kapitel gezeigt): Die Digitalisierung führt zur Ablenkung und behindert das Lernen. Dies dürfte auch der Grund dafür sein, dass College-Studenten aus Kalifornien Büchern ganz eindeutig den Vorzug gegenüber E-Books geben, wenn es um das Lernen geht.[32]

Der Propaganda und dem aufgeregten Marktgeschrei muss man daher Folgendes entgegnen: Wenn derzeit politische Bildungsverantwortliche immer wieder vehement das »Ende der Kreidezeit«[33], also die flächendeckende Aufrüstung unserer Schulen mit Tablets, Laptops, Beamern (oder gleich Smartboards) und Internetzugang fordern, stützen sie sich nicht auf wissenschaftliche Erkenntnisse. Die vorliegenden Daten jedenfalls geben vorsichtig-skeptischen Eltern und Lehrenden recht, denn diese stehen in krassem Gegensatz zu dem, was uns täglich von dem oben angeführten Konsortium aus der IT-Branche, der Politik und den Medien erzählt wird.

Auch die großen deutschen Studien zur Computer-Nutzung im Unterricht haben ebenso wie die entsprechenden internationalen Studien[34] festgestellt, dass Computer an Schulen weder das Lernen noch die Schulleistungen verbessern. Stattdessen nehmen die Aufmerksamkeitsdefizite zu; die Problembereiche Sucht und Mobbing werden in den Studien erst gar nicht erwähnt.

Betrachten wir zwei Beispiele: Die große vom Bundesministerium für Wissenschaft und Forschung, der Europäischen Union und der Deutschen Telekom geförderte Studie *Schulen ans Netz. 1000 mal 1000: Notebooks im Schulranzen* (siehe Abb. 9.6) hatte weder bessere Noten noch besseres Lernverhalten der Schüler zum Ergebnis: »Insgesamt kann die Studie somit keinen eindeutigen Beleg dafür liefern, dass die Arbeit mit Notebooks sich grundsätzlich in verbesserten Leistungen und Kompetenzen sowie förderlichem Lernverhalten von Schülern niederschlägt.« Allerdings waren »die Schüler im Unterricht mit Notebooks tendenziell unaufmerksamer«.[35] Nicht einmal der Umgang mit Computern wurde in den Computer-Klassen gelernt: »Im Informationskompetenz-Test wurden keine Unterschiede zwischen Notebook- und Nicht-Notebook-Schülern gefunden.«

Drei Jahre später hatte das *Hamburger Netbook Projekt* an Sekundarstufen-Schulen die gleichen Ergebnisse; es zeigten sich »keine signifikanten Unterschiede in der Kompetenzentwick-

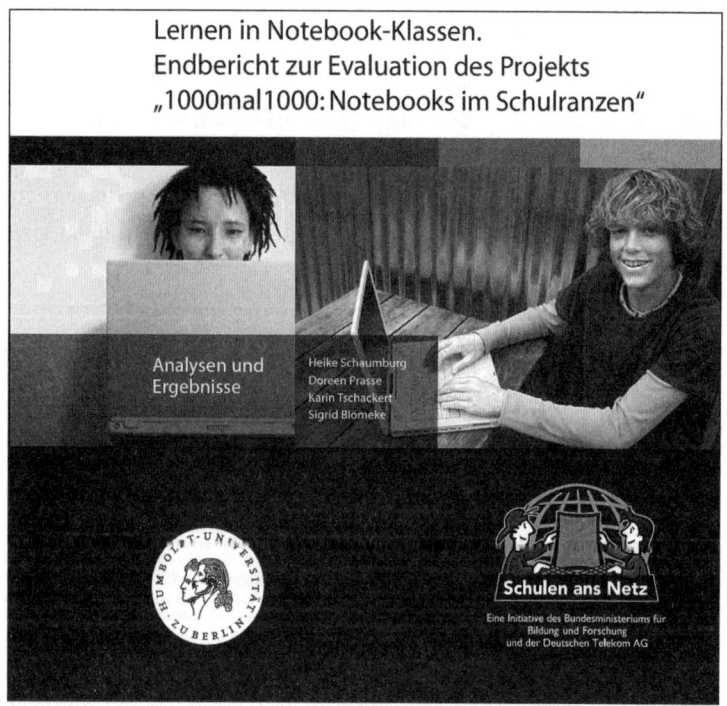

9.6 Das Projekt *1000 x 1000: Notebooks im Schulranzen* hatte – ungeachtet der freundlich und begeistert lächelnden Jugendlichen auf dem Cover – keine positiven Auswirkungen auf den Lernerfolg.

lung« zwischen Schülern in Klassen mit bzw. ohne Computer.[36] Und abermals wurde selbst der Umgang mit Medien nicht gelernt: »Ein eindeutiger Trend zu einer Stärkung der Medienkompetenz im Umgang mit Computer und Internet konnte infolge des Netbook-Einsatzes nicht verzeichnet werden.« Die Schüler besaßen vielmehr zu 90 Prozent »bereits bei Projektbeginn einen eigenen Computer zu Hause. Das Computer- und Internetwissen haben sich die Schüler hauptsächlich selbst beigebracht (58 Prozent), oder es wurde ihnen von Familienmitgliedern (28 Prozent) vermittelt. Die Schule spielt hier eine untergeordnete Rolle (8 Prozent).«[37]

Nun sollte man meinen, dass bei enttäuschenden Ergebnissen irgendwann einmal die Einsicht den Daten folgt. Hier unterscheiden sich Medizin und Pädagogik jedoch grundlegend.[38] Wenn im Bereich der Medizin beispielsweise eine kleine Therapie-Vergleichsstudie mit 20 Patienten ermittelt, dass Therapie A (sieben gesunde Überlebende, drei Tote) der Therapie B (zwei gesunde Überlebende, acht Tote) überlegen ist, würde die Durchführung einer weiteren größeren Studie mit tausend Patienten zum Vergleich beider Therapien von der zuständigen Ethik-Kommission abgelehnt. Begründung: Nach dem vorhandenen Kenntnisstand würde eine solche Studie eine Menge unnötiger Toter ergeben. Ganz anders in der Pädagogik, wo es offenbar gar keine Ethik-Kommissionen gibt: Die gleichen Autoren, die beim Hamburger Projekt keine bzw. negative Auswirkungen von Computern auf das Lernen an Schulen ermittelt hatten, betreuen seit Sommer 2014 eine Studie mit 1300 Schülern, die mit Laptops, Smartphones und WLAN in allen Klassen ausgestattet werden.[39]

Nur 9,1 Prozent aller Lehrer nutzen den Computer mindestens einmal täglich[40] – dieser Befund ist nicht Grund zur Besorgnis, sondern ermutigt eher. Aufmerksame Lehrer haben längst bemerkt, wie schädlich sich digitale Medien im Unterricht auswirken, und handeln entsprechend. Die *New York Times* beschrieb im Jahr 2011 eine Waldorf-Schule im Silicon Valley, die sich damit rühmt, über keinerlei Computer zu verfügen. Wer schickt seine Kinder dorthin? Die Angestellten von Google, Apple, Yahoo und Hewlett-Packard.[41]

Bildschirme und Bewegungsmangel

Jeder weiß um die Bedeutung von richtiger Ernährung und Bewegung für die körperliche Gesundheit. Daher ist die Verdreifachung der Häufigkeit von Übergewicht in Europa während der letzten zwei Jahrzehnte auf etwa 15 Millionen Kinder und Jugendliche ein Grund zur Besorgnis. Die Zahlen für Deutschland wurden im ersten Kapitel bereits dargestellt. Ursachen sind einseitige Ernährung mit hochkalorischen ballaststoffarmen, vorgefertigten Nahrungsmitteln und Bewegungsmangel. Hinzu kommen ein unregelmäßiges Ess- und vor allem auch Schlafverhalten, wie im folgenden Kapitel noch zu zeigen sein wird.

Dass Medien zu Bewegungsmangel führen und Bewegungsmangel zu Übergewicht führt, wurde schon vor Jahren am Beispiel des Fernsehens klar gezeigt[42] Galt dieser Zusammenhang früher noch vor allem für die westlichen Industrienationen, so liegt mittlerweile ein weltweites Problem vor, wie Daten von 77 003 Kindern aus 18 Ländern und 207 672 Jugendlichen aus 37 Ländern vor zwei Jahren zeigen konnten.[43]

In einer eigenen Studie[44] konnten wir nachweisen, dass Kinder sich beim Fernsehen noch weniger bewegen, als wenn sie Hausaufgaben machen oder wenn sie gar nichts tun. Wir führten bei 139 Schulkindern aus den Klassen 6 (77, davon 42 Jungen, Durchschnittsalter elf Jahre) und 9 (62, davon 29 Jungen, Durchschnittsalter 15 Jahre) ein Monitoring durch, wobei Bewegung mittels zweier am Körper befestigter Beschleunigungssensoren aufgezeichnet wurde. Zusätzlich wurde zeitlich zufäl-

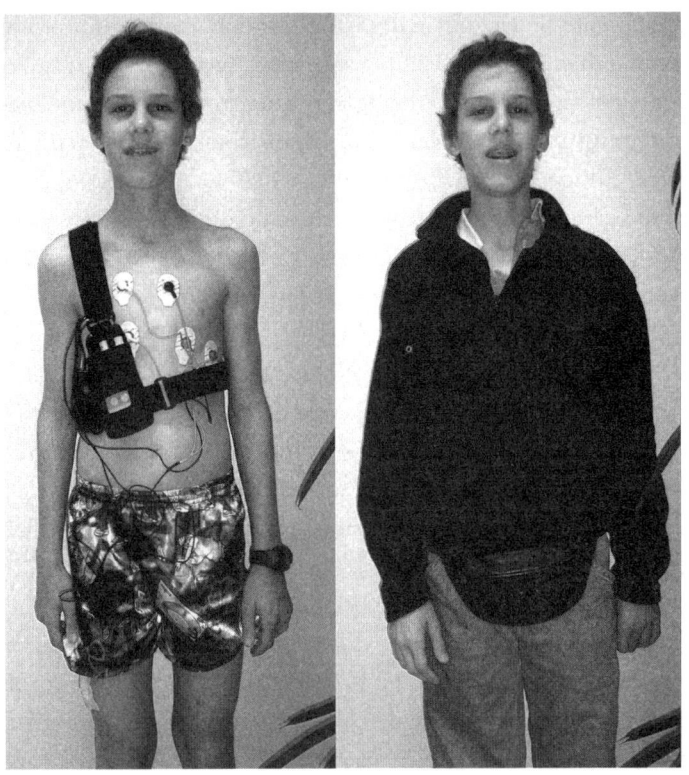

9.7 Versuchsdurchführung mittels Varioport-Mess-System zur Aufzeichnung der Daten durch zwei Bewegungssensoren (je einer am Arm und am Körper) und der Pulsfrequenz sowie zum Abfragen der gerade ausgeübten Tätigkeit. Dieses Abfragen erfolgte im Mittel alle 20 Minuten.[45]

lig verteilt und automatisiert abgefragt, welche Tätigkeit jeweils gerade durchgeführt wurde, um den körperlichen Zustand (sitzen, liegen, laufen etc.) über einen ganzen Tag (23 Stunden) aufzuzeichnen.

Dabei zeigte sich, dass körperliche Aktivität vor dem Fernseher oder Computer noch geringer ist als während des Schulunterrichts, beim Erledigen der Hausaufgaben oder sogar beim »Nichtstun« (siehe Grafik 9.8). Man weiß schon lange, dass selbst kleine Bewegungen des Körpers auch dann, wenn sich die Person scheinbar gar nicht bewegt, über den gesamten Tag verteilt eine signifikante Menge an Energie verbrennen. Diese Bewegungen werden beim Betrachten von Bildschirmen ganz offensichtlich erheblich reduziert, so dass es zu einer ungünstigeren Energiebilanz des Körpers durch reduzierte Verbrennung und vermehrte Speicherung von Energie in Form von Fett kommt. Wie von der Arbeitsgruppe um James Levine[46] im Fachblatt *Science* schon im Jahr 1999 publiziert, unterscheiden sich die Menschen bei gleicher Nahrungszufuhr durchaus darin, wie viel Kalorien sie durch eine Art Zappeln verbrennen. Die Autoren sprechen in diesem Zusammenhang von *nonexercise activity thermogenesis,* was das schöne Akronym NEAT ergibt und auf Deutsch etwa »Thermogenese durch nichtsportliche Aktivität« bedeutet.

Schon vor 15 Jahren war beispielsweise auch in China das Übergewicht von Kindern und Jugendlichen klar vom Fernsehkonsum abhängig, wobei die Prozentzahlen noch nicht so hoch lagen wie beispielsweise in den USA. Betrachtete man jedoch die absoluten Zahlen (es gibt etwa dreimal mehr Chinesen als US-Amerikaner), so hatten die Chinesen schon damals die Amerikaner überholt, was die Anzahl dicker Kinder und Jugendlicher betrifft.[47] Auch in anderen Schwellenländern ist die Lage ernst: Zwischen 2004 und 2010 stieg der Anteil der übergewichtigen Kinder im Schulalter in Argentinien um 27,9 Prozent, in Brasilien um 22,1 Prozent, in Mexiko um 41,8 Prozent, in Südafrika um 13,2 bis 22,3 Prozent und in Indien um 2,8 bis 28 Prozent. Mittlerweile wurde auch gezeigt, dass Computerspiele einen ähnlichen Effekt haben wie das Fernsehen und Übergewicht hervorrufen.[48]

Die Behandlung von Übergewicht bei Kindern und Jugendlichen ist keineswegs einfach, die langfristigen gesundheitlichen und psychosozialen Auswirkungen anhaltenden Übergewichts sind verheerend und reichen von Bluthochdruck und Diabetes

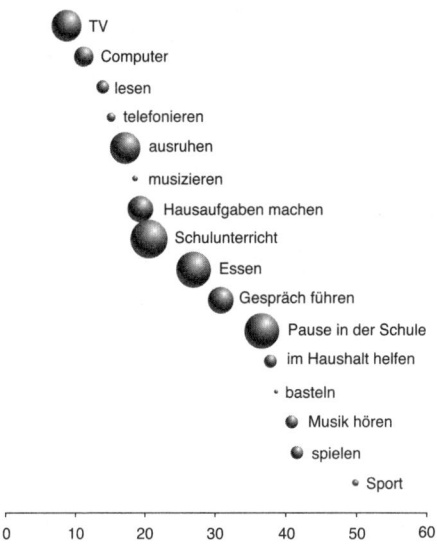

TV					
Computer					
lesen					
telefonieren					
ausruhen					
musizieren					
Hausaufgaben machen					
Schulunterricht					
Essen					
Gespräch führen					
Pause in der Schule					
im Haushalt helfen					
basteln					
Musik hören					
spielen					
Sport					

0   10   20   30   40   50   60

9.8 Mittlere körperliche Aktivität (zu einem Bewegungs-Score aufsummierte Beschleunigungsdaten) bei verschiedenen Tätigkeiten, denen Schüler im Tagesverlauf nachgehen. Die vertikale Linie repräsentiert den durchschnittlichen Aktivitätsgrad aller körperlichen Aktivitäten über alle Kinder und Jugendlichen hinweg. Die Anordnung der Kreise vertikal entlang der y-Achse erfolgte der Klarheit wegen. Die Größe des Kreises (Fläche) zeigt an, wie viele Probanden diese Aktivität an den Tag gelegt hatten, wobei der größte Kreis (»im Unterricht«) 100 Prozent der Kinder entspricht, der kleinste (»basteln«) hingegen nur 9 Prozent. Wie man sieht, fällt das Bewegungsmaß beim Fernsehen und Nutzen des Computers am geringsten aus.[49]

mit den bekannten Folgen (Herz-Kreislauf-Erkrankungen wie Herz- und Hirninfarkte) über Erkrankungen des Skelettsystems (Arthrosen von Hüft-, Knie- und Fußgelenken, Bandscheibenvorfälle) bis hin zu Krebserkrankungen.

In einem großen deutschen Therapiezentrum[50] für stark übergewichtige Jugendliche wurden seit 1992 insgesamt 2855 Patienten behandelt, deren Body Mass Index (BMI)[51] bei Aufnahme im Mittel 41,5 kg/m^2 betrug (in Einzelfällen über 100 kg/m^2). Das Durchschnittsalter lag bei 17,2 Jahren, 38 Prozent waren männlich.[52] Oft bestehen bei diesen Patienten bereits Gelenkbeschwerden, krankhafte Veränderungen von Laborwerten (erhöhte Harnsäure, erhöhter Blutzucker), eine Verfettung der Leber oder ein erhöhter Blutdruck. Damit ist bereits bei diesen noch nicht erwachsenen Menschen eine zukünftige Einschränkung der Lebensqualität und auch der Lebenserwartung nicht unwahrscheinlich. Weil die Lage so ernst ist, werden diese Patienten für durchschnittlich fast ein halbes Jahr lang stationär behandelt, wobei sie im Mittel 1,3 kg/Woche abnehmen (siehe Abb. 9.9).

Interessant ist nun, dass die Hälfte der gegenwärtigen Patienten dieser Therapieeinrichtung intensiv *World of Warcraft* spielen und viele von ihnen eine deutliche Abhängigkeit erkennen lassen. Zu diesen Beobachtungen passt die Erkenntnis, dass Aufmerksamkeitsstörungen mit Übergewicht und umgekehrt Übergewicht mit ADHS einhergehen, wie eine große Studie zur jeweiligen Häufigkeit der einen Störung beim gleichzeitigen Vorliegen oder Nicht-Vorliegen der jeweils anderen Störung ergab:[53] Die Häufigkeit von ADHS beträgt bei übergewichtigen Kindern und Jugendlichen 7 Prozent statt der 3,5 Prozent bei Normalgewicht; sie ist also auf das Doppelte gesteigert. Umgekehrt ist die Wahrscheinlichkeit von Übergewicht bei Kindern und Jugendlichen mit ADHS um den Faktor 1,9 gesteigert, also in fast der gleichen Weise verändert. Eine niederländische Studie ermittelte diesen Zusammenhang in der gleichen Größe ebenfalls bei Jungen mit ADHS im Alter von 5 bis 17 Jahren. Bei Mädchen mit ADHS lag sogar viermal häufiger Adipositas vor als bei Mädchen ohne ADHS.[54] Im Grunde wundert dies auch gar nicht, denn Menschen mit gestörter selektiver Aufmerksamkeit sind besonders ablenkbar und impulsiv, weswegen sie auch zwischen den Mahlzeiten und nachts essen. Umgekehrt fokussiert Sport den Geist, und insofern ist es naheliegend, dass

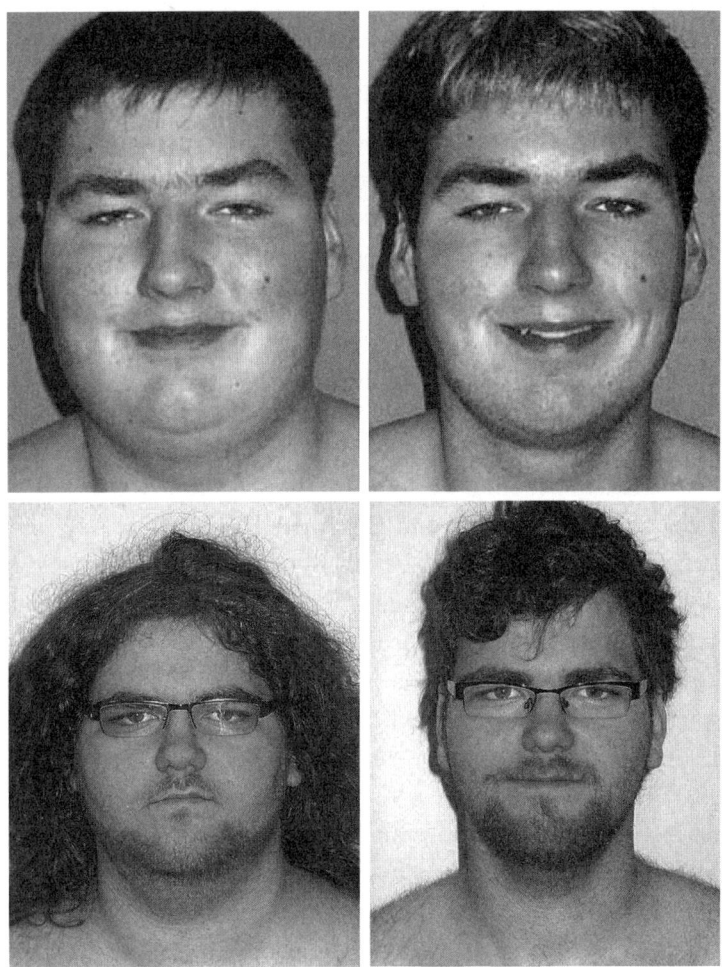

9.9 Beispiele zweier Patienten zu Beginn (links) und nach der Behandlung (rechts). Oben: 15-Jähriger mit BMI von 45,7 vor und 31,6 nach der Behandlung. Unten: 22-Jähriger mit BMI von 41 vor und 29 nach der Behandlung. [55]

Menschen, die wie Übergewichtige vergleichsweise wenig Sport treiben, unaufmerksamer sind.

Dies wiederum erklärt das vermehrte Auftreten von Schulversagen und Schulverweigerung in der Gruppe der übergewichtigen und aufmerksamkeitsgestörten Computerspieler; ihnen fehlt nicht nur die Zeit zum Lernen, sondern auch die Konzentrationsfähigkeit, das Fokussieren auf den Lernstoff. Jeder dritte in der Fachklinik behandelte Übergewichtige zeigt entsprechend »Schulvermeidung in Form von Schulangst, Schulverweigerung oder Schulschwänzen«, oft einhergehend mit »Stigmatisierung und ›Hänseleien‹ in der Schule«.[56] Hinzu kommt mangelnde Motivation, denn wer seine Bedürfnisse (nach Nahrung oder Information) immer sofort befriedigen muss, vermag keinen Spannungsbogen aufzubauen, um eine längerfristige Aktion bzw. eine schwierige Aufgabe zu Ende zu bringen; der- oder diejenige wird also immer wieder scheitern. Solche Erlebnisse sind der Tod für echte Motivation, planvolles, zielgerichtetes Handeln und damit langfristig von Glück und Lebenserfolg.

Unaufmerksamkeit, mangelnde Bildung und Übergewicht sind damit drei Aspekte einer insgesamt fehlgeleiteten Entwicklung Jugendlicher, die sich gegenseitig befeuern. Die Abwärtsspirale kann dabei prinzipiell an jedem Punkt beginnen, vom Übergewicht über Mobbing durch Mitschüler zur Schulverweigerung und zum unkontrollierten Medienkonsum zu Hause, der zum einzigen Kontakt mit der Außenwelt wird. Oder vom Medienkonsum über Bewegungsarmut und Schulverweigerung zum Übergewicht. Für Eltern und Lehrer ist es wichtig, entsprechende Zeichen zu erkennen und frühzeitig einzuschreiten. Die formenden Jahre einer gut verlaufenden Jugend sind – vor allem nach dem, was eingangs zum Verlauf der Neuroplastizität über die Lebenszeit gesagt wurde – letztlich im Erwachsenenalter nur schwer (oder teilweise gar nicht mehr) zu »reparieren«.

Fazit

Digitale Informationstechnik lenkt ab und schadet der Konzentration und Aufmerksamkeit. Sie behindert Bildungsprozesse, statt – wie vielfach behauptet wird – sie zu fördern. Entsprechend sind die Studien zum Einsatz von Computern im Unterricht ernüchternd bis peinlich; keinesfalls rechtfertigen sie die Investitionen in digitale Informationstechnik.

Auch die oft angeführten zusätzlichen Argumente für solche Investitionen – Medienkompetenz vermitteln und Chancengleichheit für Kinder aus sozial benachteiligten Schichten schaffen – finden in diesen Daten keine empirische Grundlage. Im Gegenteil: Computer verstärken die Bildungsunterschiede zwischen Arm und Reich.

Da man um die ablenkende Wirkung eines Internetzugangs an Schulen und Universitäten längst weiß (vgl. Kapitel 2) und auch die durch digitale IT verminderte Verarbeitungstiefe beim Lernen kennt, sind diese Ergebnisse nicht einmal überraschend. Ebenso wenig überrascht aus psychologischer und neurobiologischer Sicht, dass handschriftliche Notizen dem Wissenserwerb förderlicher sind als das Tastaturschreiben.

Lesen und Schreiben sind zentrale Kulturtechniken. Die sichere Beherrschung der Schriftsprache trägt wesentlich zum schulischen und späteren beruflichen Erfolg bei. Ein gut geführter Unterricht, der auf den neurobiologischen Prinzipien des Lernens, Lesens und Schreibens beruht, könnte sogar der Lese- und Rechtschreibschwäche (die auf Veränderungen von Arealen im Gehirn, die für die Sprachverarbeitung zuständig sind, zurückzuführen ist) entgegenwirken – und die oft schwerwiegenden Konsequenzen für die individuelle Bildungsbiographie verhindern. Davon sind wir jedoch weit entfernt. Das pädagogische Chaos in Deutschland, das sich unter anderem in der völligen Beliebigkeit der Schulausgangsschrift äußert, führt mitunter sogar dazu, dass ein Schüler die erste Klasse wiederholen muss, wenn seine Eltern zwei Kilometer von Berlin nach Brandenburg umziehen.[57] Und es wird ernsthaft darüber diskutiert, ob man nicht die Handschrift ganz abschaffen sollte, wie dies anderswo bereits geschehen ist bzw. wie etwa in Finnland bald geschehen soll. Die Argumentation dafür könnte nicht dümmer sein: Die Kinder sind motorisch nicht mehr dazu fähig, also lassen wir das weg. Was wird wohl geschehen, wenn sich herausstellt, dass die Kinder auch in Mathematik überfordert sein werden?

Eine weitere Auswirkung der intensiven Nutzung digitaler Medien ist ein in diesem Ausmaß beispielloser Bewegungsmangel bei der heranwachsenden Generation. Die Folge sind Übergewicht und weitere dadurch verursachte Beeinträchtigungen junger Menschen von Bluthochdruck und Diabetes bis zu Senk- und Plattfüßen. Die Behandlung von Jugendlichen und jungen Erwachsenen mit Aufmerksamkeitsstörungen, Schulproblemen, Computersuchtproblemen und Übergewicht stellt eine große Herausforderung dar und dauert Monate bis Jahre. Eltern und Lehrer müssen daher frühe Anzeichen solcher Probleme ernst nehmen und rechtzeitig konsequent gegensteuernd handeln.

Investitionen in digitale Informationstechnik im staatlichen Bildungsbereich stellen demzufolge eine Verschwendung von Mitteln dar, solange die Datenlage so klar ist, wie sie derzeit ist – von den deutlichen Risiken und Nebenwirkungen einmal gar nicht zu reden. An Lehrerstellen zu sparen und zugleich Millionenbeträge für digitale IT auszugeben ist verantwortungslos und bildungsfeindlich. Es kann und darf nicht sein, dass wir die Bildung der nächsten Generation – das Fundament unserer Kultur, Wirtschaft und gesamten Gesellschaft – den Profitinteressen einiger weniger weltweit agierender Firmen überlassen. Denn die Bildung junger Menschen ist unsere Zukunft!

Epilog

Wenn die Schüler schon keine Handschrift mehr lernen sollen, weil sie das überfordert, sollte man konsequent vorgehen und Schritt für Schritt weitere Erleichterungen planen. Mit etwas Phantasie hat man im Zuge der neuen Rechtschreibreform ja zuweilen schon »ph« durch »f« ersetzt. Die Reform war jedoch mehr als halbherzig. Es sollte hier viel grundsätzlicher vorgegangen werden – die Schweden haben uns diese filosofi in ihrer Orthographie schließlich schon lange vorgemacht.

Wie die Engländer haben sie auch die lästige Großschreibung abgeschafft, was wir Deutschen ebenfalls tun sollten – und am besten viele Dehnungen und Schärfungen gleich mit über Bord werfen: mit disem schrit lasen sich vile frustrationserlebnise vermeiden. in einem weiteren schrit könte man »v« durch »f« sowie »sch« und »z« durch »s« ersetzen: Man glaubt gar nicht, wi einfach ales wird, wen man das alfabet um nur swei buchstaben redusirt.

als nächsten srit könte man »q«, »c« und »ch« durch »k« sowi »j« und »y« durch »i« und »pf« durch »f« ersetsen. iest sind seks bukstaben ausgesaltet und di sulseit kan sofort von neun auf fir iare ferkürst werden. stat aksig prosent sreibunterikt könen di nütslikeren MINT-fäker wi fisik, kemi oder reknen mer geflegt werden. di einfürung des sibeniärigen gimnasiums wäre one probleme möglik.

slislik solte man di lästigen umlaute »ä«, »ö« und »ü« absafen, dan ware di deutse sprake endlik slikt und einfak. bis dise fereinfakungen uberal riktig ferdaut sind, wurden naturlik satsungsweise fileikt ein oder swei iare benotigt.

daran anslisend konten als nakstes sil di folgenden vereinfakungen der swirigeren und unsinigeren gramatik anfisirt werden: dreiwortsatse werden norm. satse mit mer als seks wortern musen sriftlik beantragt werden. auf satze mit mer als sen wortern solte ie wort ein euro sondersteuer erhoben werden. dis

261

brakte di maroden statsfinasen snel in ordnung. vorsorglik konte man auk gleik das ganse gehalt von iuristen und filosofen ans finansamt uberweisen. und der bild-seitung di halfte der steuer erlasen.

Weil das reknen den ABC-sutsen nok immer swer falt, solte man es wi di handsrift absafen. andere swere faker wie sport, fisik und musik gleik mit. auk das auswendiglernen fon gedikten.

aber nok imer ist sreiben swer. fur file buben und madken. fileikt solte man endlik grafise simbole erlauben. di iungen leute maken das ia langst☺. makt spas. worter einfak ersetsen. makt fil☹! Erwaksene☹.

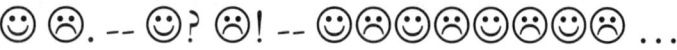

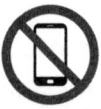

☺☺☺☺!

((☹))

[58]

10. Digital schlaflos

In unserer modernen Gesellschaft machen wir die Nacht zum Tag; wir arbeiten mehr, haben zugleich aber auch mehr freie Zeit. Beides geht auf Kosten des Schlafs. Die durchschnittliche Schlafdauer ist in den westlichen Ländern innerhalb des letzten halben Jahrhunderts von gut acht Stunden (in den 1960er Jahren) auf etwa 6,5 Stunden pro Nacht (im Jahr 2012) gesunken. In den USA geben 20 bis 30 Prozent der Bevölkerung im mittleren Alter an, täglich weniger als sechs Stunden zu schlafen.[1] Diese Menschen leben im Grunde sehr ungesund!

Früher machte man sich um den Schlaf wenig Gedanken. Die Ergebnisse der modernen Schlafforschung zeigen allerdings, dass zu wenig Schlaf zu Übergewicht im Kindes- und Erwachsenenalter führen kann. Es können sich Probleme in der Schule und am Arbeitsplatz ergeben, Jugendliche können zu mehr Risikoverhaltensweisen neigen, und bei Erwachsenen können Bluthochdruck sowie Herz- und Gehirninfarkte auftreten. Auch das Immunsystem wird durch Schlafmangel gestört, was langfristig das Risiko von Infektionen und Krebserkrankungen steigert. All dies zeigt, dass Schlafprobleme uns durchaus schlaflose Nächte bereiten sollten.

Eltern wissen, dass ihre schulpflichtigen Kinder im Laufe der Woche ein Schlafdefizit ansammeln und an den Wochenenden zum Ausgleich sehr lange schlafen. Dies ist auf biologische Reifungsfaktoren und auf kulturelle Faktoren zurückzuführen.[2] Bei den kulturellen bzw. Umweltfaktoren nehmen die elektronischen Medien eine herausragende Stellung ein – vor allem das Smartphone.[3] Mehr als die Hälfte der Jugendlichen in den Industriestaaten verbringt viel Zeit mit elektronischen Medien – gerade in den Abendstunden vor dem Schlafengehen.[4]

Die negativen Auswirkungen unseres digitalisierten Lebens auf den Schlaf sind seit Jahren Gegenstand der Forschung. Bis vor wenigen Jahren bezogen sich die Befunde zu den Auswirkungen elektronischer Medien auf den Schlaf vor allem auf das Fernsehen, den Computer und Spielkonsolen. In einer Metaanalyse[5] der hierzu vorhandenen Literatur wurden schon vor Jahren späteres Einschlafen, eine kürzere Schlafdauer und ein öfter gestörter Schlaf als Auswirkung der Nutzung digitaler Informationstechnik – vor allem während der letzten Stunde vor dem Schlafengehen – beschrieben.[6]

Gerade unter Jugendlichen ist der Trend zu weniger Schlaf besorgniserregend.[7] Epidemiologische Daten zeigen, dass Jugendliche heute eine vergleichsweise lange Einschlaflatenz (das ist die Zeit zwischen dem Zubettgehen und dem Einschlafen) und eine kurze Schlafdauer von etwa 6,5 Stunden an Wochentagen aufweisen. Viele junge Menschen haben insofern ein tägliches Schlafdefizit von etwa zwei Stunden.[8]

Da sich mit dem Aufkommen der Smartphones die Nutzungsgewohnheiten gerade junger Menschen im Hinblick auf elektronische Medien in den letzten Jahren nochmals stark geändert haben, ist neuesten Studien zur Smartphone-Nutzung und den Auswirkungen auf den Schlaf (aus Norwegen, den USA und der Schweiz) besondere Bedeutung beizumessen.

Mediennutzung und Schlafdefizit

Die sehr intensive Mediennutzung legt bereits die Vermutung nahe, dass sie ursächlich mit dem bei jungen Menschen verbreiteten Schlafdefizit verbunden sein könnte. Beim Fernsehen steht dies schon lange fest.[9] Auch ein hohes Maß an Computer-Nutzung wurde mit Schlafproblemen in Verbindung gebracht,[10] wobei die Einschlaflatenz erhöht und die im Bett verbrachte Zeit insgesamt verringert ist.[11]

Noch ungeklärt war bislang allerdings, wie groß der Anteil

der unterschiedlichen Medien an den Schlafproblemen der jungen Generation ist und welche Art von Schlafproblemen mit der Nutzung bestimmter Medien in Zusammenhang stehen.

Um sowohl die Fragen der Wirkung als auch des Wirkungsmechanismus zu klären, wurde in Norwegen eine großangelegte populationsbasierte Studie mit 9846 Jugendlichen und jungen Erwachsenen im Alter von 16 bis 19 Jahren durchgeführt (53,5 Prozent Mädchen). Die Ergebnisse sollen im Folgenden näher dargestellt werden,[12] da es derzeit kaum größere Erhebungen und differenziertere Daten zu diesen Fragen gibt.

Alle Teilnehmer wurden explizit nach der Nutzung von sechs elektronischen Medien (PC, Handy, MP3-Spieler, Tablet-PC, Spielkonsole und Fernseher) in der letzten Stunde vor dem Schlafengehen befragt. Des Weiteren wurde nach Freizeitaktivitäten an Wochentagen, die mit der Nutzung von Bildschirmmedien verbunden sind, einzeln gefragt:

1. Konsolenspiele
2. Computerspiele
3. Chatten
4. E-Mails schreiben und lesen
5. Den Computer für andere Zwecke nutzen

Die Antworten konnten wie folgt lauten: »keinerlei Zeit«, »weniger als eine halbe Stunde«, »eine halbe bis eine Stunde«, »zwei bis drei Stunden«, »vier Stunden« und »mehr als vier Stunden«.[13] Genau erfragt wurden ferner die Zeit des Zubettgehens, die Zeit bis zum Einschlafen (Einschlaflatenz), Phasen nächtlicher Wachheit und die Aufwachzeit. Anhand dieser Angaben wurde die Schlafdauer berechnet. Die Zeit bis zum Einschlafen wurde in zwei Kategorien (kürzer bzw. länger als eine Stunde) in die Analyse der Daten aufgenommen. Die Daten wurden getrennt für Wochentage und das Wochenende erhoben, weil hier bei vielen Jugendlichen sehr unterschiedliche Schlafmuster vorliegen. Weiterhin wurden die Teilnehmer nach ihrer subjektiven Einschätzung dahingehend gefragt, wie viel Schlaf sie brauchen, um sich wohl zu fühlen. Das Schlafdefizit wurde berechnet als die Differenz zwischen dieser (idealen) Schlafzeit und der tatsächlichen Schlafdauer an Wochentagen. Das Ausmaß der Differenz wurde später kategorisiert in »weniger als zwei Stunden« und »mehr als zwei Stunden«.

Die Grafik 10.1 gibt eine erste Übersicht über die Ergebnisse der Studie: Die meisten Jugendlichen verwenden in der Stunde vor dem Schlafengehen tatsächlich elektronische Medien, am häufigsten ihr mobiles Telefon und gleich danach den PC. Spielkonsolen werden eher von Jungs vor dem Schlafengehen benutzt, Handy und Musik-Abspielgeräte eher von Mädchen. In Grafik 10.2 ist die durchschnittliche tägliche Nutzung von Computer (aufgeteilt nach verschiedenen Zwecken) und Spielkonsole pro Tag dargestellt. Mädchen verbringen mehr Zeit mit Online-Chatten und »anderen« Nutzungsweisen ihres Compu-

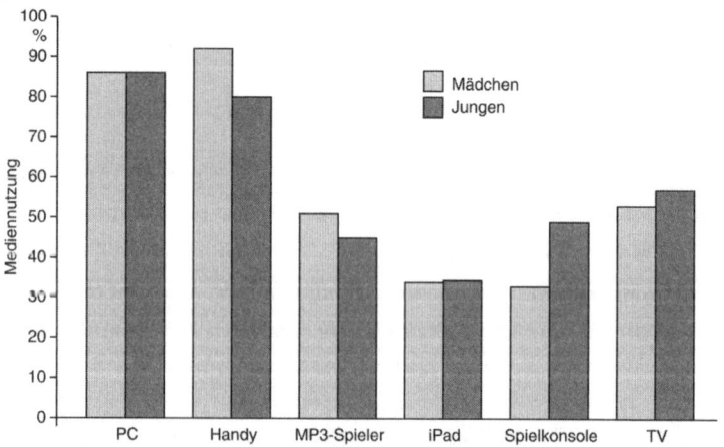

10.1 Prozentualer Anteil der jungen Menschen, die verschiedene elektronische Medien in der Stunde vor dem Zubettgehen nutzen, aufgeschlüsselt nach der Art der Medien und dem Geschlecht der Nutzer[14]

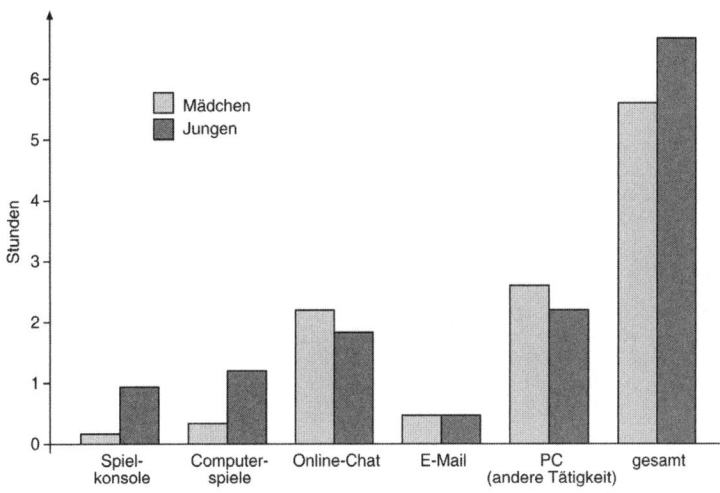

10.2 Durchschnittliche tägliche Nutzung von Computer und Spielkonsole bei Jungen und Mädchen in Stunden[15]

ters, wohingegen Jungs mehr mit Computer- und Konsolenspielen beschäftigt sind.

Weiterhin zeigte sich, dass die Nutzung aller fünf abgefragten Medien (PC, Handy, MP3-Spieler, Tablet, Spielekonsole und Fernsehen) in hohem Maß dazu führten, erst nach mehr als einer Stunde einzuschlafen (erhöhte Einschlaflatenz). Auch ein Schlafdefizit von mehr als zwei Stunden täglich stand in Verbindung mit der Nutzung dieser Medien (siehe Grafik 10.3).

Das gleiche Muster ergab sich, wenn man die Einschlaflatenz und Schlafdauer mit der Zeitdauer der täglichen Mediennutzung in Verbindung brachte: Wer täglich insgesamt mehr als vier Stunden mit Bildschirmmedien zubringt, hatte ein um etwa 50 Prozent erhöhtes Risiko, erst nach einer Stunde oder noch später einzuschlafen, und ein um etwa 70 Prozent erhöhtes Risiko eines nächtlichen Schlafdefizits von mehr als zwei Stunden (siehe Grafik 10.4).

Die Studie verdeutlicht das Ausmaß der Verminderung des

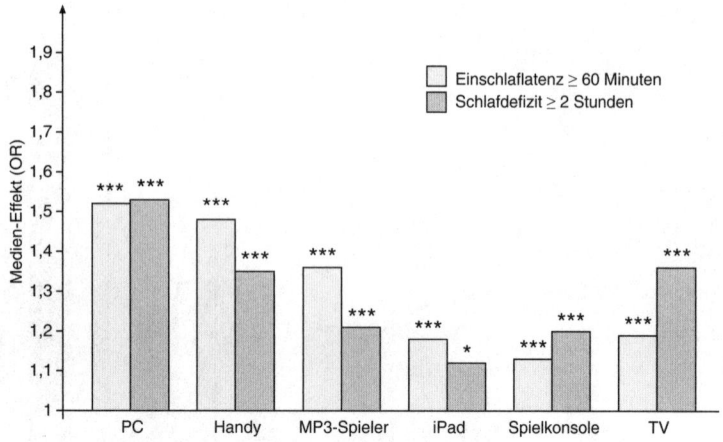

10.3 Wahrscheinlichkeit einer (um eine Stunde und mehr) erhöhten Einschlaflatenz (linke Säulen) bzw. einer (um zwei Stunden und mehr) verkürzten Schlafdauer (rechte Säulen) in Abhängigkeit von der Mediennutzung (Art des Mediums: PC, Mobiltelefon, MP3-Spieler, Tablet, Spielkonsole und Fernsehen) vor dem Schlafengehen. Der Effekt (*engl. odds ratio,* OR) gibt an, um wie viel sich die Wahrscheinlichkeit von erhöhter Einschlaflatenz und verringerter Schlafdauer im Vergleich zum Verzicht auf die Nutzung des jeweiligen Mediums erhöht. Die Sternchen geben das Ausmaß der Wahrscheinlichkeit an, dass der berechnete Effekt möglicherweise doch nicht in dem berechneten Ausmaß besteht. Bei drei Sternchen beträgt dieses Restrisiko des Irrtums 0,1 Prozent. Lediglich beim iPad war der Effekt von 12 Prozent (also um den Faktor 1,12) mit einer erhöhten Irrtumswahrscheinlichkeit von 5 Prozent behaftet.[16] Bei den anderen Medien kann man die berechneten Effekte infolge der sehr geringen Irrtumswahrscheinlichkeiten als zuverlässig einstufen.

Schlafs aufgrund der Nutzung digitaler Medien tagsüber und vor allem auch während der letzten Stunde des Tages vor dem Schlafengehen. Es zeigte sich ein negativer dosisabhängiger Effekt im doppelten Sinne: Das Schlafdefizit wird umso größer, je mehr Zeit mit digitalen Medien verbracht wird und je mehr unterschiedliche Medien zum Einsatz kommen.

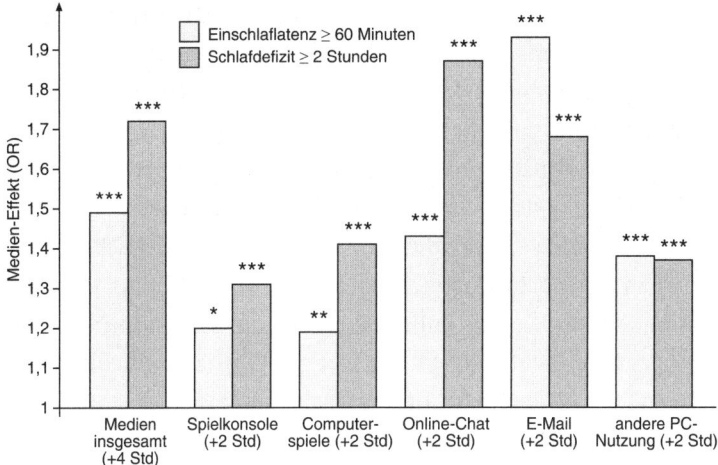

10.4 Wahrscheinlichkeit (odds ratio, OR) einer erhöhten Einschlaflatenz (linke Säulen) bzw. einer verkürzten Schlafdauer (rechte Säulen) in Abhängigkeit von der Intensität der Mediennutzung pro Tag, aufgeteilt nach Medien insgesamt (mehr als vier Stunden), Spielkonsole (mehr als zwei Stunden), Computerspiele (mehr als zwei Stunden), E-Mail (mehr als zwei Stunden), andere PC-Nutzung (mehr als zwei Stunden). Die Anzahl der Sternchen gibt den Grad der Sicherheit des Effekts an (ein Stern: Wahrscheinlichkeit des Irrtums 5 Prozent, zwei Sterne: Wahrscheinlichkeit des Irrtums 1 Prozent, drei Sterne: Wahrscheinlichkeit des Irrtums 0,1 Prozent).[17]

Schlafstörer Handy und Smartphone

Diese Entwicklung war bereits erkennbar, als Smartphones noch gar nicht auf dem Markt waren. Mit der Nutzung der vorher verbreiteten Handy-Generation und deren negativen Auswirkungen auf den Schlaf hatten sich unter anderem eine belgische und zwei japanische Studien beschäftigt.

An der belgischen Studie nahmen insgesamt 1656 Schüler aus 15 Schulen in Flandern teil; die Schüler waren in der zweiten Klasse der Sekundarstufe (Durchschnittsalter 13,7 Jahre) sowie in der fünften Klasse der Sekundarstufe (Durchschnittsalter 16,9 Jahre, jeweils zu Beginn der Studie). Abgefragt wurde die Nutzungsdauer ihres Handys nach dem Zubettgehen (»after lights out«) und ein Jahr später der Grad ihrer Tagesmüdigkeit.[18] Lediglich 38 Prozent der befragten Schüler benutzten ihr Handy nicht mehr abends, nachdem sie zu Bett gegangen waren.

Es zeigte sich ein deutlicher Zusammenhang zwischen dem Ausmaß der nächtlichen Nutzung des Mobiltelefons und der Müdigkeit am Tag ein Jahr später. Bei einer Handy-Nutzung weniger als einmal wöchentlich war die Wahrscheinlichkeit, ein Jahr später tagsüber sehr müde zu sein, auf das 2,2-Fache gesteigert, bei etwa einmal wöchentlicher Nutzung auf das 3,3-Fache und bei noch häufigerer Nutzung (mehr als einmal wöchentlich) auf das 5,1-Fache (siehe Grafik 10.5).

Kritisch anzumerken an dieser Studie ist allerdings, dass die abhängige Variable »Tagesmüdigkeit nach einem Jahr« insofern nicht ideal ist, weil in den hier untersuchten Altersbereichen da-

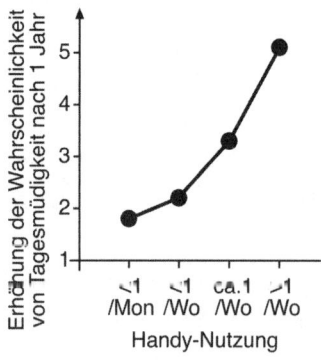

10.5 Erhöhung der Wahrscheinlichkeit von Tagesmüdigkeit ein Jahr nach der Erhebung der Handy-Nutzung nach dem Schlafengehen.[19] Bei mehrmaliger wöchentlicher Handy-Nutzung nach dem Zubettgehen ist die Wahrscheinlichkeit, ein Jahr später tagsüber sehr müde zu sein, um mehr als das Fünffache erhöht.

von auszugehen ist, dass andere biologische Vorgänge während der Pubertät ebenso Auswirkungen auf diesen Parameter haben und sich die Effekte von Handy-Nutzung entsprechend aufaddieren. Dies mag auch erklären, warum bei einer Handy-Nutzung von weniger als einmal im Monat das Risiko für erhöhte Tagesmüdigkeit bereits um 80 Prozent erhöht war. Andererseits zeigte sich ein klarer dosisabhängiger Effekt, was begründbar vermuten lässt, dass sich in den Daten nicht nur eine Veränderung widerspiegelt, die sich im Laufe eines Jahres ohnehin ergeben hätte.

Auch eine sehr große Befragung von 94 777 japanischen Schülern der Klassenstufen 7 bis 12 ging dem Zusammenhang von Mobiltelefon-Nutzung nach dem Schlafengehen (»after lights out«) und Schlafstörungen nach.[20] Bei 72,6 Prozent der Schüler der Klassenstufen 7 bis 9 bzw. 92,9 Prozent der Schüler der Klassenstufen 10 bis 12 lag ein insgesamt hoher Grad an täglicher Mobiltelefon-Nutzung vor – bei den Mädchen höher als bei den Jungen. Das gleiche Muster (mehr Mädchen und eher ältere Schüler sind betroffen) zeigte sich auch bei den nächtlichen Telefonaten (siehe Grafik 10.6) und – noch deutlicher – bei Kurznachrichten (siehe Grafik 10.7).

Dass dieses Verhalten nicht ohne Folgen auf den Schlaf bleiben würde, leuchtet ein. Die Wahrscheinlichkeit einer verkürzten Schlafdauer beim nächtlichen Telefonieren stieg um etwa 40 Prozent bei denjenigen, die dies ein- bis dreimal im Monat taten. Sie stieg auf nahezu das Doppelte bei denjenigen an, die täglich telefonierten. Auch im Hinblick auf eine stark erhöhte Tagesmüdigkeit hatte das nächtliche Telefonieren einen Effekt. Tagesmüdigkeit verdoppelte sich, wenn täglich in der Nacht zuvor telefoniert wurde, weshalb davon ausgegangen werden kann, dass die Auswirkungen von lebenspraktischer Bedeutung sind. Unabhängig davon hatte auch das nächtliche Schreiben von Kurznachrichten ähnliche, dosisabhängige Auswirkungen (bei täglichem SMS-Schreiben stieg die Wahrscheinlichkeit einer verkürzten Schlafdauer um 89 Prozent, und die Wahrscheinlichkeit einer erhöhten Tagesmüdigkeit erhöhte sich um 128 Prozent. Die Autoren heben damit den deutlich negativen Effekt der nächtlichen Nutzung eines Mobiltelefons auf den

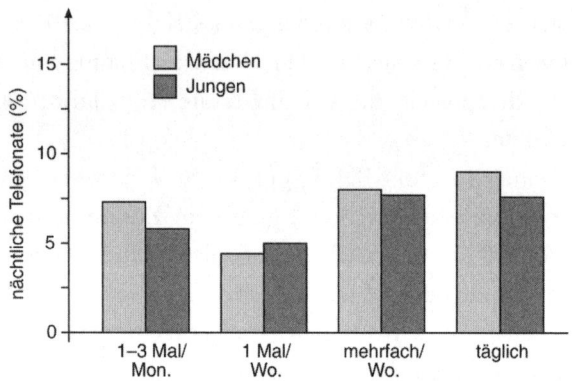

10.6 Prozentualer Anteil der Schülerinnen und Schüler, die nach dem Zubettgehen telefonierten[21]

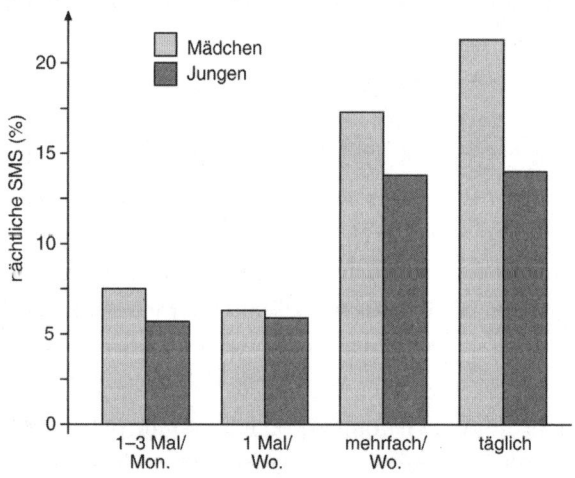

10.7 Prozentualer Anteil der Schülerinnen und Schüler, die nach dem Zubettgehen Kurznachrichten (SMS) versandten[22]

272

Schlaf und die Notwendigkeit einer entsprechenden Aufklärung hervor.

Nur ein Jahr später, im Jahr 2012, wurde eine mit 17 920 japanischen Schülerinnen und Schülern der Klassenstufen 7 bis 12 durchgeführte Studie publiziert, die sich nicht nur mit dem Schlaf, sondern auch den psychopathologischen Auswirkungen des Gebrauchs von Mobiltelefonen befasste.[23] Erneut fanden die Autoren, dass Mädchen ihre Handys intensiver nutzten und dass Jungen wie Mädchen mit zunehmender Nutzung Schlafstörungen aufwiesen. Zugleich bewirkte die Handy-Nutzung auch eine erhöhte Wahrscheinlichkeit psychopathologischer Veränderungen, einschließlich Selbstverletzungen und Suizidgedanken. »Nach unserem Wissen ist dies die erste Studie, die einen Zusammenhang zwischen nächtlicher Mobiltelefon-Nutzung und Suizidgedanken sowie Selbstverletzungen aufdeckte. Die Nutzung von Mobiltelefonen nach dem Zubettgehen könnte ein Ziel von Gesundheitspräventionsprogrammen sein, um die seelische Gesundheit junger Menschen zu verbessern und deren Suizid- und Selbstverletzungstendenzen zu vermindern«, folgern die Autoren.[24]

Eine große amerikanische Studie[25] mit 2048 teilnehmenden Viert- und Siebtklässlern ging ganz speziell der Frage nach, wie sich groß- und kleinformatige Bildschirme (Fernsehen bzw. Smartphone) auf die Schlafqualität auswirken. Der Fernseher ist zwar größer und heller, aber die Aktivität ist eher passiv (und zuweilen vielleicht bei entsprechendem Programm sogar einschläfernd). Der kleine Bildschirm des Smartphones strahlt zwar weniger Licht ab, er ist andererseits dem Gesicht aber auch viel näher als der Fernseher, weswegen man dessen Licht (dessen Intensität mit dem Quadrat der Entfernung abnimmt) im Hinblick auf seine biologischen Auswirkungen auf die innere Uhr nicht unterschätzen darf (siehe unten). Zudem wird das Smartphone aktiv genutzt: Man steht mit anderen in Kontakt, ist im Internet unterwegs, schreibt Nachrichten oder Mails oder – telefoniert gar!

Die Studie ergab insgesamt, dass sowohl ein Fernseher im Schlafzimmer des Kindes als auch das Schlafen mit dem Smartphone die Schlafenszeit um 18 Minuten (TV) bzw. um 20 Minuten (Smartphone) verkürzt. Das Smartphone im Bett (nicht aber der Fernseher im Zimmer) führte zudem zu einer Verminderung der erlebten Schlafqualität. Dies mag daran liegen, dass das Telefon auch nachts gelegentlich klingelt oder akustisch auf eingehende Nachrichten hinweist: »Der Fernsehapparat stört den Schlaf nicht, wenn er ausgeschaltet ist«,[26] kommentieren die Autoren die Tatsache, dass das Handy auch nachts eingeschaltet sein kann. Nach einer in den USA durchgeführten Umfrage aus dem Jahr 2011 kommt es bei 18 Prozent der Jugendlichen zu solchen nächtlichen Störungen durch ihre Smartphones.[27]

Schweizer Wissenschaftler[28] führten mit insgesamt 362 Jugendlichen im Alter von 12 bis 17 Jahren (44,8 Prozent weiblich) eine Studie zur Nutzung des Smartphones zur Schlafenszeit und dessen Auswirkungen durch. Von den jungen Leuten nutzten 299 (83 Prozent) ein Smartphone und 51 (14 Prozent) ein konventionelles Mobiltelefon; nur 3 Prozent hatten also kein eigenes Telefon. Neben verschiedenen Charakteristika des Schlafs wurden auch depressive Symptome untersucht, um den Zusammenhang zwischen Schlafstörungen und Depressivität (vgl. auch Kapitel 12) aufzuklären. Die Nutzung des Smartphones kurz vor dem Einschlafen zeigte auch in dieser Studie einen deutlichen Zusammenhang mit Einschlaf- und Durchschlafstörungen. Schließlich sei hier nochmals die eingangs genauer diskutierte norwegische Studie erwähnt, nach der Smart phones auf den Schlaf etwa so negativ wirken wie Computer.

Smartphones rauben übrigens nicht nur jungen Leuten den Schlaf. Amerikanische Wissenschaftler befragten 82 Manager nach ihrer Smartphone-Nutzung vor dem Schlafengehen (»How many minutes did you use your Blackberry/Smartphone for work after 9 PM last night?«) und kamen letztlich zu demselben Ergebnis wie bei Studenten: Die Nutzung führte zu weniger Nachtschlaf und zu mehr Müdigkeit am folgenden Tag. Eine zweite Befragung von 136 Angestellten hatte das gleiche Ergebnis.[29]

Mechanismen

Die Frage nach den Mechanismen der Auswirkungen ist bislang noch nicht geklärt. Raubt uns unser digitalisiertes Leben einfach nur Zeit? Hält es uns vom Schlafen ab, oder sind es die oftmals stimulierenden Inhalte, die unseren Schlaf stören? Oder ist es das helle und leicht bläuliche Licht der Bildschirme, das die innere Uhr durcheinanderbringt? Eine Verlängerung des Tag-Nacht-Rhythmus – man spricht auch vom zirkadianen Rhythmus – durch Lichtexposition spät am Abend wäre durchaus denkbar.[30] Ein vierter Mechanismus könnte darin bestehen, dass die Nutzung elektronischer Medien häufig zu schmerzhaften Muskelverspannungen führt, die sich dann negativ auf den Schlaf auswirken. Schließlich wird durch elektronische Medien das Bett in einen »Spielsalon« verwandelt, und damit wird der Aufforderungscharakter des Möbels »Bett« auf den Kopf gestellt: War es zuvor ein Ort der Ruhe und Muße, so ist es nun ein Ort der Anspannung und Aufregung. Schlafstörungen könnten auf diese Weise »gelernt« sein – eine Erkenntnis, die bereits Mitte der 1980er Jahre gewonnen wurde.[31]

Wir wissen also, dass unser digitalisiertes Leben unseren Schlaf stört; wir wissen jedoch noch nicht im Einzelnen, warum dies so ist. Die Vermutung konkretisiert sich jedoch immer mehr, dass es hier um verschiedene Mechanismen geht, die sich in ihrer Wirkung addieren können. Neben der offensichtlichen Verdrängung (digitale Medien stehlen uns Zeit und damit auch Schlafenszeit) und der Stimulation (virtuell gefährliche Monster übelst abschlachten, oder mit dem Auto rasen und Punkte fürs

Überfahren von Leuten einsammeln) spielen auch soziale Effekte eine Rolle, insbesondere bei Mädchen. Wer abends schon im Bett liegend seine wesentlichen Gespräche am Telefon oder in Chat-Form führt, den wird dies aufwühlen. Entsprechend zeigt eine Reihe der angeführten Studien sehr deutliche Auswirkungen auf den Schlaf, wenn Sozialkontakte via Telefon und/oder das Internet erfolgen: Die Einschlaflatenz nimmt zu, und die Schlafdauer nimmt ab. Zudem ist bekannt, dass Sozialkontakte – ähnlich wie Licht – als Zeitgeber[32] für unsere innere Uhr fungieren. Die Morgensonne sagt unserer (leider täglich im Mittel etwas nachgehenden) inneren Uhr, dass der neue Tag schon wieder begonnen hat. Der Kontakt mit einem anderen Menschen sagt das auch. Sozialkontakte spät am Abend sind für unsere innere Uhr damit definitiv das falsche Signal.

Die Auswirkungen von Licht auf die innere Uhr sind gut untersucht: Im Normalfall wird nachts Melatonin freigesetzt, was die innere Uhr etwas vorstellt, so dass sie am nächsten Morgen wieder synchron mit der Sonne läuft.[33] Man nutzt diese Kenntnis beispielsweise zur Bekämpfung des Jetlag: Wer abends nach Osten fliegt, kann gleich nach dem Start Melatonin einnehmen, schläft dann schneller ein und erlebt am folgenden Tag den Jetlag nicht so intensiv, weil die innere Uhr durch das Melatonin vorgestellt wurde. Licht am Abend hat den gegenteiligen Effekt: Es unterdrückt die körpereigene abendliche Freisetzung von Melatonin und bewirkt so, dass die innere Uhr am anderen Morgen nachgeht. Dabei muss das abendliche Licht nicht einmal besonders hell sein, und blaues Licht hat den größten Effekt.

Nun entspricht das Licht der LED-Bildschirme nicht dem Tageslicht, sondern enthält einen vergleichsweise höheren Anteil von blauem Licht. Man kann das ausnutzen, um tagsüber die Aufmerksamkeit und kognitiven Leistungen von Schülern durch die Beleuchtung im Klassenzimmer mit entsprechenden Leuchtstoffröhren (mit höherem Blauanteil) zu verbessern; dies ergab nicht zuletzt eine Studie aus dem Ulmer Transferzentrum für Neurowissenschaft und Lernen (ZNL).[34] Andererseits führt der Bildschirmkonsum am Abend nachweislich zu späterem Einschlafen und zu einer Verlangsamung der inneren Uhr, so dass die Müdigkeit am Morgen erhöht ist.[35] Es ist gar nicht so einfach, hier die Ursache-Wirkung-Beziehungen zu klären – schlafen wir schlechter wegen der aufregenden Inhalte oder wegen des blauen Lichts? Hierzu verwendeten Wissenschaftler neben der Bedingung »nächtliches Betrachten eines Tablet-Bildschirms« gleich zwei zusätzliche Kontrollen: Einerseits wurde mittels einer Brille mit orangefarbigen Gläsern das blaue Licht des Tablets weggefiltert (»dunkle Kontrolle«). Andererseits wurde mit einer klaren Brille, in der blaue LEDs angebracht waren, der Blaulichtanteil erhöht (»helle Kontrolle«). Gemessen wurden die Melatoninkonzentrationen nach dem Betrachten der Bildschirme während ein bis zwei Stunden. Die Konzentration von Melatonin war bei der Variante Bildschirm plus Blaulicht am stärksten unterdrückt und bei der Variante Bildschirm minus Blaulicht (orangefarbige Brille) weniger unterdrückt als beim reinen Betrachten des Tablets, wobei auch hier eine verminderte Konzentration von Melatonin verzeichnet wurde.[36] Die Autoren folgern daraus, dass man im Grunde die Farbtemperatur des Lichts von LEDs der Tageszeit anpassen müsste: mehr Blau morgens (zum Aufwachen und Wachbleiben) und weniger Blau abends (um den Schlaf nicht zu stören). Eine entsprechende technische Lösung schlagen sie in ihrer Arbeit dann auch vor.

In einer kürzlich erschienenen Studie wurden die Auswirkungen der Nutzung eines E-Book-Readers (mit LED-Display) auf den Nachtschlaf und die Müdigkeit am folgenden Tag verglichen mit dem Lesen eines normalen Buchs – also mit an den Fingern klebenden Baumleichen (wie die digitale Lobby zuweilen zu sagen pflegt).[37] Zwölf gesunde Probanden (Durchschnittsalter 25 Jahre, die Hälfte weiblich) verbrachten 14 Tage im Schlaflabor und lasen jeweils bei gedimmtem Licht an fünf Tagen vor dem

Schlafengehen vier Stunden lang entweder ein E-Book oder ein gedrucktes Buch. Die Reihenfolge beider Bedingungen war zufällig. Im Vergleich zum Lesen eines gedruckten Buchs war beim Lesen des E-Books die Melatonin-Sekretion um gut die Hälfte verringert, und die Phase der maximalen Melatonin-Sekretion war am folgenden Abend um ca. 1,5 Stunden nach hinten verschoben. Die Einschlaflatenz war signifikant verlängert (um etwa zehn Minuten), der REM-Schlaf signifikant verkürzt (um knapp zwölf Minuten), die Schläfrigkeit am späten Abend vermindert und am nächsten Morgen erhöht. Da die Inhalte, die gedruckt oder als E-Book gelesen wurden, dieselben waren, kann man die unterschiedlichen Wirkungen beider Medien recht sicher auf den Präsentationsmodus zurückführen. Es ist also wahrscheinlich das blaue Licht von LED-Bildschirmen, das über zwei Mechanismen einen gestörten Schlaf bewirkt: Es führt zu höherer Wachheit vor dem Schlafengehen und verschiebt den Tag-Nacht-Rhythmus, so dass man am nächsten Tag besonders schläfrig ist.

»Diese Ergebnisse zeigen, dass das Lesen eines E-Books in den Stunden vor dem Schlafengehen wahrscheinlich unbeabsichtigte biologische Folgen hat, die die Leistung, Gesundheit und Sicherheit beeinträchtigen können«, schreiben die Autoren in der Diskussion ihrer Arbeit.[38]

Studenten schlafen schlecht, wenn sie Stress an der Uni haben.[39] Dies passt zu der alten Erkenntnis, dass äußere Faktoren, psychosozialer Stress bzw. Stress im Beruf (vgl. Kapitel 5) den Schlaf empfindlich stören können. Die Frage nach dem jeweiligen Anteil von Verdrängung, unmittelbarer Aufregung, blauem Licht oder Stress ist wahrscheinlich aus methodischen Gründen im Einzelfall nicht zu beantworten. Erst Interventionsstudien, die mit dem gegenwärtigen Wissen im Hintergrund mit einem großen Teilnehmerkreis durchgeführt werden müssten, könnten hier Klarheit schaffen.

Schlaf und Gedächtnis

Wir wissen heute, dass der Schlaf bei Lern- und Gedächtnisprozessen von der Kindheit bis ins Erwachsenenalter eine große Rolle spielt.[40] Während des Schlafs werden Zellen in unterschiedlichen Bereichen des Gehirns in ihrer Aktivität synchronisiert, wodurch sie Informationen untereinander austauschen können. Dies dient der sogenannten Konsolidierung, d. h. der Verfestigung von noch instabilen Gedächtnisspuren im Gehirn.

Die Evidenz hierfür betrifft sowohl das Gedächtnis für Ereignisse *(explizites Gedächtnis)* als auch das Gedächtnis für Handlungen und Routinen *(implizites Gedächtnis)* und reicht von Tiermodellen bis zu experimentellen psychologischen Studien an Menschen.[41]

Im motorischen Cortex der Maus konnte man zeigen, dass während des Schlafs neue Nervenverbindungen (postsynaptische dendritische Dornen), die mit dem Erlernen ganz bestimmter Muster einhergingen, im nachfolgenden REM-Schlaf erneut aktiviert und hierdurch verfestigt werden.[42]

Schlaf verbessert sowohl bei Kleinkindern, Vorschulkindern und Schulkindern als auch bei Erwachsenen die Leistung des Gedächtnisses, indem er die Aufnahmefähigkeit für Neues und dessen Integration in bereits vorhandenes Wissen steigert: Neuer Stoff wird besser gelernt, wenn das Lernen abends erfolgt und am folgenden Morgen das Wissen abgefragt wird, als wenn das Lernen morgens erfolgt und nach der gleichen Zeitspanne (aber ohne Schlaf dazwischen) am Abend abgefragt wird. Man konnte sogar zeigen, dass ein bestimmtes Merkmal des Schlafs in der Hirnstromkurve (EEG), die sogenannten Schlafspindeln, mit dem Grad der Integration des neuen Wissens in das bereits vorhandene Wissen in positivem Zusammenhang steht.[43]

Darüber hinaus konnte nachgewiesen werden, dass im Schlaf neue Assoziationen geknüpft und damit kreative Leistungen vollbracht werden: Man gewinnt eine Einsicht, die einem gewissermaßen vom Gehirn nach dem Schlafen serviert wird, wenn man nur zuvor lange genug über ein Problem nachgedacht bzw. für das Problem relevante Einzelheiten gelernt hat.[44] Es kommt während des Schlafs also zur Generalisierung des Gelernten, was für dessen Anwendung auf neue Probleme von großer Bedeutung ist. Nicht die Kenntnis von vielen Einzelheiten zählt schließlich, sondern die kategoriale Einordnung dieser Einzelheiten und damit deren Verständnis. Dies geschieht u.a. während des Schlafs.[45] Erst kürzlich konnte bei 9 bis 16 Monate alten Kleinkindern nachgewiesen werden, dass sie während des Schlafens die Bedeutung von Wörtern zur Kategorisierung von Objekten auf neue Beispiele (Wörter für Einzelheiten) übertragen.[46] Damit spielt der Schlaf auch für den Spracherwerb und das kategoriale, generalisierende Denken eine wesentliche Rolle.

Schlaf und Diabetes

Noch vor wenigen Jahren wurde der Zusammenhang zwischen Zuckerkrankheit (Diabetes) und gestörtem Schlaf als Einbahnstraße gesehen: Der erhöhte Blutzuckerspiegel führt zu vermehrter Urinproduktion, was zu nächtlichem Harndrang und damit zu Durchschlafstörungen führt.

Mittlerweile ist jedoch bekannt, dass der Ursache-Wirkung-Zusammenhang auch umgekehrt sein kann: Wer schlecht schläft, ist am Tag müde, und weil »Energie fehlt«, versucht der Körper, dies durch Nahrungsaufnahme auszugleichen. Studien zeigen entsprechend, dass Menschen mit gestörtem Schlaf im Mittel ein vergleichsweise höheres Körpergewicht aufweisen.[47] Zudem konnte experimentell gezeigt werden, dass es durch Schlafentzug zu einer gestörten Insulinsekretion und erhöhten Blutzuckerkonzentrationen nach einer Mahlzeit kommt.[48] Die

Veränderungen des Stoffwechsels durch Schlafentzug begünstigen damit Übergewicht und die Entwicklung einer Zuckerkrankheit. Dies kann auch geschehen, wenn der Schlaf nicht experimentell unterbunden wird, sondern durch äußere Einwirkungen gestört ist.

Übergewicht kann seinerseits eine Schlafapnoe (so nennt man das krankhafte Auftreten von Aussetzern der Atmung beim Schlafen und vor allem beim Schnarchen) verstärken, woraus sich ein Teufelskreis (siehe Grafik 10.8) aus erhöhtem Körpergewicht und Schlafmangel ergibt. Dieser kann aus mehreren Gründen tödlich enden: Patienten mit Schlafapnoe sind tagsüber müde und neigen zum »Sekundenschlaf«, was im Straßenverkehr sehr gefährlich ist. Und langfristig hat das Bestehen einer Zuckerkrankheit eine ganze Reihe von Auswirkungen auf den Körper (Herz- und Gefäßerkrankungen, Nierenschäden, Nervenschäden bis hin zu einem erhöhten Risiko für Alzheimer-Demenz), die ebenfalls tödlich verlaufen können.

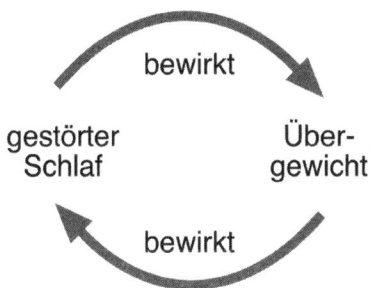

10.8 Teufelskreis von gestörtem Schlaf und Übergewicht

Man unterscheidet ganz prinzipiell zwei Typen der Zuckerkrankheit: Beim Typ-1-Diabetes (Insulinmangel) produziert die Bauchspeicheldrüse zu wenig Insulin. Dieses Hormon sorgt für die Aufnahme von Zucker aus dem Blut in die Zellen des Körpers. Fehlt es, kommt zu wenig Energie in den Zellen an (daher sind die Patienten müde, abgeschlagen und nehmen ab), und es verbleibt zu viel Zucker im Blut (was weitere chronische negative Auswirkungen hat). Beim Typ-2-Diabetes (Insulinresistenz) besteht kein Insulinmangel, sondern eine Resistenz gegenüber Insulin; das Hormon ist also vorhanden, seine Wirkung an den Zellen des Körpers ist allerdings vermindert. In beiden Fällen – also bei Typ 1 und Typ 2 – ist der Zuckergehalt des Blutes erhöht. Man kann die Schlafqualität im Labor messen und zugleich Blutzucker und Insulin messen. Im Rahmen einer entsprechenden Studie wurden bei 40 Patienten mit Diabetes über sechs Nächte hinweg im Schlaflabor die Qualität des Schlafs untersucht. Wer schlecht schlief, hatte einen um 23 Prozent erhöhten Blutzuckerspiegel und einen um 48 Prozent erhöhten Insulinspiegel. Daraus ließ sich berechnen, dass die schlechten Schläfer eine um 82 Prozent größere Insulinresistenz hatten.[49] Diese lässt sich durch bestimmte Medikamente senken, nach neueren Erkenntnissen aber auch durch eine Verbesserung der Schlafqualität der Patienten. Man kann mithin versuchen, durch die Verbesserung der Schlafqualität bei Typ-2-Diabetikern Medikamente einzusparen!

Fazit

Die Schlafforschung hat immer deutlicher gemacht, wie wichtig ein normaler Schlaf für die unterschiedlichsten körperlichen und geistigen Funktionen ist und welche vielfältigen gesundheitlichen Folgen aus einem gestörten Schlaf folgen. Daher werden Erkenntnisse zu den Ursachen von gestörtem Schlaf glücklicherweise heute viel ernster genommen als früher. Entsprechend wichtig sind die hier dargestellten Erkenntnisse zu den Auswirkungen des digitalisierten Lebens auf unseren Schlaf:

Die intensive Nutzung digitaler Medien bewirkt eine verkürzte Schlafdauer und eine verminderte Schlafqualität; sie verlängert unseren Tag-Nacht-Rhythmus und führt so zu vermehrter Müdigkeit am Tag. Die Mechanismen hierfür sind vielfältig: Unterbindung und Unterbrechungen des Schlafs, Einschlafstörungen durch Aufregung und Sozialkontakte, Einwirkung von bläulichem Licht. Vielfältig sind auch die Auswirkungen: geringere kognitive Leistungsfähigkeit in den Bildungseinrichtungen und am Arbeitsplatz, affektive Störungen, direkte Beeinträchtigungen des Lernens und der Kreativität, Übergewicht, Stoffwechselstörungen und Unfälle.

Die epidemieartige Zunahme von Übergewicht, insbesondere bei jungen Menschen, während der letzten Jahrzehnte wurde bereits in Kapitel 1 ausführlich beschrieben. Dass zeitgleich auch das menschliche Schlafdefizit durchaus entsprechende Ausmaße angenommen hat, ist wahrscheinlich nicht nur eine zeitliche Koinzidenz, sondern zumindest teilweise über den mittlerweile gut bekannten Teufelskreis aus Übergewicht und Schlafstörungen zu erklären. Digitale Medien wirken auf diesen Teufelskreis wie Brandbeschleuniger; sie heizen ihn an und verstärken so dessen Effekt.

Bei Kindern und älteren Menschen schlägt die innere Uhr etwa synchron zur Erddrehung, ihr Tag-Nacht-Rhythmus ist meist einigermaßen mit dem tatsächlichen Wechsel von Tag und Nacht synchronisiert. Bekanntermaßen verschiebt sich jedoch der Tag-Nacht-Rhythmus bei Jugendlichen und jungen Erwachsenen tageszeitlich nach hinten, was wahrscheinlich sowohl auf biologische als auch auf kulturelle Faktoren zurückzuführen ist. Junge Menschen schlafen unter der Woche daher zunehmend später ein, und weil sie früh zur Schule oder Arbeit gehen müssen, sammelt sich bei ihnen im Laufe der Woche ein Schlafdefizit an. Dies führt nicht nur zu geringeren Leistungen und Verstimmungen (sowie zu einem höheren Unfallrisiko) unter der Woche, sondern auch an Wochenenden zu sehr langen

Schlafphasen, die oft bis zum folgenden Nachmittag andauern können.

Die elektronischen Medien und vor allem das Smartphone bestimmen zunehmend unser Leben. Insofern verwundert es nicht, dass in Studien sowohl die Intensität der Nutzung von Informationstechnik am Tag als auch während der Abendstunden und vor allem in der letzten Stunde vor dem Schlafengehen mit gestörtem Schlaf in Verbindung gebracht werden kann.

Dies hat eine Verstärkung des bei jungen Menschen vorhandenen Trends zu weniger Nachtschlaf und vermehrter Tagesmüdigkeit zur Folge, aufgrund des chronischen Schlafdefizits und der allnächtlichen fehlenden Synchronisation der inneren Uhr mit dem Sonnentag. 7,5 Stunden durchschnittliche tägliche Nutzung digitaler Medien und zugleich etwa zwei Stunden weniger nächtlichen Schlaf können bei jungen Menschen nicht ohne Auswirkungen bleiben!

Diese betreffen gerade den bei jungen Menschen noch in Entwicklung befindlichen Geist besonders hart,[50] denn er ist in dieser Phase von Lern- und Gedächtnisprozessen in ganz besonderer Weise abhängig. Wenn diese Entwicklung beeinträchtigt wird, lässt sich dies später kaum noch kompensieren, weil die Gehirnentwicklung Phasen bzw. Fenster aufweist, die etwa bei Erreichen des 20. Lebensjahres schließen.

Zudem wurde chronischer Schlafmangel aufgrund von nächtlichem künstlichen Licht und der damit verbundenen Hemmung der Melatonin-Sekretion mit einem erhöhten Risiko für die Entstehung von Krebserkrankungen im Bereich von Brust, Prostata und Dickdarm in Verbindung gebracht. Gerade bei jungen Menschen sind die Auswirkungen von chronischem Schlafmangel daher nicht zu unterschätzen, da ihnen in der Regel viel Zeit bleibt, um auch bei kleinen Erhöhungen von Wahrscheinlichkeiten des Auftretens von Krankheiten deren chronische Auswirkungen zu erleben.

Nicht zuletzt gehören Unfälle zu den häufigsten Ursachen von Krankheit und Tod in Kindheit und Jugend, vor allem im Rahmen von Freizeitaktivitäten. Somit haben digitale Medien und die durch ihre Nutzung hervorgerufenen Schlafstörungen verstärkende Auswirkungen auf nahezu alle häufigen und damit wesentlichen Ursachen von Krankheit und Mortalität.

11. Cybersex

Wann immer neue Medien weite Nutzerkreise finden, werden sie zur Verbreitung pornographischen Materials benutzt. Das war beim Buchdruck schon so und ist beim Internet nicht anders. Dabei geht die Kausalität in beide Richtungen: Weil ein neues Medium sehr verbreitet ist, wird es eben auch für die Darstellung und Verbreitung sexueller Inhalte verwendet; und weil Menschen, wie andere Primaten auch,[1] für explizite Darstellungen sexuellen Inhalts besonders empfänglich sind, verbreiten sich neue Medien mit diesen Inhalten sehr schnell.

Damit könnte schon alles gesagt sein, wären da nicht das hohe Ausmaß der Verbreitung und Nutzung, das eine neue Qualität darstellt, sowie völlig neue, durch die moderne Technik überhaupt erst mögliche Anwendungen – wobei das Wort hier die ganze Bandbreite von allgemeinen neuen Formen bis hin zu konkreten Apps meint. Wobei an dieser Stelle bereits absehbare künftige Entwicklungen bis hin zu Robotern in Puppengestalt oder virtueller Realität mit »Gefühlsaktuatorik« gar nicht diskutiert werden sollen. Im Folgenden geht es vielmehr um das, was bislang tatsächlich bereits geschehen ist, sowie um dessen Auswirkungen.

Sexting

Schon seit Jahrhunderten schreiben Menschen Liebesbriefe, und diese hatten schon immer nicht nur »platonische« Inhalte, sondern waren zuweilen sexuell recht explizit. Beim sogenannten Sexting steht das außer Frage, meint dieses Kunstwort (entstanden aus der Verbindung von »Sex« und »texting«) doch die Verbreitung intimer oder pornographischer Texte, Fotos und

Videos über PC oder Smartphone und entsprechende Programme bzw. spezialisierte soziale Online-Netzwerke. Natürlich konnte man schon länger private Fotos gekoppelt mit Textbotschaften verschicken, doch erst mit die Kombination von Fotoapparat, Telefon und Internetzugang wurde aus einem Hobby Einzelner ein globales Phänomen, das in engem Zusammenhang mit dem Konsum von Musikvideos (mit oft sehr expliziten sexuellen Anspielungen) und von pornographischem Material steht. Prinzipiell muss man zwischen dem Versenden, dem Empfangen und dem Weiterverbreiten solcher Nachrichten unterscheiden.

Gerade jungen Menschen ist oft nicht klar, dass es sich beim Versenden pornographischer Fotos um eine Straftat handeln kann, wenn die abgebildeten Personen noch minderjährig sind. Wer diese Bilder verbreitet, verletzt zudem Persönlichkeitsrechte, denn oft werden die Bilder gegen den Willen der abgebildeten Person verbreitet, beispielsweise beim Cybermobbing. Sind die Aufnahmen erst einmal im Netz in Umlauf, ist es nahezu unmöglich, sie löschen zu lassen und die Privatheit wiederherzustellen. Insbesondere wenn Beziehungen junger Menschen in die Brüche gehen, kommt es gelegentlich zu sehr unschönen und schamverletzenden Handlungen. Nach Auffassung von spezialisierten Polizeibeamten, die sich mit Sexting befassen, ist gerade diese Schambesetztheit auch Ursache für eine wahrscheinlich recht hohe Dunkelziffer dieses Missbrauchs. Als Straftat wird Sexting allerdings selbst in den USA (die für ihre eher konservative Sexualmoral bekannt sind und die vergleichsweise striktesten Jugendschutzmaßnahmen implementiert haben) kaum geahndet.[2]

Gemäß den Schweizer JAMES-Studien aus den Jahren 2012 und 2014 mit 1107 bzw. 1043 Jugendlichen im Alter von 12 bis 19 Jahren stieg der Anteil der Jungen und Mädchen, die Sexting schon praktiziert hatten, von jeweils 6 Prozent im Jahr 2012 auf 12 Prozent bei den Jungen im Jahr 2014.[3] Ähnliche Zahlen nennen auch amerikanische Wissenschaftler, die eine Stichprobe mit 1560 jugendlichen Internet-Nutzern im Alter von 10 bis 17 Jahren gemacht hatten. Hier gaben 7,1 Prozent der Jugendlichen an, schon mal sexuell explizite Fotos oder Videos auf ihrem Smartphone erhalten zu haben, wobei zwei Drittel von ihnen 16 bis 17 Jahre alt waren.[4] Somit erscheinen zuweilen publizierte Zahlen, nach denen etwa 20 Prozent aller Minderjährigen Sexting betreiben, zu hoch gegriffen (wie auch von den Autoren hervorgehoben wird). Betrachtet man hingegen Jugendliche an der Schwelle ins Erwachsenenalter, so sind Schätzungen von 15 bis 20 Prozent nicht weit von der Wahrheit entfernt, zumal die Internet-Nutzung per Smartphone in den letzten Jahren deutlich zugenommen hat. Studien zum Sexting bei Erwachsenen zeigen demgegenüber ein insgesamt noch deutlich höheres Engagement (30 bis 50 Prozent).[5]

Eine relativ neue systematische Literaturübersicht von 31 meist amerikanischen Studien zum Sexting[6] gibt dessen Häufigkeit mit 10,2 Prozent bei den 10- bis 19-Jährigen an. Mädchen scheinen öfter Bilder von sich zu verbreiten als Jungen; entsprechend sind die Empfänger eher männlich, auch wenn sich diese Effekte nicht in jeder Studie zeigten.

Sexting scheint zunächst nichts weiter zu sein als eine weitere Ausdrucks- und Kommunikationsform von Jugendlichen und Erwachsenen, ermöglicht durch die neue Informationstechnik. Die mittlerweile globale Verbreitung von Sexting innerhalb weniger Jahre interessierte jedoch auch Wissenschaftler, die nicht nur die Häufigkeit des Verhaltens, sondern auch dessen psychosoziale Bedingungen und Auswirkungen untersuchen wollten.

Bereits im Jahr 2011 erschien eine Studie zum Zusammenhang zwischen Sexting und Bindungstypus bei 128 Erwachsenen im Alter von 18 bis 30 Jahren. Den Hintergrund hierfür stellt die ursprünglich aus der Entwicklungspsychologie stammende Idee einer Typologie von unterschiedlichen Arten des sozialen Gebundenseins (Paarbindung) dar. Während bei der Bindung des Kindes an die Mutter vor allem der sichere, der unsichere sowie der desorganisierte Typus unterschieden werden, werden im Hinblick auf Paarbeziehungen vor allem die Bindungstypen »sicher«, »ängstlich« und »vermeidend« unterschieden.[7] Darauf aufbauend, kamen die Autoren der Studie zu dem Ergebnis, dass Sexting mit einem ängstlichen Bindungstyp in Zusammenhang steht: »Für manche dürfte Sexting zum Flirten bei Beginn einer Beziehung gehören. Für andere ist Sexting lediglich eine andere Form der Kommunikation in einer Beziehung. Einige Personen hingegen, insbesondere solche mit ängstlicher Bindung, haben das Gefühl, sie müssen ihrem Partner sexbezogene Nachrichten senden, um die Beziehung zu festigen oder das Interesse des Partners aufrechtzuerhalten«, kommentieren die Autoren.

Ganz ähnliche Befunde ermittelten auch zwei amerikanische Psychologinnen, die ungewolltes Sexting im Rahmen fester Partnerschaften bei 93 Frauen und 62 Männern untersuchten; hier lag die Häufigkeit bei erstaunlichen 52,3 Prozent. Mit anderen Worten: Mehr als die Hälfte der Teilnehmer an der Stichprobe berichtet, dass ursprünglich keine Absicht zum Sexting bestand. Bei Männern fanden sich dabei keine Zusammenhänge zu einem Bindungstyp, bei Frauen bestand jedoch ein deutlicher Zusammenhang zum ängstlichen Bindungstyp: Für sie geht es letztlich darum, wie die Autoren der Studie aus ihren Ergebnissen folgern, Streit mit dem Partner zu vermeiden.[8]

Bei Studenten in einer festen Beziehung wurde das Kommunikationsverhalten sowohl im Hinblick auf das Versenden und Empfangen von Nachrichten (Texting) als auch von sexuell expliziten Nachrichten (Sexting) untersucht und mit dem Typus der Bindung in Zusammenhang gebracht. Sexting war bei den 233 Männern eher mit einem vermeidenden Bindungstyp, bei den 511 Frauen eher mit einem ängstlichen Bindungstyp assoziiert.[9]

Eine in Texas durchgeführte Studie mit knapp tausend teilnehmenden Schülern im Alter von 14 bis 18 Jahren (Durchschnittsalter 16 Jahre) ermittelte signifikante Zusammenhänge zwischen Sexting und Depressivität, Impulsivität und Drogenmissbrauch. Wenn es bereits vorher Sexualkontakte gegeben hatte, erwies sich Depressivität nicht mehr als signifikant (es ging hier dann wohl eher um »Liebeskummer«).[10] Dieses Ergebnis passt zu einer weiteren Studie mit 763 jungen Erwachsenen, die ebenfalls einen Zusammenhang zwischen Sexting und Alkohol- und Drogenmissbrauch sowie risikoreichem Sexualverhalten angeführt hatte.[11]

Zusammenfassend lässt sich sagen, dass Sexting im Einzelfall zu erheblichen Problemen führen kann, vor allem für den Versender oder die Versenderin sexueller Nachrichten oder sexuell expliziter Bilder (von sich selbst). Angesichts der bei Jugendlichen eher noch instabilen Beziehungen und den bekannten emotionalen Turbulenzen bei Trennungen besteht ein beträchtliches Risiko von »Racheakten« oder ähnlichen Verhaltensweisen, die allen Beteiligten hinterher leidtun. Dies sollten Jugendliche wissen, und es scheint, als würde sich dies auch immer mehr herumsprechen.

Übrigens: Das reale Sexualleben von heutigen College-Studenten im Alter von 18 bis 25 Jahren steht in deutlichem Kontrast zu den Medienberichten über die sogenannte Hookup-Kultur, bei der es nur um Gelegenheitssex mit öfter wechselnden Partnern geht. Wie ein Vergleich von Daten aus den Jahren 1988 bis 1996 und 2004 bis 2012 zu den sexuellen Aktivitäten von Studenten zeigte, hat sich insgesamt zwischen den beiden Intervallen kaum etwas geändert, abgesehen von einer geringfügig sinkenden Rate beim Geschlechtsverkehr.[12]

Internetpornographie

Das Internet ist heute aufgrund der Anonymität und freien Verfügbarkeit der Hauptverbreitungsweg von Pornographie. Früher musste der Konsument noch Hürden überwinden, um an pornographisches Material heranzukommen, seit den 1970er Jahren ist die Barriere zwischen Produzent und Konsument zunächst mit dem Videorekorder und später mit DVDs, Satelliten- und Bezahlfernsehen sowie vor allem mit dem Computer und dem Internet immer weiter gesunken, um mit dem Smartphone gänzlich zu verschwinden. Eine wichtige Rolle spielt hierbei sicherlich auch, dass viele Angebote kostenlos sind oder zumindest kostenlos erscheinen. Tatsächlich handelt es sich nämlich bei mehr als zwei Dritteln aller zu bezahlenden Internet-Inhalte (»pay-per-view«) um Pornographie. Mit einem Jahresumsatz von 57 Milliarden US-Dollar (12 Milliarden davon allein in den USA) ist Pornographie im Vergleich zu allen anderen Internet-Aktivitäten das profitabelste Geschäft. Es gibt 4,2 Millionen Pornographie-Portale – das sind 12 Prozent aller Websites. Etwa 25 Prozent aller Anfragen bei Suchmaschinen beziehen sich auf pornographische Inhalte.[13]

Was genau unter Pornographie zu verstehen ist und was nicht, ist gesetzlich nicht eindeutig geregelt. Daher sind immer wieder die Gerichte mit dieser Frage befasst, die im Einzelfall – wenn es beispielsweise um die Abgrenzung zur Kunst geht (siehe Abb. 11.1) – schwierig zu entscheiden sein kann, zumal Geschmack und Toleranz in permanentem Wandel begriffen sind. Außerdem und andererseits gibt es entsprechende Darstellungen, die Jahrtausende zurückreichen und weltweit in den verschiedensten Kulturen hervorgebracht wurden.

Eine Orientierung liefert der Bundesgerichtshof (BGH), der Pornographie wie folgt definiert: »Als pornographisch ist eine Darstellung anzusehen, wenn sie unter Ausklammerung aller sonstigen menschlichen Bezüge sexuelle Vorgänge in grob aufdringlicher, anreißerischer Weise in den Vordergrund rückt und ihre Gesamttendenz ausschließlich oder überwiegend auf das lüsterne Interesse des Betrachters an sexuellen Dingen abzielt.«[14]

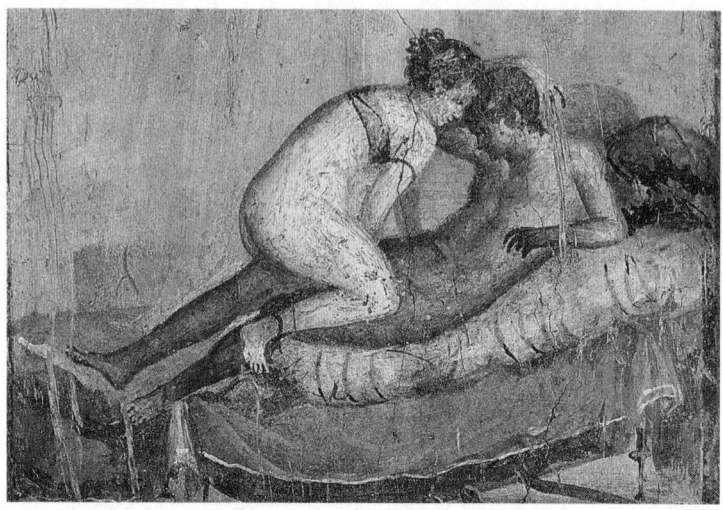

11.1 Pornographisches Fresko aus einem Schlafzimmer der Casa del Centenario im italienischen Pompeji aus dem ersten Jahrhundert nach Christus. Bilder wie dieses veranlassten einen der Begründer der deutschen Archäologie, den Altphilologen Karl Otfried Müller (1797–1840), im Jahr 1830 den Begriff der Pornographie zur »Bezeichnung für diverse bei den damaligen Ausgrabungen in Pompeji entdeckte und als äußerst obszön empfundene Kunstwerke« zu prägen. Das Wort Pornographie gab es im sozialen Kontext schon vorher und bezeichnete Reglementierungen der Prostitution im Rahmen von Maßnahmen der öffentlichen Hygiene.

»Auch wenn keiner offen darüber redet: Millionen Deutsche konsumieren Pornographie, vor allem über das Internet«, beginnt der Journalist Philipp Woldin seine *FAZ*-Reportage über Pornographie im Internet.[15] Die Zahl der Nutzer weltweit wurde vor zehn Jahren schon mit 40 Millionen angegeben, 72 Prozent davon Männer.[16] Hinter den sozialen Netzwerken und den Einkaufsportalen liegen in Deutschland Pornoseiten an dritter

292

Stelle der am meisten aufgerufenen Inhalte, noch vor bahn.de oder Autoscout24 (obwohl die Deutschen bekanntermaßen reiselustig und »Weltautonation« sind!). Im Rahmen einer großen Studie zum Sexualverhalten haben mehr als 28 000 Deutsche im Jahr 2008 Fragen hierzu im Internet beantwortet.[17] Über ein Drittel aller Teilnehmer gab an, weniger als einmal im Monat pornographisches Material (im Internet, als DVD oder Zeitschrift) zu konsumieren, ein Viertel antwortete mit »wöchentlich«, knapp 10 Prozent mit »täglich«, 18 Prozent sagten »nie« – wobei es kaum einen Unterschied machte, ob die Teilnehmer ledig, verheiratet oder geschieden waren. »Jede achte Seite, die aus Deutschland aufgerufen wird, ist eine Pornoseite. Damit sind die Deutschen weltweite Spitzenreiter«, kommentiert Philipp Woldin.

Dies wirft natürlich die Frage auf, ob hier eine gefährliche Entwicklung im Gange ist, bei der Erwartungen, Einstellungen, Haltungen und Werte von Menschen in Paarbeziehungen in eine Richtung verändert werden, die wir gesamtgesellschaftlich nicht wollen. »Ja: Pornographie ist die Theorie, Vergewaltigung die Praxis«, sagen die einen. »Das ist alles nichts weiter als die (endlich) normal ausgelebte Sexualität: Wir brauchen mehr Pornographie-Kompetenz«, sagen die anderen.[18] Was trifft zu?

Im Hinblick auf den Zusammenhang von Pornographiekonsum und Aggression gegenüber Frauen ist die Datenlage komplex: Einerseits konsumieren Männer mehr pornographisches Material als Frauen und sind bekanntermaßen aggressiver. Andererseits zeigen manche Studien keinen Zusammenhang zwischen männlichem Pornographiekonsum und sexueller oder sexuell motivierter Aggression. In einer Übersicht hierzu kamen amerikanische Psychologen vor 15 Jahren zu dem Schluss, dass nur bei einer bestimmten Gruppe von Männern der Pornographiekonsum die Neigung zur Aggression deutlich verstärkt, bei den meisten Männern jedoch nicht.[19]

Ist es also egal, wenn in Deutschland der oben erwähnten Studie zufolge mehr als die Hälfte aller 6500 befragten männlichen Jugendlichen zwischen 16 und 19 Jahren mindestens einmal in der Woche Pornographie konsumierten, 20 Prozent sogar täglich?[20] Die Antwort auf diese Frage lautet klar: »Nein!«
Metaanalysen zu experimentellen Untersuchungen, die der Frage nach dem Zusammenhang zwischen männlichem Pornographiekonsum und sexuell aggressiven Neigungen nachgingen, haben schon seit längerer Zeit ergeben, dass sowohl gewaltfreie Pornographie als auch pornographische Inhalte, die zugleich Gewalt gegenüber Frauen darstellen, zu aggressiven Einstellungen und Verhaltensweisen führen. Auch viele naturalistische Studien zeigen einen deutlichen Zusammenhang zwischen gewohnheitsmäßigem Pornographiekonsum und einer Neigung zu sexueller Gewalt.[21] Die Tatsache, dass manche naturalistischen Studien keinen solchen Zusammen finden konnten (der bei experimentellen Studien regelmäßig gefunden wird), hat wahrscheinlich methodische Gründe: Im Experiment kann man viele Einflüsse besser kontrollieren und genauere Aussagen machen. Dies könnte erklären, warum man experimentell deutlichere Ergebnisse findet.

Mittlerweile liegen auch neuere Daten vor, die den Zusammenhang zwischen Pornographiekonsum von Männern und Gewaltbereitschaft gegenüber Frauen klar zeigen konnten, wobei der Effekt bei Gewaltpornographie stärker ausgeprägt ist.[22] Dass dieser Effekt durch Persönlichkeitsvariablen moderiert wird (so nennen Psychologen die Tatsache, dass nicht alle Männer diesbezüglich gleich sind), entspricht einer schon alten Einsicht.

Eine amerikanische Studie aus dem Jahr 2011 mit 489 teilnehmenden Mitgliedern einer Studentenvereinigung im mittleren Alter von 20 Jahren ging den Auswirkungen von Pornographie sehr differenziert nach.[23] Man befragte die jungen Männer zunächst nach ihrem Pornographiekonsum im vergangenen Jahr, wobei drei verschiedene Formen unterschieden wurden:»main-stream« (d.h. gewaltfrei), sado-masochistische Darstellungen (d.h. konsensuelle Gewalt) und sexuelle Gewalt (dargestellte Vergewaltigungen). Die entsprechenden Häufigkeiten des Konsums im vergangenen Jahr betrugen 83 Prozent, 23 Prozent und 19 Prozent. Mittels validierter Fragebogen wurde bei den Männern zudem untersucht, inwieweit sie sich in der Lage fühlten, einem anderen Menschen in Not zu helfen, und hierzu bereit wären. Weitere Fragebogen dienten der Erfassung mythisch positiver Einstellungen gegenüber Vergewaltigungen (»die Frauen wollen es ja« etc.) mit der Illinois Rape Myth Acceptance Scale sowie der Bereitschaft, bei zugesicherter Straffreiheit sich selbst als Vergewaltiger zu verhalten.

Es zeigten sich klare Auswirkungen des Pornographiekonsums auf Hilfsbereitschaft und Gewaltbereitschaft dahingehend, dass auch gewaltfreie Pornographie signifikant zu erhöhter sexueller Gewaltbereitschaft (zugegebene erhöhte Bereitschaft zur Vergewaltigung) führt. Bei sado-masochistischen Darstellungen sind die Auswirkungen gravierender: Die Gewaltbereitschaft ist ausgeprägter, Mythen werden signifikant eher akzeptiert, und die Hilfsbereitschaft nimmt signifikant ab. Die deutlichsten negativen Auswirkungen hat Gewaltpornographie, was im Grunde nicht überrascht: Betrachtet man oft Vergewaltigungsszenen, nimmt die eigene sexuelle Gewaltbereitschaft signifikant zu und die Hilfsbereitschaft signifikant ab. [24]

Eine Längsschnittstudie aus Indien ist hier von besonderem Interesse, weil dieses Land im Zusammenhang mit sexueller Gewalt gegenüber Frauen traurige Bekanntheit erreicht hat. Die Autoren der Studie machten sich die Tatsache zunutze, dass Pornographie in Indien im Jahr 1992 liberalisiert wurde. Deshalb wurde die Häufigkeit von Gewalt gegenüber Frauen (Vergewaltigung, sexuelle Nötigung und andere gegen Frauen gerichtete Gewaltakte) im Zeitraum von 1971 bis 2008 untersucht. Als die Häufigkeiten der genannten Delikte in den etwa zwei

Jahrzehnten vor der Liberalisierung und danach verglichen wurden, ergab sich, dass die Gewalt gegenüber Frauen deutlich zugenommen hatte. Insofern ist unverständlich, dass die Autoren ihre Daten gegenteilig interpretieren und davon sprechen, dass die Freigabe der Pornographie keine negativen Konsequenzen für Frauen in Indien gehabt hat. Pressemeldungen aus der jüngeren Vergangenheit über sexuelle Gewaltdelikte in Indien sprechen jedenfalls eine andere Sprache.

Die nachgewiesenen ungünstigen Auswirkungen von Pornographie und vor allem Gewaltpornographie sind besonders deswegen besorgniserregend, weil auch die »ganz normale« (»mainstream«) Pornographie immer gewalttätiger wird, wie inhaltsanalytische Auswertungen des entsprechenden pornographischen Materials zeigen.[25]

Sex on demand

Wer hätte vor 15 Jahren gedacht, dass man irgendwann einmal jederzeit wissen kann, wer auch immer in der näheren Umgebung gerade Lust auf Sex hat, so dass man sich hierzu problemlos verabreden kann: In Analogie zum Video on demand, bei dem man sich nicht das Programm irgendwelcher Sender aufdrängen lässt, sondern dies selbst bestimmt, spricht man auch von Sex on demand. Warum ist das so, und wie kam es zu dieser Entwicklung?

Die moderne digitale Informations- und Kommunikationstechnik und speziell das Smartphone ermöglichen es, soziale Kontakte über große Distanzen aufrechtzuerhalten. Bei Sexualkontakten war das bislang etwas ganz anderes: Intimität ergibt sich einfach nicht ohne räumliche Nähe.[26] Facebook mag mir den virtuellen Kontakt mit 500 »Freunden« schaffen, doch realer oder gar körperlicher Kontakt braucht räumliche Nähe.

Genau an dieser Stelle kommen nun neue geosoziale Netzwerk-anwendungen, die auf Smartphones mit eingebauter Satelliten-navigation (GPS) laufen – auf Neudeutsch: *geosocial networking phone apps* – ins Spiel.

Hierbei handelt es sich um digitale Flirt-Portale, also um Programme zum Kennenlernen, die zugleich die mobile Nutzung von Facebook erlauben und die geographischen Koordinaten des Nutzers preisgeben. Auf diese Weise findet man nicht nur jemanden, den man mag (d. h. auf einem Foto attraktiv findet – um mehr geht es nicht), sondern auch jemanden, den man erstens mag und der sich zweitens »um die Ecke« befindet und drittens seine »Bereitschaft zum Kontakt« signalisiert hat. Das bekannteste dieser Flirt-Portale ist Tinder (zu Deutsch: Zunder), das nach einer Meldung des *Spiegel*[27] hierzulande schon 2 Millionen und weltweit über 50 Millionen Nutzer hat, wobei die meisten Intensivnutzer sind. Man sieht Bilder möglicher Partner und wischt darüber – nach links für »kommt nicht in Frage«, nach rechts für »gefällt mir«. Männer wischen im Schnitt bei 46 Prozent der Bilder nach rechts, Frauen sind mit 14 Prozent um mehr als das Dreifache wählerischer.[28] »Vorbei die Zeit, als man sich in überfüllten Discos ›Tut mir leid, ich bin schon vergeben‹ ins Ohr schreien musste. Heute filtert man per Handy schon vorher die Singles auf der Tanzfläche heraus«, schreibt dazu Alexander Demling im *Spiegel* (2015). Nach einer im Fachblatt *New Scientist* publizierten Notiz stellt Tinder täglich etwa 15 Millionen Kontakte (matches) her.[29] Ein digitales Dating-Portal für homo- und bisexuelle Männer hat den Namen Grindr; es existiert bereits seit 2009, funktioniert ähnlich und hat ebenfalls bereits Millionen Kontakte vermittelt.

Was manchen Menschen als die Erfüllung ihres Traums von ultimativer sexueller Freiheit erscheinen mag, ist für medizinische Epidemiologen zunehmend ein Alptraum: Ärzte und Wissenschaftler aus Los Angeles stellten kürzlich eine Studie mit insgesamt 7184 homosexuellen Männern vor, die in einem

Behandlungszentrum auf Geschlechtskrankheiten hin getestet worden waren. Bei ihnen wurden zusätzlich die Nutzungsgewohnheiten der GPS-vermittelten Flirt-Portale erfragt. Die Studie ergab, dass das Risiko der Übertragung von Geschlechtskrankheiten mit der Nutzung solcher Portale steigt: Wer sie nutzt, hat ein um 25 Prozent erhöhtes Risiko, an Gonorrhö zu erkranken, sowie ein um 37 Prozent erhöhtes Risiko einer Chlamydien-Infektion.[30]

Auch die Syphilis-Erkrankungen haben in den USA im vergangenen Jahrzehnt stark zugenommen, was von wissenschaftlicher Seite ebenfalls mit der Zunahme der Nutzung von Dating-Portalen, insbesondere durch homosexuelle Männer, erklärt wird. Entsprechend findet sich die Zunahme auch nur bei Männern (siehe Grafik 11.2).

Daten aus Australien (siehe Grafik 11.3) zeigen dort die gleiche Entwicklung mit der höchsten je verzeichneten Zahl von Syphilis-Fällen im Herbst 2014.

Auch in Großbritannien wurden steigende Infektionsraten bei Geschlechtskrankheiten in Zusammenhang mit den Hook-up Apps, wie die Kennenlern-Programme auch genannt werden,[31] gebracht: Von 2012 bis 2013 hat sich dort die Zahl der

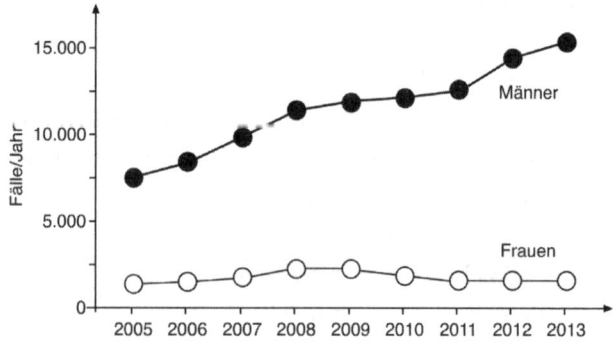

11.2 Anzahl der neu gemeldeten Syphilis-Fälle in den USA im Zeitverlauf[32]

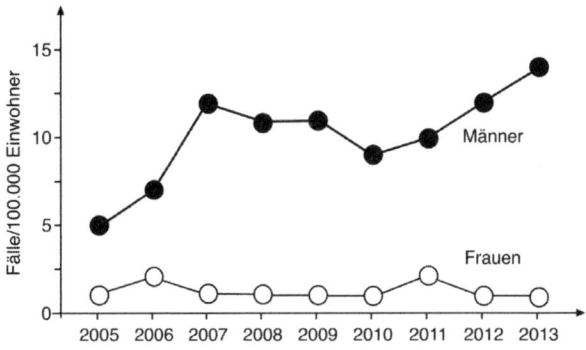

11.3 Häufigkeit der Syphilis-Fälle je 100 000 Einwohner in Australien im Zeitverlauf[33]

Gonorrhö-Infektionen um 15 Prozent von 25 577 auf 29 291 Fälle und die Zahl der Syphilis-Infektionen von 2981 auf 3249 erhöht, was einem Anstieg um 9 Prozent entspricht. Experten des britischen öffentlichen Gesundheitswesens fanden heraus, dass Flirt-Programme bei sechs Ausbrüchen der Syphilis seit 2012 eine Rolle gespielt und für eine, wie es heißt, *hyper-efficient transmission* der Infektionen gesorgt hatten. Die Daten zeigen: Es geht hier um ein globales Phänomen.

Ein Sprecher der British Association for Sexual Health and HIV wird mit den Worten zitiert: »Man muss kein Genie sein, um sich darüber klar zu sein, dass solche Programme flüchtige sexuelle Kontakte sehr viel einfacher machen. Mit einer Genauigkeit von bis auf einen oder zwei Metern kann jeder die naheste [an Sex] interessierte Person ausfindig machen. Diese Art der Verfügbarkeit gab es schlichtweg bis vor kurzem nicht.«[34] Gelegenheit macht Liebe, könnte man in Anlehnung an ein bekanntes deutsches Sprichwort auch formulieren.

Gemäß einer bereits 2011 publizierten holländisch-australischen Studie mit dem Titel *When Do Online Sexual Fantasies Become Reality?* ist auch das Chatten vor dem über ein Dating-

Portal vereinbarten Sexualkontakt für manche Infektion mit einer Geschlechtskrankheit verantwortlich: Von 2058 Männern, die gleichgeschlechtlichen Sex im Internet angebahnt hatten, hatten 32,1 Prozent ungeschützten Verkehr, obwohl sich die meisten eigentlich mit Kondomen vor Ansteckung schützen wollten. »Dies wirft ein kritisches Licht auf die Annahme, dass das Online-Phantasieren keine Verhaltenskonsequenz in der realen Welt hat, und unterstreicht die Bedeutung von Online-Plauderei für die Prävention von HIV-Infektionen«, schlussfolgern die Autoren auf der Grundlage ihrer Ergebnisse.[35] Manche Kommentatoren im Netz meinen zu solchen Befunden, dass sie nichts aussagen würden, weil nicht das Internet die Menschen risikobereiter mache, sondern jeder einzelne Mensch für sein Verhalten selbst verantwortlich sei. Das ist etwa so sinnhaft wie das Argument der Waffenlobby, dass nicht Revolver, sondern Menschen andere Menschen töten.

Von den genannten Anstiegen der Geschlechtskrankheiten blieb auch Deutschland nicht verschont: Hier hat in den letzten Jahren die Zahl der Infektionen mit Geschlechtskrankheiten – insbesondere Chlamydien, Gonorrhö und Syphilis – ebenfalls wieder zugenommen. Die Gründe hierfür sind sicherlich vielschichtig, aber wer wollte ausschließen, dass ein im Wandel begriffenes, oberflächlicheres Sozialverhalten nicht auch hierzulande Veränderungen im Sexualverhalten mit sich bringt? Digitale Informationstechnik birgt unvorhersehbare Risiken und Nebenwirkungen, wie die hier vorgestellten Daten zeigen. Wir werden lernen müssen, damit umgehen.

Fazit

Die Auswirkungen unserer digitalen Aktivitäten auf unser Sexualleben sind komplex und verlangen nach einer differenzierten Betrachtung.

Die überbordende Sexualisierung der Medien – ganz gleich ob analog oder digital – ist nicht nur durch den Computer und das Internet bedingt, unzweifelhaft ist jedoch, dass die neue Technik den ohnehin vorhandenen Trend noch weiter befeuert hat. Der gesellschaftliche Wandel in der Einstellung zur Sexualität in den letzten 50 Jahren war sehr weitreichend:[36] Die Achtundsechziger propagierten »freie Liebe«, in den Siebzigern wehrten sich demgegenüber Feministinnen gegen die Degradierung der Frau zum Lustobjekt und unternahmen in den USA die Durchsetzung eines Pornographieverbots. Sie scheiterten an den Konservativen, denen die freie Meinungsäußerung wichtiger war. Diese Auffassung vertraten auch viele Feministinnen in den achtziger Jahren; ihres Erachtens würde Zensur langfristig die politische Freiheit der Frauen beeinträchtigen. In den neunziger Jahren wurde Pornographie mitunter auch als ein möglicher Beitrag zur sexuellen »Befreiung« der Frauen angesehen.

Mit der zunehmenden Verbreitung der digitalen Medien vollzog sich dann eine Entwicklung, über die kaum jemand sprach, weil viele gut dabei verdienten: Die Pornographie kam im gesellschaftlichen Mainstream an. Zugleich wurden die Darstellungen immer expliziter mit einer klaren Tendenz zu menschenverachtender sexueller Gewalt. Und wie bei anderen Gewaltformen auch streiten diejenigen, die daran verdienen, ab, dass es hierbei negative Auswirkungen geben könne.

Vor dem Hintergrund aktueller Daten zum Kommunikations- und Sexualverhalten junger Menschen lässt sich demgegenüber Folgendes festhalten:

Das Austauschen von sexuell expliziten Textnachrichten bzw. Bildern in einer Paarbeziehung ist eine »Dummheit«, die Jugendliche und junge Erwachsene begehen, meist aber folgenlos bleibt. Die wesentliche Gefahr besteht hier in der Verletzung von Persönlichkeitsrechten, d. h. dem Verbreiten des Materials ohne Zustimmung der abgebildeten Person.

Der Konsum von Pornographie hat in den letzten beiden Jahrzehnten stark zugenommen, was die Wahrscheinlichkeit für extreme und potenziell gesundheitsschädliche Varianten sexuellen Verhaltens erhöht. Hierbei zeigt sich, dass insbesondere Darstellungen von sexueller Gewalt – meist gegen Frauen – auf dem Vormarsch sind.

Das Zusammenspiel von Internet, Satellitennavigation und Smartphone ermöglichte eine völlig neue Art der Anbahnung sexueller Kontakte – Sex on demand. Die weltweite Verbreitung dieses Phänomens ging mit einer Zunahme sexuell übertragbarer Infektionen (Geschlechtskrankheiten) einher. Damit wird deutlich, dass die Digitalisierung unserer Lebenswelt auch vor unserer Intimsphäre nicht haltgemacht hat, tatsächlich umspannt sie den weiten Bogen von Betrug und Büro bis hin zu Bett und Beischlaf.

12. Digital depressiv und einsam

Depression ist eine Volkskrankheit. Im Jahr 2013 verursachte sie 4,3 Millionen Fehltage allein bei der Techniker-Krankenkasse. Rechnet man diesen Wert auf ganz Deutschland hoch, ergeben sich 31 Millionen Fehltage. Nach Erkältungen sind depressive Zustände damit der zweithäufigste Grund für Krankschreibungen.

Wer depressiv ist, der ist nicht einfach nur »traurig verstimmt«, »down« oder »schlecht drauf«. Vielmehr bestehen zugleich Ängste, Interesse-, Lust- und Appetitlosigkeit (oder manchmal gesteigerter Appetit), ein geringes Selbstwertgefühl, Schlappheit und Müdigkeit (zuweilen auch gesteigerte Unruhe und manchmal beides zugleich), schlechter Schlaf (oder zu viel Schlaf) sowie in vielen Fällen eine Reihe körperlicher Symptome (Herzklopfen, Schwindel, Verdauungsbeschwerden) einschließlich Schmerzen. Die Gedanken kreisen oft um Schuld (Sünde) oder Schulden (Geld), Krankheit (bis zum hypochondrischen Wahn, d. h. der unverrückbaren Idee, an einer unheilbaren Krankheit zu leiden) und Tod – bis hin zu Gedanken an den Freitod als einzigen »Ausweg« oder als »Erlösung« von diesem unerträglichen Zustand.

Auch auf der diesjährigen *re:publica* – einer seit 2007 jährlich in Berlin stattfindenden Konferenz rund um die Themen Internet, soziale Medien und digitale Gesellschaft – sprachen Betroffene über ihr Erleben und machten die Schwierigkeit deutlich, den Zustand der Depression anderen Menschen mitzuteilen. »An guten Tagen habe ich mich schlecht gefühlt, an schlechten leer«, sagte eine Teilnehmerin. Ein anderer beschrieb es ganz ähnlich: »Ich war emotionslos. Ich fühlte nichts. Keine Trauer. Keine Freude. Ich kam nicht aus dem Bett. Die Tatsache, dass ich meinen Job verlieren könnte, war mir egal.« Solche Versuche der Kommunikation wurden als Schlüssel angesehen, von anderen in der eigenen Depressivität verstanden zu werden: »Erklärt es ihnen, haut nicht 20 zornige Tweets raus. Weitet den Dialog aus«, sagte ein Betroffener und hatte sicherlich recht damit. Twitter mit seinen 140 Zeichen sei das falsche Medium, meinte die oben erwähnte Teilnehmerin. »Depression ist kein Hashtag.«[1]

Bildschirme und Depression: multiple Mechanismen

Es ist hier nicht der Ort, die komplexen Erkenntnisse zu den Ursachen, zum Auftreten oder zur Therapie einer Depression zu erörtern. In unserem Zusammenhang ist es entscheidend, dass digitale Medien das Auftreten einer Depression auf verschiedene Weise begünstigen können. Die in Kapitel 9 beschriebene Wechselwirkung von Unaufmerksamkeit, Übergewicht[2] und Schulversagen kann in den Teufelskreis ebenso hineinführen wie Cyberstress, Cyberangst oder Schlafstörungen durch das blaue Licht von Bildschirmen. Es gibt hier also nicht nur *eine* Ursachenkette, sondern vielmehr eine ganze Reihe möglicher digital vermittelter Ursachen, die in den meisten Fällen ein komplexes Bedingungsgefüge darstellen.

Der bedeutsamste aller Mechanismen scheint neueren Studien zufolge die Verdrängung realer Sozialkontakte zu sein. Wie in Kapitel 5 dargestellt, bieten Sozialkontakte eine Schutzfunktion gegen Stress, der wiederum ein wesentliches Risiko für das Auftreten von Depressionen darstellt. Hierzu wurde eine große Studie[3] mit 2393 Jugendlichen im Alter von 15 bis 19 Jahren in fünf Großstädten der Welt durchgeführt: Baltimore (USA), Neu-Delhi (Indien), Ibadan (Nigeria) Johannesburg (Südafrika) und Schanghai (China). Man ging mittels Interviews jeweils der sozialen Unterstützung von jungen Menschen nach, die in eher schwierigen bzw. prekären Gegenden der genannten Städte wohnten. Die meisten Fälle von Depression fanden sich in dieser Studie bei Mädchen in Johannesburg (44,6 Prozent), die wenigsten bei Mädchen (13 Prozent) in Neu-Delhi. Das Ausmaß der sozialen Unterstützung durch die Familie und in der Nachbarschaft der jungen Menschen wirkte sich positiv auf deren psychische Gesundheit aus und schützte vor Depression. Dazu muss diese Gemeinschaft gelebt sein. Und genau dabei stören digitale Medien.

Dass die Digitalisierung unseres Lebens zu Depressionen führen kann, steht außer Frage. Es liegen Studien zur Internet-Nutzung und depressiver Psychopathologie vor,[4] ebenso wie zu den Themen »Fernsehen und Depression« oder »exzessive Computer-Nutzung und Depression« bis hin zu »Smartphones und Depression« und »Bildschirme und Depression«. Vor mehr als zehn Jahren begannen japanische Wissenschaftler eine dreijährige Studie mit mehr als 25 000 Büroangestellten im Hinblick auf ihre Arbeit am Computer und körperliche sowie psychische Erkrankungen.[5] Hierbei zeigten sich vor allem bei denjenigen, die länger als fünf Stunden täglich am Bildschirm arbeiteten, gehäuft Fälle von Depression. Bei weiblichen Jugendlichen zeigte eine Metaanalyse von 33 Studien einen deutlichen Zusammenhang zwischen der am Bildschirm verbrachten Zeit und der Entwicklung einer Depression.[6] Eine schwedische Studie mit 7757 Jugendlichen im Alter von 13 bis 17 Jahren ergab bei denjenigen, die mehr als fünf Stunden täglich mit Computerspielen verbrachten, ein nahezu fünffach gesteigertes Risiko einer Depression.[7] Und eine amerikanische Studie mit 136 Jugendlichen ermittelte bei der Nutzung von Smartphones und intensivem Fernsehkonsum einen Zusammenhang mit einer erhöhten Rate von Depressionen.[8]

Insgesamt ergibt sich, dass vor allem Jugendliche bei der Nutzung digitaler Informationstechnik deutliche Auswirkungen zeigen. Sie werden sehr stark umworben und sind allein durch dieses Bombardement (wie toll diese digitalen Gadgets sind; wie wichtig es ist, dass man das hat; und wie mega-out man ist, wenn man es nicht hat) durch die IT-Branche permanent mit ihren Schwächen, Nöten und Ängsten konfrontiert. Wie wir in den Kapiteln 6 und 7 gesehen haben, schürt und benutzt die Werbung solche Ängste schamlos zu ihrem Vorteil.

Ältere Menschen sind demgegenüber offenbar weit weniger von den negativen Auswirkungen digitaler Medien betroffen. Eine amerikanische Studie mit 5203 teilnehmenden Personen über 65 Jahre ermittelte einen positiven Zusammenhang zwischen Internet-Nutzung und weniger ausgeprägter Einsamkeit, sozialer Unterstützung, Lebenszufriedenheit und psychologischem Wohlbefinden.[9] Andere Studien mit kleineren Teilnehmergruppen lieferten ebenfalls Hinweise auf einen verminderten Effekt des Internets auf die Einsamkeit älterer Menschen,[10] insbesondere wenn es zur Kommunikation genutzt wird.[11] Es wurden allerdings auch negative Effekte beschrieben. Man kann aber davon ausgehen, dass älteren Internet-Nutzern ihre Lebenserfahrung zugutekommt; sie weisen einen höheren Grad an Selbstwirksamkeit auf und sind gegenüber Manipulationen und Marktgeschrei unempfindlicher als junge Menschen. Allein schon aus diesem Grund könnte ein positiver Zusammenhang zwischen Internet-Nutzung und Wohlbefinden bestehen.[12]

Empathieverlust

Wie das Laufen, Sehen und Sprechen will auch unser Sozialverhalten gelernt sein. Wie bereits in den Kapiteln 8 und 9 zur Entwicklung des Menschen diskutiert, geschieht dies relativ spät, da die entsprechenden Gehirnregionen, die man auch gern als »unser soziales Gehirn« bezeichnet, relativ spät heranreifen und damit erst lernfähig werden. Wie alle anderen Gehirnregionen auch bildet sich das soziale Gehirn mit den Leistungen, die es vollbringt. Wir lernen Sprechen im Dialog und soziales Verhalten im gegenseitigen Umgang.

Damit dies geschieht, muss der gegenseitige Umgang gelebt werden. Genau hier entfalten digitale Medien ihre ungünstigen Auswirkungen auf das Sozialverhalten, denn sie verdrängen reale Kontakte durch virtuelle. Wenn acht- bis zwölfjährige amerikanische Mädchen zwei Stunden täglich mit anderen Mädchen verbringen, demgegenüber aber sieben Stunden bei Facebook oder im Internet unterwegs sind,[13] wird vor dem Hintergrund dessen, was wir über das Gehirn und seine Entwicklung wissen, eines klar: Dies kann nicht ohne Folgen bleiben. Denn nachweislich leiden Jugendliche unter zunehmendem Empathieverlust, je mehr Zeit sie vor dem Bildschirm verbringen.[14]

Wie wichtig diese Erkenntnisse sind, zeigen auf eindrucksvolle Weise zwei Zeitungsmeldungen zu Beginn des Jahres 2015: Im Januar wurde berichtet, dass ein 32-jähriger Mann in Taiwan in einem Internet-Café gestorben war, nachdem er drei Tage ununterbrochen Computerspiele gespielt hatte.[15] Die Todesursache war Herzversagen, wahrscheinlich lagen akuter Flüssigkeitsmangel und eine bereits bestehende Erkrankung des Herzens vor. Es war schon der zweite Fall dieser Art, nachdem am 1. Januar ein 38-jähriger Mann nach fünftägigem Computerspielen tot zusammengebrochen war. Der letzte Satz der Zeitungsmeldung lautete wie folgt: »Nach Polizeiangaben reagierten andere Computerspieler in beiden Fällen völlig gleichgültig. Sie spielten teilweise sogar weiter, als die Spurensicherung für die Beweisaufnahme Tische absperrte.« Da stirbt also jemand in einem belebten Internet-Café, und an den umliegenden Rechnern wird unverdrossen weitergespielt. Weniger Empathie geht nicht!

Wer nun glaubt, es handele sich hier um Einzelfälle in Ostasien, die uns nichts anzugehen brauchen, der irrt. Einer Meldung des WDR vom 1. Februar 2015[16] zufolge fuhr ein unaufmerksamer Autofahrer nachts auf der A2 in der Nähe von Magdeburg mit überhöhter Geschwindigkeit in ein Stauende. Das Auto überschlug sich und kam auf dem Dach zum Liegen; es gab sechs Verletzte. In der Meldung konnte man hierzu Folgendes lesen: »Nach Angaben der Polizei fuhren zahllose Autofahrer an der Unfallstelle vorbei, ohne zu helfen; einige machten sogar noch Fotos. [...] Die Polizei spricht von einem unbeschreiblichen Verhalten.« Mitten unter uns befinden sich hierzulande also ganz offensichtlich Menschen, deren Mitgefühl für das Leiden anderer deutlich eingeschränkt ist. Wollen wir in einer Gesellschaft leben, in der ein derartiger Empathiemangel zutage tritt?

Smartphones: Risiken und Nebenwirkungen

Da Smartphones vergleichsweise neu und enorm verbreitet sind, soll hier auf die negativen Auswirkungen bei intensiver Nutzung, insbesondere in psychosozialer Hinsicht, zusammenfassend eingegangen werden. Vor allem bei jungen Menschen lässt sich nachweisen, dass diese häufige Handy-Nutzung ganz allgemein mit einem eher ungesunden Lebenswandel einhergeht. Der amerikanische Psychologe Andrew Lepp und seine Mitarbeiter berichten folgendermaßen über die ihnen vorliegenden Erkenntnisse: »Der problematische Gebrauch von Mobiltelefonen steht in Verbindung mit Depressionen, Angst, geringem Selbstvertrauen und ungesunden Lebenspraktiken wie unregelmäßigem Essen, multiplen Sexualpartnern, schlechter Schlafhygiene, Alkohol- und Nikotin-Missbrauch sowie dem Gebrauch illegaler Drogen.«[17] Dies wird durch eine Reihe von Studien bestätigt – siehe hierzu Tabelle 12.1.

Es sei hier noch angemerkt, dass die oft gehörte Behauptung, die intensive Nutzung des Smartphones sei ein sicheres Zeichen von Geselligkeit und guter sozialer Vernetzung, empirisch nicht belegt ist. Im Gegenteil! Gerade bei Studenten scheint ein negativer Zusammenhang zu bestehen, wie die Tabelle 12.2 deutlich zeigt.

Im Hinblick auf die durchschnittliche Bevölkerung ergab eine große Befragung keinen Zusammenhang zwischen dem Ausmaß der Nutzung des Smartphones und dem Ausmaß der berichteten sozialen Unterstützung.[18] Die Autoren dieser Studie stellen daher zusammenfassend fest: »Man hat vermutet, dass die Nutzung von Mobiltelefonen die soziale Unterstützung fördert. In unserer Studie fanden wir jedoch keinen Zusammenhang zwischen der Nutzung von Mobiltelefonen und dem im Privatleben wahrgenommenen Zugang zu eigener sozialer Unterstützung.«[19]

Zu den Auswirkungen der Smartphone-Nutzung auf die – nicht nur abgefragte, sondern gemessene – körperliche Fitness gibt es bislang kaum Studien. Dass hier negative Effekte erwartbar sind, kann sich allerdings jeder denken, der jungen Leuten beim Daddeln zuschaut: Sie joggen ja nicht gleichzeitig, spielen auch nicht Fuß- oder Federball, sondern sitzen herum. Glücklicherweise haben sich nun Wissenschaftler der Fragestellung angenommen und fanden heraus, was zu erwarten war: Wer sein Smartphone intensiv nutzt, ist körperlich nicht so fit wie derjenige, der es wenig nutzt. Andrew Lepp und seine Mitarbeiter[20] befragten zunächst 305 Studenten einer großen Universität im Mittelwesten der USA zu ihrer Smartphone-Nutzung (vgl. Tabelle 12.2) sowie dazu, ob sie bereit wären, an einer Studie teilzunehmen. Die Befragung ergab eine durchschnittliche Nutzung des Smartphones von etwas mehr als fünf (!) Zeitstunden täglich. Zudem gaben 88,2 Prozent an, dass sie ihr Smartphone vor allem für Freizeitaktivitäten verwendeten.

Von diesen Personen wurde dann ein Teil kontaktiert, und von diesen wiederum waren 49 Fälle auswertbar (davon 27 weiblich). Alle Teilnehmer wurden nicht nur intensiver befragt, sondern auch einem Test auf körperliche Fitness mittels Laufband und Messung des Sauerstoffverbrauchs unterzogen. Der mittleren Dauer ihrer täglichen Smartphone-Nutzung entsprechend wurden die Teilnehmer in drei Gruppen eingeteilt, die Wenignutzer (n = 16; 1 Stunde und 41 Minuten täglich), die mäßigen Nutzer (n = 17; 4 Stunden und 53 Minuten täglich) sowie die Vielnutzer (n = 16; genau 14 Stunden täglich).

Tabelle 12.1 Übersicht zu den gesundheitsrelevanten Risiken und Nebenwirkungen des übermäßigen Smartphone-Gebrauchs

Land/ untersuchte Gruppe	Anzahl der untersuchten Personen	Ergebnis: Smartphone-Gebrauch bewirkt ...
Norwegen/ Studenten[21]	423	Neurotizismus, Schlafstörungen, Sucht
Spanien/ Studenten[22]	365	Einsamkeit, Depression, Angst, Schlafstörungen
USA/ Studenten[23]	163	Angst
USA/ Studenten[24]	40	Stress
Neuseeland/ Studenten[25]	200	Neurotizismus, Unverträglichkeit
USA/ Studenten[26]	312	Unverträglichkeit
USA/ Studenten[27]	536	Angst
USA/ Erwachsene[28]	183	Angst
USA/ Studenten[29]	83	Schlafstörungen Stress und depressive Symptome

Land/ untersuchte Gruppe	Anzahl der untersuchten Personen	Ergebnis: Smartphone-Gebrauch bewirkt ...
Australien/ Erwachsene[30]	112	Unverträglichkeit
Erwachsene/ USA[31], Südkalifornien	1143	depressive Symptome
Spanien/ 13 bis 20-Jährige[32]	1328	Alkohol- und Tabakkonsum, depressive Symptome, Schulversagen
Japan/ Studenten[33]	487	Einsamkeit
Schweden/ Allgemeinbevölkerung[34]	4156	Stress, Schlafstörungen, depressive Symptome
USA/ Studenten[35]	350	Schlafstörungen
Taiwan/ Studenten[36]	10191	depressive Symptome
China/ Jugendliche[37]	7102	Aufmerksamkeitsstörungen

Die Ergebnisse zeigten, dass die körperliche Fitness der Teilnehmer mit zunehmender Nutzung des Smartphones geringer war – auch und gerade nachdem man die bekannten Einflussgrößen Geschlecht, Körperfett und Motivation für sportliche Aktivität statistisch kontrolliert, d. h. »herausgerechnet« hatte (die Effektstärke betrug 0,3 und war mit $p < 0,05$ signifikant). Mit anderen Worten: Das Smartphone beeinträchtigt die körperliche Fitness und damit langfristig die Gesundheit junger Menschen.

An dieser Stelle könnte jemand behaupten, dass der Zusammenhang zwar gezeigt wurde, nicht jedoch die Richtung der Verursachung: »Wer dick ist, der telefoniert eben mehr«, könnte man behaupten. Um diesem Argument zu begegnen, brauchte man eine große kontrollierte prospektive Langzeitstudie: Man müsste zunächst die Smartphone-Nutzung und den Gesundheitszustand der Teilnehmer erfassen, ein Jahr abwarten und dann nachsehen, wie sich der Gesundheitszustand in Abhängigkeit von der Smartphone-Nutzung verändert hat.

Tabelle 12.2 Tägliche Smartphone-Nutzung (Mittelwerte und Standardabweichung) von insgesamt 302 männlichen und weiblichen College-Studenten, ermittelt anhand von drei Kriterien: 1) Dauer in Minuten, 2) Anzahl der gesendeten Kurznachrichten, 3) Anzahl der getätigten Anrufe[38]

	Männer (n = 134)	Frauen (n = 168)
Dauer (Minuten)	298,9 ± 301,1	313,0 ± 252,1
Gesendete SMS (Anzahl)	214,5 ± 1297,6	157,6 ± 427,5
Getätigte Anrufe (Anzahl)	6,7 ± 21,9	5,0 ± 4,9

Diese Studie gibt es. Schwedische Mediziner untersuchten hierzu mit großem Aufwand insgesamt 4156 junge Erwachsene im Alter von 20 bis 24 Jahren und ermittelten, dass die intensive Handy-Nutzung ein Jahr später zu Schlafstörungen, zu vermehrtem Stress und zu Depressionen führt.[39]

Anhand der in der bereits beschriebenen Studie von Andrew Lepp und seinen Mitarbeitern mit den Teilnehmern durchgeführten ausführlichen Interviews wurde weiterhin herausgestellt, was man ebenfalls schon vermuten konnte: Wer sein Smartphone insgesamt nur wenig nutzt, der hat ein größeres Repertoire an Freizeitaktivitäten und sieht das Smartphone eher als Mittel zum Zweck, beispielsweise um sich mit anderen zu einer Freizeitaktivität zu verabreden. Tatsächlich machten sechs der 49 befragten Teilnehmer diesbezüglich klare Aussagen. Es gibt also auch positive Auswirkungen der Smartphone-Nutzung, aber nur bei denjenigen, die es insgesamt moderat einsetzen.

Es ist interessant zu beobachten, wie oft diese vergleichsweise kleine Gruppe junger Menschen in öffentlichen Diskussionen gleichsam »herhalten« muss, um die Ausgaben für Smartphones zu rechtfertigen: Eltern, die ihren Kindern ein Smartphone schenken, Lehrer und Politiker, die als fortschrittlich gelten wollen – sie alle sprechen davon, wie positiv sich die Nutzung eines Smartphones auf das Leben junger Menschen auswirken würde. Die in dieser Arbeit zusammengestellten Risiken und Nebenwirkungen dagegen werden völlig ignoriert.

Wer hingegen sein Smartphone intensiv nutzt, der tut sonst kaum noch etwas und verabredet sich auch nicht telefonisch mit seinen Freunden, um etwas anderes zu tun, als zu telefonieren. Damit ist die häufige Nutzung des Smartphones letztlich zu bewerten wie stundenlanges Fernsehen oder Computerspielen: Das Gewicht nimmt zu, die Fitness ab, und das Risiko der Entwicklung von Zuckerkrankheit und Herz-Kreislauf-Erkrankungen steigt deutlich.

Einsamkeit, Demenz und Tod

In meinem Buch *Digitale Demenz* habe ich den Zusammenhang zwischen Bildung und geistiger Leistungsfähigkeit im Alter ausführlich dargestellt: Je besser das Gehirn in jungen Jahren ausgebildet wurde, desto später macht sich dessen alters- oder krankheitsbedingter Abbau als geistiger Abstieg bemerkbar. Eine im Jahr 2014 publizierte große Studie quantifizierte das Risiko, eine Demenz aufgrund eines geringen erreichten Bildungsniveaus zu entwickeln, weltweit auf 19,1 Prozent und für Europa auf 26,6 Prozent.[40]

Noch deutlicher ist der Zusammenhang zwischen Einsamkeit und Demenz. Um ihn nachzuweisen, sind Langzeitstudien mit einer großen Zahl von Probanden erforderlich, was einerseits einen erheblichen Aufwand darstellt, andererseits aber auch zu klaren und eindeutigen Ergebnissen führt. Eine systematische Zusammenschau von 19 solcher Studien verwendete verschiedene Grade der Einsamkeit bzw. umgekehrt von sozialer Teilhabe, der Zahl der Sozialkontakte, der Größe des sozialen Netzwerks, der Zufriedenheit mit den Bekannten und der berichteten Einsamkeit. Hierbei zeigte sich Folgendes: Eine geringe soziale Teilhabe erhöht das Risiko, an einer Demenz zu erkranken, um 41 Prozent; wenig Sozialkontakt erhöht dieses Risiko um 57 Prozent und Einsamkeit um 58 Prozent. Die Größe des sozialen Netzwerks oder das Ausmaß der Unzufriedenheit mit den Sozialkontakten hingegen hatte keinen Einfluss.[41]

Hierzu passt die Beobachtung, dass ein Enkel das Beste ist, was einem älteren Menschen passieren kann. Nicht, dass der Enkel nicht gelegentlich nervt, viele Fragen stellt und unbequeme Dinge tut – das ist sein Job! Und genau dadurch fordert er Großeltern heraus, und dies ist das Beste für deren Gesundheit. »Grautier mit E« hingegen fordert nicht heraus, das passive Konsumieren von seichter Unterhaltung im Fernsehen oder auf Kreuzfahrtschiffen auch nicht.

Wie stark sich Einsamkeit auf die Gesundheit insgesamt (also nicht nur auf das Risiko einer Demenz oder Depression) auswirkt, zeigt eine große Metaanalyse aus den USA, die 148 Studien mit insgesamt 308 849 Patienten einbezog.[42] Hierbei zeigte sich ein Effekt von ungefähr 0,5 auf das Sterberisiko: »Die Effektstärke entspricht einer Erhöhung der Wahrscheinlichkeit des Überlebens um 50 Prozent durch soziale Integration«, kommentieren die Autoren ihren wichtigsten Befund.[43] Mit anderen

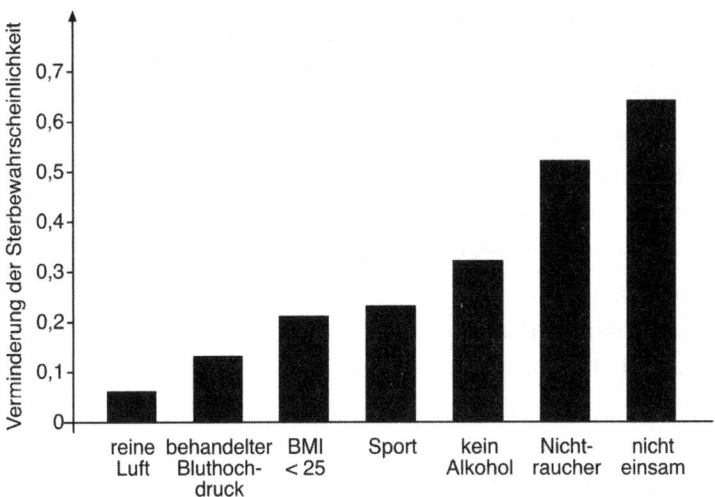

12.1 Vergleich der Wahrscheinlichkeit der Mortalität durch die Behandlung bzw. den Wegfall verschiedener Erkrankungen oder Gesundheitsbelastungen (angegeben ist der natürliche Logarithmus des Verhältnisses der Sterbewahrscheinlichkeiten, beispielsweise ganz links bei reiner Luft versus einem Leben bei dauernder Luftverschmutzung). Die Absolutwerte sind schwer interpretierbar, im Vergleich zeigt sich jedoch überdeutlich die Bedeutung der sozialen Integration für ein langes Leben.[44]

Worten: Wer einsam ist, stirbt mit hoher Wahrscheinlichkeit früher. Oder umgekehrt: Nichts ist gesünder im Sinne der Verlängerung des eigenen Lebens als die aktive Teilnahme an der Gemeinschaft mit anderen Menschen.

Fazit

Das digitalisierte Leben schadet nicht nur der Bildung, sondern auch unserem sozialen Miteinander. Der Kontakt über Lautsprecher und Bildschirme – egal ob per E-Mail oder Skype,

Facebook oder Chatroom, Smartphone oder PC – kann die reale Begegnung zwischen Menschen nicht ersetzen, denn es unterbleiben alle direkten sinnlichen Erfahrungen.

Bei jungen Menschen kommt hinzu, dass sich soziale Gefühle, Fähigkeiten und Fertigkeiten – alles zwischen Empathie und Demokratie – nur im lebendigen Miteinander lernen lassen. Es ist wie beim Spracherwerb, der letztlich auch auf dem fruchtbaren Dialog beruht. Diese Erlebnisse im direkten Kontakt mit unseren Mitmenschen werden durch die digitalen Medien verdrängt; entweder werden sie durch qualitativ mindere und für das Lernen nachweislich ungünstigere Erlebnisse ersetzt oder aber durch die mit den Medien verbrachte Zeit quantitativ vermindert. Entsprechend leiden der Spracherwerb und die Ausbildung sozialer Fähigkeiten.

Die Sprachfähigkeit ist unsere Eintrittskarte in die Welt der Bildung, und so sind unsere sozialen Fähigkeiten die Voraussetzung für ein gelingendes Miteinander – privat, beruflich und gesellschaftlich – und damit für ein erfülltes Leben. Glück und Gemeinschaft sind entscheidende Faktoren für Stressabbau, und da sie auch viele Folgeerkrankungen verhindern, bieten sie gute Voraussetzungen dafür, dass wir länger leben, je mehr wir aktiv an der Gemeinschaft teilhaben. Auch im Hinblick auf den im Alter drohenden und durch Erkrankungen des Gehirns verursachten geistigen Abstieg – die Demenz – haben Bildung und soziale Teilhabe den größten protektiven Effekt. Den heute vorliegenden Daten zufolge wiegen die gesundheitsschädlichen Auswirkungen einer digitalisierten Kindheit und Jugend schwerer als die negativen gesundheitlichen Auswirkungen von Alkohol- oder Tabakkonsum, Bluthochdruck oder Diabetes, Übergewicht oder Bewegungsmangel.

Der gesamtgesellschaftliche Schaden, der durch digitale Medien damit heute schon angerichtet wird, lässt sich berechnen. Langfristig ist die Euro-Krise dagegen sehr billig; vergleichbare Kosten – ökonomisch und sozial – drohen allenfalls von der fortschreitenden Erderwärmung. Bei den derzeit global eher kompetitiv als kooperativ handelnden Gesellschaften zeichnet sich ohne viel Phantasie ab, dass in diesem Jahrhundert global diejenige Gesellschaft das Rennen macht, die die Risiken und Nebenwirkungen unseres digitalisierten Lebens ernst nimmt und vor allem die Nachkommen davor schützt.

Unsere Kultur funktioniert nur mit einem hohen Anteil gesunder und gebildeter Menschen. In den USA sinken derzeit das Bildungsniveau und die Lebenserwartung der Menschen. Wir dürfen nicht zulassen, dass diese Entwicklung auch hier bei uns stattfindet.

13. Was tun?

Digitale Informationstechnik kann krank machen. Dabei gilt wie immer in der Medizin, dass die Dosis das Gift macht. Bei der Nutzung digitaler Medien haben sich die Menschen in den modernen Industrienationen längst weit von dem entfernt, was man vielleicht eine noch vertretbare Dosis nennen könnte – insbesondere was Kinder und Jugendliche betrifft. Ihr Medienkonsum beginnt heute schon, bevor sie laufen und sprechen können, und steigert sich auf 7,5 Stunden bei 12- bis 16-Jährigen.[1] Zugleich sind junge Menschen aus mehreren Gründen besonders gefährdet. Erstens sind ihre Körper und vor allem ihre Gehirne noch nicht ausgereift; sie benötigen hierfür bestimmte Bedingungen und Erfahrungen, die ihnen durch die digitalen Medien geraubt werden: vom Zusammensein mit den Eltern und Geschwistern – Kuscheln, Necken, Blickkontakt und Dialog, Helfen und Streiten, Abenteuer und Trösten und noch vieles mehr – über viel Bewegung im Freien und Erfahrungen in der realen Welt bis hin zu sinnlichen Erlebnissen, der Überwindung von Hindernissen und der Umsetzung eigener Projekte. Zweitens können junge Menschen noch nicht selbst beurteilen, was ihnen guttut und was nicht. Kleine Kinder mögen Bonbons essen und würden dies sehr oft tun, wenn nicht verantwortungsvolle Eltern und Erzieher sie davon abhalten würden. Keiner sagt dann: »Sie wissen schon am besten selbst, was gut für sie ist.« Wie wir gesehen haben, war Süßes in großer Menge früher einmal lebensrettend (aber eben rar); heute hingegen ist Süßes immer und überall verfügbar, und genau deswegen müssen wir unsere Dreijährigen davor schützen.

Menschen sind nicht nur hungrig, sondern auch neugierig. Und dies ist gut so, denn wer neugierig ist, lernt schnell, weiß daher mehr und lebt dadurch besser. Heute ist sämtliches Wissen immer und überall verfügbar, und selbst Erwachsene haben

Mühe (wie bei den Süßigkeiten übrigens auch!), sich angesichts dieses Überangebots vernünftig zu verhalten. Wie wir gesehen haben, mangelt es uns nicht an erlangten und gespeicherten Erkenntnissen (dieser Fundus der Menschheit war noch nie so groß!), sondern an der ihnen geschenkten Aufmerksamkeit. Wer dauernd fernsieht, im Netz surft oder sich mit unbekannten »Freunden« austauscht, mag seine Neugier von Moment zu Moment befriedigen, wirkliches nachhaltiges Wissen – dieses ist vernetzt und handlungsrelevant – wird er genauso wenig erwerben, wie er durch Süßigkeiten wirklich satt wird. Übergewichtige, dauernd essende Menschen sind Kalorien-Junkies; permanent ihre Zeit vor Bildschirmen verbringende Menschen sind Informations-Junkies. Das Suchtpotenzial ist hierbei entweder identisch oder zumindest sehr ähnlich, wie die Komorbidität (d. h. das gleichzeitige Vorhandensein) von Übergewicht, Computersucht und Desinteresse an wirklichem Wissen deutlich zeigt (siehe Kapitel 9). Daher muss man zuerst eines tun: aufklären!

Aufklärung

Die wenigsten Menschen schaden sich bewusst gerne selbst, und wer es dennoch tut, hat wahrscheinlich eine psychiatrisch relevante Erkrankung. Von dieser Art selbstschädigenden Verhaltens ist hier jedoch nicht die Rede. Die intensive Nutzung digitaler Medien ist schädlich – diese Erkenntnis muss am Anfang aller Bemühungen stehen, hier etwas zu ändern. Wer dies nicht begreift (»ist doch alles gut«), wird sein Verhalten nicht ändern. Mit digitalen Medien wird zunächst einmal Geld verdient – sehr viel Geld –, vor allem mit Werbung, Sex, Gewalt, den verschiedensten Formen von Cyberkriminalität. In diesem Licht sieht das Internet nicht mehr aus wie der leuchtende Motor der Wirtschaft und die Quelle von Innovation, sondern ähnelt einem Rotlichtbezirk mit Sex, Gewalt, Abzocke und Verbrechen. In der Tat *ist* das Internet weltweit der mit Abstand größte Rotlichtbezirk, wie in Kapitel 11 dargestellt wurde. Die dort herrschende Kriminalität kostet unsere Gesellschaft schon jetzt sehr viel Geld.

Würden Sie Ihr Kind in den Rotlichtbezirk schicken, damit es rechtzeitig lernt, wie das wirkliche Leben aussieht, und seine Persönlichkeit entsprechend ausbildet?

Machen wir uns nichts vor: Es besteht immer die Möglichkeit, dass digitale Informationstechnik der körperlichen, geistig-seelischen und sozialen Entwicklung junger Menschen Schaden zufügt und zudem Sucht erzeugen kann. Dies ist nachgewiesen. Die Mechanismen sind vielfältig und addieren sich zu »Anschlägen« zunächst auf Grob- und Feinmotorik, Sensorium, Empathie- und Sprachentwicklung sowie später auf die Entwicklung von exekutiven Funktionen – also von Selbstkontrolle, Selbstvertrauen, Selbstwirksamkeit, Willensstärke und der Fähigkeit, eigene Pläne zu entwickeln und sie in die Tat umzusetzen. Dies führt im kognitiven Bereich zu Unaufmerksamkeit und mangelnder Bildung, im sozio-emotionalen Bereich zu Unzufriedenheit, Angst, Depression, Mangel an Empathie, Einsamkeit und Stress, wodurch eine ganze Reihe uns derzeit beschäftigender, häufiger Krankheiten entstehen.

Warum geschieht nichts? Weil eine übermächtige Lobby der reichsten Firmen der Welt ganze Arbeit leistet. Tagtäglich werden wir belehrt, wie wichtig digitale Medien für unsere Gesellschaft sind und dass daher der frühe Kontakt mit ihnen für den Fortschritt entscheidend sei. Politiker aller Parteien machen mit, weil sie gemeinhin nicht als fortschrittsfeindlich, rückwärtsgewendet und innovationsverhindernd gelten möchten. Medienpädagogen, die sich ein ganzes Studium lang damit beschäftigt haben, wie man vor allem digitale Medien im Unterricht verwendet, lassen vielfach jegliche Objektivität vermissen und geben – wie in den Kapiteln 8 und 9 gezeigt – Eltern, Erziehern und Lehrern absurde Empfehlungen. Einzig die Ärzte[2] warnen vor den negativen Auswirkungen der digitalen Medien – insbesondere die Kinder- und Jugendärzte, weil diese als Experten für Kinder und Jugendliche täglich mit den Risiken und Nebenwirkungen digitaler Informationstechnik konfrontiert sind: Aufmerksamkeitsstörungen, Schulversagen, Ängste, Mobbing, Übergewicht, Bewegungsmangel, Lustlosigkeit, Antriebsarmut, sozialer Rückzug, Depressivität und Sucht sind ihr tägliches Brot. Aber auf jeden vorsichtigen Mahner kommen zehn bezahlte Marktschreier, so dass im Gesamtkonzert – trotz der für jeden einigermaßen wach und kritisch durch die Welt laufenden Erwachsenen offensichtlichen Fakten – Unsicherheit und Verwirrung herrschen.

Betrachten wir in aller gebotenen Kürze einige Beispiele:

Das Fernsehen macht bekanntermaßen dick, dumm und aggressiv – die wissenschaftlichen Erkenntnisse hierzu sind erdrückend und über jeden Zweifel erhaben. Dennoch wird immer wieder behauptet, dies sei alles gar nicht so; man müsse immer die komplexe Gesamtsituation sehen, die vielfältigen psychosozialen Umstände etc.

Wie man gezielt Zweifel sät, um Unsicherheit zu ernten, und damit konsequentes Handeln verhindert, hat die Raucherlobby vorgemacht, wie schon in Kapitel 1 dargestellt (»Alles nicht so schlimm.« – »Manche Wissenschaftler sehen das anders.« – »Man streitet sich also noch.« – »Wir wissen also noch nicht wirklich, was zu tun ist.« – »Und solange dies so ist, sollten wir nichts tun.«). Es ging natürlich um viel Geld. Die Kohle- und Erdöl-Lobby betreibt exakt das gleiche Spiel mit dem Klimawandel und ist bislang sehr erfolgreich, was man daran sieht, dass trotz der für alle fühlbar steigenden Temperaturen und zunehmend häufigen Katastrophen Politiker noch immer ihre Inaktivität mit widersprüchlichen Szenarien der Experten rechtfertigen … Auch hier ist sehr viel Geld im Spiel.[3]

Das meiste Geld wird heute im Bereich der Informationstechnik gemacht, und die größten Chancen für noch mehr Reichtum scheinen dort zu liegen – man denke nur an College-Abbrecher wie Mark Zuckerberg, die innerhalb kurzer Zeit zu Milliardären werden. Wie kann man hier dagegen sein, wo dies doch unsere Zukunft zu sein scheint?

Es ist sehr leicht, mit solchen Argumenten unsichere und unentschlossene Menschen zum Schweigen zu bringen. Zugleich spürt jedoch die schweigende Mehrheit täglich beim Anblick von jungen Menschen, die einsam gebannt auf ihr Handy starren, und spätestens seit den Abhörskandalen, den Cyberattacken und dem immer deutlicher werdenden Verlust von Privatheit, dass irgendetwas nicht stimmt.

Aus dieser Gesamtsicht ist es wichtig, viele Einzelheiten zu kennen, Studien und klare Fakten. Nur dann wird man sich nicht verunsichern lassen und die Attacken der Lobbyisten überstehen. Hierzu dient Aufklärung. Und deswegen habe ich dieses Buch geschrieben.

Was also soll man tun? Wie sollen wir den Umgang mit digitaler Informationstechnik im privaten, geschäftlichen und öffentlichen Bereich handhaben? Hierüber wird in Familien mit Kindern und vor allem Jugendlichen täglich diskutiert, wie ich von Hunderten verantwortungsvoller Eltern weiß. In Betrieben bereiten den Chefs Mitarbeiter Sorgen, die ihr Smartphone nicht abschalten und am Rechner ständig das Internet benutzen, um einzukaufen oder zu chatten. Und in Bildungseinrichtungen, von Kindertagesstätten über Schulen bis zu den Universitäten, wird an der Front gegen die vielfachen digitalen Ablenkungen gekämpft, während zugleich von den Verantwortlichen im Hintergrund die Anschaffung von noch mehr Hardware geplant wird. Absurde Zustände!

Dass solche Zustände allerdings heute zum Alltag gehören, zeigt sich unter anderem auch daran, dass in Schulen Tafeln abmontiert und durch Smartboards ersetzt werden – während der

Schulferien, weil gegen den Willen der Lehrer. Diese werden als fortschrittsfeindlich gebrandmarkt, teilweise sogar bedroht (»Wenn Sie nicht für den Fortschritt sind, haben wir für Sie keine Verwendung.«), oft eingeschüchtert (»Wenn Sie keine innovativen Methoden einsetzen, kann Ihre Beurteilung nicht gut ausfallen.«) bis hin zum Mobbing durch Schulleiter.[4]

Hier ein besonders drastisches Beispiel aus den USA; es zeigt, wie das Problem *nicht* gelöst werden sollte. Aufgrund einer Initiative des Schuldistrikts von Los Angeles unter Superintendent John Deasy vom Juni 2013 sollten für 1,3 Milliarden Dollar etwa 650 000 iPads für die Schulen angeschafft werden. Als öffentlich wurde, dass hierfür u. a. Mittel zur Erhaltung der maroden Schulgebäude verwendet wurden, kam es zu massiven Protesten der Lehrer.[5] Nur ein Drittel der Lehrer war für das Projekt, das sich bald nach dem Start – es waren gerade einmal 25 000 iPads an Schüler verteilt worden – verzögerte, weil einige Schüler die eingebaute Sicherheitssoftware zur Blockade pädagogisch unerwünschter Seiten (Gewalt, Pornographie) zu umgehen gelernt hatten. Daraufhin entschied der Schuldistrikt, dass die Geräte nicht mehr mit nach Hause genommen werden durften (weil viele Eltern sich weigerten, deren Nutzung zu kontrollieren). Ihr geplanter Einsatz für Hausaufgaben und das Selbststudium war also nicht mehr möglich, und ein weiterer vermeintlicher Vorteil – ein leichter Schulranzen – entfiel. Einige Schulen erlaubten daher dann doch wieder, dass die Geräte mit nach Hause genommen werden konnten. Nachdem im August 2014 herausgekommen war, dass Superintendent Deasy enge Kontakte zum Management von Apple und der beteiligten Softwarefirma gehabt hatte, musste er im Oktober 2014 seinen Dienst quittieren; die Staatsanwaltschaft beschlagnahmte kistenweise Dokumente wegen des dringenden Verdachts der Korruption.[6]

Gegen die Sucht: Schutz oder technische Selbstüberlistung?

Manche meinen, übermäßigen Medienkonsum könne man nicht als Sucht einstufen, sondern lediglich als eine »schlechte Angewohnheit«. Dem ist aufgrund unserer Erkenntnisse zu nicht stoffgebundenen Formen der Sucht klar zu widersprechen (siehe Kapitel 3). Die Spieleindustrie baut in ihrem Geschäftsmodell ja auf Suchtentwicklung! »Mit jeder Minute, die sie kämpfen, geben sie Geld aus, ohne es überhaupt zu merken, und das ist die Grundlage vom Geldmachen. Dann überlegt man sich einen Event, der die Leute dazu bringt, noch mehr gegeneinander zu kämpfen. Das macht sie glücklich, weil im Spiel etwas passiert. Wir hingegen haben im Hinterkopf: ›Wow, schon wieder Geld kassiert!‹ Sie werden dazu gebracht, mehr Geld auszugeben, und machen es sogar gerne! Sie merken nicht, wie sie abgezockt werden. Es macht ihnen Spaß.«[7]

Dieser geballten Geldgier moralisch fragwürdiger Spiele-Entwickler haben Kinder wenig entgegenzusetzen. Wer hier davon spricht, sie müssten so früh wie möglich lernen, damit verantwortungsvoll umzugehen, handelt genauso unverantwortlich wie jemand, der behauptet, man müsse Kinder frühzeitig mit Alkohol und Drogen in Kontakt bringen, um ihnen den richtigen Umgang damit zu ermöglichen. Die mit öffentlichen Mitteln geförderten Landesmedienzentren tun jedoch genau dies. Ein Skandal? Ja! In Baden-Württemberg erhält das Landesmedienzentrum sogar aus einem eigens nach dem »Amoklauf« in Winnenden[8] eingerichteten Sonderfonds finanzielle Mittel. Zugleich fördert es Computerspiele und beruft sich in seiner Arbeit auf klare Befürworter von PC-Games. Das ist, als würde man der Feuerwehr öffentliche Mittel für den Einkauf von Brandbeschleunigern zuweisen! Ein noch größerer Skandal? Ja! Geschieht irgendetwas? Nein!

Zugleich wissen wir, dass Kinder und Jugendliche besonders anfällig sind für Sucht. Die ergibt sich einerseits daraus, dass ihre Lernfähigkeit noch größer ist als die von Erwachsenen, dass also die Plastizität synaptischer Verbindungen bei deren Nutzung vergleichsweise größer ist. Hänschen lernt viel schneller als Hans. Hinzu kommt, dass sich die Gehirnbereiche für Selbstkontrolle – also die Fähigkeit, etwas nicht zu tun, das man gerade gern tun würde, weil man weiß, dass es schädlich ist – langsamer entwickeln als die für impulsives Verhalten.[9] Es kommt also im Verlauf des Heranwachsens zu einem Missverhältnis zwischen dem Vermögen, etwas zu wollen, und dem Vermögen, sich im Griff zu haben, weil der Wunsch letztlich schädlich ist. Auf dieses Missverhältnis wirken digitale Medien wie Brandbeschleuniger: Sie verstärken es und haben daher einen ungünstigen Einfluss auf die Entwicklung der Persönlichkeit. Wie anfangs bemerkt, macht hier die Dosis das Gift, und 7,5 Stunden tägliche Nutzung ist definitiv überdosiert!

Die erforderliche Selbstkontrolle, den Versuchungen widerstehen zu können, erwirbt man nicht, indem man diesen Versuchungen erliegt. Im Gegenteil: Nur wenn man sich in Selbstdisziplin geübt hat, kann man sie Schritt für Schritt aufbauen. Bei Jugendlichen können hier Projekte zum freiwilligen Verzicht das Nachdenken anregen und den Weg zu einem sinnvollen Umgang mit Medien bereiten.

Manche andere Maßnahmen jedoch, die sich hierfür auf den ersten Blick anbieten, eignen sich bei genauerer Betrachtung nicht. Wenn Eltern beispielsweise mit E-Disziplin – ein neues Wort für das Belohnen und Betrafen in der Erziehung mit Hilfe der Gewährung oder des Verbots der Nutzung digitaler Medien – den Medienkonsum einschränken wollen, dann sorgen sie, ohne es zu wollen, wie eine neuere Studie zeigt,[10] für insgesamt *mehr* Mediennutzung.

Es gibt mittlerweile eine ganze Industrie, die Hardware und Software herstellt, um das Problem der übermäßigen Nutzung digitaler Informationstechnik in den Griff zu bekommen. Wie bereits erwähnt, kann man sich mit Apps zum Ausschalten des Smartphones gewissermaßen selbst überlisten. Es gibt Filter für bestimmte Medieninhalte, die von Eltern eingesetzt werden, um diese zu blockieren. Früher ging es dabei um TV-Kanäle, heute sind es vor allem Websites, wobei immer neue Tricks verwendet werden, um die Beschränkungen oder Verbote zu umgehen. Beim Wettlauf zwischen Hase und Igel sind die kleinen stacheligen lieben Kinderchen immer schon da, wie viele frustrierte (Hasen-)Eltern leidvoll feststellen.

Interessant ist, dass die Firma Apple mittlerweile begriffen hat, dass sie sich langfristig möglicherweise ihr eigenes Grab schaufelt, wenn sie die Leute zu sehr von ihrem tatsächlichen Leben durch die übermäßige Nutzung des iPhones entfernt. Darauf weist zumindest die neu entwickelte iWatch hin, die die Smartphone-Nutzer ja gerade im Hinblick auf die Störungen ihres realen Lebens »entlasten« soll. »Alle, die bisher pausenlos den Zwang verspürten, ihr iPhone zu befingern, die Mails zu checken und sich dabei die nächste Dosis Dopamin zu holen; alle, die dafür ihr Buch weglegten, ihr Gespräch unterbrachen und sich mit Händen und Blick zum 721. Mal dem Telefon zuwendeten, denen kann die Watch tatsächlich bei der digitalen Entwöhnung helfen«, konnte man in der *Süddeutschen Zeitung* lesen.[11] Ein zweites Spielzeug gegen die Nebenwirkungen des ersten, verpackt als Fortschritt. Geniales Marketing!

Verschenken?

Wie Familien, Schulen, Internate, Universitäten oder Firmen als Gemeinschaften von miteinander lebenden, lernenden oder produzierenden Menschen mit digitaler Informationstechnik umgehen sollen, ist gegenwärtig der Gegenstand intensiver und oft stark emotional geführter Diskussionen. Die Bandbreite der Möglichkeiten reicht vom kostenfreien Angebot bis zum klaren Verbot einschließlich der Drohung mit Sanktionen bei Nichtbeachtung. Sie könnte also gar nicht größer sein, und auch die Argumente und angeführten Gründe sind ganz unterschiedlich, wie sich am Beispiel des Umgangs mit Mobiltelefonen – der neuesten Variante des hier diskutierten Problems – zeigen lässt: Das Internat Salem (Bodensee) sprach ein Handy-Verbot aus (damit *mehr* gelernt wird),[12] der VW-Konzern schaltet seine Kommunikationsserver nach Feierabend ab (damit *weniger* gearbeitet wird).[13] Umgekehrt schaffte der Bürgermeister von New York im März 2015 das zehn Jahre lang bestehende Handy-Verbot an den dortigen Schulen ab (zur Minderung von vermeintlicher Ungleichheit).[14]

Die einen Schulen halten Unterricht mit Handys als didaktischem Hilfsmittel ab, in anderen Schulen gibt man sein Handy beim Betreten ab. In Schweden nehmen die Schüler während des Unterrichts ganz selbstverständlich Telefongespräche an,[15] Schülern in Deutschland würde ich dringend davon abraten. »Wir müssen die neue Technik in unseren Unterricht integrieren«, sagen die einen. »Wir müssen Kinder und Jugendliche vor diesen Zeitfressern[16] schützen«, halten die anderen dagegen. Die Unsicherheit ist beträchtlich, weil im Prinzip vollkommene Unkenntnis herrscht. Daher gibt es auch bis heute in keinem Land der EU klare Richtlinien, wie mit dem Problem umzugehen ist. (Auf Ideologien oder Bauchgefühle sollte man solche Entscheidungen nicht begründen – und schon gar nicht auf den Profitinteressen einiger Firmen!)

Die Position unserer gegenwärtigen Regierung ist klar: Sie möchte am liebsten jedem 15-Jährigen ein mobiles digitales Endgerät (PC, Laptop, Tablet oder Smartphone) spendieren – es scheiterte bislang an den Kosten (geschätzte 4,6 Milliarden Euro). Glücklicherweise, muss man hinzufügen, wenn man die Datenlage hierzu kennt. Es gibt nämlich mittlerweile nicht nur eine ganze Reihe von Studien zu den deutlichen Risiken und Nebenwirkungen von Smartphones (vgl. Kapitel 12, Tabelle 12.1), sondern sogar Untersuchungen dazu, was geschieht, wenn man Handys an Schüler verschenkt.

Um dies herauszufinden, ging Robert Fryer, Wirtschaftswissenschaftler an der Harvard University, einen ungewöhnlichen Weg: Im Verein mit dem größten amerikanischen Kartenhandy-Provider, dem Mobilfunkunternehmen im Prepaid-Bereich *TracFone,* und der international bekannten Werbefirma *Droga5* verschenkte er knapp 1500 Mobiltelefone an Schüler der Klassenstufen 6 und 7 von 22 Schulen in Oklahoma City.[17] Sie bekamen damit täglich (auch an Wochenenden) etwa um 18 Uhr abends eine SMS-Nachricht gesendet, in der es um den Nutzen von Bildung ging – entweder im Hinblick auf ein späteres höheres Einkommen oder in Bezug auf andere Auswirkungen, z. B. höhere Lebenserwartung durch Bildung, geringere Wahrscheinlichkeit der Arbeitslosigkeit oder des kriminellen Abstiegs.[18]

Im Einzelnen wurden die Schüler per Zufall einer von vier Gruppen zugeteilt:

1) Gruppe »nur Information«: 490 Schüler erhielten ein mit 300 Minuten aufgeladenes Handy, tägliche SMS-Nachrichten zu positiven Auswirkungen von Bildung und eine feste Zuteilung von weiteren 200 Minuten monatlich.

2) Gruppe »Information und Belohnung«: 490 Schüler erhielten ein mit 300 Minuten aufgeladenes Handy, tägliche SMS-Nachrichten zu positiven Auswirkungen von Bildung und konnten weitere Minuten »hinzuverdienen«, wenn sie Bücher lasen und Fragen zu den Büchern beantworteten.

3) Gruppe »nur Belohnung«: 490 Schüler erhielten ein mit 300 Minuten aufgeladenes Handy und konnten weitere Minuten »hinzuverdienen«, wenn sie Bücher lasen und Fragen zu den Büchern beantworteten. Diese Schüler erhielten jedoch keine täglichen SMS-Nachrichten zu positiven Auswirkungen von Bildung.

4) Kontrollgruppe: 437 Schüler dienten als Kontrollgruppe und erhielten weder Handy noch Nachrichten; sie konnten auch keine Punkte verdienen.

Diejenigen Schüler, die hinzuverdienen konnten, suchten sich hierzu Bücher aus der Schulbibliothek aus und konnten einen Verständnistest zum Buch an einem Schulcomputer absolvieren. Hierfür gab es zusätzliche Minuten, die alle zwei Wochen – dem »Zahltag« – auf ihr Handy gebucht wurden. Überstieg der »Verdienst« 200 Minuten in zwei Wochen, wurde der Rest am nächsten »Zahltag« verbucht.[19] Wie sich zeigte, bewirkten die Informationen per SMS tatsächlich einen (wenn auch kleinen) Wissenszuwachs. Auch hielten sich etwa 15 Prozent der Schüler in der Selbstbeurteilung aufgrund des Programms für aufmerksamer, und etwa 7 Prozent gaben an, dass sie nun stärker an sich arbeiten würden. Leider schlug sich dies weder in den Testergebnissen noch in den Unterrichts-Fehlzeiten oder im Fehlverhalten während der Schulstunde nieder: Es zeigten sich keinerlei statistisch signifikante Unterschiede zwischen den Gruppen.

Zusammenfassend stellt der Autor Folgendes fest: »Diese experimentellen Ergebnisse liefern uns drei Fakten. Erstens führen Informationen, die Schüler über Text-Nachrichten erhalten, dazu, dass diese ihre Meinung über die Auswirkungen von Bildung in die »richtige« Richtung ändern. Zweitens berichten Schüler, dass dies zu erhöhter Anstrengung und Aufmerksamkeit führte. Drittens führt dies nicht zu einer messbaren Verbesserung der Leistungen der Schüler.«[20]

Warum dies so ist, bleibt offen. Es könnte sein, (1) dass die Schüler sich über ihre eigenen Anstrengungen täuschen und sich tatsächlich kaum anstrengen. Es könnte aber auch sein, (2) dass sie nicht wissen, wie man im Bildungsbereich »Anstrengung« in »Erfolg« umsetzt, d. h., was man tun muss, um effektiv und erfolgreich zu lernen. Wahrscheinlich sind beide Mechanismen am Werk.

Zu (1): Daten aus Vietnam und Südkorea zeigen deutlich, dass der Glaube an die Wirksamkeit der eigenen Anstrengung direkt zu gesteigerter Anstrengung führt. »Übung macht den Meister« – in den genannten Ländern glauben die Schüler, dass dieses Sprichwort in Mathematik gilt. Darum üben sie viel, und genau aus diesem Grund sind sie gut in Mathematik. »Für die Mathematik braucht man eine spezielle Begabung« – das glauben deutsche Schüler; deshalb geben sie sich gar keine Mühe und sind aus diesem Grund auch nicht gut in Mathematik.

Zu (2): An deutschen Schulen lernt man offenbar kaum, *wie* man lernt. »Wie oft soll ich Vokabeln wiederholen? Oder soll ich das gar nicht und nur am PC üben?« – »Wir brauchen nichts wissen, denn das ändert sich dauernd. Wir müssen nur wissen, wie man an Wissen herankommt.« Dies sind nur zwei Beispiele für die Unkenntnis über das Lernen an deutschen Bildungseinrichtungen. Einzig die KiTas scheinen noch zu wissen, wie Kinder wirklich lernen.

Angesichts der Tatsache, dass das Problem des Umgangs mit Handys im Bildungsbereich seit Jahren weltweit existiert, verwundert es sehr, dass negative Auswirkungen in der Öffentlichkeit kaum diskutiert werden. Dass sie ablenkend wirken, dass ihre Nutzung im Straßenverkehr zu Unfällen führen kann, dass sie sowohl die seelische als auch die körperliche Gesundheit gefährden, wurde in den vorangegangenen Kapiteln anhand der hierzu publizierten wissenschaftlichen Literatur bereits gezeigt. Mittlerweile wurde sogar direkt nachgewiesen, dass verschenkte Handys Studenten beim Lernen stören. Wissenschaftler von der Rice University in Houston, Texas, händigten 24 Studenten, die zuvor noch kein Smartphone besessen hatten, jeweils ein iPhone aus, um dessen Auswirkungen auf das Lernen zu untersuchen. Die Studenten konnten ein Jahr lang das iPhone völlig frei benutzen; eine zusätzlich aufgespielte Software zeichnete die Nutzungsweise auf. Hierbei ergab sich, dass die Studenten durchaus versuchten, das Gerät zur Bewältigung ihres Lernpensums zu

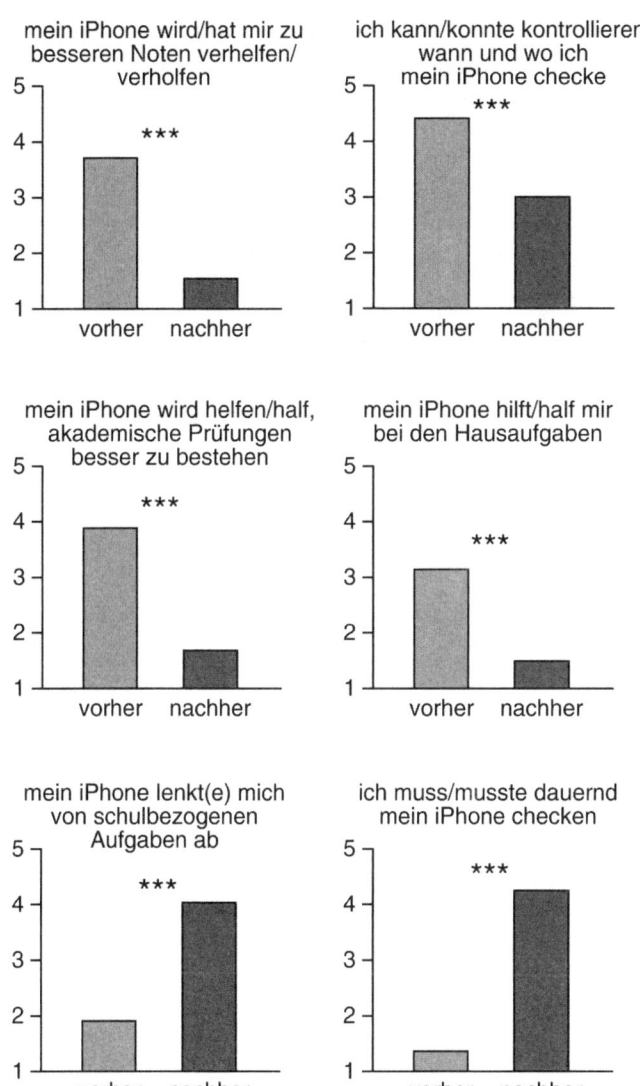

13.1 Ergebnisse der Studie zum Verschenken eines iPhones an Studenten. Zu Beginn waren sie optimistisch, nach einem Jahr der Nutzung pessimistisch. Alle Unterschiede sind mit einer Irrtumswahrscheinlichkeit von unter 0,1 Prozent hochsignifikant (was durch die drei Sternchen angezeigt wird).[21]

verwenden. Zu Beginn der Studie und nach Ablauf des Jahres wurden den Studenten die gleichen Fragen zu ihrem Lernerfolg mittels Smartphone gestellt, die sie jeweils auf einer Skala von 1 (trifft überhaupt nicht zu) bis 5 (trifft genau zu) zu beantworten hatten. Das wesentliche Ergebnis der Studie besteht darin, dass der Nutzen des iPhones beim Lernen vorher weitaus optimistischer beurteilt wurde als nach einem Jahr Praxis (siehe Grafik 13.1). War man zuvor optimistisch, dass das Gerät einem beim Lernen behilflich sein werde, so waren die Erfahrungen nach einem Jahr ernüchternd: Das Smartphone unterstützt nicht den Lernprozess, weder bei Noten, den Hausaufgaben oder Prüfungen, und lenkt letztlich ab – so das klare Fazit der Studenten. Ihre Noten wurden in dem Jahr hochsignifikant schlechter.

Verzichten?

Als Alternative zum Verschenken oder zum Verbot von Handys bietet sich der Verzicht an. Kurz davor liegt das Handy-Fasten, also der freiwillige Verzicht für einen gewissen Zeitraum. Dies war früher nahezu normal in Lehrveranstaltungen an Hochschulen und Universitäten, weswegen es eine ganze Reihe anekdotischer Berichte dazu gibt. Der freiwillige Verzicht auf das Handy kam jedoch in den letzten Jahren aus der Mode, weil die Studenten ihn nicht mehr einhalten.

Umso erstaunlicher sind daher die Ergebnisse eines entsprechenden Modellprojekts an einem bayerischen Gymnasium im April/Mai 2015. 29 Schüler einer achten Klasse hatten eine Fachklinik für Abhängigkeitserkrankungen und Psychosomatik besucht und drei Tage später ein Video vorgeführt bekommen, in dem Jugendliche über ihre Suchtprobleme bezüglich Fernseher, Computer und Smartphone berichten. Daraufhin beschlossen nach eingehender Diskussion alle Schüler, freiwillig für einen

Monat auf jegliche elektronischen Medien zu verzichten. Während dieser Phase spürten sie alle einen deutlichen Unterschied in ihrem Alltag; sie waren entspannter, bei vielen verbesserte sich die Stimmung, und sie erinnerten sich auffallend mehr an Träume. Die teilnehmenden Schüler verbrachten ihre Freizeit mit mehr Aktivitäten und hatten mehr (reale) soziale Kontakte. Hierzu war es zuweilen nötig, dass die Eltern mitmachten, um beispielsweise die Jugendlichen zu Freunden zu fahren, so dass reale Kontakte möglich wurden. Die Bewertung des Projektes durch die Eltern war durchweg positiv, denn sie bemerkten Veränderungen im Verhalten ihrer Kinder, die sich günstig auf das Familienleben auswirkten: »Viele Jugendliche würden mehr mit den Eltern kommunizieren und spielten vermehrt mit ihren Geschwistern. Außerdem würden die Kinder häufiger zu Hause helfen und sich stärker engagieren«, kann man hierzu im Bericht über das Projekt nachlesen.[22]

Die im Rahmen des Projekts gemachten Tagebuchaufzeichnungen zeugen davon, wie schwer es für viele Schüler war, ihre digitale Abstinenz durchzuhalten (siehe Abb. 13.2). Andere hin-

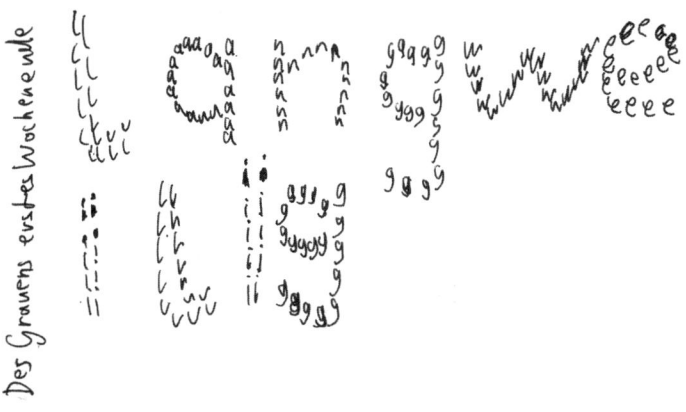

13.2 Seite aus dem Tagebuch eines Schülers zu Beginn des einmonatigen Verzichts auf digitale Informationstechnik.

333

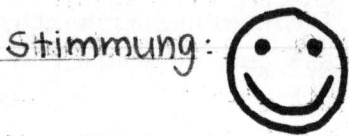

sehr viel rausgehen, Waveboard fahren,
mit meiner Schwester spielen, LERNEN
und die viele freie Zeit, die ich
 # Medienlos habe, ausnützen!
Bis jetzt habe ich NOCH keine Ent-
zugserscheinungen!

Stimmung: 🙂

13.3 Tagebucheintragungen einer Schülerin am achten Tag des Projekts

gegen waren von den positiven Auswirkungen ihres Verzichts regelrecht überrascht:»Tag 8: am 23.04.2015 um 22.15 Uhr. Die erste Woche haben wir geschafft. Sie ist so schnell vorbeigegangen! Mir ist an dem Projekt bis jetzt gar nichts negativ aufgefallen! Ich hätte gedacht, mir fällt es viel schwerer! Ich habe jetzt viel mehr Zeit, spiele öfter mit meiner kleinen Schwester und bin nicht mehr so oft gestresst. Ich freue mich voll auf morgen!« Was sie an diesem Tag sonst noch schrieb, zeigt oben die Abbildung 13.3.

Die gleiche Schülerin schreibt im weiteren Verlauf des Projekts in ihr Tagebuch:»Einfach früher als sonst ins Bett gegangen ... was ziemlich komisch ist ... Ich habe heute nicht einmal telefoniert! Meine neue Beschäftigung ist jetzt Trampolinspringen! Ach ja, ich hab IMMER NOCH keine Entzugserscheinungen. [Darauf folgt ein breiter Smiley, wonach sie noch hinzufügt] PS: Ich werde jetzt immer, wenn ich eigentlich per Handy schreiben will, das auf einen Brief schreiben und dann verschicken.«

Eine andere Schülerin hatte am Morgen des ersten Tages in ihr Tagebuch geschrieben:»Beim Aufwachen schon ein total mulmiges Gefühl. Aufregung was heute so alles passiert. Vor dem Frühstück das Handy total lahm legen.« Hier nun Tagebucheinträge der gleichen Schülerin nach drei Wochen und am letzten Tag des Projekts.

> Freitag 8. Mai
> 22. Tag
>
> Schule war wie immer... Wie eben Schule so ist. Aber seit ich kein Handy mehr habe x gehe ich echt gerne hin einfach weil ich wieder alle sehe.

13.4 Tagebucheintragung einer Schülerin am 22. Tag des Projekts

> Donnerstg 14. Mai
> 28. Tag
>
> Omg! Morgen ist es vorbei...
> Irgendwie auch Schade... Es war so schön & lustig und soo viele tolle Erinnerungen, die wir alle bestimmt unser Leben lang teilen. War echt ne tolle Erfahrung.
> Ich würds glaub ich wieder machen.

13.5 Tagebucheintragung der gleichen Schülerin am vorletzten Tag des Projekts

Bei manchen Schülern kam es zu »Rückfällen«; sie wurden besprochen, und im Ergebnis wurde festgelegt, dass deshalb nicht

335

ein Einzelner oder die Gesamtgruppe das Projekt abbrechen musste. Andererseits wurde aber auch deutlich, wie positiv sich der Verzicht auf digitale Medien im Alltag auswirkte; auch die Leistungen in der Schule verbesserten sich während des Projekts; bei manchen Schülern wurde bei den Noten ein Anstieg von vier Stufen verzeichnet.

Bevor die Schüler ihr Handy zurückbekamen, meinten viele, sie würden es zunächst gar nicht einschalten. Was tatsächlich geschah, beschreibt eine Schülerin wie folgt:»Eigenartiger Tag, totales Durcheinander […] alle reservierten sich eine Steckdose, redeten aber Anfang der Woche vom Ausgeschaltet-Lassen. Von wegen! Als die Kiste [mit den abgegebenen Handys] hergetragen wurde, stürmten die Ersten gleich drauflos, und als man sich seins holen durfte, war sowieso die Hölle los! Klar war es bei mir auch so, vor allem, da die anderen ja dasselbe taten.«

Insgesamt fällt auf, wie genau die Schüler ihre Situation vor, während und nach der Durchführung des Projekts reflektieren konnten. Ein Schüler schreibt:»Vor dem Projekt dachte ich, es wird eine schwierige, aber schöne Zeit. Keins von beiden. Es [war] eine befreiende, langweilige (wenn es auch heißt, langweilig soll gut sein) und spannende Zeit. Befreiend, da man nicht immer den Drang hat, auf das Handy zu schauen, eine bestimmte Sendung im Fernsehen zu sehen usw. Langweilig, da es schon oft vorgekommen ist, dass am Abend alle einfach nur lesen.«

Die Aufzeichnungen verdeutlichen auch, dass der Verzicht auf das Handy als die mit Abstand größte Herausforderung erlebt wurde. Ein anderer Schüler schreibt:»Die Tage danach – Fazit. Ich versuche wirklich, den Konsum einzuschränken, merke jedoch wieder, wie das Suchtpotenzial steigt. Den TV brauche ich jetzt echt so gut wie gar nicht mehr, der PC wird aber doch auch wieder öfter genutzt, teilweise ohne richtigen Grund (was mich selber nervt), dafür aber nicht lange! Das Handy ist das eigentliche Problem, ohne triftigen Grund besteht immer der Drang, nachzuschauen, was es Neues gibt, und dem kann meist auch nicht widerstanden werden. Ziemlich schade.«

Am Rande sei erwähnt: Bereits zu Beginn des Schuljahres hatten alle achten Klassen den bayerischen Mathematiktest absolviert, wobei die Projekt-Klasse mit 4,37 das mit Abstand schlechteste Ergebnis von allen drei achten Klassen des Gymnasiums erzielt hatte. Der Zufall wollte es, dass ein weiterer interner Jahrgangsstufentest in der dritten Woche des Projekts stattfand. In diesem schnitt die Projekt-Klasse mit einer Durchschnittsnote von 2,79 am besten ab. Es ist zu hoffen, dass der Erfolg dieses Projekts, zu dessen Gelingen sicherlich die Freiwilligkeit und das sehr besonnene und vorbildhafte pädagogische Handeln aller Beteiligten – die Klassenlehrerin beteiligte sich am Verzicht – wesentlich beigetragen hat, dazu führt, dass weitere ähnliche Projekte durchgeführt werden.

Aus meiner Sicht sind derartige Projekte ein wertvoller Beitrag zur Medienerziehung. Wichtig ist, dass sie auch tatsächlich gelingen, was durch entsprechende Rahmenbedingungen gefördert werden muss. Nur dann führen die gemachten Erfahrungen zur Stärkung von Selbstwirksamkeitserleben und Selbstvertrauen und leisten damit einen aktiven Beitrag zu mehr Autonomie und Selbstkontrolle, d. h. zur Entwicklung von Persönlichkeitseigenschaften, die für einen glücklichen, gesunden und erfolgreichen Lebensweg entscheidend sind.[23]

Verbieten?

Von selbstgesteuertem Verzicht zu unterscheiden ist der fremdgesteuerte Verzicht, also Zugangsbeschränkung oder Verbot. Selbstkontrolle kann man dabei zwar nicht lernen, andererseits funktioniert Fremdkontrolle auch dann, wenn der Betroffene (noch) nicht zu erfolgreicher Selbstkontrolle in der Lage ist.

Kleine Kinder beispielsweise können das noch nicht, suchtkranke Erwachsene nicht mehr. Daher können Maßnahmen wie Beschränkung oder Verbot durchaus sinnvoll sein.

Im Mai 2015 erschien die erste Studie zur Beantwortung der Frage, was geschieht, wenn eine Schule die Nutzung von Mobiltelefonen auf ihrem gesamten Gelände schlichtweg verbietet. Sie wurde von Wissenschaftlern an der *London School of Economics and Political Science* durchgeführt, die sich die Tatsache zunutze machten, dass in Großbritannien im Jahr 2013 eine Erhebung zur Mobiltelefon-Nutzung an 91 Sekundarschulen (Highschools) mit insgesamt 130 482 Schülern (!) an vier Standorten (Birmingham, London, Leicester und Manchester) durchgeführt wurde. Diese Daten wurden mit den seit 2001 erfassten Ergebnissen der Schüler in den verpflichtenden Abschlussprüfungen in Verbindung gebracht. Die Schüler wurden einzeln vom Ende der Grundschulzeit bis zum Ende ihrer Zeit an der Highschool (von 11 bis 16 Jahren) nachverfolgt. Da über 90 Prozent aller Teenager während des Untersuchungszeitraums ein Mobiltelefon besaßen, ließ sich aus diesen Daten berechnen, wie sich ein Verbot der Handy-Nutzung in der Schule auf die Leistungen der Schüler auswirkt, und zwar sowohl durch Vergleich der Leistungen derselben Schüler in den Jahren vor und nach dem Handy-Verbot als auch durch Vergleich dieser Schüler mit den Leistungen von Schülern in Schulen ohne Handy-Verbot.

Man konnte zusätzlich die Leistungen am Ende der Grundschule (mit elf Jahren) sowie nach drei Jahren Highschool (mit 14 Jahren) und in der Abschlussprüfung (mit 16 Jahren) mit dem Einfluss des Handy-Verbots in Beziehung bringen.[24]

Die Autoren fanden insgesamt heraus, dass ein Handy-Verbot zu einer Verbesserung der Leistungen um 6,41 Prozent einer Standardabweichung führte. Von Bedeutung ist hierbei, dass der Effekt vor allem auf die schwächeren Schüler zurückgeht: Das schwächste Fünftel der Schüler wies eine Verbesserung um

14,23 Prozent einer Standardabweichung auf; das beste Viertel der Schüler hingegen blieb in seinen Leistungen durch ein Verbot von Handys unbeeinflusst (siehe Grafik 13.6).

Tabelle 13.1 Anzahl der implementierten Handy-Verbote in 91 britischen Sekundarschulen (Highschools) in den Jahren 2000 bis 2012. Die meisten Handy-Verbote wurden in den Jahren 2005 bis 2010 eingeführt. Nur eine einzige der 91 untersuchten Schulen führte im Zeitraum von 2000 bis 2012 kein Handy-Verbot ein.[25]

Jahr	Zahl der Schulen mit Handy-Verbot
2000	0
2001	0
2002	3
2003	6
2004	9
2005	19
2006	29
2007	43
2008	58
2009	71
2010	85
2011	88
2012	90

Hierzu das Fazit der Autoren: »Unsere Ergebnisse legen nahe, dass schwache Schüler bei verfügbarem Mobiltelefon mit größerer Wahrscheinlichkeit abgelenkt sind, wohingegen diejenigen, die es zu etwas bringen, sich im Unterricht gut konzentrieren können, ganz egal, welche Handy-Politik die Schule implementiert hat. [...] Schulen könnten daher die Abhängigkeit des Bildungserfolgs von der sozialen Schicht deutlich vermindern, wenn sie Mobiltelefone verbieten. Umgekehrt dürfte die Auf-

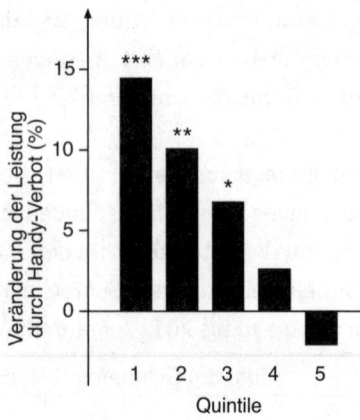

13.6 Abhängigkeit der Auswirkungen eines Handy-Verbots auf die Abschlussprüfung der Highschool mit 16 Jahren von der zuvor bestehenden Schülerleistung (gemessen im Alter von elf Jahren am Ende der Grundschulzeit). Nach Einteilung aller Schüler gemäß ihrer Leistung in fünf Gruppen – 1 (schwächste Schüler) bis 5 (beste Schüler) – wurde der Mittelwert für jede Gruppe getrennt bestimmt. Ausgewertet wurden die Daten von 130 482 Schülern, in jeder Gruppe befanden sich demnach knapp 26 100 Schüler. Wie man sieht, sind die Auswirkungen bei den schwächsten Schülern am größten und bei den besten Schülern nicht vorhanden. Die Anzahl der Sternchen bezeichnet das Signifikanzniveau (***: $p < 0,01$ – hoch; **: $p < 0,05$; *: $p < 0,1$ – Trend).[26]

hebung eines solchen Verbots in New York zu einer unbeabsichtigten Erhöhung der [durch die soziale Schichtenzugehörigkeit bedingten] Bildungsungleichheit führen.«[27]

Betrachtet man die Auswirkungen des Handy-Verbots über die Jahre hinweg, so zeigt sich, dass der Effekt zahlenmäßig zunimmt und statistisch bedeutsam bleibt (siehe Grafik 13.7). Je mehr Unterrichtszeit die Schüler also ohne Handy verbringen, desto mehr profitieren sie davon.

Man berechnete auch die Auswirkungen des Handy-Verbots auf die Leistungen der 14-Jährigen. Diese sind kleiner als bei den 16-Jährigen, vor allem deswegen, weil zwischen 14 und

16 Jahren ein deutlicher Sprung bei der Handy-Nutzung zu verzeichnen ist. Ein Verbot konnte sich bei der Gesamtgruppe der 14-Jährigen nicht so stark auswirken wie bei den 16-Jährigen. Man befragte auch die Schulleiter, wie gut die Schüler das Handy-Verbot beachteten, was sie auf einer Skala von 1 (»gar nicht«) bis 7 (»vollständig«) einschätzen sollten. Die Daten zeigten klar, dass der Effekt an den Schulen, die vom Schulleiter diesbezüglich mit einem Wert von größer als 4 eingeschätzt wurden (es waren 56 Schulen), zu einer deutlicheren Leistungsverbesserung (um etwa 7 Prozent) führte als bei Schülern von Schulen (34 an der Zahl), in denen das Handy-Verbot wenig Beachtung fand (nur etwa 2 Prozent), was nicht weiter überrascht.

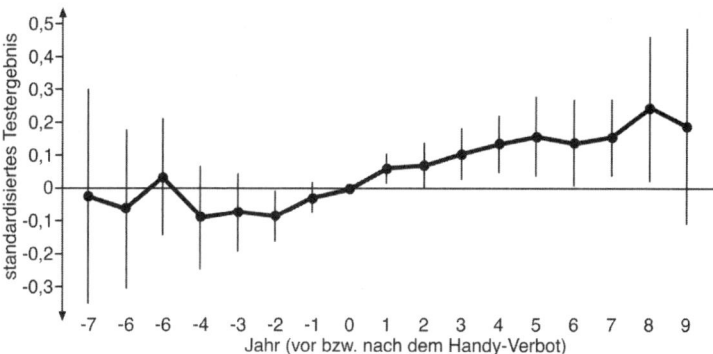

13.7 Auswirkung des Handy-Verbots an 90 Schulen auf die Leistungen der 16-jährigen Schüler in der Abschlussprüfung in Abhängigkeit vom zeitlichen Abstand zum Verbot zum Zeitpunkt »0«. Die Daten aller Schulen wurden auf den Zeitpunkt des Verbots und den Testwert zuvor bezogen, der ebenfalls auf »0« gesetzt wurde. Man sieht, dass sich die Leistungen vor dem Handy-Verbot nicht signifikant von null unterscheiden (die Fehlerbalken überlappen mit der Null-Linie), nach dem Verbot jedoch signifikant zunehmen (die Fehlerbalken nehmen ganz rechts zu, weil weniger Messwerte in die Auswertung eingingen; wie die Tabelle 13.1 zeigt, gibt es nicht sehr viele Schulen, die zum Erhebungszeitpunkt schon acht oder neun Jahre lang ein Handy-Verbot implementiert hatten).

Ein Handy-Verbot verbessert natürlich nur dann die Leistungen der Schüler, wenn es auch eingehalten wird.

Schließlich berechnete man auch den Effekt des Handy-Verbots bei der Untergruppe von 83 211 Schülern, bei denen das Handy-Verbot nach dem 14. Lebensjahr eingeführt worden war, auf die Leistungen mit 16 Jahren. Hierbei wurden die Schüler nach den Ergebnissen aus den Prüfungen mit 14 Jahren eingeteilt, also gemäß ihren Leistungen direkt vor dem Verbot. Weil dessen Auswirkungen nur zwei Jahre später (Abschlussprüfungen mit 16) gemessen wurden, ist es nicht sehr wahrscheinlich, dass die gemessenen Effekte auf irgendeine andere (unbekannte) Ursache zurückgehen. Bei dieser Auswertung wurde ein Effekt von 5,86 Prozent einer Standardabweichung ermittelt – nicht wesentlich anders als die oben beschriebenen 6,41 Prozent. Wie in der Grafik 13.8 dargestellt, ist das Ergebnis für die Schüler mit unterschiedlichen unmittelbar vor dem Handy-Verbot bestehenden (im Alter von 14 Jahren gemessen) Leistungen praktisch das gleiche wie in der Grafik 13.6. Dieses Ergebnis sowie weitere umfangreiche von den Autoren angestellte Kontrollberechnungen machen die Daten der Studie insgesamt sehr glaubhaft.

Die Studie zu den Auswirkungen eines Handy-Verbots auf die Schulleistungen passt zu den Erkenntnissen aus anderen großen Studien: Die PISA-Daten zu einer viertel Million 15-Jähriger aus 32 Ländern zeigen, dass ein Computer im Jugendzimmer dessen Schulleistungen mindert. Große Studien zur Nutzung von Computern an Schulen (siehe Kap. 9) zeigen immer wieder entweder keinen Effekt oder einen negativen Effekt. Wenn also digitale Technik dem Unterricht schadet (man erinnere sich an die beschriebenen Verhältnisse in Schweden), warum soll man sie dann nicht verbieten?

Die praktische Bedeutung der hier diskutierten Studie braucht kaum hervorgehoben zu werden. Sie stützt die vielen anekdotischen Berichte zum Handy-Urlaub oder Handy-Fasten sowie weitere Studien zu den Auswirkungen einer Einschränkung der Mediennutzung: Wenn man Eltern nahelegt, ihre kleinen Kinder weniger Zeit mit Medien verbringen zu lassen, dann schlafen die Kinder besser; dies ergab eine kontrollierte randomisierte Studie mit 565 teilnehmenden Kindern im Alter von drei bis fünf Jahren, deren Eltern dazu angehalten wurden, auf gewalthaltige und aggressive Medieninhalte zu achten und ihre Kinder davor zu bewahren.[28] Bringt man Schulkindern in 18 Schulstunden bei, weniger fernzusehen, weniger Videos anzuschauen und weniger PC-Games zu spielen, ist eine niedrigere Aggressivitätsschwelle und eine Abnahme des Körpergewichts zu verzeichnen.[29]

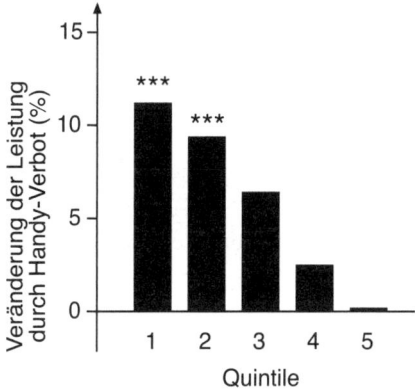

13.8 Abhängigkeit der Auswirkungen eines Handy-Verbots auf die Abschlussprüfung der Highschool mit 16 Jahren von der zuvor bestehenden Schülerleistung im Alter von 14 Jahren direkt vor Einführung des Handy-Verbots. Die Einteilung aller Schüler gemäß ihrer Leistung in fünf Gruppen – 1 (schwächste Schüler) bis 5 (beste Schüler) – und die Berechnungen waren identisch mit der Abbildung 13.6. Ausgewertet wurden die Daten von 83 211 Schülern, in jeder Gruppe befanden sich demnach knapp 16 600 Schüler. Wieder sind die Auswirkungen bei den schwächsten Schülern am größten und bei den stärksten Schülern nicht vorhanden. Die Anzahl der Sternchen bezeichnet das Signifikanzniveau (***: p<0,01 – hoch; **:p<0,05; *: p<0,1 – Trend).[30]

Auch unter den Medienpädagogen, die den digitalen Medien zumeist sehr positiv (um nicht zu sagen: kritiklos) gegenüberstehen, sehen mittlerweile einige die Gefahren des digitalisierten Lebens und vertreten klar und deutlich, dass man junge Menschen davor schützen muss.[31] Das Projekt Media-Protect der Medienpädagogin Paula Bleckmann beispielsweise zielt auf den Schutz von Kindern vor digitaler Informationstechnik ab.[32] Eltern lernen im Rahmen dieses Präventionsprogramms, warum das digitalisierte Leben ihren Kindern schadet und dass der beste Weg zum Erlernen eines kompetenten Umgangs mit Medien für Kinder darin besteht, sie vor ihnen zu schützen. Hierzu werden die Eltern zunächst über die schädlichen Auswirkungen aufgeklärt, und dann werden Möglichkeiten erörtert, den Medienkonsum so weit wie möglich zu reduzieren.

Aber ist ein Verbot wirklich die Lösung? »Das kann man doch gar nicht durchsetzen!« – »Sie können das Rad der Zeit doch nicht zurückdrehen!« – »Wir haben die digitale Technik nun einmal!«, werden viele Leser jetzt denken. Ich hatte in den vergangenen Jahren sehr viel Gelegenheit, über Einwände wie diese zu diskutieren. In aller Kürze seien hier einige Argumente und Gegenargumente angeführt.

Argumente und Gegenargumente

• »Sie können das Rad der Zeit doch nicht zurückdrehen!« Das will niemand. Hindert uns das daran, gefährliche Dinge abzuschaffen, zu verbieten oder zu reglementieren? Nein! Mit Asbest belastete Häuser reißen wir ab! Es hat sehr lange gedauert, bis man die Gefahren von Röntgenstrahlen oder des Rauchens erkannt hat, und dann sind nochmals Jahrzehnte vergangen, bis man etwas dagegen getan hat. Mittlerweile reglementieren wir beides, das eine recht streng und das andere zumindest immer klarer. Wie lange wollen wir im Hinblick auf digitale Medien noch warten? Welche Daten fehlen Ihnen noch, nachdem Sie die vorangegangenen zwölf Kapitel gelesen haben? Wer hindert uns daran, als Gesellschaft im Hinblick auf digitale Medien – wie im Hinblick auf andere moderne Technologien auch – zu lernen, wie man vernünftig damit umgeht?

- Wir verbieten 14-Jährigen das Autofahren, obwohl ihnen beispielsweise das – viel schwierigere – Segelfliegen erlaubt ist. Warum? Weil wir 14-Jährige noch nicht für reif genug halten.
- Digitale Medien beeinträchtigen die Gehirnentwicklung und erzeugen Sucht. Alkohol auch. Früher beruhigte man kleine Kinder mit auf die Zunge gelegten Baumwollläppchen, die in Alkohol und Mohn getränkt waren. Heute sind wir darüber entsetzt. Wie lange wird es noch dauern, bis wir über die heutige Elterngeneration sagen werden: »Sie haben was? – Kinder vor Bildschirme gesetzt? Aber es war doch bekannt, dass dies die Gehirnentwicklung beeinträchtigt und süchtig macht! Wie konnten Sie das tun?«
- Wie schon mehrfach erwähnt, macht die Dosis das Gift – auch und gerade bei digitalen Medien. Das ist bei bleihaltigen Farben auch so. Niemand fragt, ob man nicht vielleicht doch eine halbe Wand im Kinderzimmer mit Bleiweiß streichen könne, weil das doch vielleicht nichts ausmache! Wenn man um die Schädlichkeit von etwas weiß und wirklich das Beste für seine Kinder will, überlegt man nicht lange, wie viel des Schädlichen man ihnen vielleicht doch zumuten kann.
- »Das kann man doch gar nicht durchsetzen!« Dieses Problem hat man bei allen Verboten. Hält uns dies davon ab, Kinderpornographie und harte Drogen für alle und Alkohol für Kinder und Jugendliche zu verbieten?
- Eltern sollten wissen, dass die Mediennutzung ihrer Kinder ganz wesentlich durch sie selbst beeinflusst wird, denn diese machen nach, was ihnen die Eltern vormachen.[33]

- Wir alle sollten wissen: »Wenn es nichts kostet, bist du nicht der Konsument, sondern die verkaufte Ware.« Diese Mahnung von Internet-Experten zum Geschäftsmodell vieler Internetfirmen – sie spionieren uns aus und verkaufen diese Daten an Werbefirmen (oder den Staat oder wen auch immer) – hört man einerseits zwar immer wieder. Andererseits wird nichts getan, um dem ungezügelten Treiben der Firmen Einhalt zu gebieten. Öffentliche Gelder werden für freien Internetzugang ausgegeben, der ja letztlich das genannte Geschäftsmodell überhaupt erst ermöglicht. Und so werden wir immer gründlicher überwacht und belauscht; unsere Gedanken werden gelesen und vorhergesagt, und unser Verhalten wird manipuliert. Dass in der realen Welt nichts umsonst ist, blenden wir aus. Wer uns (vermeintlich) etwas schenkt, hat ein Interesse und will letztlich davon profitieren.

Offline: Luxus oder Langeweile?

Machen Sie doch einmal Handy-Urlaub im Urlaub! Genießen Sie den ungestörten Lebens- und Erlebnisfluss, und lassen Sie am besten alle anderen digitalen Medien auch zu Hause. Nicht machbar? Keineswegs! Bis vor kurzem ist die Menschheit sehr gut ohne mediale Unterhaltung klargekommen.

Es hat sich herumgesprochen, dass dauernde Erreichbarkeit (wie die Amerikaner sagen: »24/7« – also 24 Stunden am Tag an sieben Tagen die Woche) für einen Menschen vor allem eines bedeutet: Stress! Der wiederum ist langfristig extrem ungesund, wie in Kapitel 5 dargestellt. Es ist daher wichtig, sich diesen Zusammenhang vor Augen zu führen, um dann ganz bewusst die Konsequenz zu ziehen und offline zu gehen, wann immer man die Möglichkeit dazu hat.

Dies ist viel einfacher gesagt als getan, wie nicht nur die oben beschriebenen Erkenntnisse, sondern auch die Erfahrungen wahrscheinlich jedes einzelnen Lesers zeigen. Seien Sie ehrlich: Schauen Sie nicht auch manchmal auf Ihr Handy, in Ihre Mail oder ins Internet – einfach nur deswegen, weil sonst gerade nichts los ist? Wenn es so ist, dann machen Sie sich bitte klar, dass diese »dumme Angewohnheit« in Wahrheit ein Zeichen von Sucht ist. Auch dem Spielsüchtigen oder dem Alkoholkranken geht es so: Wenn nichts los ist, wird Langeweile durch Suchtverhalten bekämpft.

Einer neuen amerikanischen Studie zufolge hat der moderne Mensch ganz offensichtlich Probleme, wenn er mit sich und seinen Gedanken (und damit ja auch mit seiner Phantasie) alleine ist. Versuchspersonen waren College-Studenten, die in einem ansonsten eher tristen und schmucklosen Raum (in der Uni eben!) je nach Experiment 6 bis 15 Minuten Zeit verbringen mussten, nachdem sie ihre Sachen – insbesondere Mobiltelefon und Schreibzeug – in einem Schließfach abgelegt hatten. Man sagte ihnen einfach, sie sollten sich mit ihren Gedanken die Zeit vertreiben, sitzen bleiben und nicht einschlafen. Nach dieser »Denkzeit« wurden den Teilnehmern Fragen zu ihren Erfahrungen gestellt: Drei Fragen dazu, wie es ihnen gefallen hat (Wie angenehm? Wie unterhaltsam? Wie langweilig?), eine Frage zur Konzentrationsfähigkeit und eine Frage zum Abschweifen der Gedanken.[34] In den ersten sechs Experimenten mit insgesamt 146 Probanden ergab sich, dass 57,5 Prozent der Studenten Probleme mit der Konzentration hatten, dass 89 Prozent registrierten, dass sie in Gedanken abschweiften, und dass knapp die Hälfte (49,3 Prozent) den Zustand als eher unangenehm erlebte. Ein siebtes ganz ähnliches, aber zu Hause durchgeführtes Experiment zeigte die gleichen negativen Auswirkungen auf Erleben und Konzentration.

In einem achten Experiment, das ganz ähnlich wie das vorhergehende Experiment (und ebenfalls zu Hause) durchgeführt wurde, verglich man die Freude beim Denken mit der bei einer

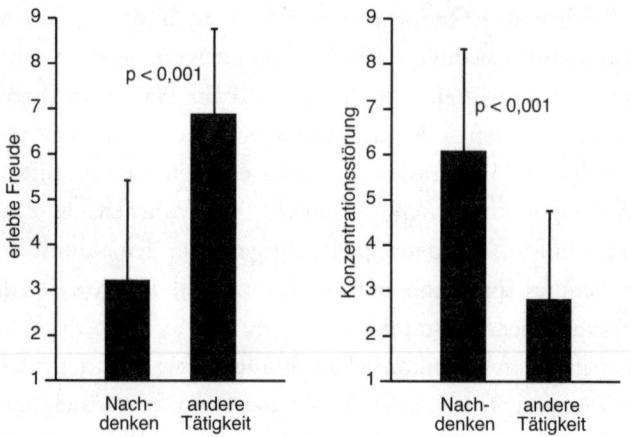

13.9 Ausmaß der erlebten Freude (links) und der erlebten Konzentrationsstörung (rechts) beim stillen Nachdenken im Vergleich zum Lesen, Musikhören oder Surfen im Internet. Es wurde darauf geachtet, dass die Probanden auch bei diesen Tätigkeiten allein waren, also nicht z. B. im Internet zu chatten begannen oder sich in Facebook einloggten.[35]

Tätigkeit wie lesen, Musik hören oder im Internet surfen bei jeweils 15 Probanden. Es zeigte sich, dass Nachdenken deutlich unangenehmer erlebt wurde als eine der genannten Tätigkeiten (siehe Grafik 13.9). Ein neuntes Experiment wurde nicht mit Studenten, sondern mit Besuchern eines Bauernmarkts und der lokalen Kirche im Alter von 18 bis 77 Jahren durchgeführt und brachte im Prinzip das gleiche Ergebnis.

Im letzten Experiment mit 55 teilnehmenden Studenten zeigte sich sogar, dass Versuchspersonen lieber etwas Unangenehmes tun, als nachzudenken. Sie konnten sich im Verlauf von 15 Minuten verordneter Langeweile leichte, aber unangenehme elektrische Schläge verpassen, was die meisten auch taten. »Das Bemerkenswerte war, dass das 15-minütige Alleinsein mit den eigenen Gedanken von vielen Probanden so unangenehm erlebt wurde, dass sie sich selbst elektrische Schocks verabreichten, von denen sie zuvor gesagt hatten, sie würden Geld bezahlen, um sie vermeiden zu können«, kommentieren die Autoren dieses Ergebnis.[36] Und sie schließen ihre Arbeit mit der Bemerkung ab, dass viele Menschen lieber einer Beschäftigung nachgehen, selbst wenn sie unangenehm ist, als nichts zu tun. »Der untrainierte Geist mag nicht mit sich selbst allein sein.«[37] Vielleicht ist ja genau deshalb Bildung ein so hohes Gut und der Schlüssel zum Glück. Und diese Bildung wird durch digitale Medien nachweislich beeinträchtigt, wie in Kapitel 8 und 9 gezeigt. Bildung sorgt für bessere Übersicht, mehr Kontrolle über das eigene Leben und mehr Selbständigkeit im Denken. Wie gut es ist, wenn man sich damit zu beschäftigen weiß, zeigen Selbstschilderungen von Gefangenen, Gestrandeten oder auf andere Weise in Not geratenen Menschen.

Langeweile ist in Wahrheit ein äußerst kreativer Zustand! Kinder sollen ihn erleben (und nicht dauernd Ablenkung suchen), um zu erfahren, wie viel Spaß es machen kann, eine selbstgewählte Aufgabe, ein selbstgestecktes Ziel zu erreichen, also zu agieren, anstatt beständig nur auf von außen kommende Anforderungen zu reagieren. Wer dies nicht gelernt hat, erlebt das eigene Denken als unangenehme Konfrontation mit der inneren Leere. Wer jedoch innen nicht leer ist, wird Freude am Denken haben. Dafür sorgt eine gute Bildung.

Fazit

Was können wir wirklich tun, um zu vermeiden, dass uns unser neues digitalisiertes Leben ebenso schadet wie die anderen schon existierenden Zivilisationskrankheiten, die mittlerweile viel mehr Todesopfer fordern als Seuchen? (1) Wir können das Schlimmste verbieten (wie wir auch harte Drogen oder Kinderpornographie verbieten). (2) Wir können aufklären (zu

Übergewicht, Verdummung, Empathieverlust, Schlaflosigkeit, Einsamkeit, Depression und Demenz), und (3) wir können hoffen, dass die Menschen von sich aus vernünftig handeln – beim Rauchen hat das ja auch ziemlich gut funktioniert.

Und wir können Alternativen aufzeigen, die uns allen verdeutlichen, dass es auch anders geht: (1) ohne Erreichbarkeit rund um die Uhr; (2) ohne tausend Freunde, die wir nicht kennen und deren Nachrichten uns nur dann erreichen, wenn ein Computer es so möchte; (3) und ohne Kontrolle durch ein Gerät, das vieles kann, aber uns auch Tag und Nacht sagt, was wir tun sollen, und uns zudem besser ausspioniert, als es die Geheimdienste weltweit je konnten.

Jeder kann das tun, was ein paar bayerische Schüler auch konnten: einmal freiwillig verzichten. Man braucht nur einmal – ohne digitalen Begleiter welcher Art auch immer – wandern zu gehen, eine Kanu- oder Radtour zu machen oder gar mal eine Nacht draußen im Zelt zu schlafen. Schon merkt man, wie anders die Welt plötzlich auf einen wirkt! Hält man dies erst einmal drei Tage durch, stellt sich ein ganz neues Lebensgefühl ein. Und nach einer einwöchigen digitalen Auszeit versteht man nicht mehr, warum man sich »im normalen Leben« dies alles antut.

Vor allem Jugendliche brauchen solche Erlebnisse! Kinder sollten wir davor schützen, eine Abhängigkeit von digitalen Medien zu entwickeln, indem wir dafür sorgen, dass sie weitgehend ohne sie aufwachsen. Um sich zu entwickeln, brauchen Kinder und Jugendliche die ganze Welt und keinen faden digitalen Abklatsch davon. Junge Menschen kommen ohnehin mit digitaler Technik in Berührung; sie sind leicht zu begeistern, können aber auch rasch in ihrer Entwicklung entgleisen. Sie brauchen daher Unterstützung bei jeglicher Form von digitaler Diät.

Ein Letztes gilt es zu bedenken: Die Digitalisierung unseres Lebens ist ein globales Phänomen, ihre Nebenwirkungen auf Bildung und Gesundheit auch. Nimmt man alles zusammen – mangelnde Bildung durch Schlaflosigkeit und Unaufmerksamkeit, Übergewicht durch mangelnde Bewegung und falsche Ernährung, Ängste und Depression durch Empathieverlust und Vereinsamung, chronischer Stress durch ununterbrochene Kontrolle (um nur die wichtigsten zu nennen) –, braucht man wenig Phantasie, um sich auszumalen, wie sich das in Gesellschaften auswirkt. Diese wiederum stehen im globalen Wettbewerb, und der wird dadurch entschieden, dass die Klügsten, Fairsten und Gesündesten gewinnen – hoffentlich –, denn die Alternative wäre, dass die Aggressivsten sich durchsetzen. Weil derzeit alle Gesellschaften und Kulturen von der Digitalisierung betroffen sind und diese mit einer Geschwindigkeit erfolgt, mit der zuvor noch keine kulturelle Veränderung global vor sich ging, werden zwangsläufig diejenigen gewinnen, die sich rechtzeitig und ernsthaft mit den Risiken und Nebenwirkungen befasst haben. Wer wird das sein?

Wenn man sich anhand der Weltkarte die Internetsucht (vgl. S. 108) betrachtet und sich vor Augen führt, wie weit die Entwicklung in einzelnen Regionen fortgeschritten ist und wo am wenigsten Kritikfähigkeit (und daher am meisten Schaden) vorliegt, so kann man vermuten, dass weder Asien noch Amerika (Nord und Süd) in diesem Wettlauf gut positioniert sind. Die beiden wirtschaftlichen Supermächte USA und China könnten im Verlauf der nächsten Jahrzehnte kulturell implodieren, wie schon so viele andere Hochkulturen vor ihnen. Wenn wir Europäer in der Lage wären, uns zu besinnen und die gute Entwicklung junger Menschen nicht dem Kommerz zu opfern, hätten wir vergleichsweise sehr gute Karten im globalen Wettbewerb dieses Jahrhunderts. Nützen wird uns dies nur, wenn Europa auch im Hinblick auf die Überwindung von Aggressivität zum globalen Vorbild wird (in seiner Geschichte war es das Gegenteil!); andernfalls werden die genannten Implosionen nicht ohne militärische Konflikte mit möglichen globalen Schäden einhergehen (der digitale Empathieverlust lässt hier nichts Gutes ahnen).

Schaut man sich wiederum in Europa um, so sind auch hier nicht alle Länder gleich gut aufgestellt, um bei dieser Entwicklung hin zu einer für alle *gesunden* Nutzung der Technik, unaufgeregt und ohne Marktgeschrei, Vorreiter zu sein. Deutschland könnte hier eine Schlüsselrolle zukommen.

Dank

Einige liebe Menschen haben vorab das ganze Manuskript oder einzelne Kapitel gelesen und waren mir mit wertvollen Korrekturen und kritischen Anmerkungen sehr hilfreich. Dafür bedanke ich mich bei Georg Grön, Thomas Kammer, Manfred Neumann und Hannelore Breitsprecher. Julia Ferreau und Birgit Sommer waren mit einem nicht immer ansprechbaren, aber immer informationshungrigen Chef nie überfordert und sehr geduldig.

Thomas Tilcher vom Droemer Verlag danke ich dafür, dass er meine Texte wie beim letzten Buch so souverän und professionell bearbeitet hat. ›Ja, das wollte ich eigentlich sagen, aber es war mir im Eifer des Schreibens nicht so gut gelungen‹, dachte ich sehr oft beim Nachprüfen und Autorisieren seiner Vorschläge. Nach wie vor gilt: *Je mehr Gehirne ein Text vor dem Druck durchlaufen hat, desto leichter kann er nachher von den Gehirnen der Leser aufgesogen und verdaut werden!* Es bedarf kaum der Erwähnung, dass sämtliche Fehler meine eigenen sind.

Der Verlagsleiterin Margit Ketterle und allen Mitarbeitern des Verlags, die am Zustandekommen dieses Buchs beteiligt waren, möchte ich für ihre Unterstützung danken. So wächst Vertrauen, das auch für weitere Projekte tragfähig sein wird.

Nicht immer hat man im Leben Glück, und so hatte ich in den vergangenen drei Jahren eine recht schwere Zeit. Dies ist auch der Grund, weswegen ich nicht so viel erledigen konnte, wie ich noch vor drei Jahren gehofft hatte. Meine Stiftung *Mentale Stärke* ist noch immer nicht gegründet und die Arbeit am gleichnamigen Buch noch nicht beendet. Manchmal wird man eben von Arbeit übermannt. Das wäre nicht weiter schlimm, wenn es nicht eigentlich unnötige und sogar demütigende Arbeit wäre, gegen Verwaltungen zu kämpfen, anstatt von ihnen unterstützt zu werden. Lähmend wirkt auch, wenn man sich von öffentlichen Institutionen bzw. deren Vertretern im Stich gelassen fühlt (obwohl man doch das Beste für die Gemeinschaft tun möchte) oder privat vereinsamt.

Echte Unterstützung ist selten. Deswegen bedanke ich mich bei meinen Mitarbeitern, meinen Freunden und meinen Kindern dafür, dass sie mir auch in schwierigen Situationen beigestanden und geholfen haben.

Anmerkungen

Vorwort

1 *Spiegel* vom 10.09.2012

2 http://www.kreismedienzentrum.landkreis-waldshut.de/download-Dateien/Stellungnahme_zu_Thesen_Spitzers.pdf (Wer das nachlesen will, braucht den Link nicht abzuschreiben. Einfach »der Spitzer geht um« googeln und auf den ersten »Hit« klicken! Zugegriffen am 7.3.2015)

3 Im Gegensatz zu den etwa 400 wissenschaftlichen Arbeiten, die in meinem Buch angeführt werden, basiert das Landesmedienzentrum seine Auffassung auf ganze 13 Quellen, bei denen es sich in keinem einzigen Fall um Wissenschaft handelt, sondern um Links zu Presseartikeln und den Einträgen von Bloggern. Geht man diesen Links nach, so findet man u.a. einen Blogger, der zu meinem Buch schreibt: »Ich habe das Buch nicht gelesen, ich werde es auch nicht lesen, aber alles, wirklich ausnahmslos alles, was ich davon mitbekomme, ist meiner Meinung nach technologiefeindlicher Blödsinn [...].« Die sehr seltsame Auffassung dessen, was das Landesmedienzentrum unter »sachlicher Auseinandersetzung« versteht, wird vom Kultusministerium offenbar geteilt, wie ich aus einem Brief vom Oktober 2014 entnehme, in dem man Folgendes findet: »Bezüglich der möglichen Gefahren der digitalen Medien auf Kinder und Jugendliche hat sich das *Landesmedienzentrum Baden-Württemberg* im Auftrag des Kultusministeriums bereits im Sommer 2012 mit den Thesen von Herrn Spitzer auseinandergesetzt und eine *verantwortliche Mediendidaktik* erarbeitet« (Hervorhebung durch den Autor).

4 So kennen nur drei von zehn Deutschen die Handynummer ihres Partners auswendig und nur etwa jeder sechste die des besten Freundes; vgl. myMarktforschung.de 2015.

5 Die perfiden Methoden des mit öffentlichen Mitteln finanzierten öffentlich-rechtlichen Fernsehens habe ich ebenso publiziert (Spitzer 2012b) wie die Widerlegung einer als »Wissenschaft« getarnten völlig unwissenschaftlichen Kritik zweier Medienpädagogen (Spitzer 2015d).

6 Vgl. hierzu: Sascha Lobo: »Das Internet ist nicht das, wofür ich es gehalten habe«. FAZ.net. 11. Januar 2014, abgerufen am 10.3.2015.

7 Kammer 2015, S. 6

Einleitung

1 Nach Angaben des Statistischen Bundesamts gab es in Deutschland im Jahr 2013 gut 16 Millionen Single-Haushalte, Tendenz steigend. Diese Haushaltsform war damit unter den knapp 40 Millionen deutschen Haushalten die häufigste.

2 Gausby 2015, S. 7

3 Das von der Firma IBM entwickelte Computerprogramm *Watson* kann Antworten auf gestellte Fragen geben. Es wurde nach einem der ersten Präsidenten von IBM (Thomas J. Watson) benannt und im Jahr 2011 weltweit dadurch bekannt, dass es zwei Menschen in einer Quiz-Sendung überlegen war – ähnlich wie das IBM-Computerprogramm *Deep Blue* bereits 1997 den Schachweltmeister Garry Kasparov geschlagen hatte (McClain 2011).

4 Spitzer 2015c

Zivilisationskrank

1 Stiftung Weltbevölkerung (http://www.weltbevoelkerung.de/).

2 Wells 2010

3 Angel 1984

4 nach Daten aus Wells 2010

5 Blei wirkt sich negativ auf die Myelinisierung von Nervenfasern aus und führt zum Absterben von Nervenzellen sowie zu Störungen des dopaminergen Systems (Lidsky & Schneider 2003). Auch geringe Konzentrationen wirken sich noch negativ auf den IQ aus (Canfield et al. 2003).

6 Oreskes & Conway 2010

7 Ludwig 2005

8 Bornhäuser et al. 2006, S. 5, deutsche Übersetzung im Original.

9 Von Mai 2003 bis Mai 2006 wurde durch das Robert Koch-Institut eine bundesweite Befragung und Messung durchgeführt, an der 14836 Kinder und Jugendliche von drei bis 17 Jahren aus 167 Städten und Gemeinden teilnahmen (Kurth & Rosario 2007). Einzelheiten hierzu kann man unter www.kiggs.de finden.

10 Moss et al. 2012

11 Connelly & Chatzitheochari 2014

12 International Association for the Study of Obesity (IASO; 2009/2010).

13 Anon. 2007

14 Geier 2012

15 Grover et al. 2015

16 Genau genommen entstehen unsere Erfahrungen als einzeln abgespeicherte Ereignisse überhaupt erst durch diese Bewertung.

17 Diese Ereignisse im psychologischen Sinne kann man auch als Inhalte des expliziten Gedächtnisses verstehen. Sie sind zu unterscheiden von gemachten Ereignissen wie der Fußball-Weltmeisterschaft oder Naturereignissen. Dies sind kollektive Ereignisse, weil sie für alle dabei gewesenen Menschen ein psychologisches Ereignis (etwas Besonderes) darstellen.

18 Die Dichotomie im Englischen »good – bad« bezieht sich sowohl auf Sachverhalte der Ethik als auch der Ästhetik, wohingegen man im Deutschen für den negativen Pol im Bereich der Ethik eher das Wort »böse« verwendet, in der Ästhetik hingegen von »schlecht« spricht. Das Essen schmeckt nicht böse, sondern schlecht. Allerdings nehmen wir es damit nicht immer besonders genau (vgl. »ich habe böse Schmerzen«; »was für ein schlechter Mensch«).

19 Vgl. hierzu Berns 2005, Olds & Milner 1954, Heath 1972

20 vgl. hierzu einführend McGaugh 2003; für spannende neue Erkenntnisse vgl. Dunsmoor et al. 2015

21 Rossato et al. 2009

22 Small et al. 2001, 2003

23 Für eine ausführliche Darstellung und die entsprechenden Quellen, vgl. Spitzer 2011

24 Olds & Milner 1954

25 Johnson & Kenny 2010

26 Diese Gewichtszunahme entsprach der Norm bei Ratten in diesem Zeitraum.

27 nach Johnson & Kenny 2010, Fig. 1

28 nach Johnson & Kenny 2010, Fig. 1

29 Epstein & Shaham 2010, S. 530

30 Harrington et al. 2010, Hauner 2004, Müller et al. 2004

31 Freedman et al. 2001

32 Institute of Medicine 2006

33 Gantz et al. 2007

34 Cotugna 1988

35 Batada et al. 2008; Powell et al. 2007a,b Schwartz et al. 2008; Gamble & Cotugna 1999; Harrison & Marske 2005; Ross et al. 1981; Taras & Gage 1995

36 Dietz & Gortmaker 1984, 1985

37 Ludwig & Gortmaker 2004

38 Zimmerman & Bell 2010
39 Kalies et al. 2001
40 Hancox et al. 2004
41 Bjorge et al. 2008
42 Borzekowski & Robinson 2001; Dixon et al. 2007; Robinson et al. 2007
43 Goldberg et al. 1978
44 Zimmerman et al. 2007
45 McNeal 1992, Gunter et al. 2005, Schor 2004
46 DIVSI-U9 Studie 2015; Kabali et al. 2015
47 Ein schönes Beispiel hierfür liefern psychologische Experimente, die zeigen, dass *Fast* Food zu Hast und Ungeduld führt: Wer die Logos von Fast-Food-Ketten wie *McDonald's* oder *Subway* ganz kurz und dadurch unbemerkt sieht, liest anschließend einen Text etwa 20 Prozent schneller. Wer gerade über den Besuch eines Fast-Food-Restaurants erzählt hat (im Vergleich zum Erzählen über einen Lebensmitteleinkauf), bewertet Produkte, deren Verwendung vermeintlich Zeit spart (»two-in-one shampoo« etc.), signifikant positiver. Das Betrachten der Markenzeichen von Fast-Food-Restaurants (im Vergleich zu den Schildern zweier ebenfalls günstiger, aber kein Fast Food anbietender Restaurants) führte in einem dritten Experiment zu einer von 11 Prozent auf 17 Prozent gesteigerten Diskontierung der Zukunft, d. h. zu einer Veränderung des Sparverhaltens im Sinne einer größeren Wertschätzung unmittelbarer Bedürfnisbefriedigung (Zhong & DeVoe 2010).
48 Spitzer 2008; dort auch weitere Literatur.
49 Anon. 2010a
50 Eine ganze Serie von jüngst im Fachblatt *The Lancet* erschienenen Arbeiten macht dies sehr deutlich (Kleinert & Horton 2015, Roberto et al. 2015, Hawkes et al. 2015, Huang et al. 2015).

Smartphones im Cyberspace

1 Die Geometrie war früher in der Tat der Zweig der Mathematik, der sich mit dem dreidimensionalen (Euklidischen) Anschauungsraum beschäftigt hat. Der Begriff »Raum« hat sich in der Mathematik im Laufe der Zeit stark gewandelt und bezeichnet heute eine Menge mathematischer Objekte mit einer zusätzlichen mathematischen Struktur (wie im genannten Beispiel: Die Zahlen sind die Objekte und die Grundrechenarten die Struktur).

2 Informationszentrum Mobilfunk. Stand August 2011 (http://www.izmf.
   de/de/content/90-prozent-der-weltbevölkerung-kann-mobil-telefonieren)
3 Die genannten Zahlen stammen aus Ridder 2002.
4 Die Zahlen zum iPhone sind dessen Wikipedia-Eintrag entnommen
   (abgerufen Ende Februar 2015).
5 Smith et al. 2011
6 Anderson & Rainie 2012
7 http://www.giga.de/extra/die-welt-der-infografiken/specials/smart-
   phone-nutzung-in-deutschland-die-neue-volksdroge/
8 Medienpädagogischer Forschungsverbund Südwest 2013. 60 Prozent
   der Jugendlichen in Deutschland hatte eine Flatrate für ihr Smartphone,
   was das Ausmaß der Nutzung in die Höhe treibt.
9 Willemse et al. 2012
10 Quelle: http://de.statista.com/statistik/daten/studie/166150/umfrage/nut
   zung-von-smartphone-funktionen-in-deutschland/
11 *Digitale Demenz* erschien mittlerweile in 13 Sprachen.
12 Quelle: http://de.statista.com/statistik/daten/studie/198959/umfrage/an-
   zahl-der-smartphonenutzer-in-deutschland-seit-2010/
13 Das Wort »daddeln« findet man übrigens im *Duden* aufgelistet. Das
   schwache Verb – *ich dadd(e)le, du daddelst, er/sie/es daddelt* ... – kommt
   aus dem Norddeutschen, wo es auch umgangssprachlich häufiger verwendet wird als im Süden. Dort lautete es früher auch »doddeln« und
   hatte ursprünglich die Bedeutung von »stottern« oder »stammeln«, was
   lautmalerisch gemeint war, denn das Wort bezeichnete das Spielen am
   abgehackt ratternden (d. h. stotternden) Spielautomaten. Mittlerweile
   hat »daddeln« vor allem die Bedeutung von *sinnlos und leicht geistes-
   abwesend an einem digitalen Endgerät herumspielen.*
14 Stoet et al. 2013, Mäntylä 2013
15 Rideout et al. 2006, 2010
16 Rubinstein et al. 2001
17 Rosen 2008
18 Ophir et al. 2009
19 So geschehen im Jahr 2013 gegen Ende einer Sitzung des medizinischen
   Fakultätsrats in Ulm. Ein Vertreter der Studenten beschwerte sich über
   die mangelnde technische Ausstattung vieler Hörsäle: Noch immer
   habe man während der Lehrveranstaltungen keinen drahtlosen Internetzugang (WLAN), was angesichts der heute üblichen Standards einfach beschämend für die Universität sei. Denn schon lange gehöre es zur
   Grundausstattung einer Universität, dass man immer und überall on-

line sein könne. Glaubt man dem Hype von Herstellern und deren Verbänden wie z.B. Bitcom, dann hat der Student recht. Betrachtete man jedoch die hierzu vorliegende empirische Evidenz, so liegt der Student definitiv falsch.

20 Vgl. z.B. Barak et al. 2006, Mackinnom & Vibert 2002, Mitra & Steffensmeier 2000, Siegle & Foster 2001, Trimmel & Bachmann 2004

21 Fried 2008

22 Carrier et al. 2009

23 nach Burak 2012, Tables 1 & 2

24 Bowman et al. 2010

25 Ellis et al. 2010

26 Kraushaar & Novak 2010

27 nach Sana et al. 2013, S. 27–28

28 Wood et al. 2011

29 Sánchez-Martínez & Otero 2009

30 Jacobsen & Forste 2011

31 Ahonen 2013

32 Hong et al. 2012, Junco & Cotton 2011, Rosen et al. 2013, Yen et al. 2009

33 Lepp et al. 2014. Die Studie zeichnet sich u. a. dadurch aus, dass sie tatsächlich nicht nur das Verhalten der ansonsten üblichen Psychologie-Anfänger beschreibt.

34 vgl. Pavot & Diener 2008

35 Lepp et al. 2014, S. 348

36 Rosen et al. 2012, 2013 a,c

37 Nach einer von Tindell und Bohlander (2012) durchgeführten Befragung von 269 College-Studenten (Durchschnittsalter 20 Jahre, 153 weiblich aus 21 akademischen Fachbereichen) senden bzw. empfangen 92 Prozent der Studenten während der Lehrveranstaltungen Kurznachrichten. 91 Prozent haben ihr Telefon daher auf Vibrationsalarm gestellt, wohingegen nur 9 Prozent es während der Vorlesung oder dem Seminar ausgeschaltet haben.

38 Rosen et al. 2013b, S. 955

39 Zheng et al. 2014

40 Zheng et al. 2014, S. 5

41 Kahneman 2011

42 Vgl. Frederick 2005

43 Barr et al. 2015

44 Wer dies nicht glaubt, sollte die Originalarbeit lesen sowie die Arbeiten von Frederick (2005) und Campitelli & Gerrans (2014).

45 »One potential consequence of the accessibility of Smartphone technology is that the general disinclination and/or inability to engage analytic thinking may now be applicable not only to reliance on intuitive and heuristic thinking, but also to no thinking at all« (Barr et al. 2015, S. 474).

46 Buhrmester et al. 2011

47 nach Daten aus Barr et al. 2015

48 Jacobsen & Forste 2011, Junco & Cotton 2011, 2012, Lepp et al. 2014

49 nach Daten aus Barr et al. 2015

50 »That those less willing to think analytically are more prone to heavy Smartphone search engine use suggests that people may be prone to look up information that they actually know or could easily learn, but are unwilling to invest the cognitive cost associated with encoding and retrieval« (Barr et al. 2015, S. 478).

51 »Although the tendency to seek knowledge and information is often equated with intelligence, cognitive ability was associated with less Smartphone use and less time spend using online search engines. This connection between cognitive ability and Smartphone use may be reflective of the possibility that more knowledgeable individuals are less likely to require online information search when confronted with a problem in everyday life.«

52 Die NEA [National Education Association] ist mit etwa 3 Millionen Mitgliedern die größte amerikanische Gewerkschaft. Sie wurde im Jahr 1857 gegründet und repräsentiert die Interessen von Lehrern bzw. Dozenten und anderem Personal an öffentlichen Schulen, Colleges und Universitäten.

53 »NEA – Using Smartphones in the Classroom [...] Smartphone Use in the Classroom: More Advantages than Risks [...] Spanish schools clamp down on smartphones in classrooms [...] Should We Allow Cell Phones in School? [...] Beware the risks of smartphones and tablets in schools [...] 50 Reasons It's Time For Smartphones In Every Classroom [...] 44 Smart Ways to Use Smartphones in Class [...] South Korean schools are remotely disabling students' smartphones [...] More schools allowing students to bring smart phones [...] 5 (good) ways smartphones are being used in high school« (http://www.google.de/ Suche nach »Smartphones in schools« am 16.3.2015).

54 »Engaging in violence against others is dehumanizing, and even engaging in harmless and gratuitous violence appears to be sufficient to make us feel we have lost elements of our own humanity« (Bastian et al. 2012, S. 490).

55 Claus 2013

56 Wer an dieser Stelle die Rede von »Toxizität« für übertrieben hält, sollte zur Kenntnis nehmen, dass sogar im *Oxford English Dictionary* bereits
»digital detox« verzeichnet ist und damit ein Zeitraum beschrieben
wird, in dem eine Person »auf die Benutzung elektronischer Geräte wie
Smartphones oder Computer verzichtet, um Stress zu reduzieren« und
in der realen Welt zu sein.

57 Der Gewinn der Firma Apple im 4. Quartal 2014 war mit 18 Milliarden
Dollar der größte jemals von einer Firma in einem Quartal erzielte Gewinn überhaupt (Kuhn 2015).

58 Darüber können auch dicke scheinbare Gegenbeispiele wie das *Handbook of Mobile Learning* (Berge & Muilenburg 2013) nicht hinwegtäu-
schen. Dort finden sich nirgends Daten (auch nicht unter dem Stichwort
»Evaluation«) aus empirischen Studien zu deren Anwendung und
nachgewiesenen positiven Effekten.

Cybersucht

1 Die zugehörige wissenschaftliche Arbeit in diesem Heft wurde von dem
deutschstämmigen Psychiater Hans Breiter und Mitarbeitern (1997) publiziert. Für eine zusammenfassende Darstellung der Suchtschaltkreise,
vgl. Volkow et al. 2012.

2 Die Abbildung wurde für Schwarz-Weiß-Darstellung leicht modifiziert – mit freundlicher Genehmigung von Cell-Press.

3 So könnte man bei stoffgebundenen Formen der Sucht allein gemäß jeweiligen der Hauptwirkung der Substanz unterschiedlichen Suchtkate-
gorien aufstellen, etwa Anregung, optische Halluzinationen oder Eu-
phorie. Weil manche Stoffe jedoch (zum Teil dosisabhängig) mehrere
Wirkungen haben, ist eine solche Einteilung problematisch. Man könnte Sucht auch nach der chemischen Klassifizierung der Suchtstoffe ein-
teilen; dies ist aber nicht sinnvoll, weil ganz unterschiedliche chemische
Stoffe zum Teil die gleichen Wirkungen haben, und umgekehrt che-
misch ganz ähnliche Stoffe sich in ihrer Wirkung sehr unterscheiden
können. Auch die Einteilung nach der Art der Anwendung (z. B. schlu-
cken oder spritzen) kann erhebliche praktische Konsequenzen haben
und in mancher Hinsicht sinnvoll sein (z. B. im Hinblick auf die Übertragung von Krankheiten).

4 In Schweden und auch Norwegen ist Snus, so wird Kautabak dort genannt, weit verbreitet.

5 Dies hat seinen Grund darin, dass Alkohol ein Kohlehydrat ist, mit dem man seinen Energiebedarf teilweise decken kann. Geschieht dies mit Spirituosen, die außer Alkohol und Wasser fast nichts enthalten, tritt Vitaminmangel auf. Beim Konsum von Bier hingegen treten diese Mangelerscheinungen kaum auf, weil Bier als Naturprodukt relativ vitaminreich ist.

6 Unter Behaviorismus versteht man eine Richtung in der Psychologie, die sich ausschließlich mit dem Verhalten (Behavior) von Menschen und Tieren beschäftigt und nicht mit deren innerseelischen Zuständen. Begründet durch John B. Watsons Publikation *Psychology As the Behaviorist Views It* (1913), war der Behaviorismus bis zur sogenannten kognitiven Wende Anfang der 1960er Jahre ein halbes Jahrhundert lang die bestimmende Denkweise der amerikanischen Psychologie.

7 Der Glücksspielsucht – man spricht auch vom pathologischen oder zwanghaften Spielen – kommt erhebliche gesellschaftliche Bedeutung zu, denn nicht nur die Erkrankten selbst sind von den Konsequenzen ihres Verhaltens betroffen, sondern auch Partner und Kinder. Die Häufigkeit von Glücksspielsucht beträgt in Deutschland knapp 0,2 bis gut 0,5 Prozent der erwachsenen Bevölkerung, d.h. ca. 100000 bis 300000 Personen. Nimmt man die Gefährdeten hinzu, verdoppelt sich die Anzahl. Es stimmt nachdenklich, dass gerade in den deutschen Innenstädten die Zahl der Spielhallen im vergangenen Jahrzehnt deutlich zugenommen hat. Entsprechend hat sich beispielsweise der Anteil der Männer im Alter von 18 bis 20 Jahren, die ihre Zeit gutenteils am Spielautomaten verbringen, allein zwischen 2007 und 2009 von 5,9 auf 15,3 Prozent Prozent erhöht, wie aus dem Bericht der Drogenbeauftragten der Bundesregierung hervorgeht (Dyckmans 2011; S. 75). Man spricht übrigens nur dann von Glücksspielsucht (als eigenständiger psychischer Störung), wenn das Spielen nicht als Teil der Symptomatik einer anderen psychischen Erkrankung erklärt werden kann. Patienten mit bipolar-affektiven Störungen beispielsweise können während einer Manie Haus und Hof verspielen; man spricht in diesen Fällen jedoch nicht von Spielsucht.

8 Williams et al. 2005

9 Riley & Oakes 2015

10 Han et al. 2010

11 Illek 2013

12 Die Aussprache des Nachnamens ist gar nicht so schwer, folgt man Jonathan Haidt (2006), der die nette Hilfestellung publik gemacht hat: Es

klingt wie »cheeks sent me high«, auf Englisch gelesen und ausgesprochen.

13 Goldberg et al. 2006, Ulrich et al. 2014
14 Zit. nach Böttcher 2005, S. 22
15 Koepp et al. 1998
16 Mathiak et al 2011, Klasen et al. 2012
17 Kätsyri et al. 2013a,b
18 Schon Fünfjährige können endlosen Spaß mit Zahlen haben. Und mit einem guten Mathematiklehrer kann dieser Spaß lebenslang erhalten bleiben.
19 Auf diese Weise würde man das »Kuschen« oder gar »blinden Gehorsam« lernen – keine Ziele einer guten Erziehung!
20 Bleckmann & Eckert 2012
21 Bleckmann & Fenner 2014
22 Durlach et al. 2002
23 Hierzu muss der Suchtstoff nicht erst ins Gehirn gelangen; seine körperlichen Auswirkungen kann er bereits direkt bei der Aufnahme (und teilweise allein schon durch das Erleben der Aufnahme) entfalten.
24 APA 2013, S. 795; freie Übersetzung des Wesentlichen und Benennung der Kriterien durch den Autor
25 Green & Bavelier 2012, S. R197
26 Bavelier et al. 2010, 2011, Green & Bavelier 2003, Latham et al. 2013
27 Unsworth et al. 2015
28 Ich habe dies in meiner Monographie Digitale Demenz ausführlich dargestellt (Spitzer 2012, S. 251ff). Vgl. auch Swing et al. 2010
29 Irvine et al. 2013
30 Abler et al. 2005, 2006, 2009 a,b
31 Hahn et al. 2014
32 Tsitsika et al. 2012, EU NET ADB Consortium
33 Gentile 2009
34 Gentile et al. 2011
35 Király et al. 2014
36 Mössle et al. 2007
37 Rehbein et al. 2009
38 Wang et al. 2014
39 Wölfling et al. 2011
40 Ream et al. 2013
41 Wang et al. 2014

42 Weis & Cerankosky 2010; vgl. hierzu meine Ausführungen zu diesen Befunden in *Digitale Demenz*, S. 190 ff

43 Drummond & Sauer 2014

44 Kühn et al. 2014

45 Giedd et al. 1999, 2006

46 Mortler 2015, S. 62f

47 In Deutschland gab es nach dem Bericht der Drogenbeauftragten von 2010 etwa 1,3 Millionen Alkoholsüchtige und weniger als 200 000 Heroinsüchtige (Dyckmans 2011).

48 Király et al. 2014

49 Nach Daten aus Király et al. 2014, S. 751

50 Nach Daten aus Király et al. 2014, S. 752

51 Király et al. 2014, S. 753

52 Kim et al. 2014

53 Banaji & Buckingham 2010, Rumpf et al. 2014

54 nach Daten aus Cheng et al. 2014a

55 Die Kommission (2011) fordert tatsächlich schon Medienpädagogik im Kindergarten und spricht in diesem Zusammenhang von Förderung der Kritikfähigkeit. Die Mitglieder dieser Kommission – allesamt nicht mehr im Kindergartenalter – sind zu einer solchen für Kindergartenkinder geforderten Kritikfähigkeit ganz offensichtlich nicht in der Lage, denn ihr gut 50 Seiten langer Bericht ist völlig unkritisch, spätere Berichte (2013) ebenfalls.

56 Bleckmann & Mößle 2014

57 Miller et al. 2014

58 Ryan et al. 2014

59 Andreassen et al. 2012

60 Nach Daten aus Turel et al. 2014, S. 685

61 Turel et al. 2014, S. 687

62 Diese optimistische Voreinstellung (»optimistic bias«) wurde von Kim & Hancock (2015) beschrieben.

63 Ha et al. 2008

64 Koreanisches Wissenschaftsministerium; zit. nach Baek & Park 2013

65 Quellen: (1) http://de.statista.com/statistik/daten/studie/374638/umfrage/prognose-zur-anzahl-der-smartphonenutzer-in-suedkorea/ (2) http://de.statista.com/statistik/daten/studie/19306/umfrage/gesamtbevoelkerung-in-suedkorea/

66 Chang-sup 2012

67 Anon. 2013

68 Toda et al. 2006, Hong et al. 2012; Lu et al. 2011, Sánchez-Martínez &
    Otero 2009

Big Data, Big Brother und das Ende der Privatheit

1 Koalitionsvertrag zwischen CDU, CSU und SPD. 18. Legislaturperiode, S. 138–143

2 »Wir werden Beratungsangebote zur Digitalisierung von bestehenden Wertschöpfungsketten in Industrie und Mittelstand im Hinblick u. a. auf Cloud-Computing und Big Data ausbauen. […] Wir werden die Forschungs- und Innovationsförderung für ›Big Data‹ auf die Entwicklung von Methoden und Werkzeugen zur Datenanalyse ausrichten, Kompetenzzentren einrichten und disziplinübergreifend strategische Anwendungsprojekte ins Leben rufen. Wir wollen die deutsche Spitzenposition im Bereich des Höchstleistungsrechnens in Abstimmung mit den Ländern und Partnern in Europa weiterhin ausbauen.« (Koalitionsvertrag, S. 140f).

3 http://www.bigbrotherawards.org/

4 Boie J 2015

5 nach Daten aus: http://www.bigbrotherawards.org/

6 Vgl. Rosenbach & Stark 2014, S. 184

7 Enserink & Chin 2015

8 Lohr 2012

9 Duhigg 2012

10 Duhigg 2012

11 Keen 2012, S. 18

12 Angwin 2014

13 Bohannon 2015b, S. 496

14 Bohannon 2015b, S. 497

15 Greenwald 2015, Harding 2014, Rosenbach & Stark 2014

16 Harding 2014

17 Clery 2015

18 Bohannon 2015a, S. 492

19 Shultz 2015

20 Eichstaedt et al. 2015

21 Doré et al. 2015

22 Kramer et al. 2014

23 Verma 2014

24 Green 2011, Pariser 2012

25 Symantec 2012
26 Deutsche Gesellschaft für Kriminalistik 2012
27 Wagner 2012
28 Hill 2012
29 Acquisti et al. 2015, S. 513
30 Tamir & Mitchell 2012
31 Mehl et al. 2007
32 Dunbar et al. 1997, Dunbar 2004
33 Naaman et al. 2010
34 Tomasello 1999, Csibra & Gergely 2011
35 nach Daten aus Tamir & Mitchell 2012, S. 8039
36 Tamir & Mitchell 2012

Cyberstress

1 Die Umfrage erfolgte im Auftrag der *Techniker Krankenkasse* durch das Meinungsforschungsinstitut *Forsa* im Zeitraum vom 5. bis 17. September 2013 mittels der *CATI*-Methode *(Computer Assisted Telephone Interviewing)*. Die befragten Personen repräsentieren den Querschnitt der volljährigen Bevölkerung in Deutschland (Meusch et al. 2013).
2 nach Meusch 2013, vgl. auch Meusch 2014
3 Schoenfeld & Gould 2011
4 Sapolsky 1992, McEven 2007
5 Spitzer 2014d
6 In vielen Vorträgen zum Thema habe ich diese Frage dem Publikum gestellt und immer wieder etwa das gleiche Resultat erhalten: Mindestens zwei Drittel der Zuhörer sind der Ansicht, Versuchstier Nr. 1 habe Stress. Weniger als ein Drittel hingegen ist der Auffassung, dass Versuchstier Nr. 2 Stress hat.
7 Brod 1984
8 Ragu-Nathan et al. 2008, Booker et al. 2014
9 Morgenroth 2014
10 Sie trägt den bezeichnenden Titel *The Dark Side of Smartphone Usage: Psychological Traits, Compulsive Behavior and Technostress* (Lee et al. 2014).
11 Der Originaltitel der Arbeit lautet: »*The Extended iSelf: The Impact of iPhone Separation on Cognition, Emotion, and Physiology*« (Clayton et al. 2015).
12 Clayton et al. 2015, S. 8

13 Clayton et al. 2015, S. 9
14 nach Daten aus Clayton et al. 2015, S. 11–13
15 nach Daten aus Clayton et al. 2015, S. 12–13
16 Gonzales & Mark 2004
17 Wilson 2010
18 Clayton et al. 2015, S. 15
19 Clayton et al. 2015, S. 15
20 Fox & Moreland 2015
21 Lange 2014
22 http://www.polizei-beratung.de/themen-und-tipps/gefahren-im-inter-net/cybermobbing.html
23 Schneider et al. 2013
24 Schneider et al. 2013, S. 9
25 Vgl. z. B. Jelenko M (2011) Zu Tode gemobbt: »Facebook-Link hat Joel ins Grab gebracht« Auf Facebook bloßgestellt – jetzt ist Joel tot. Seine Mutter erzählt. OE 24.at, 29.1.2011 (http://www.oe24.at/oesterreich/chronik/Facebook-Link-hat-Joel-ins-Grab-gebracht/16404706?comme ntError=noUsername; Zugriff am 26.6.2014)
26 Schneider et al. 2013, S. 8
27 Da der Mobbing-Täter auch als *Bully* (Tyrann, Rabauke) bezeichnet wird, nennt man dessen Verhalten auch *Bullying* (Drangsalieren, Schi-kanieren, Tyrannisieren).
28 Nach Selkie et al. 2015, S. 83
29 Selkie et al. 2015, S. 84
30 Van der Aa 2010
31 Goode 1995
32 Mullen et al. 2001
33 Tjaden & Thoennes 1998
34 Basile et al. 2003
35 Baum et al. 2009, Catalano 2012
36 Dressing et al. 2005
37 Stieger et al. 2008
38 Van der Aa 2010
39 Mullen et al. 1999

Cyberangst

1 Nutzer geben zu 75 Prozent an, ihr Smartphone selbst auf der Toilette zu benutzen.

2 Quelle: http://de.statista.com (abgerufen am 29. 1. 2015)

3 Chan 2014

4 Rauch et al. 2013. Der Titel lautet im Original:»Face to face versus Facebook: Does exposure to social networking web sites augment or attenuate physiological arousal among the socially anxious?«

5 nach Rauch et al. 2013, Figure 1

6 Rauch et al. 2013, S. 3

7 Huang 2010

8 Lepp et al. 2014

9 Lam & Pen 2010

10 Kross et al. 2013

11 nach Kross et al. 2013

12 Chan 2014

13 Kross et al. 2013

14 Rosen et al. 2012, 2013a,b,c

15 Man darf gespannt sein, ob sich diese Wortschöpfung hierzulande durchsetzt. Denn erstens nennen wir das »mobile phone« ja »Handy«, und zweitens könnten gebildete Menschen auf die falsche Fährte gebracht werden und vermuten, es könne um die Angst vor Gesetzen (griechisch: *nomoi*) gehen.

16 Anonymus 2008

17 Elmore 2014

18 King et al. 2013

19 Dixit et al. 2010

20 Elmore 2014

21 Cheever et al. 2014

22 nach Cheever et al. 2014, Figure 1

23 nach Cheever et al. 2014, Figure 1

24 »Out of sight is not out of mind.«

25 nach Cheever et al. 2014, Figure 2. Die Dreifach-Wechselwirkung zwischen Nutzung, Art der Entfernung und Angstzunahme war mit p = 0,014 signifikant.

26 Als Beleg hierfür sei eine entsprechende Meldung – »Hilfe, ich habe FOMO« – in *BILD* vom 22.12. 2013 genannt (Pickshaus 2013).

27 Mack & Vaughn 2012, S. 3

28 Murphy-Kelly 2013

29 Roberts & Pirog 2013

30 Mack & Vaughn 2012, S. 13

31 Sustainable Brands 2011

32 Aus der Sicht des Bierbrauers ist diese »Angstmache« offenbar immer noch besser als der andernfalls zu erwartende Kontrollverlust, denn das im Haupttext genannte Zitat geht wie folgt weiter: »Mit den Worten von Heineken: ›Dieser Ansatz bricht mit den früher üblichen Aufrufen zu verantwortlichem Konsum, indem er einen progressiven Standpunkt vertritt, dem gemäß man durch verantwortliches Trinken seine Ziele erreicht. Wir möchten zeigen, dass der moderate Konsum von Heineken Bier ein integraler Bestandteil des Kontaktes und der Begegnung mit Freunden sein kann, um sich neue Erfahrungen zu eröffnen. [...] Der Film zeigt, dass es keine Grenzen gibt, wenn man seine Grenzen kennt. Die Sunrise Kampagne verstärkt die Bedeutung vom Behalten der Selbstkontrolle und zeigt, wie man in verantwortlicher Weise die Gelegenheiten einer Nacht für sich nutzt.‹« – ein werbetextlicher Geniestreich!

33 Mack & Vaughn 2012, S. 14

34 Platzer & Petrovic 2011

35 nach Daten aus Platzer & Petrovic 2011, S. 603, Table 1

36 Morford 2010, Pickshaus 2013, Wotham 2011

37 Przybylski et al. 2013, S. 1847

38 Przybylski et al. 2013, S. 1846

39 nach Daten der National Highway Traffic Safety Administration, NHTSH, 2014; vgl. auch Beulens et al. 2011

40 Entsprechende Daten für Deutschland konnte ich bislang nicht finden.

41 Wie die in Kapitel 4 bereits beschriebene Kampagne 1-1-1 aus Südkorea eindrucksvoll belegt.

42 Vgl. Mogilner et al. 2012, zusammenfassende Darstellung in Spitzer 2013c

43 Kuhl et al. 2003, Zimmerman et al. 2007, S. 367; Übersicht in Spitzer 2010a, Kap. 12

44 Richards et al. 2010; vgl. hierzu auch meine ausführliche Darstellung in Spitzer 2012a

45 Facebook selbst legt die Untergrenze des Alters der Nutzer mit zwölf (USA) bzw. dreizehn (Deutschland) Jahren fest!

46 Keim & Noji 2011

47 Masedu et al. 2014

48 Masedu et al. 2014, S. 2

Cyberchondrie

1 Eastin & Guinsler 2006
2 Eichenberg & Brähler 2013
3 nach Daten aus Taylor 2010, Table 1, S. 2
4 Eichenberg & Wolters 2013
5 Bleichhardt & Hiller 2007
6 Eichenberg & Wolters 2013, S. 79
7 White & Horvitz 2009, S. 1
8 aus White & Horvitz 2009
9 White & Horvitz 2009, S. 10
10 »Wir definieren Eskalationen als beobachtete Steigerungen in der Schwere der Bedenken, die sich in den Suchbegriffen ausdrückt, die während einer Internetsuche verwendet wurden.« (White & Horvitz 2009, S. 12).
11 »Wir definieren eine Internetsuche als eine zeitlich geordnete Abfolge von Websites, die durch eine Anfrage bei einer kommerziellen Suchmaschine gestartet und durch 30 Minuten Inaktivität im Netz beendet wurde.« (White & Horvitz 2009, S. 12).
12 Vor fünf Jahren waren die Zeiten noch anders: Während die Nutzer von Facebook heute ohne deren Zustimmung nicht nur routinemäßig ausspioniert, sondern zuweilen sogar (im Hinblick auf ihre Emotionen) manipuliert (vgl. Kramer et al. 2014) werden, beeilen sich White und Horvitz, jegliche diesbezüglichen Bedenken zu zerstreuen: »Wir möchten nochmals betonen, dass uns die Privatheit und Vertraulichkeit der Nutzer sehr am Herzen lag. Es wurden weder personenbezogene Informationen gesammelt, noch wurde versucht, einzelne Personen zu identifizieren oder zu untersuchen. Vielmehr wurden die Daten über die Personen hinweg zusammengefasst.« S. 13.
13 White & Horvitz 2009, S. 26
14 White & Horvitz 2009, S. 27
15 Wer damit aufhört, sein »Gesamtbild« zu ändern, wenn er neue Erkenntnisse gewonnen hat, ist im Grunde geistig gar nicht mehr wirklich am Leben.
16 Wildemuth 2004
17 Wenn dies tatsächlich zuweilen behauptet wird, dann geht es um *Defizite* durch Bildschirme: Die Augen tun weh, die Aufmerksamkeit leidet sowohl unter E-Bookd als auch unter schnell geschnitten Video-Sequenzen, und das Gedächtnis leidet unter der Verwendung digitaler Hilfen beim Schreiben oder Fotografieren.

Digitale Kindheit: unsinnlich und sprachlos

1 Für eine genauere Übersicht, vgl. Spitzer 2014a [Brockhaus]
2 Einzelheiten zur Bildung von Gehirnkarten in Spitzer 1996
3 Kuhl & Meltzoff 1982
4 McGurk & Macdonald 1976
5 Durch entsprechenden Schnitt der Tonspur des Videos lässt sich dies leicht bewerkstelligen. Wer den Effekt noch nie gesehen hat, findet auf YouTube unter »McGurk-Effekt« eine Reihe von Videos zum Selbstversuch.
6 Vgl. Marques et al. 2014
7 Rosenblum et al. 1997
8 Bialystok 2009, Bialystok & Craik 2009, Bialystok & Viswanathan 2009, Bialystok et al. 2007, 2009, Carslon & Meltzoff 2008, Graik et al. 2010, Dijkstra 2005, Green & Abutalebi 2013, Kroll & Gollan 2014, Pons et al. 2015
9 Kuhl et al. 2003
10 Zimmerman et al. 2007
11 Zimmerman et al. 2009
12 aus Winterstein & Jungwirth 2006
13 Hancox et al. 2004
14 Christakis et al. 2012
15 Varian 2010
16 Es wird hier gar nicht bestritten, dass das E-Book (ähnlich wie das Hörbuch, das vor allem von Geschäftsleuten im Auto während langer Fahrten gehört wird) seine Nische hat: Leseratten, die sich zur Tiefenentspannung im Urlaub täglich mindestens einen »Schinken reinziehen« müssen (wie meine Kinder sagen würden), hatten früher schweres Gepäck. Heute erleichtert ihnen ein E-Reader die Reise buchstäblich. Dank des kleinen Apparats ist der halbe Koffer leer, oder es genügt ein kleinerer.
17 Robinson 2015
18 Robb 2015
19 Baron 2015
20 Konnikova 2014
21 Baron 2015
22 Chen et al. 2014, Mangen et al. 2013, Schugar & Schugar 2014
23 Paul 2014
24 Hood et al. 2008
25 Parish-Morris et al. 2013

26 Parish-Morris et al. 2013, S. 205
27 Parish-Morris et al. 2013, S. 206
28 Parish-Morris et al. 2013, S. 207
29 Chiong et al. 2012
30 Chiong et al. 2012, S. 1
31 Chiong et al. 2012, S. 1
32 »Digitales Lesen ist wahrscheinlich nichts anderes als an anderen Bildschirmen verbrachte Zeit« lautet die freie Übersetzung dieser Überschrift.
33 Dies ist nahezu immer der Fall, wenn Medien – ganz gleich ob es um Fernsehen, Spielkonsole oder Computer geht – im Bildungsbereich schlecht abschneiden. Praktisch nie liest man: »das Medium hat einen schlechten Einfluss«. Stattdessen wird von »besser Fernsehen«, »gemeinsam Spielen« oder »intelligenteren Umgang fördern« gesprochen (vgl. z. B. Enquette-Kommission 2013).
34 Coldewey 2014
35 Paul 2014
36 modifiziert nach Holden 2004
37 Kiefer et al. 2007, Kiefer & Trumpp 2012, Kontra et al. 2015
38 Domahs et al. 2008, 2010, Dehaene et al. 2004, Krinzinger et al. 2011, Noël 2005, Gracia-Bafalluy & Noël 2008, Tschentscher et al. 2012, Moeller et al. 2012. Zur Modulation dieser Effekte durch Kultur, vgl. Bender & Beller 2012.
39 Johann Amos Comenius (1592–1670) wies als Erster darauf hin; der heute vielzitierte Leitspruch »Lernen mit Kopf, Herz und Hand« stammt von Johann Heinrich Pestalozzi (1746–1827).
40 Spitzer 2013a; ich danke meiner Tochter Anna (damals vier Jahre) für ihre Mitarbeit beim Hand-Fotoshooting.
41 Paton 2014
42 Käser 2012
43 Kabali et al. 2015
44 Wagner 2004
45 KIM-Studie 2012, S. 63 (Medienpädagogischer Forschungsverbund Südwest 2012)
46 Buchegger 2013
47 Bleckmann et al. 2013

373

Digitale Jugend: unaufmerksam, ungebildet und unbewegt

1 nach Spitzer 2012a, Abb. 14.1
2 Christakis et al. 2004
3 Lillard et al. 2011
4 Lillard et al. 2015a, b
5 Nathanson et al. 2014, vgl. auch die Metaanalyse von Nikkelen et al. 2014
6 Lin et al. 2015
7 Weiss et al. 2011, S. 327
8 Zheng et al. 2014
9 Gausby 2015, S. 5, 6
10 http://graphics.wsj.com/emoji/#/numbers. Vgl. auch den Eintrag Emoji in Wikipedia.
11 Gausby 2015, S. 2
12 Gausby 2015, S. 5
13 Zudem wurde bei einer kleineren Gruppe von 112 Probanden mittels EEG die zentralnervöse Aktivierung beim Umgang mit diversen Medien in verschiedenen Umgebungen gemessen; zugleich wurde das Verhalten gefilmt. Die hierbei verwendeten Methoden und die Auswertung der Daten sind leider nicht nachvollziehbar dargestellt, so dass diese Ergebnisse hier nicht berichtet werden.
14 »Multi-screening trains consumers to be less effective at filtering out distractions« (Gausby 2015, S. 4).
15 Nach Daten aus Gausby 2015
16 Gausby 2015, S. 37
17 Im Einzelnen bejahen 77 Prozent der 18- bis 24-Jährigen (zum Vergleich: 10 Prozent der Personen im Alter von 65 und darüber; [65+]) den Satz: »Wenn ich gerade mit nichts beschäftigt bin, greife ich als Erstes zu meinem Handy.« 52 Prozent checken ihr Telefon mindestens alle 30 Minuten (65+: 6 Prozent), 73 Prozent checken es als letzte Tätigkeit von dem Einschlafen (65+: 18 Prozent), und 79 Prozent der jungen Leute nutzen während des Fernsehens noch andere Geräte (z. B. Handy, Laptop, Spielkonsole, Tablet), bei den älteren Leuten (65+) tun dies nur 42 Prozent. (Gausby 2015, S. 7).
18 Daniel & Willingham 2012
19 Sparrow et al. 2011
20 Mueller & Oppenheimer 2014
21 Tan et al. 2013
22 James & Engelhardt 2012, Longcamp et al. 2005, 2008, 2011, Mueller & Oppenheimer 2014

23 Bilton 2014

24 Guldner & Schmidt 2014

25 Kutter 2014

26 ICILS 2013; vgl. Bos et al. 2014

27 zit. nach Guldner & Schmidt 2014, S. 3

28 »Uns war es wichtig, dass Bildungsforscher nun auch den wichtigen Bereich der Digitalisierung detaillierter untersuchen. Ich wünsche mir, dass die ICILS-Studie den Ländern Impulse gibt, damit es an den Schulen zu dringend notwendigen Veränderungen und Verbesserungen kommt« (Quennet-Thielen 2014).

29 zit. nach Kutter 2014

30 Deutsche Telekom Stiftung 2014, S. 59–62

31 Daniel & Willingham 2012

32 Mizrachi 2015, vgl. Hierzu auch die zusammenfassende Darstellung in Spitzer 2015e

33 Schäfer 2014

34 Rouse et al. 2004, Shapley et al. 2009, Spiel & Popper 2003, Warschauer 2006, Warschauer et al. 2012, Wenglinsky 1998

35 Schaumburg et al. 2007, S. 120f

36 Gottwald & Valendor 2010, S. 118

37 Gottwald & Valendor 2010, S. 117

38 vgl. hierzu Spitzer 2010a

39 Gall 2014

40 Bos et al. 2014, S. 20

41 Richtel 2011

42 vgl. meine Übersicht in Spitzer 2005

43 Braithwaite et al. 2013

44 Streb et al. 2015

45 Fotocredit, mit freundlicher Genehmigung der Mutter des Probanden

46 Levine et al. 1999, 2005

47 Ma et al. 2002

48 Mo-suwan et al. 2014

49 Nach Streb et al. 2015, Figure 1, Übersetzung durch die Erstautorin.

50 Adipositas-Zentrum INSULA, 83 483 Strub/Bischofswiesen

51 Bei Erwachsenen wird der BMI berechnet aus dem Körpergewicht geteilt durch das Quadrat der Körpergröße. Bei einem Gewicht von 80 kg und einer Größe von 1,80 m beträgt der BMI somit $80/1,8^2 = 24,7 \, kg/m^2$. Bei einem BMI zwischen 18,5 und 25 liegt Normalgewicht vor; ein BMI von 25 zu 30 bezeichnet Übergewicht, und ab einem BMI von 35 spricht

man von krankhaftem Übergewicht (Adipositas). Um bei einer Körpergröße von 1,80 m einen BMI von 100 zu haben, muss man 324 kg wiegen. In die Bestimmung des BMI bei Kindern geht deren Alter mit ein. Sie erfolgt über entsprechende Tabellen.

52 Siegfried et al. 2015a, b
53 Erhart et al. 2012
54 Fliers et al. 2013; auch in China wurde der Zusammenhang zwischen ADHS und Übergewicht gefunden (Yang et al. 2013).
55 Aus Siegfried et al. 2006, S.150 und Siegfried et al. 2015a, S.3 (mit freundlicher Genehmigung des Autors)
56 Siegfried et al. 2015b
57 Schmoll 2011
58 Die Idee zu diesem Epilog verdanke ich meinem ehemaligen Mitschüler Horst Gerwig. Sein Beitrag »Apropos Kleinschreibung« wurde 1977 in unserer Abi-Zeitung publiziert – leider noch völlig ohne Impact-Faktor (Weißler et al. 1977, S. 10). Die damals unvorhersehbaren pädagogischen Entwicklungen der vergangenen Jahrzehnte machten eine behutsame Aktualisierung des Beitrags nötig. Danke Horst, für deine geniale Idee!

Digital schlaflos

1 Briançon-Marjollet et al. 2015
2 Crowley et al. 2007
3 Cain & Gradisar 2010
4 National Sleep Foundation 2006
5 Metaanalysen sind Studien, die als Datenquelle andere Studien verwenden und deren Ergebnisse auf bestimmte, methodisch aufwendige Weise unter Verwendung statistischer Verfahren zusammenfassen. Dies unterscheidet sie von den früher üblichen zusammenfassenden Literaturübersichten.
6 Cain & Gradisar 2010
7 Pallesen et al. 2008
8 Hysing et al. 2013
9 Van den Bulck 2007, Adam et al. 2007, Thorleifsdottir et al. 2002
10 Dorofaeff & Denny 2006
11 Punamaki et al. 2007, Yen et al. 2008, Weaver et al. 2010
12 Hysing et al. 2015
13 Dem aufmerksamen Leser wird auffallen, dass die Kategorie »ein bis zwei Stunden« fehlt. Dies wurde bewusst so gehalten, weil man die We-

nig-Nutzer (bis einschließlich eine Stunde) von den Intensivnutzern (ab zwei bis drei Stunden) klar trennen wollte (vgl. Hysing et al. 2015, S. 3).

14 Nach Hysing et al. 2015, S. 3
15 Nach Hysing et al. 2015, S. 4
16 nach Daten aus Hysing et al. 2015, S. 4
17 nach Daten aus Hysing et al. 2015, S. 4
18 Van den Bulck 2007
19 Nach Daten aus Van den Bulck 2007
20 Munezawa et al. 2011
21 Nach Daten aus Munezawa et al. 2011, S. 1016
22 Nach Daten aus Munezawa et al. 2011, S. 1017
23 Oshima et al. 2012
24 Oshima et al. 2012, S. 1027
25 Falbe et al. 2015
26 Falbe et al. 2015, S. e721
27 Gradisar et al. 2013
28 Lemola et al. 2015
29 Lanaj et al. 2014
30 Khalsa et al. 2003
31 Hauri und Fischer 1986
32 Im Bereich der Forschung zur »inneren Uhr« wird dieses Wort als *Terminus technicus* verwendet und bezeichnet den Effekt, dass äußere Reize die innere Uhr »stellen« können, d. h. einen Abgleich zwischen innerer Uhr und äußerer Zeit bewirken.
33 Brainard et al. 1988, Czeisler 2013, Zeitzer et al. 2000
34 Keis et al. 2014
35 Khalsa et al. 2003
36 Wood et al. 2013
37 Chang et al. 2015
38 Chang et al. 2015, S. 1233
39 Lund et al. 2010
40 Diekelmann & Born 2010, Maquet 2001, Rasch & Born 2013, Stickgold 2005
41 Fenn et al. 2003, Grön et al. 2011, Hu et al. 2015, Huber & Born 2014, Marshall & Born 2007, Racsmány et al. 2010, Robertson et al. 2004, Smith 2001, Wilhelm et al. 2011
42 Yang et al. 2014
43 Kurdziel et al. 2013, Lemos et al. 2014, Potkin & Bunney WE 2012, Seehagen et al. 2015, Tamminen et al. 2010, 2013, Wong et al. 2013

377

44 Wagner et al. 2004
45 Djonlagic et al. 2009, Lewis & Durrant 2011
46 Friedrich et al. 2015
47 Briançon-Marjollet et al. 2015, Liu et al. 2013, Mesarwi et al. 2013, Nedeltcheva et al. 2012
48 Buxton et al. 2012
49 Knutson et al. 2011
50 Diese meinem Buch *Digitale Demenz* (Spitzer 2012) zugrundeliegende These wurde in den vergangenen drei Jahren keineswegs widerlegt, sondern ganz im Gegenteil erhärtet.

Cybersex

1 Deaner et al. 2005
2 Wolak et al. 2012, Agustina & Gómez-Durán 2012
3 Auch in Peru wurden deutlich höhere Werte für Jungen (35 Prozent) im Vergleich zu Mädchen (13 Prozent) ermittelt (West et al. 2014). Meist jedoch war das Geschlechterverhältnis umgekehrt. Kulturelle Faktoren, die unterschiedliche Motivationslagen bedingen, scheinen hier eine erhebliche Rolle zu spielen.
4 Mitchell et al. 2012
5 Döring 2011, Drouin & Landgraff 2012, Gordon-Messer et al. 2013, Weisskirch & Delevi 2011
6 Klettke et al. 2014
7 Brennan & Shaver 1995. Letztlich geht es hier darum, dass Organismen auf Stress (und insbesondere Menschen auf den Verlust wesentlicher Sozialkontakte und den damit verbundenen Stress) mit – wie es im Englischen heißt – *fight or flight* – reagieren können, also mit einer Kampfreaktion (ängstliche *Aktivierung*) oder einer Vermeidungsreaktion (die mit Rückzug und *Deaktivierung* einhergeht). So werden die beiden genannten menschlichen Reaktionstypen auf Bindungsunsicherheit in einem sehr allgemeinen theoretischen Rahmen plausibel (Birnbaum 2007).
8 Drouin & Tobin 2014
9 Drouin & Landgraff 2012
10 Temple et al. 2014
11 Benotsch et al. 2013; keine Zusammenhänge fanden dagegen Gordon-Messer et al. 2013.
12 Monto & Carey 2014; vgl. auch Livingstone & Smith 2014
13 Diese Daten entnehme ich Young 2008. Diese Studie verdeutlicht die

Größenordnung, auch wenn die erhobenen Daten inzwischen veraltet sind. Die großen Gewinner sind übrigens nicht der *Playboy* oder ähnliche Quellen, sondern alte Wall-Street-bekannte Firmen wie AT&T, General Motors, MCI, Time-Warner, Comcast, Echo Star Communications, Hilton, Marriott, Sheraton, Radisson, VISA, MasterCard und American Express (vgl. Egan 2000).

14 Man findet diese Definition u. a. auf der Webseite des Bundeskriminalamts (BKA).

15 Woldin 2014

16 Rupp & Wahlen 2008

17 Drey et al. 2008

18 Döring 2011

19 Malamuth et al. 2000

20 Drey et al. 2008

21 Malamuth et al. 2000

22 Hald et al. 2010

23 Faubert et al. 2011

24 Faubert et al. 2011, S. 225

25 Eberstadt & Layden 2010, Jensen 2007a,b, Malerek 2009, Bridges et al. 2010, Anon. 2014

26 Einige technophile Entwickler würden hier sicher gerne ergänzen wollen: »NOCH nicht!« Man arbeitet ja weltweit an Hardware und Software, die Cybersex ermöglichen soll.

27 Backhaus 2014

28 Bilton 2014

29 Bhattacharya 2015, Demling 2015

30 Beymer et al. 2014

31 Adams 2015

32 Daten des amerikanischen Center for Disease Control, CDC, nach Bhattacharya 2015

33 Daten der Gesundheitsbehörden aus Kirby Institute 2014, S. 18, Figure 19

34 »You don't have to be a genius to work out that these sorts of apps make having casual sex a damn sight easier. You can find, down to a metre or two, the nearest available person who is interested. This is something that just hasn't been available before.«

35 Adam et al. 2011, S. 506. Und die Autoren der Studie fügen hinzu: »Unsere Befunde legen nahe, dass sexuelles Risikoverhalten mit Online-Bekanntschaften auch bei denjenigen Männern auftritt, die keine starke

Präferenz für ungeschützten Analverkehr haben und die eigentlich beabsichtigen, bei Gelegenheitssex Kondome zu verwenden. Dies stützt die Hypothese, dass dieses Risikoverhalten durch Online-Phantasien über ungeschützten Sex beeinflusst wird. Dies wiederum spricht gegen die Annahme, die in manchen Internetforen vertreten wird, dass Online-Faszination nichts mit realem Verhalten zu tun und im realen Leben keine Konsequenzen hat« (Adam et al. 2011, S. 513).

36 Vgl. hierzu Guinn 2006

Digital depressiv und einsam

1 Reinsch 2015
2 Eine kürzlich publizierte Studie an 1786 College-Studenten ergab bei übergewichtigen ein deutlich erhöhtes Risiko, an einer Depression zu leiden, vgl. Odlaug et al. 2015
3 Cheng et al. 2014
4 Bessiere 2010, Campbell et al. 2006, Morrison & Gore 2010, Young & Rogers 1998, Lam & Peng 2010, Kotikalapudi et al. 2012
5 Nakazawa et al. 2002
6 Costigan et al. 2013
7 Hellström et al. 2015
8 Bickham et al. 2015
9 Heo et al. 2015
10 Cotten et al. 2013
11 Sum et al. 2008
12 Erickson & Johnson 2011
13 Pea et al. 2012
14 Richards et al. 2010
15 Anon. 2015a
16 Anon. 2015b
17 Lepp et al. 2013, S. 2
18 Thomée et al. 2011
19 Thomée et al. 2011, S. 7
20 Lepp et al. 2013
21 Andreassen et al. 2012
22 Beranuy et al. 2009
23 Cheever et al. 2014
24 Clayton et al. 2015
25 Ehrenberg et al. 2008

26 Lane & Manner 2011
27 Lepp et al. 2014
28 Merlo 2008
29 Murdock 2013
30 Phillips et al. 2006
31 Rosen et al. 2013a
32 Sánchez-Martínez & Otero 2009
33 Takao et al. 2009
34 Thomée et al. 2011
35 White et al. 2011
36 Yen et al. 2009
37 Zheng et al. 2014
38 nach Lepp et al. 2013
39 Thomée et al. 2011
40 Norton et al. 2014
41 Kuiper et al. 2015
42 Holt-Lunstad et al. 2010
43 Holt-Lunstad et al. 2010, S. 9
44 Holt-Lunstad et al. 2010, S. 14

Was tun?

1 DIVSI 2015, Kabali et al. 2015, Rehbein et al. 2009
2 Vorbildlich sind hier beispielsweise die klaren Empfehlungen US-amerikanischer Kinderärzte (vgl. American Academy of Pediatrics 1999, 2001, Bushman & Anderson 2009, Vandewater et al. 2005).
3 Oreskes & Conway 2010
4 Mittlerweile habe ich eine ganze Sammlung entsprechender, mir von verzweifelten Lehrern meist per E-Mail mitgeteilter Fälle. Anstatt zu überzeugen, wird »von oben« erheblicher Druck ausgeübt, was man nur als unwürdig bezeichnen kann, wenn man bedenkt, dass sich hier akademisch gebildete Menschen mit Argumenten begegnen sollten.
5 Hein 2014; Romero 2014
6 Blume 2014, Dobuzinskis 2013, Clough 2015
7 Zitat eines Spieleentwicklers aus Pfeiffer 2015, S. 170, Übersetzung durch den Autor.
8 Der Terminus »Amoklauf« wird zwar zur Bezeichnung von Gewalttaten an Schulen (engl: *school schootings*) verwendet, ist jedoch sachlich falsch, denn es handelt sich um (teils über Jahre) bewusst geplante Akti-

onen. Die hier angeführte Tat ereignete sich am Vormittag des 11. März 2009 in der Albertville-Realschule und deren Umgebung in Winnenden und Wendlingen (nahe Stuttgart). Der 17-jährige Tim Kretschmer tötete 15 Menschen und zuletzt sich selbst nach mehrstündiger Flucht vor der Polizei. Zudem wurden elf Menschen verletzt, einige von ihnen schwer.

9 Casey et al. 2000, 2005, 2006, 2010, Steinberg et al. 2009

10 Hawi & Rupert 2015

11 Hänzschel 2015

12 Greiner 2014

13 Die über verschiedene Nachrichtenagenturen verbreitete Meldung lautete wie folgt: »In Zukunft schaltet VW eine halbe Stunde nach Arbeitsende die Weiterleitungen vom Mailserver auf die Blackberry-Smartphones der Beschäftigten ab. Die Funktionen für die Sprachtelefonie seien jedoch weiterhin verfügbar. Diese Regelung hat der Betriebsrat durchgesetzt. Die Regelung gilt den Angaben zufolge für etwa 1100 Mitarbeiter mit Tarifvertrag – nicht aber für Manager. Der E-Mail-Stopp soll einer ständigen Erreichbarkeit entgegenwirken und ein Erholen nach Feierabend erleichtern.« (automotiveIT 2011).

14 Sandoval et al. 2015

15 vgl. Kapitel 3, S. 114f

16 Diesen Ausdruck verwendet beispielsweise der Pressesprecher des Internats Salem, Hartmut Ferenschild (zit. nach Greiner 2014).

17 Er startete die Kampagne »Die Million«, mit der Schüler über die Bedeutung von Bildung für ihren gesamten weiteren Lebensweg und Lebenserfolg informiert wurden. Solche Kampagnen gab es schon früher, beispielsweise ab 1972 unter dem Titel *A Mind Is a Terrible Thing to Waste* an junge Menschen afrikanischer Abstammung gerichtet, oder seit dem Jahr 2000 unter »Operation Graduation«, gesponsert von der US Army.

18 Hier einige Beispiele der Nachrichten, die zu 75 Prozent informativ waren (Beispiele 1 und 2) und zu 25 Prozent eher werbewirksam überzeugen sollten (Beispiele 3 und 4):
Beispiel 1: »Schulabbrecher verdienen 21 023 Dollar jährlich, College-Abgänger 58 613 Dollar. Rechne mal nach, was das bedeutet.«
Beispiel 2: »Schulabbrecher sind dreifach häufiger arbeitslos als College-Abgänger.«
Beispiel 3: »Die Leute schauen nicht auf einen herab, weil man zu gebildet ist.«
Beispiel 4: »Menschen mit Schulabschluss bereuen nie, dass sie zur

Schule gegangen sind; Schulabbrecher hingegen bereuen oft, dass sie sie verlassen haben.«

19 Am 8. Oktober 2010 erhielten die 1470 Schüler der Gruppen 1–3 ihr Mobiltelefon. Die Studie lief insgesamt ein Jahr lang und kostete etwa 370 000 Dollar, also etwa 250 Dollar pro Schüler.

20 Fryer 2013, S. 19

21 nach Daten aus Tossel et al. 2015, Tabelle 4

22 vgl. Kaczmarek (2015). Ich danke Frau Dr. Hannelore Goertzen und Frau Katharina Kaczmarek für ihr Engagement, ihre mündlichen Berichte und die Möglichkeit zur Einsicht in die Tagebücher von 19 Schülern. Schulprojekte sind eine Lernform, bei der die Schüler Teamfähigkeit und Selbständigkeit beweisen können. Die Schüler entwickelten die Projektidee innerhalb des Themas Medienverzicht, legten die Schwerpunkte (hinsichtlich Medium, Zeitraum und Organisation) fest und trugen eigenständig und selbstverantwortlich zum Erfolg des Projekts bei, das vom 16.4. bis 15.5.2015 lief.

23 Moffit et al. 2011

24 Die Ergebnisse aller Schüler eines Jahrgangs wurden auf einen Mittelwert von 0 und eine Standardabweichung von 1 standardisiert, so dass sie über die Jahre hinweg vergleichbar waren. Erfasst wurden auf Schülerebene zudem Geschlecht, ethnische Zugehörigkeit der Schüler (»Minderheiten«), ihr Einschluss in Programme der staatlich geförderten kostenfreien Schülerverpflegung (als Indikator für Zugehörigkeit zur unteren sozialen Klasse) sowie ihre Einstufung als besonders förderbedürftig.

25 Die Untersucher hatten alle in Frage kommenden Schulen der genannten vier Städte angeschrieben, jedoch nur von 21 Prozent der Schulen positive Rückmeldungen erhalten. Dies entspricht den Autoren zufolge der üblichen Response-Rate von Schulen bei privat durchgeführten Forschungsprojekten. Ein Vergleich von wesentlichen Charakteristika der 91 Schulen mit dem nationalen Durchschnitt ergab keine bedeutsamen Unterschiede, so dass man von Repräsentativität der Studie ausgehen kann.

26 Nach Daten aus Beland & Murphy 2015, S. 29, Tabelle 6, Spalte 3

27 Beland & Murphy 2015, S. 3

28 Garrison & Christakis 2012

29 Robinson 1999, Robinson et al. 2001

30 Nach Daten aus Beland & Murphy 2015, S. 37, Tabelle A2, Spalte 3

31 vgl. das Buch von Lembke & Leipner 2015

32 Bleckmann 2012, Bleckmann et al. 2014, Bleckmann & Mößle 2014

33 Entsprechende Studien zeigen dies klar (vgl. Bleakley et al. 2013).

34 Wilson et al. 2014. Die Fragen waren jeweils auf einer Skala von jeweils auf einer Skala von 1 (gar nicht/ganz schlecht) bis 9 (ganz oft/gut) zu beantworten.

35 Nach Daten aus Wilson et al. 2014

36 Wilson et al. 2014, S. 76

37 Wilson et al. 2014, S. 77

Literatur

Aamodt S, Wang A (2007) Exercise on the brain. New York Times (http://www.nytimes. com/2007/11/08/opinion/08aamodt.html?_r=2; abgerufen am 20.6.2010)

Abler B, Hahlbrock R, Unrath A, Grön G, KassubekJ (2009a) At-risk for pathological gambling: imaging neural reward processing under chronic dopamine agonists. Brain 132: 2396-2402

Abler B, Herrnberger B, Grön G, Spitzer M (2009b) From uncertainty to reward: BOLD characteristics differentiate signaling pathways. BMC Neuroscience 10: 154 1-12 (doi:10.1186/1471-2202-10-154)

Abler B, Walter H, Erk S, Kammerer H, Spitzer M (2006) Prediction error as a linear function of reward probability is coded in human nucleus accumbens. Neuroimage 31: 790-795

Abler B, Walter H, Erk S. (2005) Neural correlates of frustration. NeuroReport 16: 669-672

Acquisti A, Brandimarte L, Loewenstein G (2015) Privacy and human behavior in the age of information. Science 347: 509-514

Adam P, Murphy DA, de Wit JBF (2011) When do online sexual fantasies become reality? The contribution of erotic chatting via the Internet to sexual risk-taking in gay and other men who have sex with men. Health Education Research 26: 506-515

Adams S (2015) Dating apps that pinpoint interested people down to the nearest metre blamed for soaring sex infections. The Mail on Sunday (3.1.2015) (http://www.dailymail. co.uk/health/article-2895639/)

Agustina JR, Gómez-Durán EL (2012) Sexting: Research criteria of a globalized social phenomenon. Archives of Sexual Behavior 41: 1325-1328

Ahonen T (2013) Average person looks at his phone 150 times per day. Zit. nach www. phonearena.com/news/Average-person-looks-at-his-phone-150-times-per-day_id26636 (abgerufen am 14.8.2013)

Ahrberg K, Dresler M, Niedermaier S, Steiger A, Genzel L (2012) The interaction between sleep quality and academic performance. Journal of Psychiatric Research 46: 1618-1622

American Academy of Pediatrics (2001) Children, adolescents, and television. Pediatrics 107: 423-426

American Academy of Pediatrics (2011) Media Use by Children Younger Than 2 Years. Council on Communications and Media Pediatrics

American Academy of Pediatrics, American Public Health Association, National Resource Center for Health and Safety in Child Care and Early Education (2011). Caring for our children: National health and safety performance standards; Guidelines for early care and education programs (3rd ed.). American Academy of Pediatrics; Elk Grove Village, IL Washington, DC: American Public Health Association.

Anderson J, Rainie L (2012) Millennials will benefit and suffer due to their hyperconnected lives, The Pew Research Center's Internet and American Life Project. [http://www.pewinternet.org/Reports/2012/Hyperconnectedlives/Overview.aspx]

Anderson JR (1998) Social stimuli and social rewards in primate learning and cognition. Behav. Proc. 42: 159-175

Andreassen CS, Torsheim T, Brunborg GS, Pallesen S (2012) Development of a Facebook addiction scale. Psychological Reports 110: 501-517

Angel L (1984) Health as a crucial factor in the changes from hunting to developed farming in the Eastern Mediterranean. In: Cohen MN, Armelagos GJ (HG) Paleopathology at the Origins of Agriculture, S. 51-73. Academic Press, Orlando, FL

Angwin J (2014) Has privacy become a luxury good? New York Times, 3.3.2014 (http://www.nytimes.com/2014/03/04/opinion/has-privacy-become-a-luxury-good.html; abgerufen am 1.6.2015)

Anonymus (2007) Fettleibigkeit in Europa. Spiegel online 19.4.2007 (http://www.spiegel.de/wissenschaft/mensch/0,1518,478167,00.html; abgerufen am 13.6.2010)

Anonymus (2008) Nomophobia ist the fear of being out of mobile phone contact – and it's the plague of our 24/7 age. Evening Standard, 1.4.2008 (http://web.archive.org/web/20080706204512/http://www.thisislondon.co.uk/news/article-23468919 details/No mophobia+is+the+fear+of+being+out+of+mobile+ phone+contact+-+and+it%2527s+ the+plague+of+our+247+age/article.do; abgerufen am 26.1.2015)

Anonymus (2010) Childhood obesity: affecting choices (Editorial). The Lancet 375 (20.2.2010): 611

Anonymus (2013) Aus der koreanischen Zeitung »Han Kyoreh« am 24. Juni 2013 (http://www.hani.co.kr/arti/economy/economy_general/592943.html)

Anonymus (2014) Sexuelle Gewalt gegen Frauen: Indischer Minister nennt Vergewaltigungen richtig. SPIEGEL ONLINE 6.6.2014 (http://www.spiegel.de/panorama/justiz/vergewaltigungen-in-indien-minister-verteidigt-sexuelle-gewalt-a-973711-druck.html; abgerufen am 16.5.2015)

Anonymus (2015a) Todesursache: Exzessives Computerspielen. Kurier, 17. 1. 2015 (http://www.msn.com/de-de/nachrichten/panorama/todesursache-exzessives-computerspielen/ar-AA8gZ8t?ocid=mailsignoutmd; zugegriffen: 13. 4. 2015)

Anonymus (2015b) Autofahrer lassen Unfallopfer auf A2 liegen – WDR Radio, 1. 2. 1015 (http://www1.wdr.de/radio/nachrichten/wdr345/radiohomepage225470. html; zugegriffen am 13. 4. 2015)

APA: American Psychiatric Association (2013) Diagnostic an Statistical Manual of Mental Disorders: DSM-5. Fifth Edition. Arlington, VA, American Psychiatric Association

Backhaus A (2014) Sex-Dating mit Tinder: Bitte einmal willig lächeln. SPIEGEL online 7.12.2011 (http://www.spiegel.de/kultur/gesellschaft/dating-app-tinder-sex-per-chat-a-1007073.html; abgerufen am 11.2.2015)

Baek I-H, Park E-J (2013) ›Digital dementia‹ is on the rise. Teens addicted to net, mobile devices now get cognitive disorders. Korea Joongang Daily (24.6.2013). http://koreajoongangdaily.joins.com/news/article/option/article_print.aspx (abgerufen am 2.12.2013)

Banaji S, David Buckingham D (2010) Young People, the Internet, and Civic Participation: An Overview of Key Findings from the CivicWeb Project. International Journal of Learning and Media 2(1): 15-24

Barak M, Lipson A, Lerman S (2006) Wireless laptops as means for promoting active learning in large lecture halls. Journal of Research on Technology in Education 38: 245-226

Barlett CP, Anderson CA, Swing EL (2009) Video Game Effects – Confirmed, Suspected, and Speculative: A Review of the Evidence. Simulation Gaming 40: 377-403

Baron NS (2015) Words Onscreen: The Fate of Reading in a Digital World. University Press, Oxford

Barr N, Pennycook G, Stolz JA, Fugelsang JA (2015) The brain in your pocket: Evidence that Smartphones are used to supplant thinking. Computers in Human Behavior 48: 473-480

Basile K, Swahn M, Chen J, Saltzman L (2003) Stalking in the United States, Recent National Prevalence Estimates. American Journal of Medicine 31: 172-175

Bastian B, Jetten J, Radke HRM (2012) Cyber-dehumanization: Violent video game play diminishes our humanity. Journal of Experimental Social Psychology 48: 486-491

Batada A, Seitz MD, Wootan MG, Story M (2008) Nine out of 10 food advertisements shown during saturday morning children's television programming are for foods high in fat, sodium, or added sugars, or low in nutrients. J Am Diet Assoc 108: 673-678

Baum K, Catalano S, Rand M (2009) Stalking Victimization in the United States. Washington, D.C.: Bureau of Justice Statistics, National Institute of Justice (NCJ 224527)

Baum S, Titone D (2014) Moving toward a neuroplasticity view of bilingualism, executive control, and aging. Applied Psycholinguistics 35: 857-894

Bavelier D, Green CS, Dye MWG (2010) Children, wired: For better and for worse. Neuron 67: 692–701

Bavelier D, Green CS, Han DH, Renshaw PF, Merzenich MM, Gentile DA (2011) Brains on videogames. Nat Rev Neurosci 12: 763-768 (doi:10.1038/nrn3135)

Beland L-P, Murphy R (2015) Ill Communication: Technology, Distraction & Student Performance. Centre for Economic Performance (CEP) Discussion Paper No 1350 (May 2015). London School of Economics and Political Science, Houghton Street, London WC2A 2AE

Bender A, Beller S (2012) Nature and culture of finger counting. Diversity and representational effects of an embodied cognitive tool. Cognition 124: 156-182

Benotsch EG, Snipes DJ, Martin AM, Bull SS (2013) Sexting, substance use, and sexual risk behavior in young adults. Journal of Adolescent Health 52: 307-313

Beranuy M, Oberst U, Carbonell X, Chamarro A (2009) Problematic internet and mobile phone use and clinical symptoms in college students: The role of emotional intelligence. Comput Hum Behav 25: 1182-1187

Berge ZL, Muilenburg LY (201 Handbook of Mobile Learning. Routledge, New York

Berns G (2005) Satisfaction. Holt, New York

Bessiere K (2010) Effects of Internet Use on Health and Depression: A Longitudinal Study. Journal of Med Internet Research 12:e6

Beullens K, Roe K, Van den Bulck J (2011) The Impact of Adolescents' News and Action Movie Viewing on Risky Driving Behavior: A Longitudinal Study. Human Communication Research 37: 488-508

Beymer MR, Weiss RE, Bolan RK, Rudy ET, Bourque LB, Rodriguez JP, Morisky DE (2014) Sex on demand: geosocial networking phone apps and risk of sexually transmitted infections among a cross-sectional sample of men who have sex with men in Los Angeles county. Sex Transm Infect doi:10.1136/sextrans-2013-051494

Bhattacharya S (2015) A date with disease: Get the app, risk the clap? New Scientist 3.1.2015 (Issue 3002)

Bialystok E (2009) Bilingualism: The good, the bad, and the indifferent. Bilingualism: Language and Cognition 12: 3-11

Bialystok E, Craik FIM (2009) Cognitive and linguistic processing in the bilingual mind. Current Directions in Psychological Science 19: 19-23

Bialystok E, Craik FIM, Freedman M (2007) Bilingualism as a protection against the onset of symptoms of dementia. Neuropsychologia 45: 459-464

Bialystok E, Craik FIM, Green DW, Gollan TH (2009) Bilingual minds. Psychological Science in the Public Interest 10: 89-129

Bialystok E, Viswanathan M (2009) Components of executive control with advantages for bilingual children in two cultures. Cognition 112: 494-500

Bianchi A, Phillips JG (2005) Psychological Predictors of Problem Mobile Phone Use. CyberPsychology & Behavior 8: 39-51 (doi:10.1089/cpb.2005.8.39)

Bickham DS, Hswen Y, Rich M (2015) Media use and depression: exposure, household rules, and symptoms among young adolescents in the USA. Int J Public Health 60: 147-155

Bilton N (2014) Tinder, the Fast-Growing Dating App, Taps an Age-Old Truth. New York Times (29.10.2014) (http://www.nytimes.com/2014/10/30/fashion/tinder-the-fast-growing-dating-app-taps-an-age-old-truth.html?_r=2; abgerufen am 4.2.2015)

Birnbaum GE (2007) Attachment orientations, sexual functioning, and relationship satisfaction in a community sample of women. Journal of Social and Personal Relationships 24: 21-35

Bjorge T, Engeland A, Tverdal A, Smith GD (2008) Body Mass Index in Adolescence in Relation to Cause-specific Mortality: A Follow-up of 230.000 Norwegian Adolescents. American Journal of Epidemiology 168: 30-37

Bleakley A, Jordan AB, Hennessy M (2013) The relationship between parents' screen time and children's television viewing. Pediatrics 132: e364-e371

Bleckmann P (2012) Medienmündig – wie unsere Kinder selbstbestimmt mit dem Bildschirm umgehen lernen. Klett-Cotta, Stuttgart

Bleckmann P, Eckert J (2012) Jedem realen Topf seinen virtuellen Deckel? Virtuelles Re-Enactment als Erklärungsmöglichkeit für ungewöhnliche Spieler-Spiel-Passungen bei Computerspielabhängigen. BIOS – Zeitschrift für Biographieforschung, Oral History und Lebensverlaufanalysen 25: 175-203

Bleckmann P, Seidel M, Pfeiffer C, Mößle (2013) T Media Protect. Medienpädagogische Elternberatung in der Grundschule. Konzeptbeschreibung und formative Evaluation. Kriminologisches Forschungsinstitut Niedersachen; Forschungsbericht Nr. 121

Bleckmann P, Fenner I (2014) Verankerung und Vertreibung in realen und virtuellen Welten. Biographische Längsschnittinterviews zu Bewältigung bei Computerspielsucht. BIOS – Zeitschrift für Biographieforschung, Oral History und Lebensverlaufanalysen 26: 1-33

Bleckmann P, Mößle T (2014) Position zu Problemdimensionen und Präventionsstrategien der Bildschirmnutzung. Sucht 60: 1-13

Bleichhardt G, Hiller W (2007) Hypochondriasis and health anxiety in the German population. British Journal of Health Psychology 12: 511–523

Blume H (2014) Federal grand jury subpoenaed documents from L.A. Unified. LA Times, 3.12.2014 (http://touch.latimes.com/#section/-1/article/p2p-82155107/; abgerufen am 6.4.2015)

Böttcher RA (2005) Flow in Computerspielen. Diplomarbeit zur Erlangung des akademischen Grades Diplomingenieur (Dipl.-Ing.). Fakultät für Informatik der Otto-von-Guericke-Universität Magdeburg

Bohannon J (2015a) Unmasked. Facial recognition software could soon ID you in any photo. Science 347: 492-493

Bohannon J (2015b) Breach of trust. After the Snowden revelations, US mathematicians are questioning their long-standing ties with the secretive National Security Agency. Science 347: 495-497

Boie J (2015) Aus Zorn. Lauschangriff im Kinderzimmer. Süddeutsche Zeitung, 18./19. April 2015, S. 4

Bonetti L, Campbell MA, Gilmore L (2010) The relationship of loneliness and social anxiety with children's and adolescents' online communication. CyberPsychology, Behavior, and Social Networking 13: 279-285

Booker QE, Rebman CM Jr, Kitchens FL (2014) A model for testing technostress in the online education environment: An exploratory study. Issues in Information Systems 15: 214-222

Born J, Rasch B, Gais S (2006) Sleep to remember. Neuroscientist 12: 410-424

Bornhäuser A, McCarthy J, Glantz SA (2006) German tobacco industry's successful efforts to maintain scientific and political respectability to prevent regulation of secondhand smoke. Center for Tobacco Control Research and Education. UC San Francisco (http://escholarship.org/uc/item/5ds4w4f5)

Borzekowski DL, Robinson TN (2001) The 30-second effect: an experiment revealing the impact of television commercials on food preferences of preschoolers. J Am Diet Assoc 101: 42-46

Bos W, Eickelmann B, Gerick J, Goldhammer F, Schaumburg H, Schwippert K, Senkbeil M, Schulz-Zander R, Wendt H (2014) Computer- und informationsbezogene Kompetenzen von Schülerinnen und Schülern in der 8. Jahrgangsstufe im internationalen Vergleich (ICILS 2013). Waxmann, Münster

Bowman LL, Levine LE, Waite BM, Gendron M (2010) Can students really multitask? An experimental study of instant messaging while reading. Computers & Education 54: 927-931

Brainard GC, Lewy AL, Menaker M, Fredrickson RH, Miller LS, Weleber RG, Cassone V, Hudson D(1988) Dose-response relationship between light irradiance and the suppression of plasma melatonin in human volunteers. Brain Res 454: 212-218

Braithwaite I, Stewart AW, Hancox RJ, Beasley R, Murphy R, et al. (2013) The worldwide association between television viewing and obesity in children and adolescents: Cross sectional study. PLoS ONE 8(9): e74263. (doi:10.1371/journal.pone.0074263)

Bramble DM, Lieberman DE (2004) Endurance running and the evolution of Homo. Nature 432: 345-352

Brand M, Laier C Pawlikowski M, Schächtle U, Schöler T, Altstötter-Gleich C (2010) Watching pornographic pictures on the internet: Role of sexual arousal ratings and psychological–psychiatric symptoms for using internet sex sites excessively. Cyberpsychology, Behavior, and Social Networking 14: 371-377

Breiter HC, Gollub RL, Weisskoff RM, Kennedy DN, Makris N, Berke JD, Goodman JM, Kantor HL, Gastfriend DR, Riorden JP et al (1997) Acute effects of cocaine on human brain activity and emotion. Neuron 19: 591-611

Brennan KA, Shaver PR (1995) Dimensions of adult attachment, affect regulation, and romantic relationship functioning. Personality and Social Psychology Bulletin 21: 267 bis 283

Briançon-Marjollet A, Weiszenstein M, Henri M, Thomas A, Godin-Ribuot D, Polak J (2015) The impact of sleep disorders on glucose metabolism: endocrine and molecular mechanisms. Diabetology & Metabolic Syndrome 7:25 (doi:10.1186/s13098-015-0018-3)

Brod C (1984) Technostress: The Human Cost of the Computer Revolution. Addison-Wesley Publishing Company, Reading, MA

Brookmeyer R, Gray S, Kawas C (1998) Projections of Alzheimer's disease in the United States and the public health impact of delaying disease onset. American Journal of Public Health 88: 1337-1342

Brown JD, L'Engle KL, Pardun CJ, Guo G, Kenneavy K, Jackson C (2006) Sexy Media Matter: Exposure to Sexual Content in Music, Movies, Television, and Magazines Predicts Black and White Adolescents' Sexual Behavior. Pediatrics 117: 1018-1027

Buchegger B (2013) Unterrichtsmaterial Safer Internet im Kindergarten. ÖIAT Österreichisches Institut für angewandte Telekommunikation 2013 (www.saferinternet.at).

Buhrmester M, Kwang T, Gosling SD (2011) Amazon's mechanical turk: A new source of inexpensive, yet high-quality, data? Perspectives on Psychological Science 6: 305-307

Burak L (2012) Multitasking in the university classroom. International Journal for the Scholarship of Teaching and Learning 6(2): 1-12

Bushman BJ, Anderson, CA (2009) Comfortably numb: desensitizing effects of violent media on helping others. Psychological Science 21: 273-277

Buxton OM, Cain SW, O'Conner SW, Porter JH, Duffy JF, Wang W, Czeisler CA, Shea SA (2012) Adverse Metabolic Consequences in Humans of Prolonged Sleep Restriction Combined with Circadian Disruption. Sci Transl Med (4) 129ra43 (DOI: 10.1126/scitranslmed.3003200)

Cain N, Gradisar M (2010) Electronic media use and sleep in school-aged children and adolescents: A review. Sleep Medicine 11: 735-742

Calamaro CJ, Mason TB, Ratcliffe SJ (2009) Adolescents living the 24/7 lifestyle: Effects of caffeine and technology on sleep duration and daytime functioning. Pediatrics 123: ᴜ1005-ᴜ1010

Campbell AJ, Cumming SR, Hughes I (2006) Internet use by the socially fearful: Addiction or therapy? CyberPsychology & Behavior 9: 69-81

Campitelli G, Gerrans P (2014) Does the cognitive reflection test measure cognitive reflection? A mathematical modeling approach. Memory & Cognition 42: 434-447

Canfield RL, CR Henderson Jr, DA Cory-Slechta, C Cox, TA Jusko, BP Lanphear (2003) Intellectual impairment in children with blood lead concentrations below 10 microg per deciliter. New England Journal of Medicine 348 :1517-1526

Cardoso-Leite P, Bavelier D (2014) Video game play, attention, and learning: how to shape the development of attention and influence learning? Curr Opin Neurol 27: 185-191

Carlson SM, Meltzoff AN (2008) Bilingual experience and executive functioning in young children. Developmental Science 11: 282-298

Carrier LM, Cheever NA, Rosen LD, Benitez S, Chang J (2009) Multitasking across generations: Multitasking choices and difficulty ratings in three generations of Americans. Computers in Human Behavior 25: 483-489

Carskadon MA (2011) Sleep's effects on cognition and learning in adolescence. Prog Brain Res 190: 137–143

Casey BJ, Giedd JN, Thomas KM (2000) Structural and functional brain development and its relation to cognitive development. Biological Psychology 54: 241-257

Casey BJ, Tottenham N, Liston C, Durston S (2005) Imaging the developing brain: what have we learned about cognitive development? TICS 9: 104-110

Casey BJ, Durston S (2006) From behavior to cognition to the brain and back: what have we learned from functional imaging studies of attention deficit hyperactivity disorder? Am J Psychiatry 163: 957-960

Casey BJ, Jones RM, Hare T (2008) The adolescent brain. Annals of the New York Academy of Sciences 1124: 111-126

Casey BJ, Soliman F, Bath KG, Glatt CE (2010) Imaging genetics and development: Possibilities and challenges. Human Brain Mapping 31: 838-851

Catalano S (2012) Stalking Victims in the United States – Revised. Washington, D.C.: Bureau of Justice Statistics, National Institute of Justice (NCJ 224527)

Chang A-M Daniel Aeschbach D, Duffy JF, Czeisler CA (2015) Evening use of light-emitting eReaders negatively affects sleep, circadian timing, and next-morning alertness. PNAS 112: 1232-1237

Chang-sup L (2012) Obsessive smartphone disorder. The Korea Times, 26.1.2012 (http://www.koreatimes.co.kr/www/news/opinon/2012/01/298_103506.html; abgerufen am 25.10.2012)

Cheever NA, Rosen LD, Carrier LM, Chavez A (2014) Out of sight is not out of mind: The impact of restricting wireless mobile device use on anxiety levels among low, moderate and high users. Computers in Human Behavior 37: 290-297 (doi.org/10.1016/j.chb.2014.05.002)

Chen G, Cheng W, Chang TW, Zheng X, Huang R (2014) A comparison of reading comprehension across paper, computer screens, and tablets: does tablet familiarity matter? Journal of Computer Education 1: 213-225

Cheng C, Li AY (2014a) Internet addiction prevalence and quality of (real) life: A meta-analysis of 31 nations across seven world regions. Cyberpsychology, Behavior, and Social Networking 17: 755-760

Cheng Y, Li X, Lou C, Sonenstein FL, Kalamar A, Jejeebhoy S, Delany-Moretlwe S, Brahmbhatt H, Olumide AO, Ojengbede O (2014b) The association between social support and mental health among vulnerable adolescents in five cities: findings from the study of the well-being of adolescents in vulnerable environments. J Adolesc Health 55(6 Suppl): S31-38 (doi: 10.1016/j.jadohealth.2014.08.020)

Chiong C, Ree J, Takeuchi L, Erickson I (2012) Print books vs E-books. Comparing parent-child co-reading on print, basic, and enhanced e-book platforms. Joan Ganz Cooney Center, New York (www.joanganzcooneyc enter.org)

Christakis D, Zimmerman F, DiGuiseppe DL, McCarthy C (2004) Early television exposure and subsequent attentional problems in children. Pediatrics 113: 708-713

Christakis DA (2010) Internet addiction: a 21(st) century epidemic? Bmc Medicine 8: 3

Christakis DA, Ramirez JSB, Ramirez JM (2012) Overstimulation of newborn mice leads to behavioral differences and deficits in cognitive performance. Scientific Reports 2: 546–551

Claus U (2013) »Digitale Agenda« – Große Koalition will jedem Schüler Handy schenken. Die Welt (http://m.welt.de/article.do?id=politik/deutschland/article122016145/)

Clayton RB, Leshner G, Almond A (2015) The extended iSelf: The impact of iPhone separation on cognition, emotion, and physiology. Journal of Computer-Mediated Communication (doi:10.1111/jcc4.12109)

Clery D (2015) Could your pacemaker be hackable? Science 347: 499

Clough C (2015) District: So far, so good with students taking iPads home. LA School Report, 23.1.2015 (http://laschoolreport.com/tag/ipads/; abgerufen am 6.4.2015)

Coldewey D (2014) Are E-books better or worse than print for kids? Both. NBC-News, 11.4.2014 (www.nbcnews.com/tech/tech-news/are-e-books-betteror-worse-print-kids-both-n78291)

Connelly R, Chatzitheochari S (2014) Physical development. In: Platt L (Hg) Millennium Cohort Study Age 11 Survey Initial Findings. Centre for Longitudinal Studies, London

Costa G, Haus E, Stevens R (2010) Shift work and cancer - considerations on rationale, mechanisms, and epidemiology. Scand J Work Environ Health 36: 163-179

Costigan SA, Barnett L, Plotnikoff RC, Lubans DR (2013) The health indicators associated with screen-based sedentary behavior among adolescent girls: a systematic review. J Adolesc Health 52: 382-392

Cotton SR, Anderson WA, McCullough BM (2013) Impact of Internet Use on Loneliness and Contact with Others Among Older Adults: Cross-Sectional Analysis. Journal of Medical Internet Research 15: e39 (doi:10.2196/jmir.2306)

Cotugna N (1988) TV ads on Saturday morning children's programming – what's new? J Nutr Educ 20: 125-127

Craik FIM, Bialstok E, Freedman (2010) Delaying the onset of Alzheimer disease. Bilingualism as a from of cognitive reserve. Neurology 75: 1726-1729

Crowley SJ, Acebo C, Carskadon MA (2007) Sleep, circadian rhythms, and delayed phase in adolescence. Sleep Medicine 8: 602-612

Csibra G, Gergely G (2011) Natural pedagogy as evolutionary adaptation. Phil. Trans. R. Soc. B 366: 1149-1157

Czeisler CA (2013) Casting light on sleep deficiency (Perspective). Nature 497: 13

Daniel DB, Willingham DT (2012) Electronic Textbooks: Why the rush? Science 335: 1570-1571

Danner DD, Snowdon DA, Friesen WV (2001) Positive emotions in early life and longevity: Findings from the Nun study. Journal of Personality and Social Psychology, 80: 804-813

Deaner RO, Khera AV, Platt ML (2005) Monkeys pay per view: adaptive valuation of social images by rhesus macaques. Curr Biol 15: 543-548

Dehaene S, Molko N, Cohen L, Wilson AJ (2004) Arithmetic and the brain. Current Opinion in Neurobiology 14: 218-224

Demling A (2015) Liebe auf den ersten Wisch. Der SPIEGEL 6 (31.1.2015), S. 124-125

Derégnaucourt S, Mitra PP, Fehér O, Pytte C, Tchernichovski O (2005) How sleep affects the developmental learning of bird song. Nature 433: 710-716

Deutsche Gesellschaft für Kriminalistik (2012) Internetkriminalität. 9. Jahrestagung der DGfK, 25.–26.September 2012. Villingen-Schwenningen: Hochschule für Polizei 2012.

Deutsches Institut für Vertrauen und Sicherheit im Internet (2015) DIVSI U9-Studie. Kinder in der digitalen Welt. Eine Grundlagenstudie des SINUS-Instituts Heidelberg im Auftrag des Deutschen Instituts für Vertrauen und Sicherheit im Internet (DIVSI), Mittelweg 110B, 20149 Hamburg (Direktor: Matthias Kammer); SINUS Markt- und Sozialforschung GmbH, Heidelberg (Projektleitung: Dr. Silke Borgstedt)

Diekelmann S, Born J (2010) The memory function of sleep. Nature Reviews Neuroscience 11: 114-126

Diekelmann S, Büchel C, Born J, Rasch B (2011) Labile or stable: opposing consequences for memory when reactivated during waking and sleep. Nature Neuroscience 14: 381-386

Dietz WH, Gortmaker SL (1984) Factors within the physical environment associated with childhood obesity. Am J Clin Nutr 39: 619-624

Dietz WH, Gortmaker SL (1985) Do we fatten our children at the television set? Obesity and television viewing in children and adolescents. Pediatrics 75: 807-812

Dijkstra T (2005). Bilingual visual word recognition and lexical access. In: Kroll JF, De Groot AMB (Hg.) Handbook of bilingualism: Psycholinguistic approaches, S. 179-201. Oxford University Press, New York, NY

Dillon A (1992) Reading from paper versus screens: a critical review oft he empirical literature. Ergonomics 35: 1297-1326

Dixit S, Shukla H, Bhagwat AK, Bindal A, Goyal A, Alia K Zaidi, Shrivastava A (2010) A study to evaluate mobile phone dependence among students of a medical college and associated hospital of central India. Indian J Community Med 35: 339-341 (doi: 10.4103/0970-0218.66878)

Dixon HG, Scully ML, Wakefield MA, White VM, Crawford DA (2007) The effects of television advertisements for junk food versus nutritious food on children's food attitudes and preferences. Soc Sci Med 65: 1311–1323

Djonlagic I, Rosenfeld A, Shohamy D, Myers C, Gluck M, Stickgold R (2009) Sleep enhances category learning. Learning & Memory 16:751-755

Dobuzinskis A (2013) Los Angeles schools slow rollout of iPads amid security concerns. Reuters, 12.11.2013 (http://www.reuters.com/article/2013/11/10/us-usa-ipads-schools-idUSBRE9A908320131110)

Domahs F, Krinzinger H, Willmes K (2008) Mind the gap between both hands: Evidence for internal finger-based number representations in children's mental calculation. Cortex 44: 359-367

Domahs F, Moeller K, Huber S, Klaus Willmes K, Nuerk H-C (2010) Embodied numerosity: Implicit hand-based representations influence symbolic number processing across cultures. Cognition (doi:10.1016/j.cognition.2010.05.007)

Doré B et al. (2015) Sadness shifts to anxiety over time and distance from the national tragedy in Newtown, Connecticut. Psychological Science (DOI: 10.1177/0956797614562218

Dorofaeff TF, Denny S (2006) Sleep and adolescence. Do New Zealand teenagers get enough? J Paediatr Child Health 42: 515-520

Döring N (2011) Pornographie-Kompetenz: Definition und Förderung. Z. Sexualforsch. 24: 228-255

Dressing H, Kuehner C, Gass P (2005) Lifetime prevalence and impact of stalking in a European population: Epidemiological data from a middle-sized German city. Br J Psychiatry 187: 168-172

Drey N, Pastötter J, Pryce A (2008): Sex-Studie 2008 – Sexualverhalten in Deutschland. Deutsche Gesellschaft für Sozialwissenschaftliche Sexualforschung (DGSS) und City University London in Zusammenarbeit mit ProSieben. Düsseldorf, London

Drouin M, Landgraff C (2012) Texting, sexting, and attachment in college students' romantic relationships. Computers in Human Behavior 28: 444-449

Drouin M, Tobin E (2014) Unwanted but consensual sexting among young adults: Relations with attachment and sexual motivations. Computers in Human Behavior 31: 412-418

Drummond A, Sauer JD (2014) Video-Games Do Not Negatively Impact Adolescent Academic Performance in Science, Mathematics or Reading. PLoS ONE 9(4): e87943. doi:10.1371/journal.pone.0087943

Duhigg C (2012) How companies learn your secrets. New York Times Magazine, 16.2.2012 (http://www.nytimes.com/2012/02/19/magazine/shopping-habits.html?_r=0; abgerufen am 8.3.2015)

Dunbar RIM (2004) Gossip in evolutionary perspective. Review of General Psychology 8: 100-110

Dunbar RIM, Marriott A, Duncan NDC (1997) Human conversational behavior. Hum Nat 8: 231-246

Dunsmoor JE, Murty VP, Davachi L, Phelps EA (2015) Emotional learning selectively and retroactively strengthens memories for related events. Nature (doi:10.1038/nature14106)

Dunstan DW, Barr ELM, Healy GN, Salmon J, Shaw JE, Balkau B, Magliano DJ, Cameron AJ, Zimmet PZ, Owen N (2010) Television Viewing Time and Mortality: The Australian Diabetes, Obesity and Lifestyle Study (AusDiab). Circulation 121: 384-391

DuRant RH, Baranowski T, Johnson M, Thompson WO (1994) The relationship among television watching, physical activity, and body composition of young children. Pediatrics 91: 449-155

Durlach PJ, Edmunds R, Howard L, Tipper SP (2002) A rapid effect of caffeinated beverages on two choice reaction time tasks. Nutritional Neuroscience 5: 433-442

Dyckmans M (2011) Drogen- und Suchtbericht. Die Drogenbeauftragte der Bundesregierung. Bundesministerium für Gesundheit. Berlin. (http://drogenbeauftragte.de/fileadmin/dateien-dba/Service/Publikationen/Drogen_und_Suchtbericht_2011_110517_Drogenbeauftragte.pdf)

Eastin MS, Guinsler NM (2006) Worried and wired: Effects of health anxiety on information-seeking and health care utilization behaviors. CyberPsychology & Behavior 9: 494-498

Eberstadt M, Layden MA (2010) The social costs of pornography: A statement of findings and recommendations. The Witherspoon Institute. Princeton, NJ

Echeburua E, De Corral P (2010) Addiction to new technologies and to online social networking in young people: a new challenge. Addicciones 22: 91-95

Egan (2000) Wall Street Meets Pornography. The New York Times, 23.10.2000 (http://www.nytimes.com/2000/10/23/technology/23PORN.html?pagewanted=5&pagewanted=all; abgerufen am 18.5.2015)

Ehrenberg AL, Juckes SC, White KM, Walsh SP (2008) Personality and Self-Esteem as Predictors of Young People's Technology Use. CyberPsychology and Behavior 11: 739-741

Eichenberg C, Brähler E (2013) Das Internet als Ratgeber bei psychischen Problemen: Eine bevölkerungsrepräsentative Befragung in Deutschland. Psychotherapeut 58: 63-72

Eichenberg C, Wolters C (2013) Phänomen »Cyberchondrie«. Deutsches Ärzteblatt 12: 78-79

Eichstaedt J (2015) Psychological language on twitter predicts county-level heart disease mortality. Psychological Science 2015; 26: 159–169

Ellis Y, Daniels W, Jauregui A (2010) The effect of multitasking on the grade performance of business students. Research in Higher Education Journal 8: 1-11

Elmore T (2014) Nomophobia: A Rising Trend in Students. Psychology Today, 18.9.2014 (http://www.psychologytoday.com/blog/artificial-maturity/201409/nomophobia-rising-trend-in-students; abgerufen am 16.1.2015)

Enquete-Kommission »Internet und digitale Gesellschaft« (2011) Zweiter Zwischenbericht: Medienkompetenz. Drucksache 17/7286, 21.10.2011

Enquete-Kommission »Internet und digitale Gesellschaft« (2013) Sechster Zwischenbericht: Bildung und Forschung. Drucksache 17/12029, 8.1.2013

Enserink M, Chin G (2015) The end of privacy. Science 347: 490-491

Epstein DH, Shaham Y (2010) Cheesecake-eating rats and the quesion of food addiction. Nature Neuroscience 13: 529-531

Erhart M, Herpertz-Dahlmann B, Wille N, Sawitzky-Rose B, Holling H, Ravens-Sieberer U (2012) Examining the relationship between attention-deficit/hyperactivity disorder and overweight in children and adolescents. Eur Child Adolesc Psychiatry 21: 39-49

Erickson J, Johnson GM (2011) Internet use and psychological wellness during late adulthood. Canadian Journal on Aging 30: 197-209

Ezoe S, Toda M, Yoshimura K, (2009) Relationships of personality and lifestyle with mobile phone dependence among female nursing students. Soc Behav Pers Int J 37: 231-238

Falbe J, Davison KK, Franckle RL, Ganter C, Gortmaker SL, Smith L, Land T, Taveras EM (2015) Sleep duration, restfulness, and screens in the sleep environment. Pediatrics 135: e367-e375

Fenn KM, Nusbaum HC, Margoliash D (2003) Consolidation during sleep of perceptual learning of spoken language. Nature 425: 614–616

Ferguson CJ (2013) Violent video games and the Supreme Court: lessons for the scientific community in the wake of Brown v. Entertainment Merchants Association. Am Psychol 68: 57-74

Fliers EA, Buitelaar JK, Maras A, Bul K, Höhle E, Faraone SV, Franke B, Rommelse NNJ

(2013) ADHD is a risk factor for overweight and obesity in children. J Dev Behav Pediatr 34: 1-15 (doi:10.1097/DBP.0b013e3182a50a67)

Ford E, Kohl H III, Mokdad A, Ajani U (2005) Sedentary behavior, physical activity, and the metabolic syndrome among U.S. adults. Obes Res 13: 608-614

Foubert JD, Brosi MW, Bannon RS (2011) Pornography viewing among fraternity men: Effects on bystander intervention, rape myth acceptance and behavioral intent to commit sexual assault. Sexual Addiction & Compulsivity 18: 212-231.

Fox J, Moreland JJ (2015) The dark side of social networking sites: An exploration of the relational and psychological stressors associated with Facebook use and affordances. Computers in Human Behavior 45: 168-176

Frederick S (2005) Cognitive reflection and decision making. The Journal of Economic Perspectives 19: 25-42

Freedman D, Kettel Kahn L, Dietz WH, Srinivasan SR, Berenson GS (2001) Relationship of childhood obesity to coronary heart disease risk factors in adulthood: the Bogalusa heart study. Pediatrics 108: 712-718

Fried Carrie B (2008) In-class laptop use and its effects on student learning. Computers & Education 50: 906-914

Friedrich M, Wilhelm I, Born J, Friederici AD (2015) Generalization of word meanings during infant sleep. Nature Communications 6: 6004 (doi:10.1038/ncomms7004)

Frimmer V (2011) Die E-Book-Lobby und ihre Forschung. FAZ 22.10.2011 (http://www.faz.net/-gr0-6ui3a)

Fröhlich J, Lehmkuhl G (2012) Computer und Internet erobern die Kindheit. Vom normalen Spielverhalten bis zur Sucht und deren Behandlung. Schattauer, Stuttgart

Fryer R (2013) Information and student achievement: Evidence from a cellular phone experiment. NBER Working Paper 19113. National Bureau of Economic Research, 1050 Massachusetts Avenue, Cambridge, MA 02138 (http://www.nber.org/papers/w19113; abgerufen am 14.5.2015)

Gall I (2014) Schüler sollen eigene Computer im Unterricht benutzen. Hamburger Abendblatt, 28./29. Mai

Gamble M, Cotugna N (1999) A quarter century of TV food advertising targeted at children. Am J Health Behav 23: 261-267

Gangwisch JE, Malaspina D, Posner K, Babiss LA, Heymsfield SB, Turner JB, Zammit GK, Pickering TG (2009) Insomnia and Sleep Duration as Mediators of the Relationship between Depression and Hypertension Incidence. American Journal of Hypertension 23: 62-69

Gantz W, Schwartz N, Angelini JR, Rideout V (2007) Food for Thought. Television Food Advertising to Children in the United States. Kaiser Family Foundation, Menlo Park, CA

Garrison MM; Christakis DA (2012) The Impact of a Healthy Media Use Intervention on Sleep in Preschool Children. Pediatrics 130: 492-499

Gausby A (2015) Attentions Spans. Consumer Insights, Microsoft Canada

Geier K (2012) Shocker stat of the day: life expectancy decreases by 4 years among poor white people in the U.S. Washington Monthly September 22 (http://www.washingtonmonthly.com/political-animal-a/2012_09/shocker_stat_of_the_day_life_e040058.php; abgerufen am 2.3.2015)

Gentile D (2009) Pathological video-game use among youth ages 8 to 18: A National Study. Psychological Science 20: 594-602

Gentile DA, Choo H, Liau A, Sim T, Li D, Fung D, Khoo A (2011) Pathological video game use among youths: A two-year longitudinal study. Pediatrics 127: e319-329

Giedd JN, Blumenthal J, Jeffries NO, Castellanos FX, Liu H, Zijdenbos A, Paus T, Evans AC, Rapoport JL (1999) Brain development during childhood and adolescence: a longitudinal MRI study. Nat Neurosci 2: 861-863

Giedd JN, Clasen LS, Lenroot R, Greenstein D, Wallace GL, Ordaz S, Molloy EA, Blumenthal JD, Tossell JW, Stayer C, Samango-Sprouse CA, Shen D, Davatzikos C, Merke D, Chrousos GP (2006) Puberty-related influences on brain development. Mol Cell Endocrinol. 254-255: 154-162

Giedd JN, Lalonde FM, Celano MJ, White SL, Wallace GL, Lee NR, Lenroot RK (2009) Anatomical brain magnetic resonance imaging of typically developing children and adolescents. J Am Acad Child Adolesc Psychiatry 48: 465-470

Glasper ER, Morton JC, Gould E (2010) Environmental influences in adult neurogenesis. In: Koob GF, Moal MLE, Thompson RF (Hg.): Encyclopedia of Behavioral Neuroscience, Vol 1, S. 485-492. Academic Press, Amsterdam, Boston

Global Burdon of Disease Study Group, GBD (2015) Global, regional, and national age–sex specific all-cause and cause-specific mortality for 240 causes of death, 1990–2013: a systematic analysis for the Global Burden of Disease Study 2013. The Lancet 385: 117-171

Goldberg ME, Gorn GJ, Gibson W (1978) TV messages for snack and breakfast foods: do they influence children's preferences? J Consum Res 5: 73-81

Goldberg II, Harel M, Malach R (2006) When the brain loses its self: Prefrontal inactivation during sensorimotor processing. Neuron 50: 329-339

González VM, Mark G (2004) Constant, constant, multi-tasking craziness: Managing multiple working spheres. In Proceedings of the SIGCHI conference on Human factors in computing systems, S. 113-120. ACM

Goode M (1995) Stalking: Crime oft he nineties? Criminal Law Journal 19: 21-31

Gordon-Messer D, Bauermeister JA, Grodzinski A, Zimmerman M (2013) Sexting among young adults. Journal of Adolescent Health 52: 301-306

Gortmaker SL, et al. (1996) Television viewing as a cause of increasing obesity among children in the United States, 1986-1990. Arch Pediatr Adolesc Med 150: 356-362

Gottwald A, Valendor M (2010) Hamburger Netbook-Projekt. Behörde für Schule und Berufsbildung, Hamburg

Gracia-Bafalluy M, Noël MP (2008) Does finger training increase young children's numerical performance? Cortex 44: 368-375

Gradisar M, Wolfson AR, Harvey AG, Hale L, Rosenberg R, Czeisler CA (2013) The sleep and technology use of Americans: findings from the National Sleep Foundation's 2011 Sleep in America poll. J Clin Sleep Med 9: 1291-1299

Grandner MA, Hale L, Moore M, Patel NP (2010) Mortality associated with short sleep duration: The evidence, the possible mechanisms, and the future. Sleep Med Rev. 14: 191-203

Green CS, Bavelier D (2003) Action video game modifies visual selective attention. Nature 423: 534-537

Green CS, Bavelier D (2012) Learning, attentional control, and action video games. Current Biology 22: R197-R206

Green DW, Abutalebi J (2013) Language control in bilinguals: The adaptive control hypothesis. Journal of Cognitive Psychology 25: 515530

Green H (2011) Breaking out of your internet filter bubble. Forbes (http://www.forbes.com/sites/work-in-progress/2011/08/29/breaking-out-of-your-internet-fi lter-bubble/)

Greenwald G (2015) Die globale Überwachung: Der Fall Snowden, die amerikanischen Geheimdienste und die Folgen. Droemer, München

Greiner L (2014) Handyverbot im Internat Salem. Spiegel Online 13.12.2014 (http://www.spiegel.de/schulspiegel/leben/schloss-salem-handy-verbot-fuer-schueler-an-elite-internat-a-1007724-druck.html; abgerufen am 14.6.2015)

Greitemeyer T, Mügge DO (2014) Video games do affect social outcomes: a meta-analytic review of the effects of violent and prosocial video game play. Pers Soc Psychol Bull 40:578-589

Griffiths M, Wood RTA (2000) Risk factors in adolescence: The case of gambling, video-game playing, and the internet. Journal of Gambling Studies 16: 199-225

Groen G, Sokolov AN, Jonas C, Roebling R, Spitzer M (2011) Increased resting-state perfusion after repeated encoding is related to later retrieval of declarative associative memories. PLoS One 6: e19985

Grover SA, Kaouache M, Rempel P, Joseph L, Dawes M, DCW Lau, Lowensteyn I (2015) Years of life lost and healthy life-years lost from diabetes and cardiovascular disease in overweight and obese people: a modelling study. The Lancet Diabetes & Endocrinology 3: 114-122

Guinn DE (2006) Pornography: driving the demand in international sex trafficking. International Human Rights Law Institute (IHRLI) Working Paper. Available on the Legal Scholarship Research Network (http://ssrn.com/author=199608)

Guldner J, Schmidt M (2014) Stirbt das Schulbuch? DIE ZEIT Nr. 41 (http://www.zeit.de/2014/41/schulbuecher-medium-digitalisierung-unterricht-lernen/komplettansicht; abgerufen am 26.11.2014)

Gunter B, Oates C, Blades M (2005) Advertising to Children on TV: Content, Impact, and Regulation. Lawrence Erlbaum, Mahwah, NJ

Ha JH, Chin B, Park DH, Ryu SH, Yu J (2008) Characteristics of excessive cellular phone use in Korean adolescents. CyberPsychology & Behavior 11: 783-784

Hahn T, Notebaert KH, Dresler T, Kowarsch L, Reif A, Fallgatter AJ (2014) Linking online gaming and addictive behavior: converging evidence for a general reward deficiency in frequent online gamers. Frontiers in Behavioral Neuroscience 8: 385 1-6 (doi: 10.3389/fnbeh.2014.00385)

Hald GM, Malamuth NM, Yuen C (2010) Pornography and attitudes supporting violence against women: Revisiting the relationship in nonexperimental studies. Aggress Behav 36: 14-20

Hald GM, Malamuth NN (2015) Experimental effects of exposure to pornography: the moderating effect of personality and mediating effect of sexual arousal. Arch Sex Behav 44: 99-109

Hamilton MT, Hamilton DG, Zderic TW (2007) Role of low energy expenditure and sitting in obesity, metabolic syndrome, type 2 diabetes, and cardiovascular disease. Diabetes 56: 2655-67

Han DH, Hwang JW, Renshaw PF (2010) Bupropion sustained release treatment decreases craving for video games and cue-induced brain activity in patients with internet video game addiction. Exp Clin Psychopharmacol 18: 297-304

Hancox RJ, Milne BJ, Poulton R (2004) Association between child and adolescent television viewing and adult health: a longitudinal birth cohort study. Lancet 364: 257-262

Hanewinkel R, Sargent JD, Poelen EAP, Scholte R, Florek E, Sweeting H, Hunt K, Karlsdottir S, Jonsson SH, Mathis F, Faggiano F, Morgenstern M (2012) Alcohol Consumption in Movies and Adolescent Binge Drinking in 6 European Countries. Pediatrics 129: 709-720

Hänzschel J (2015) Pock-pock, da-da, t-t und Br-r-r-R. Werkzeug für das Selfie das biometrischen Zeitalters: Wie neu es ist, mit der Apple Watch zu leben. Süddeutsche Zeitung 6.5.2015, Heft 2, S. 11

Harding L (2014) The Snowden Files. The inside story oft he world's most wanted man. Faber, UK

Harkness EL, Mullan BM, Blaszczynski A (2015) Association between pornography use and sexual risk behaviors in adult consumers: a systematic review. Cyberpsychol Behav Soc Netw 18: 59-71

Harrington JW, Nguyen VQ, Paulson JF, Garland R, Pasquinelli L, Lewis D (2010) Identifying the »Tipping Point« age for overweight pediatric patients. Clinical Pediatrics (published online 11.2.2010. doi:10.1177/ 0009922809359418)

Harrison K, Marske AL (2005) Nutritional content of foods advertised during the television programs children watch most. Am J Public Health 95: 1568-1574

Hauner H (2004) Transfer into adulthood. In: Kiess W, Marcus C,Waibitsch M (eds): Obesity in Childhood and Adolescence. Basel: Karger, 219-228

Hauri P, Fisher J (1986) Persistent psychophysiologic (learned) insomnia. Sleep 9: 38-53

Hawi NS, Rupert MS (2015) Impact of e-discipline on children's screen time. Cyberpsychology, Behavior, and Social Networking 18: 337-342

Hawkes C, Smith TG, Jewell J, Wardle J, Hammond RA, Friel S, Thow AM, Kain J (2015) Smart food policies for obesity prevention. Lancet 385: 2410-2421

Healy GN, Dunstan DW, Salmon J, et al (2008) Television time and continuous metabolic risk in physically active adults. Med Sci Sports Exerc 40: 639-645

Heath RG (1972) Pleasure and brain activity in man. Journal of Nervous and mental Disease 154: 3-18

Hebden LA, King L, Grunseit A, Kelly B, Chapman K (2011) Advertising of fast food to children on Australian television: the impact of industry self-regulation. Med J Aust 195: 20-24

Hein B (2014) LA teachers are angry – district spent $1 Billion on iPads instead of repairs. Cult of Mac, 19.3.2014 (http://www.cultofmac.com/270727/las-parents-creaming-repairs-ipads-blowing-1-billion/; abgerufen am 6.4.2015)

Hellström C, Nilsson KW, Leppert J, Åslund C (2015) Effects of adolescent online gaming time and motives on depressive, musculoskeletal, and psychosomatic symptoms. Ups J Med Sci 14: 1-13

Heo J, Chun S, Lee S, Lee KH, Kim J (2015) Internet use and well-being in older adults. Cyberpsychology, Behavior, and Social Networking 18: 268-272

Hervais-Adelman AG, Moser-Mercer B, Golestani N (2011) Executive control of language in the bilingual brain: Integrating the evidence from neuroimaging to neuropsychology. Frontiers in Psychology 2: 234

Hill K (2012) Max Schrems: The Austrian thorn in Facebook's side. Forbes 07.02.2012 (http://www.forbes.com/sites/kashmirhill/2012/02/07/the-austrian-thorn-in-facebooks-side/)

Hilton DL (2013) Pornography addiction – a supranormal stimulus considered in the context of neuroplasticity. Socioaffective Neuroscience & Psychology 3: 20767 (http://dx.doi.org/10.3402/snp.v3i0.20767)

Hilton DL, Watts C (2011) Pornography addiction: A neuroscience perspective. Surgical Neurology International, 2, 19.

Holden C (2004) The origin of speech. Science 303: 1316-1319

Hollingdale J, Greitemeyer T (2014) The Effect of Online Violent Video Games on Levels of Aggression. PLoS ONE 9: e111790 (doi:10.1371/journal. pone.0111790)

Holt-Lunstad J, Smith TB, Layton JB (2010) Social Relationships and Mortality Risk: A Meta-analytic Review. PLoS Med 7(7): e1000316. doi:10.1371/journal.pmed.1000316

Hong FY, Chiu SI, Hong DH (2012) A model of the relationship between psychological characteristics, mobile phone addiction and use of mobile phone by Taiwanese university female students. Computers in Human Behavior 28: 2152-2159

Hood M, Conlon E, Andrews G (2008) Preschool home literacy practices and children's literacy development: A longitudinal analysis. Journal of Educational Psychology 100: 252-271

House JS, Landis KR, Umberson D (1988) Social relationships and health. Science 241: 540-545

Hu X, Antony JW, Creery JD, Vargas IM, Bodenhausen GV, Paller KA (2015) Unlearning implicit social biases during sleep. Science 348: 1013-1015

Huang C (2010) Internet use and psychological well-being: a meta-analysis. Cyberpsychology, Behavior, and Social Networking 13: 241-249

Huang TTK, Cawley JH, Ashe M, Costa SA, Frerichs LM, Zwicker L, Rivera JA, Levy D, Hammond RA, Lambert EV, Kumanyika SK (2015) Mobilisation of public support for policy actions to prevent obesity. Lancet 385: 2422-2431

Huber R, Born J (2014) Sleep, synaptic connectivity, and hippocampal memory during early development. Trends Cogn Sci 18: 41-52

Huk T (2006) Who benefits from learning with 3D models? The case of spatial ability. Journal of Computer Assisted Learning 22: 392-404

Hysing M, Pallesen S, Stormark KM (2013) Sleep patterns and insomnia among adolescents: a population-based study. J Sleep Res 22: 549–545

Hysing M, Pallesen S, Stormark KM, Jacobsen R, Lundervold A, Sivertsen B. Sleep and use of electronic devices in adolescence: results from a large population-based study. BMJ Open 5: e006748

Illek CP (2013) Pressekonferenz »Gaming in Deutschland«. BITCOM, 13.8.2013, Berlin (http://www.bitkom.org/files/documents/BITKOM_Vortrag_PK_Gaming_130813.pdf; abgerufen am 3.5.2015)

400

Institute of Medicine (2006) Progress in preventing childhood obesity: How do we measure up? National Academies Press Washington, DC

International Association for the Study of Obesity (IASO; 2009/2010) Obesity: understanding and challenging the global epidemic. (www.iaso.org/documents/IASOAnnualReport2009_Final.pdf.)

Irvine MA, Worbe Y, Bolton S, Harrison NA, Bullmore ET, Voon V (2013) Impaired Decisional Impulsivity in Pathological Videogamers. PLoS ONE 8(10): e75914 (doi:10.1371/journal.pone.0075914)

Jackson LA, von Eye A, Fitzgerald HE, Witt EA, Zhao Y (2011) Internet use, videogame playing and cell phone use as predictors of children's body mass index (BMI), body weight, academic performance, and social and overall self-esteem. Computers in Human Behavior 27: 599-604

Jackson LA, von Eye A, Witt EA, Zhao Y, Fitzgerald HE (2011) A longitudinal study of the effects of internet use and videogame playing on academic performance and the roles of gender, race and income in these relationships. Computers in Human Behavior 27: 228-239

Jacobsen WC, Forste R (2011) The wired generation: Academic and social outcomes of electronic media use among university students. Cyberpsychology, Behavior, and Social Networking 14: 275-280

James KH, Engelhardt L (2012) The effects of handwriting experience on functional brain development in pre-literate children. Trends in Neuroscience and Education 1: 32–42

Jantke KP (2009) Faszinationskraft von Computerspielen auf Kinder und Jugendliche und die Einschätzung des Jugendschutzes. In: Europäisches Informationszentrum (Hg.): Europäisches Symposium »Spielewelten der Zukunft«. Druckmedienzentrum, Gotha

Jenaro C, Flores N, Gómez-Vela M, González-Gil F, Caballo C (2007) Problematic internet and cell-phone use: Psychological, behavioral, and health correlates. Addiction Research & Theory 15: 309-320

Jenn et al. 2008

Jensen R (2007a) Getting off: Pornography and the end of masculinity. South End Press, Cambridge, MA

Jensen R (2007b) The paradox of pornography. In: Guinn DE (Hg) Pornography: Driving the demand in international sex trafficking. Captive Daughters Media, Los Angeles, CA

Johnson PM, Kenny PJ (2010) Dopamine D2 receptors in addiction-like reward dysfunction and compulsive eating in obese rats. Nature Neuroscience 13: 635-641

Jones C (2011) Students, the net generation, and digital natives. In: Thomas M (Hg): Deconstructing digital natives, S. 30-45. Routledge, New York

Junco R (2012a) The relationship between frequency of Facebook use, participation in Facebook activities, and student engagement. Computers & Education 58: 162-171

Junco R, Cotton SR (2011) Perceived academic effects of instant messaging use. Computers & Education 56: 370-378

Junco, R., & Cotton, S. R. (2012). No A 4 U: The relationship between multitasking and academic performance. Computers & Education, 59, 505–514

Kabali H, Nunez-Davis R, Mohanty S, Budacki J, Leister K, Tan MT, Irigoyen M, Bonner R (2015) First Exposure and Use of Mobile Media in Young Children. Presentation at the

Pediatric Academic Societies (PAS) annual meeting in San Diego, San Diego Convention Center, April 25th, 2015 (http://www.abstracts2view.com/pas/view.php?nu=PAS15L1_ 1165.3; abgerufen am 30.5.2015)

Kahnemann D (2011) Thinking fast and slow. Farrar, Straus & Giroux, New York, NY

Kaczmarek K (2015) Vorbereitung, Durchführung und Begleitung eines Projekts zum Thema Medienverzicht. Schriftliche Hausarbeit zur zweiten Staatsprüfung für das Lehramt an Gymnasien aus dem Fach Psychologie, durchgeführt am Dominicus-von-Linprun-Gymnasium Viechtach, vorgelegt der Seminarlehrerin für Schulpsychologie, Frau StDin B. Übler am Dientzenhofer-Gymnasium Bamberg (27. Juli 2015)

Kalies H, Koletzko B, von Kries R (2001) Übergewicht bei Vorschulkindern. Kinderärztliche Praxis 4: 227-234

Kammer M (2015) Vorwort. In: Deutsches Institut für Vertrauen und Sicherheit im Internet: DIVSI U9-Studie. Kinder in der digitalen Welt. Eine Grundlagenstudie des SINUS-Instituts Heidelberg im Auftrag des Deutschen Instituts für Vertrauen und Sicherheit im Internet (DIVSI); SINUS Markt- und Sozialforschung GmbH, Heidelberg

Karaiskos D, Tzavellas E, Balta G, Paparrigopoulos T (2010) Social network addiction: a new clinical disorder? European Psychiatry 25 (Suppl. 1): 855

Karpinski AC, Kirschner PA, Ozer I, Mellott JA, Ochwo P (2013) An exploration of social networking site use, multitasking, and academic performance among United States and European university students. Computers in Human Behavior 29: 1182-1192

Kaeser E (2012) Intelligenz braucht Finger. Über die Haptik des Schreibens und das Schicksal des Körpers im digitalen Zeitalter. Neue Zürcher Zeitung 24.3.2012 (http://www.nzz.ch/nachrichten/kultur/literatur_und_kunst/intelligenz_braucht_finger_1.16040351.html, abgerufen am 28.3.2012)

Kätsyri J, Hari R, Ravaja N, Nummenmaa L (2013a) Just watching the game ain't enough: striatal fMRI reward responses to successes and failures in a video game during active and vicarious playing. Frontiers in Human Neuroscience 7: 278 (doi:10.3389/fnhum.2013.00278)

Kätsyri J, Hari R, Ravaja N, Nummenmaa L (2013b) The opponent matters: elevated FMRI reward responses to winning against a human versus a computer opponent during interactive video game playing. Cereb Cortex 23: 2829-2839

Keen A (2012) Digital vertigo. How today's online social revolution is dividing, diminishing, and disorienting us. St. Martin's Press, New York

Keim ME, Noji E (2011) Emergent use of social media: a new age of opportunity for disaster resilience. Am J Disaster Med 6: 47 54

Keis O, Helbig H, Streb J, Hille K (2014) Influence of blue-enriched classroom lighting on students' cognitive performance. Trends in Neuroscience and Education 3: 86-92

Khalsa SBS, Jewett ME, Cajochen C, Czeisler CA (2003) A phase response curve to single bright light pulses in human subjects. J Physiol 549: 945-952

Kiefer M, Sim E-J, Liebich S, Hauk O, Tanaka JW. (2007) Experience-dependent plasticity of conceptual representations in human sensory-motor areas. Journal of Cognitive Neuroscience 19: 525-542

Kiefer M, Trumpp NM (2012) Embodiment theory and education: The foundations of cognition in perception and action. Trends in Neuroscience and Education 1: 15-20

Kim J, LaRose R, Peng W (2009) Loneliness as the cause and the effect of problematic internet use: The relationship between internet use and psychological well-being. Cyber-Psychology & Behavior 12: 451-455

Kim JE, Son JW, Choi WH, Kim YR, Oh JH, Lee S, Kim JK (2014) Neural responses to various rewards and feedback in the brains of adolescent internet addicts detected by functional magnetic resonance imaging. Psychiatry Clin Neurosci 68: 463-470

Kim SJ, Hancock JT (2015) Optimistic bias and facebook use: Self–other discrepancies about potential risks and benefits of facebook use. Cyberpsychology, Behavior, and Social Networking 18: 214-220

King AC, Goldberg JH, Salmon J, et al (2010) Correlates of prolonged television viewing time in U.S. adults to inform program development. Am J Prev Med 38: 17-26

King ALS, Valença AM, Silva ACO, Baczynski T, Carvalho MR, Nardi AE (2013) Nomophobia: Dependency on virtual environments or social phobia? Computers in Human Behavior 29: 140-144

Király O, Griffiths MD, Urbán R, Farkas J, Kökoönyei G, Elekes Z, Tamás D, Demetrovics Z (2014) Problematic internet use and problematic online gaming are not the same: Findings from a large nationally representative adolescent sample. Cyberpsychology, Behavior, and Social Networking 17: 749-754

Kirby Institute (2014) HIV, viral hepatitis and sexually transmissible infections in Australia Annual Surveillance. Report 2014. The Kirby Institute, UNSW, Sydney NSW 2052

Kirschner PA, Karpinski AC (2010) Facebook and academic performance. Computers in Human Behavior 26: 1237-1245

Klasen M, Weber R, Kircher TTJ, Mathiak KA, Mathiak K (2012) Neural contributions to flow experience during video game playing. SCAN 7: 485-495

Kleimann M (2009). Medienerziehung als Herausforderung zwischen Prävention und Dauerintervention. Kinderärztliche Praxis 80: 50-52

Klein A, Salomon A, Huntington N, Dubois J, Lang D (2009) A Statewide Study of Stalking and Its Criminal Justice Response (228354) (https://www.ncjrs.gov/pdffiles1/nij/grants/228354.pdf)

Kleinert S, Horton R (2015) Rethinking and reframing obesity. Lancet 385: 2326-2328

Klettke B, Hallford BJ, David J. Mellor DJ (2014) Sexting prevalence and correlates: A systematic literature review. Clinical Psychology Review 34: 44-53

Knutson KL, Van Cauter E, Zee P, Liu K, Lauderdale DS (2011) Cross-Sectional Associations Between Measures of Sleep and Markers of Glucose Metabolism Among Subjects With and Without Diabetes. The Coronary Artery Risk Development in Young Adults (CARDIA) Sleep Study. Diabetes Care 34: 1171-1176

Koalitionsvertrag (2013) Deutschlands Zukunft gestalten. Koalitionsvertrag zwischen CDU, CSU und SPD. 18. Legislaturperiode, S. 138-143 (http://www.bundesregierung.de/Content/DE/_Anlagen/2013/2013-12-17-koalitionsvertrag.pdf;jsessionid=D14980915A5CB1213216C68AC9FDB8AD.s3t2?__blob=publicationFile&v=2; abgerufen am 26.12.2013)

Koepp MJ, Gunn RN, Lawrence AD, Cunningham VJ, Dagher A, Jones T, Brooks DJ, Bench CJ, Grasby PM (1998) Evidence for striatal dopamine release during a video game. Nature 393: 266-268

Konnikowa M (2014) Being a better online reader. The New Yorker, 16. Juli 2014 (www. newyorker.com/science/maria-konnikova/being-a-better-onlinereader)

Kotikalapudi R, Chellappan S, Montgomery F, Wunsch D, Lutzen K (2012) Associating depressive symptoms in college students with internet usage using real internet data (http://www.scribd.com/doc/93950152/12-Tech-soc-Kcmwl-1)

Kontra C, Lyons DJ, Fischer SM, Beilock SL (2015) Physical Experience Enhances Science Learning. Psychological Science 26: 737-749

Kotz K, Story M (1994) Food advertisements during children's saturday morning television programming: Are they consistent with dietary recommendations? J Am Diet Assoc 94: 1296-1300

Kramer ADI, Guillory JE, Hancock JT (2014) Experimental evidence of massive-scale emotional contagion through social networks. PNAS 111: 8788-8790

Kraushaar JM, Novak DC (2010. Examining the affects of student multitasking with laptops during lecture. Journal of Information Systems Education 21: 241-251

Krill AL, Platek SM (2012) Working Together May Be Better: Activation of Reward Centers during a Cooperative Maze Task. PLoS ONE 7(2): e30613 (doi:10.1371/journal. pone.0030613)

Krinzinger H, Koten JW, Horoufchin H, Kohn N, Arndt D, Sahr K, Konrad K, Willmes K (2011) The role of finger representations and saccades for number processing: an fMRI study in children. Front Psychol. 2: 373

Kroll JF, Gollan TH (2014) Speech planning in two languages: What bilinguals tell us about language production. In V. Ferreira, M. Goldrick, & M. Miozzo (Eds.), The Oxford Handbook of Language Production, S. 165181. Oxford University Press, Oxford, UK

Kross E, Verduyn P, Demiralp E, Park J, Lee DS, et al. (2013) Facebook Use Predicts Declines in Subjective Well-Being in Young Adults. PLoS ONE 8(8): e69841 (doi:10.1371/journal.pone.0069841)

Kuhl PK, Meltzoff AN (1982) The bimodal perception of speech in infancy. Science 218: 1138-1141

Kuhl PK, Tsao F-M, Liu H-M (2003) Foreign-language experience in infancy: Effects of short-term exposure and social interaction on phonetic learning. PNAS 100: 9096-9101

Kuhn J (2015) Apple erzielt Weltrekord-Gewinn. Süddeutsche Zeitung, 28.1.2015 (http://www.sueddeutsche.de/wirtschaft/-dollar-gewinn-was-hinter-apples-weltrekord-quartal-steckt-1.2324431; abgerufen am 29.1.2015)

Kühn S, Gallinat J (2011) Amount of lifetime video gaming is positively associated with entorhinal, hippocampal and occipital volume. Molecular Psychiatry 19: 842-847

Kühn S, Lorenz R, Banaschewski T, Barker GJ, Büchel C, et al. (2014) Positive association of video game playing with left frontal cortical thickness in adolescents. PLoS ONE 9: e91506 (doi:10.1371/journal.pone.0091506)

Kuiper JS, Zuidersma M, Oude Voshaar RC, Zuidema SU, van den Heuvel ER, Stolk RP, Smidt N (2015) Social relationships and risk of dementia: A systematic review and meta-analysis of longitudinal cohort studies. Ageing Res Rev 22: 39-57

Kurdziel L, Duclos K, Spencer RMC (2013) Sleep spindles in midday naps enhance learning in preschool children. PNAS 110: 17267-17272

Kurth, B-M, Rosario AS (2007) Die Verbreitung von Übergewicht und Adipositas bei Kindern und Jugendlichen in Deutschland. Ergebnisse des bundesweiten Kinder- und Jugendgesundheitssurveys (KiGGS). Bundesgesundheitsbl – Gesundheitsforsch – Gesundheitsschutz 50: 736-743

Kuss DJ, Griffiths MD (2011) Online social networking and addiction – a review of the psychological literature. International Journal of Environmental Research and Public Health 8: 3528-3552

Kutter I (2014) Anschluss verschlafen. Die ZEIT 47, 13.11.2014 (http://www.zeit.de/2014/47/schule-computer-unterricht-neue-medien; abgerufen am 10.1.2015)

LaBrie RA, Shaffer HJ, LaPlante DA, Wechsler H (2003) Correlates of college student gambling in the United States. Journal of American College Health 52: 53-62

Lam LT, Peng Z-W (2010) Effect of pathological use of the internet on adolescent mental health. Arch Pediatr Adolesc Med. 164: 901-906

Lanaj K, Johnson RE, Barnes CM (2014) Beginning the workday yet already depleted? Consequences of late-night smartphone use and sleep. Organizational Behavior and Human Decision Processes 124: 11-23

Lane W, Manner C (2011) The Impact of Personality Traits on Smartphone Ownership and Use. International Journal of Business and Social Science 2(17): 22-28

Landau S (2015) Control use of data to protect privacy. Science 347: 504-506

Lange M (2014) 59 Percent of Tiny Children Use Social Media. New York Magazine (http://nymag.com/thecut/2014/02/over-half-kids-social-media-before-ageten; abgerufen am 9.2.2015)

Latham AJ, Patston LLM, Tippett LJ (2013) The virtual brain: 30 years of video-game play and cognitive abilities. Frontiers in Psychology 4: 629 (doi: 10.3389/fpsyg.2013.006299

Le Bouc R, Pessiglione M (2013) Imaging social motivation: Distinct brain mechanisms drive effort production during collaboration versus competition. J Neurosci 33:15894-15902

Lee Y-K, Chang C-T, Lin Y, Cheng Z-H (2014) The dark side of smartphone usage: Psychological traits, compulsive behavior and technostress. Computers in Human Behavior 31: 373-383

Lehmiller JJ, Ioerger M (2014) Social Networking Smartphone Applications and Sexual Health Outcomes among Men Who Have Sex with Men. PLoS ONE 9(1): e86603. doi:10.1371/journal.pone.0086603

Lembke G, Leipner I (2015) Die Lüge der digitalen Bildung: Warum unsere Kinder das Lernen verlernen. Redline Verlag, München

Lemola S, Perkinson-Gloor N, Brand S, Dewald-Kaufmann JF, Grob A (2015) Adolescents' electronic media use at night, sleep disturbance, and depressive symptoms in the smartphone age. J Youth Adolescence 44: 405-418

Lemos N, Weissheimer J, Ribeiro S (2014) Naps in school can enhance the duration of declarative memories learned by adolescents. Frontiers in Systems Neuroscience 8: 103 (doi:10.3389/fnsys.2014.00103)

Lenhard W, Lenhard A (2015). Calculation of Effect Sizes. Psychometrica, Bibergau, Germany (http://www.psychometrica.de/effect_size.html; abgerufen am 3.5.2015)

Lepp A, Barkley JE, Sanders GJ, Rebold M, Gates P (2013) The relationship between cell phone use, physical and sedentary activity, and cardiorespiratory fitness in a sample of US college students. International Journal of Behavioral Nutrition and Physical Activity, 10: 79. URL: http://www.ijbnpa.org/content/10/1/79

Lepp A, Barkley JE, Karpinski AC (2014) The relationship between cell phone use, academic performance, anxiety, and satisfaction with life in college students. Computers in Human Behavior 31: 343-350

Lepp A, Li J, Barkley JE, Salehi-Esfahani S (2015) Exploring the relationships between college students' cell phone use, personality and leisure. Computers in Human Behavior 43: 210-219

Leuner B, Shors TJ (2010) Synapse formation and memory. In: Koob GF, Moal MLE, Thompson RF (Hg.): Encyclopedia of Behavioral Neuroscience, Vol 3, S. 349-355. Academic Press, Amsterdam, Boston

Levine JA, Eberhardt NL, Jensen MD (1999) Role of nonexercise activity thermogenesis in resistance to fat gain in humans. Science 283: 212-214

Levine JA, Lanningham-Foster LM, McCrady SK, Krizan AC, Olson LR, Kane PH, Jensen MD, Clark MM (2005) Interindividual variation in posture allocation: Possible rote in human obesity. Science 307: 584-586

Lewis PA, Durrant SJ (2011) Overlapping memory replay during sleep builds cognitive schemata. Trends Cogn Sci 15: 343-351

Lidsky TI, Schneider JS (2003) Lead neurotoxicity in children: basic mechanisms and clinical correlates. Brain 126: 5-19

Lillard AS, Drell MB, Richey EM, Boguszewski K, Smith ED (2015a) Further examination of the immediate impact of television on children's executive function. Dev Psychol 2015 51: 792-805

Lillard AS, Erisir A (2011) Old Dogs Learning New Tricks: Neuroplasticity Beyond the Juvenile Period. Dev Rev 31: 207-239

Lillard AS, Li H, Boguszewski K (2015b) Television and children's executive function. Adv Child Dev Behav 48: 219-248

Lin J-H (2015) The Role of Attachment Style in Facebook Use and Social Capital: Evidence from University Students and a National Sample. Cyberpsychology, Behavior, and Social Networking 18: 173-180

Lin L-Y, Cherng R-J, Chen Y-J, Chen Y-J, Yang H-M (2015) Effects of television exposure on developmental skills among young children. Infant Behavior and Development 38: 20-26

Lindemann T (2012) Die Unionsfront gegen Ballerspiele bröckelt. Welt Online (http://www.welt.de/106231571, abgerufen am 11.5.2012)

Liu A, Kushida CA, Reaven GM (2013) Habitual Shortened Sleep and Insulin Resistance: an Independent Relationship in Obese Individuals. Metabolism: clinical and experimental 62:003 (doi:10.1016/j.metabol.2013.06.003)

Livingstone S, Smith PK (2014) Annual Research Review: Harms experienced by child users of online and mobile technologies: the nature, prevalence and management of sexual and aggressive risks in the digital age. Journal of Child Psychology and Psychiatry 55: 635-654

Lobo S (2014) Die digitale Kränkung des Menschen. FAZ (Feuilleton), 11.1.2014 (FAZ.net, abgerufen am 10.3.2015)

Lobo S (2015) Zerstörtes Vertrauen. Spiegel Online 20.5.2015 (http://www.spiegel.de/netz-welt/web/angela-merkel-und-die-nsa-zerstoertes-vertrauen-lobo-kolumne-a-1034637-druck.html)

Lohr S (2012) How Big Data became so big. The New York Times, 11.8.2012

Longcamp M, Zerbato-Poudou MT, Velay JL (2005) The influence of writing practice on letter recognition in preschool children: A comparison between handwriting and typing. Acta Psychologica 119: 67-79

Longcamp M, Boucard C, Gilhodes JC, Anton JL, Roth M, Nazarian B, Velay JL (2008) Learning through hand- or typewriting influences visual recognition of new graphic shapes: Behavioral and functional imaging evidence. Journal of Cognitive Neuroscience 20: 802-815

Longcamp M, Hlushchuk Y, Hari (2011) What differs in visual recognition of handwritten vs. printed letters? An fMRI study. Human Brain Mapping 32: 1250-1259

Lu X, Watanabe J, Liu Q, Uji M, Shono M, Kitamura T (2011) Internet and mobile phone text-messaging dependency: Factor structure and correlation with dysphoric mood among Japanese adults. Computers in Human Behavior 27: 1702-1709

Ludwig DS, Gortmaker SL (2004) Programming obesity in childhood. The Lancet 364: 226-227

Ludwig U (2005) Geheime Gesandte. Der Spiegel 23: 156-158

Lund HG, Reider BD, Whiting AB, J. Prichard R (2010) Sleep Patterns and Predictors of Disturbed Sleep in a Large Population of College Students. Journal of Adolescent Health 46: 124-132

Ma GS, Li YP, Hu XQ, Ma WJ, Wu J (2002) Effect of television viewing on pediatric obesity. Biomed Environ Sci 15: 291-297

Mack AM, Vaughn J (2012) Fear Of Missing Out (FOMO). J Walter Thompson Company (JWT), New York, NY

Mackinnon GR, Vibert C (2002) Judging the constructive impacts of communication technologies: a business education study. Education and Information Technology 7: 127-113

Malamuth NM, Addison T, Koss M (2000) Pornography and sexual aggression: Are there reliable effects and can we understand them? Annu Rev Sex Res 11: 26-91

Malarek V (2009) The Johns: Sex for sale and the men who buy it. Arcade, New York, NY

Mangen A, Walgermo BR, Brønnick K (2013) Reading linear texts on paper versus computer screen: Effects on reading comprehension. International Journal of Educational Research 58: 61-68

Mäntylä T (2013) Gender differences in multitasking reflect spatial ability. Psychological Science 24: 514-520

Maquet P (2001) The role of sleep in learning and memory. Science 294: 1048-1052

Marcus G (2013) Steamroling Big Data. The New Yorker, 29.3.2013

Marian V, Spivey M (2003) Competing activation in bilingual language processing: Within- and between-language competition. Bilingualism: Language and Cognition 6: 97-115

Marien H, Custers R, Hassin RR, Aarts H (2012) Unconscious goal activation and the hijacking of the executive function. Journal of Personality and Social Psychology 103: 399-415

Markoff J (2011) Computer Wins on ›Jeopardy!‹: Trivial, It's Not. The New York Times

16.2.2011 (http://www.nytimes.com/2011/02/17/science/17jeopardy-watson.html?_r=0; abgerufen am 7.3.2015)

Marmot M (2010) Fair societies, healthy lives. The Marmot Review. (www.ucl.ac.uk(gheg/marmotreview)

Marques LM, Lapenta OM, Merabet LB, Bolognini N, Boggio PS (2014) Tuning and disrupting the brain – modulating the McGurk illusion with electrical stimulation. Frontiers in Human Neuroscience (doi: 10.3389/fnhum.2014.00533)

Marshall L, Born J (2007) The contribution of sleep to hippocampus-dependent memory consolidation. Trends Cogn Sci 11: 442-450

Martin-Rhee MM, Bialystok E (2008). The development of two types of inhibitory control in monolingual and bilingual children. Bilingualism: Language and Cognition 11: 81-93

Masedu F, Mazza M, Di Giovanni C, Calvarese A, Tiberti S, Sconci V, Valenti M (2014) Facebook, quality of life, and mental health outcomes in post-disaster urban environments: the L'Aquila earthquake experience. Front Public Health. 2: 286 (doi: 10.3389/fpubh.2014.00286)

Math SB, Viswanath B, Maroky AS, Kumar NC, Cherian AV, Nirmala MC (2014) Sexual crime in India: Is it influenced by pornography? Indian Journal of Psychological Medicine 36: 147-152

Mathiak KA, Klasen M, Weber R, Ackermann H, Shergill SS, Mathiak K (2011) Reward system and temporal pole contributions to affective evaluation during a first person shooter video game. BMC Neurosci. 12: 66 (doi: 10.1186/1471- 2202-12-66)

Mayer G (2012) Präsident Schmitt scheidet unwürdig aus dem Amt. Stern.de (3.4.2012)

McClain DL (2011) First came the machine that defeated a chess champion. New York Times, 16.2.2011 (http://www.nytimes.com/2011/02/17/us/17deepblue.html?_r=0; abgerufen am 23.5.2015)

McEven BS (2007) Physiology and neurobiology of stress and adaptation: Central role of the brain. Physiol Rev 87: 873-904

McGaugh JL (2003) Memory and Emotion: The Making of Lasting Memories. Columbia University Press, New York, NY

McGurk H, Macdonald J (1976) Hearing lips and seeing voices. Nature 264: 746-748

McNeal JU (1992) Kids as Customers: A Handbook of Marketing to Children. Lexington Books, NY

Medienpädagogischer Forschungsverbund Südwest (2012) KIM-Studie 2012. Kinder + Medien, Computer + Internet. Landesanstalt für kommunikation. Reinsburgstr. 27, 70170 Stuttgart

Meerkerk GJ, Van Den Eijnden R, Vermulst AA, Garretsen HFL (2009) The Compulsive Internet Use Scale (CIUS): Some Psychometric Properties. Cyberpsychology & Behavior 12: 1-6

Mehl MR, Vazire S, Ramírez-Esparza N, RB Slatcher, Pennebaker JW (2007) Are women really more talkative than men? Science 317: 82

Meltzoff AN, Moore MK (1977) Imitation of facial and manual gestures by human neonates. Science 198: 75-78

Merlo L (2008) Increased cell phone use may heighten symptoms of anxiety. Primary Psychiatry 15: 27-28

Mesarwi O, Polak J, Jun J, Polotsky VY (2013) Sleep disorders and the development of insulin resistance and obesity. Endocrinology and metabolism clinics of North America 42: 617-634

Meusch D (2013) Bleib locker, Deutschland! – TK-Studie zur Stresslage der Nation. Herausgegeben von der Techniker Krankenkasse. Pressestelle Hamburg. Redaktion: Laboga I, Baron G, Heinrichs C, Hombrecher M, Wohlers K. Druck: TK-Hausdruckerei. ISBN 978-3-9813762-5-8 (www.presse.tk.de)

Meusch D (2014) Jugend 3.0 – abgetaucht nach Digitalien? – TK-Studie zur Gesundheit und Mediennutzung von Jugendlichen, herausgegeben von der Techniker Krankenkasse, Pressestelle Hamburg. Redaktion: Hombrecher M, Baron G. Druck: TK-Hausdruckerei. ISBN 978-3-9813762-8-9 (www.presse.tk.de)

Michael MG, Michael K (2011) The Fall-Out from Emerging Technologies: on Matters of Surveillance, Social Networks and Suicide. IEEE Technology and Society Magazine 30: 15-18

Millennium Cohort Study (2015) Child overweight and obesity. Initial findings from the Millennium Cohort Study Age 11 survey

Miller G (2012) The Smartphone Psychology Manifesto. Perspectives on Psychological Science 7: 221-237

Miller J, Prichard I, Hutchinson A, Wilson C (2014) The relationship between exposure to alcohol-related content on Facebook and predictors of alcohol consumption among female emerging adults. Cyberpsychology, Behavior, and Social Networking 17: 735-741

Mitchell K, Finkelhor D, Jones LM, Wolak J (2012) Prevalence and characteristics of youth sexting: A national study. Pediatrics 129: 1-8

Mitra A, SteVensmeier T (2000) Changes in student attitudes and student computer use in a computer-enriched environment. Journal of Research on Computing in Education 32: 417-443

Mizrachi D (2015) Undergraduates' Academic Reading Format Preferences and Behaviors, The Journal of Academic Librarianship http://dx.doi.org/10.1016/j.acalib.2015.03. 009.

Mnih V et al (2015) Human-level control through deep reinforcement learning. Nature 518: 529-533

Mo-suwan L, Nontarak J, Aekplakorn W, Satheannoppakao W (2014) Computer game use and television viewing increased risk for overweight among low activity girls: Fourth Thai National Health Examination Survey 2008-2009. International Journal of Pediatrics 2014, Article ID 364702: 1-6 (http://dx.doi.org/10.1155/2014/364702)

Moeller K, Fischer U, Link T, Wasner M, Huber S, Cress U, Nuerk HC (2012) Learning and development of embodied numerosity. Cogn Process. 13 (1) Supplement: 271-274 (doi: 10.1007/s10339-012-0457-9)

Moffitt TE, Arsenault L, Belsky D, Dickson N, Hancox RJ, Harrington H, Houts R, Poulton R, Roberts BW, Ross S, Sears MR, Thomson WM, Caspi A (2011) A gradient of childhood self-control predicts health, wealth, and public safety. PNAS 108: 2693-2698

Mogilner C, Chance Z, Norton MI (2012) Giving time gives you time. Psychological Science 23: 1233-1238

Monto MA, Carey AG (2014) A new standard of sexual behavior? Are claims associated with the »hookup culture« supported by general social survey data? J Sex Res 51: 605-615

Moody AK (2010) Using Electronic Books in the Classroom to Enhance Emergent Literacy Skills in Young Children. Journal of Literacy and Technology 11: 22-52

Morahan-Martin J, Schumacher P (2003). Loneliness and social uses of the Internet. Computers in Human Behavior 19: 659-671

Moreno S, Bialystok E, Barac R, Schellenberg G, Cepeda N, Chau T (2011) Short-Term Music Training Enhances Verbal Intelligence and Executive Function. Psychological Science 22: 1425-1433

Morford M (2010) Oh my God you are so missing out. San Francisco Chronicle, 4.8.2010 (http://www.sfgate.com/entertainment/morford/article/Oh-my-God-you-are-so-missing-out-2536241.php, abgerufen am 26.1.2015)

Morgan C, Cotten SR (2003) The relationship between internet activities and depressive symptoms in a sample of college freshmen. Cyberpsychology & Behavior: The impact of the Internet, multimedia and virtual reality on behavior and society 6: 133

Morgenroth M (2014) Sie kennen dich! Sie haben dich! Sie steuern dich! Die wahre Macht der Datensammler. Droemer, München

Morrison CM, Gore H (2010) The relationship between excessive Internet use and depression: a questionnaire-based study of 1 319 young people and adults. Psychopathology 43:121-126

Mortler M (2015) Drogen- und Suchtbericht 2015 der Drogenbeauftragten der Bundesregierung (http://www.drogenbeauftragte.de/fileadmin/dateien-dba/Service/Publikationen/2015_Drogenbericht_web_010715.pdf)

Moss A, Klenk J, Simon K, Thaiss H, Reinehr T, Wabitsch M (2012) Declining prevalence rates for overweight and obesity in German children starting school. Eur J Pediatr. 171: 289-299

Mößle, Kleimann M, Rehbein F (2007) Bildschirmmedien im Alltag von Kindern und Jugendlichen: Problematische Mediennutzungsmuster und ihr Zusammenhang mit Schulleistungen und Aggressivität (1. Aufl. Bd. 33). Nomos, Baden-Baden

Mößle T, Kleimann M, Rehbein F, Pfeiffer C (2010) Media Use and School Achievement – Boys at Risk? British Journal of Developmental Psychology 28: 699-725

Mueller PA, Oppenheimer DM (2014) The pen is mightier than the keyboard: Advantages of longhand over laptop note taking. Psychological Science 25: 1159-1168

Mullen PE, Pathé M, Purcell R, Stuart GW (1999) Study of stalkers. Am J Psychiatry 156: 1244-1249

Mullen PE, Pathé M, Purcell R (2001) Stalking: new constructions of human behaviour. Australian and New Zealand Journal of Psychiatry 35. 9-16

Müller MJ, et al. (2004) Prevention of overweight and obesity. In: Kiess W, Marcus C, Waibitsch M (Hg). Obesity in Childhood and Adolescence. Basel: Karger, 243-263

Munezawa T, Kaneita Y, Osaki Y, Kanda H, Minowa M, Suzuki K, Higuchi S, Mori J, Yamamoto R, Ohida T (2011) The association between use of mobile phones after lights out and sleep disturbances among Japanese adolescents: A nationwide cross-sectional survey. Sleep 34: 1013-1020

Murdock KK (2013) Texting while stressed: Implications for students' burnout, sleep, and well-being. Psychology of Popular Media Culture 2: 207-221

Murphy-Kelly S (2013) Report: 56% of social media users suffer from FOMO. Mashable,

9. Juli2013. (http://mashable.com/2013/07/09/fear-of-missing-out/; abgerufen am 25.1. 2015)

Must A, Tybor DJ (2005) Physical activity and sedentary behavior: a review of longitudinal studies of weight and adiposity in youth. Int J Obes Relat Metab Disord 29: 84-96

Naaman M, Boase J, Lai C-H (2010) Is it really about me?: Message content in social awareness streams. Proceedings of the 2010 ACM Conference on Computer Supported Cooperative Work (Association for Computing Machinery), 6.-10.2.2010, Savannah GA, S. 189-192

Nakazawa T, Okubo Y, Suwazono Y, Kobayashi E, Komine S, Kato N, Koji N (2002) Association between duration of daily VDT use and subjective symptoms. Am J Ind Med 42: 421-426

Nathanson AI, Aladé F, Sharp ML, Rasmussen EE, Christy K (2014) The relation between television exposure and executive function among preschoolers. Dev Psychol 50: 1497-1506

National Sleep Foundation. (2006). Sleep in America poll. National Sleep Foundation. Washington DC

Nedeltcheva AV, Imperial JG, Penev PD (2012) Effects of sleep restriction on glucose control and insulin secretion during diet-induced weight loss. Obesity (Silver Spring, Md) 20:1379-1386

Neugebauer O (1969) The exact sciences in antiquity, 2. Aufl. Dover Publications, New York

Newman AI (2015) What the »right to be forgotten« means for privacy in a digital age. 347: 507-508

NHTSH (2014) Distracted Driving 2012. US Department of Transportation. National Highway Traffic Safety Administration, April 2014. NHTSA's National Center for Statistics and Analysis, 1200 New Jersey Avenue SE., Washington, DC 20590

Nikkelen SW, Valkenburg PM, Huizinga M, Bushman BJ (2014) Media use and ADHD-related behaviors in children and adolescents: A meta-analysis. Dev Psychol 50: 2228-2241

Noël MP (2005) Finger gnosia: A predictor on numerical abilities in children? Child Neuropsychology 11: 413-430

Norton S, Matthews FE, Barnes DE, Yaffe K, Brayne C (2014) Potential for primary prevention of Alzheimer's disease: an analysis of population-based data. Lancet Neurol 13: 788-794

Odlaug BL, Lust K, Wimmelmann CL, Chamberlain SR, Mortensen EL, Derbyshire K, Christenson G, Grant JE (2015) Prevalence and correlates of being overweight or obese in college. Psychiatry Res 227: 58-64

Ofcom (2007) Communications Market Report: Converging Communications Markets, Ofcom, August 2007 (http://stakeholders.ofcom.org.uk/binaries/research/cmr/ccm.pdf)

Olds J, Milner P (1954) Positive reinforcement produced by electrical stimulation of septal area and other regions of rat brain. Journal of Comparative Physiology and Psychology 47: 419-427

On Campus Research Student Panel (2011) Update: Electronic book and eReader device report (März 2011) (www.nacs.org/LinkClick.aspx?fi leticket=uIf2NoXApKQ%3D&ta bid=2471&mid=3210).

Ophir E, Nass C, Wagner AD (2009) Cognitive control in media multitaskers. PNAS 106: 15583-15587 (doi/10.1073/pnas.0903620106)

Oreskes N, Conway EM (2010) Merchants of doubt. How a handful of scientists obscured the truth on issues from tobacco smoke to global warming. Bloomsbury, London, New York

Oshima N, Nishida A, Shimodera S, Tochigi M, Ando S, Yamasaki S, Okazaki Y, Sasaki T (2012) The suicidal feelings, self-injury, and mobile phone use after lights out in adolescents. Journal of Pediatric Psychology 37: 1023-1030

Owen N, Healy GN, Matthews CE, Dunstan DW (2010) Too much sitting: the population health science of sedentary behavior. Exerc Sport Sci Rev 38: 105-113

Pallesen S, Hetland J, Sivertsen B et al. (2008) Time trends in sleep-onset difficulties among Norwegian adolescents: 1983–2005. Scand J Public Health 36: 889-895

Paridon H, Kaufmann M, Pälchen A (2010) Multitasking in realitätsnahen Situationen: Wirkungen auf Leistung und physiologische Parameter. In: Trimpop R, Gericke G, Winterfeld U (Hrsg.): Psychologie der Arbeitssicherheit und Gesundheit (2010) Asanger, Kröning

Pariser E (2012) The filter bubble: What the internet is hiding from you. Penguin Press

Parish-Morris J, Mahajan N, Hirsh-Pasek K, Michnick Golinkoff R, Fuller Collins M (2013) Once upon a time: Parent–child dialogue and storybook reading in the electronic era. Mind, Brain, and Education 7: 200-211

Paton G (2014) Infants 'unable to use toy building blocks' due to iPad addiction. The Telegraph 15.4.2014 (http://www.telegraph.co.uk/education/educationnews/10767878/Infants-unable-to-use-toy-building-blocks-due-to-iPad-addiction.html)

Paul AM (2014) Students reading E-Books are losing out, study suggests. The New York Times, 10.4.2014 (http://parenting.blogs.nytimes.com/2014/04/10/students-reading-e-books-are-losingout-study-suggests/?_r=0)

Pavot W, Diener E (2008) The Satisfaction with Life Scale and the emerging construct of life satisfaction. The Journal of Positive Psychology 3: 137-152

Pea R, Nass C, Meheula L, Rance M, Kumar A, Bamford H, Nass M, Simha A, Stillerman B, Yang S, Zhou M (2012) Media use, face-to-face communication, media multitasking, and social well-being among 8- to 12-year-old girls. Developmental Psychology 48: 327-336

Penko A, Barkley JE (2010) Physiologic responses and motivation to play a physically interactive video game relative to a sedentary alternative in children. Ann Behav Med 39: 162-169

Peppet S (2011) Unravelling Privacy: The personal prospectus and the threat of a full-disclosure future. Northwestern University Law Review 105 (3): 1153-1203

Perkinson-Gloor N, Lemola S, Grob A (2013) Sleep duration, positive attitude toward life, and academic achievement: The role of daytime tiredness, behavioral persistence, and school start times. Journal of Adolescence 36: 311-318

Pew Research Center, PRC (2015) Mobile Technology Fact Sheet (http://www.pewinternet.org/fact-sheets/mobile-technology-fact-sheet/, abgerufen am 4.2.2015)

Pfeiffer M, Dünte T, Schneegass S, Alt F, Rohs M (2015) Cruise Control for Pedestrians: Controlling Walking Direction using Electrical Muscle Stimulation. (https://www.medien.ifi.lmu.de/pubdb/publications/pub/pfeiffer2015chi/pfeiffer2015chi.pdf)

Phillips JG, Butt S, Blaszczynski A (2006) Personality and self-reported use of mobile phones for games. Cyberpsychology & Behavior 9: 753-758

Pickshaus A (2013) Hilfe, ich habe FOMO. »Fear of missing out«, zu Deutsch: »Die Angst, etwas zu verpassen«. BILD vom 22.12.2013 (http://www.bild.de/ratgeber/2013/internet/hilfe-ich-habe-fomo-33936494.bild.html; abgerufen am 25.1.2015)

Pierce T (2009) Social anxiety and technology: Face-to-face communication versus technological communication among teens. Computers in Human Behavior 25: 1367-1372

Pilcher JJ, Ginter DR, Sadowsky B (1997) Sleep quality versus sleep quantity: Relationships between sleep and measures of health, well-being and sleepiness in college students. Journal of Psychosomatic Research 42: 583-596

Platzer E, Petrovic O (2011) An experimental deprivation study of mobile phones, internet and TV. Computer Technology and Application 2: 600-606

Plihal W, Born J (1997) Effects of early and late nocturnal sleep on declarative and procedural memory. Journal of Cognitive Neuroscience 9: 534-547

Pons F, Laura Bosch L, Lewkowicz DJ (2015) Bilingualism modulates infants' selective attention to the mouth of a talking face. Psychological Science (doi: 10.1177/09567976145683209)

Pontes HM, Király O, Demetrovics Z, Griffiths MD (2014) The Conceptualisation and Measurement of DSM-5 Internet Gaming Disorder: The Development of the IGD-20 Test. PLoS ONE 9: e110137

Potkin KT, Bunney WE Jr (2012) Sleep Improves Memory: The Effect of Sleep on Long Term Memory in Early Adolescence. PLoS ONE 7: e42191 (doi:10.1371/journal.pone.0042191)

Potvin Kent M, Wanless A (2014) The influence of the Children's Food and Beverage Advertising Initiative: change in children's exposure to food advertising on television in Canada between 2006-2009. Int J Obes (Lond) 38: 558-562

Powell LM, Schermbeck RM, Chaloupka FJ (2013) Nutritional Content of Food and Beverage Products in Television Advertisements Seen on Children's Programming. Childhood Obesity 9: 524-531

Powell LM, Szczypka G, Chaloupka FJ (2007a) Exposure to food advertising on television among US children. Arch Pediatr Adolesc Med 161: 553-560

Powell LM, Szczypka G, Chaloupka FJ, Braunschweig CL (2007b) Nutritional content of television food advertisements seen by children and adolescents in the United States. Pediatrics 120: 576-583

Prior A, MacWhinney B (2010) A bilingual advantage in task switching. Bilingualism: Language and Cognition 13: 253-262

Przybylski AK, Murayama K, DeHaan CR, Gladwell V (2013) Motivational, emotional, and behavioral correlates of fear of missing out. Computers in Human Behavior 29: 1841-1848

Przybylski AK, Scott C, Ryan RM (2010) A motivational model of video game engagement. Rev Gen Psychol 14: 154–166

Punamaki RL, Wallenius M, Nygard CH, et al (2007) Use of information and communication technology (ICT) and perceived health in adolescence: the role of sleeping habits and waking-time tiredness. J Adolesc 30: 569-585

413

Quennet-Thielen C (2014) Pressemitteilung 125/2014 des Bundesministeriums für Bildung und Forschung vom 20.11.2014

Racsmány M, Conway MA, Demeter G (2010) Consolidation of episodic memories during sleep: Long-term effects of retrieval practice. Psychological Science 21: 80-85

Ragu-Nathan TS, Tarafdar M, Ragu-Nathan BS, Tu Q (2008). The consequences of technostress for end users in organizations: Conceptual development and empirical validation. Information Systems Research, 19: 417-433

Ramírez-Esparza, N., García-Sierra, A., & Kuhl, P. K. (2014). Look who's talking: Speech style and social context in language input to infants are linked to concurrent and future speech development. Developmental Science, 17(5), 1-12. doi: 10.1111/desc.12172

Rasch B, Born J (2013) About sleep's role in memory. Physiol Rev 93: 681-766

Rasch B, Büchel C, Gais S, Born J (2007) Odor cues during slow-wave sleep prompt declarative memory consolidation. Science 315: 1426-1429

Rauch SM, Strobel C, Bella M, Odachowski Z, Bloom C (2013) Face to Face Versus Facebook: Does Exposure to Social Networking Web Sites Augment or Attenuate Physiological Arousal Among the Socially Anxious? Cyberpsychology, Behavior, and Social Networking 10: 1-4

Ream GL, Elliott LC, Dunlap E (2013) Trends in video game play through childhood, adolescence, and emerging adulthood. Psychiatry Journal, Volume 2013, Article ID 301460, 1-7 (http://dx.doi.org/10.1155/2013/301460)

Rehbein F, Kleimann M, Mößle T (2009) Computerspielabhängigkeit im Kindes- und Jugendalter. Empirische Befunde zu Ursachen, Diagnostik und Komorbiditäten unter besonderer Berücksichtigung spielimmanenter Abhängigkeitsmerkmale. Kriminologisches Forschungsinstitut Niedersachsen (KFN) Schriftenreihe Bd 108

Rehbein F, Kliem S, Baier D, Mößle T, Petry NM (2015) Prevalence of internet gaming disorder in German adolescents: diagnostic contribution of the nine DSM-5 criteria in a state-wide representative sample. Addiction. doi: 10.1111/add.12849. [Epub ahead of print]

Reinsch M (2015) Depression und #NOTJUSTSAD. »Ich bin nicht einfach nur traurig« Berliner Zeitung 7.5.2015 (http://www.berliner-zeitung.de/digital/depressionen-und--notjusts-ad--ich-bin-nicht-einfach-nur-traurig-,10808718,30641286.html; abgerufen am 15.6.2015)

Richards R, McGee R, Williams SM, Welch D, Hancox RJ (2010) Adolescent screen time and attachment to peers and parents. Archives of Pediatrics & Adolescent Medicine 164: 258-262

Richtel M (2011) A Silicon Valley school that doesn't compute. The New York Times, October 22, 2011 (http://www.nytimes.com/2011/10/23/technology/at-waldorf-school-i...y-technology-can-wait.html?pagewanted=all&_r=0&pagewanted=print; abgerufen am 7.1.2014)

Ridder C-M (2002) Onlinenutzung in Deutschland. Media Perspektiven 3/2002: 121-131

Ridout B, Campbell A, Ellis L (2012) "Off your Face(book)": alcohol in online social identity construction and its relation to problem drinking in university students. Drug & Alcohol Review 31: 20-26

Rideout V, Hamel E, The media family (2006): Electronic media in the lives of infants, toddlers, preschoolers and their parents. Kaiser Family Foundation, Menlo Park, CA

414

Rideout VJ, Foehr UG, Roberts DF (2010) Generation M2. Media in the lives of 8 – 18 year olds. Kaiser Family Foundation, Menlo Park, CA (www.kff.org)

Riley B, Oakes J (2015) Problem gambling among a group of male prisoners: Lifetime prevalence and association with incarceration. Australian & New Zealand Journal of Criminology 48: 73-81

Robb A (2015) 92 Percent of College Students Prefer Reading Print Books to E-Readers. The New Republic 14.1.2015 www.newrepublic.com/article/120765/naomi-barons-words-onscreen-fatereading-digital-world.

Roberts JA, Pirog SF (2013) A preliminary investigation of materialism and impulsiveness as predictors of technological addictions among young adults. Journal of Behavioral Addictions 2: 56-62 (doi: 10.1556/JBA.1.2012.011)

Roberto CA, Swinburn B, Hawkes C, Huang TTK, Costa SA, Ashe M, Zwicker L, Cawley JH, Brownell KD (2015) Patchy progress on obesity prevention: emerging examples, entrenched barriers, and new thinking. Lancet 385: 2400-2409

Robertson EM, Pascual-Leone A, Miall RC (2004) Current concepts in procedural consolidation. Nature Rev Neurosci 5: 576-582

Robinson R (2015) Kids & Family Reading Report, 5th Edition. (http://www.scholastic.com/readingreport/Scholastic-KidsAndFamilyReadingReport-5thEdition.pdf?v=100)

Robinson TN (1999) Reducing children's television viewing to prevent obesity: a randomized controlled trial. JAMA 282: 1561-1567

Robinson TN, Wilde ML, Navracruz LC, Haydel KF, Varady A (2001) Effects of reducing children's television and video game use on aggressive behavior: a randomized controlled trial. Arch Pediatr Adolesc Med 155:17-23

Robinson TN, Borzekowski DL, Matheson DM, Kraemer HC (2007) Effects of fast food branding on young children's taste preferences. Arch Pediatr Adolesc Med 161: 792-797

Romero D (2014) Photos of broken schools shame Los Angeles Unified School District's $1 Billion iPad Program. LA Weekly. 10.2.2014 (http://www.laweekly.com/news/photos-of-broken-schools-shame-lausds-1-billion-ipad-program-4424700; abgerufen am 6.4.2015)

Rosen C (2008) The myth of multitasking. The New Atlantis 20: 105-110

Rosen LD, Cheever NA, Carrier LM (2012) iDisorder: Understanding our obsession with technology and overcoming its hold on us. Palgrave Macmillan, New York, NY

Rosen LD, Whaling K, Carrier LM, Cheever NA, Rokkum J (2013a). The media/technology usage, attitudes and anxiety scale: An empirical investigation. Computers in Human Behavior 29: 2501-2511

Rosen LD, Carrier M, Cheever NA (2013b). Facebook and texting made me do it: Media-induced task-switching while studying. Computers in Human Behavior 29: 948-958

Rosen LD, Whaling K, Rab S, Carrier LM, Cheever NA (2013c) Is Facebook creating »iDisorders«? The link between clinical symptoms of psychiatric disorders and technology use, attitudes and anxiety. Computers in Human Behavior 29: 1243-1254

Rosenbach M, Stark H (2014) Der NSA Komplex. DVA, München

Rosenblum LD, Schmuckler MA, Johnson JA (1997) The McGurk effect in infants. Perception & Psychophysics 59: 347-357

Rosenzweig MR, Bennett EL (1996) Psychobiology of plasticity: Effects of training and experience on brain and behavior. Behavioural Brain Research 78: 57-65

Ross RP, Campbell T, Huston-Stein A, Wright JC (1981) Nutritional misinformation of children: A developmental and experimental analysis of the effects of televised food commercials. Journal of Applied developmental Psychology 1: 329-347

Rossato JI, Bevilaqua LR, Izquierdo I, Medina JH, Cammarota M (2009) Dopamine controls persistence of long-term memory storage. Science 325: 1017-1020

Rouse CE, Krueger AB, Markman M (2004) Putting computerized instruction tot he test: A randomized evaluation of a »scientifically-based« reading program. National Bureau of Economic Research Working Paper 10315, Cambridge, MA

Rowlands I, Nicholas D, Williams P, Huntington P, Fieldhouse M, Gunter B, Withey R, Jamali HR, Dobrowolski T, Tenopir C (2008) The Google generation: the information behaviour of the researcher of the future. Aslib Proceedings 60(4): 290-310

Rubinstein JS, Meyer DE, Evans JE (2001) Executive control of cognitive processes in task switching. Journal of Experimental Psychology: Human Perception and performance 27: 763-797

Rumpf H-J, Meyer C, Kreuzer A, John U (2011) Prävalenz der Internetabhängigkeit. Bericht an das Bundesministerium für Gesundheit. Universität Lübeck. Greifswald & Lübeck 31.5.2011

Rumpf HJ, Vermulst AA, Bischof A, Kastirke N, Gürtler D, Bischof G, Meerkerk GJ, John U, Meyer C (2014) Occurence of internet addiction in a general population sample: a latent class analysis. Eur Addict Res 20:159-166

Rupp HA, Wahlen K (2008) Sex differences in response to visual sexual stimuli: A review. Arch Sex Behav 37: 206-218

Ryan T, Chester A, Reece J, Xenos S (2014) The uses and abuses of Facebook: A review of Facebook addiction. J Behav Addict. 3:133-148

Sackett GP (1966) Monkeys reared in isolation with pictures as visual input: evidence for an innate releasing mechanism. Science 154: 1468-1473

Sana F, Weston T, Cepeda NJ (2013) Laptop multitasking hinders classroom learning for both users and nearby peers. Computers & Education 62: 24-31

Sánchez-Martínez M, Otero A (2009) Factors associated with cell phone use in adolescents in the community of Madrid (Spain). CyberPsychology & Behavior 12: 131-137

Sanders GJ, Santo AS, Peacock CA, Williamson ML, Von Carlowitz K-P, Barkley JE (2012) Physiologic responses, liking and motivation for playing the same video game on an active versus a traditional, non-active gaming system. Int J Exerc Sci 5: 160-169

Sandoval E, Eisinger D, Blau R (2015) Department of Education lifts ban on cell phones in New York City schools. New York Daily News, 2.3.2015 (http://www.nydailynews.com/new-york/dept-education-ends-cell-phone-ban-nyc-schools-article-1.2134970; abgerufen am 21.5.2015)

Sapolsky RM (1992) Stress, the aging brain, & the mechanisms of neuron death. MIT Press, Cambridge, MA

Schaefer J (2014) Lernen mit neuen Medien – Digital macht schlau! GEO Magazin 12/2014 (www.geo. de/GEO/heftreihen/geo_magazin/lernen-mitneuen-medien-digital-machtschlau-79266.html; abgerufen am 8.1.2015)

Schaumburg H et al. (2007) Lernen in Notebook-Klassen. Endbericht zur Evaluation des Projekts »1000mal1000: Notebooks im Schulranzen«. Schulen ans Netz e.V., Bonn

Schirrmacher F (2009) Payback. Warum wir im Informationszeitalter gezwungen sind zu tun, was wir nicht tun wollen, und wie wir die Kontrolle über unser Denken zurückgewinnen. Pantheon, München

Schmoll H (2011) Viele Grundschüler können nicht schreiben. FAZ 2.9.2011, S. 9

Schneider C, Katzer C, Leest U (2013) Cyberlife – Spannungsfeld zwischen Faszination und Gefahr. Cybermobbing bei Schülerinnen und Schülern. Eine empirische Bestandsaufnahme bei Eltern, Lehrkräften und Schülern/innen in Deutschland. Karlsruhe. Bündnis gegen Cybermobbing e.V. Karlsruhe, Mai 2013

Schneier B (2015) Data and Goliath: The Hidden Battles to Capture Your Data and Control Your World. WW Norton, USA

Schölkopf B (2015) Learning to see and act. Nature 518: 486-487

Schoenfeld TJ, Gould E (2011) Stress and adult neurogenesis. In: Conrad CD (Hg) The Handbook of Stress: Neuropsychological Effects on the Brain, S. 137-156. Wiley-Blackwell, Chichester, UK

Schor J (2004) Born to Buy: The Commercialized Child and the New Consumer Culture. Scribner New York, NY

Schugar JT, Schugar HR (2014) Reading in the Post-PC Era: Students' Comprehension of Interactive E-Books. Paper presented at the AERA 2014, Philadelphia, Pennsylvania

Schultz W (2010) Dopamine signals for reward value and risk: basic and recent data. Behavioral and Brain Functions 6: 24 (1-9)

Schwartz MB, Vartanian LR, Wharton CM, Brownell KD (2008) Examining the nutritional quality of breakfast cereals marketed to children. J Am Diet Assoc 108: 702-705

Seehagen S, Konrad C, Herbert JS, Schneider S (2015) Timely sleep facilitates declarative memory consolidation in infants. PNAS 112: 1625-1629

Seife C (2015) The revolution is digitized. Nature 518: 480-481

Selkie EM, Kota R, Chan Y-F, Moreno M (2015) Cyberbullying, depression, and problem alcohol use in female college students: A multisite study. Cyberpsychology, Behavior, and Social Networking 18: 79-86

Shaffer F, McCraty R, Zerr CL (2014) A healthy heart is not a metronome: an integrative review of the heart's anatomy and heart rate variability. Front Psychol. 5: 1040

Shapley K, Sheehan D, Maloney C, Caranikas-Walker F (2009) Evaluation of the Texas Technology Immersion Pilot. Final Outcomes for a Four-Year Study (2004 – 05 to 2007 – 08). Prepared for Texas Education Agency. Prepared by Texas Center for Educational Research, Austin, TX

Shepperd JA, Grace JL, Koch EJ (2008) Evaluating the electronic textbook: is it time to dispense with paper text? Teaching of Psychology 35: 2-5

Shultz D (2015) When your voice betrays you. Science 347: 494

Siegfried W, Kromeyer-Hauschild K, Zabel G, Siegfried A, Wabitsch M, Holl RW (2006) Studie zur stationären Langzeittherapie der extremen juvenilen Adipositas. MMW-Fortschritte der Medizin 148: 39-41

Siegfried W, Siegfried A, Kunze D, Wabitsch M (2015a) Adipositas-Langzeittherapie im Rehazentrum Insula – Therapieperspektiven in Zeiten moderner digitaler Mediennutzung. Adipositas 9: 21-25

Siegfried W, Eder A, Schoosleitner C, Knollmann M, Lohmann A, Rehbein F, Mößle T

(2015b) »Internet Gaming Disorder«, »Schulvermeidendes Verhalten« und »Obesitas« bilden immer häufiger eine Trias: Gibt es ein ISO-Syndrom? Praktische Pädiatrie 21: 100-108

Siegle D, Foster T (2001) Laptop computers and multimedia and presentation software: their effects on student achievement in anatomy and physiology. Journal of Research on Technology in Education 34: 29-37

Simms I, Wallace L, Thomas DR, Emmett L, Shankar AG, Vinson M, Padfield S, Andrady U, Whiteside C, Williams CJ, Midgley C, Johnman C, McLellan A, Currie A, Logan J, Leslie G, Licence K, Hughes G (2014) Recent outbreaks of infectious syphilis, United Kingdom, January 2012 to April 2014. Euro Surveill. 19(24):pii=20833 (http://www.eurosurveillance.org/ViewArticle.aspx?ArticleId=20833)

Sisask M, Värnik A (2012) Media Roles in Suicide Prevention: A Systematic Review. Int J Environ Res Public Health 9: 123-138

Small DM, Zatorre RJ, Dagher A, Evans AC, Jones-Gotman M (2001) Change in brain activity related to eating chocolate. From pleasure to aversion. Brain 124: 1720-1733

Small DM, Jones-Gotman M, Dagher A (2003) Feeding induced dopamine release in dorsal striatum correlates with meal pleasantness ratings in healthy human volunteers. Neuroimage 19: 1709-1715

Smith A, Raine L, Zickuhr K (2011) College students and technology, The Pew Research Center's Internet and American Life Project. [http://pewinternet.org/Reports/2011/College-students-and-technology.aspx]

Smith C (2001) Sleep states and memory processes in humans: procedural versus declarative memorysystems. Sleep Med Rev 5: 491-506

Smyth JM (2007) Beyond self-selection in video game play: an experimental examination of the consequences of massively multiplayer online role-playing game play. Cyberpsychol Behav 10: 717-721

Snowdon D (2001) Aging with grace. The nun study and the science of old age. Fourth Estate, London

Snowdon DA (1997) Aging and Alzheimer's disease: Lessons from the Nun Study. The Gerontologist 37: 150-156

Sparrow B, Liu J, Wegner DM (2011) Google effects on memory: Cognitive consequences of having information at our fingertips. Science 333: 776-778

Speck H (2012) Google Society & Generation Facebook (Vortrag, gehalten auf der 9. Jahrestagung der Deutschen Gesellschaft für Kriminalistik am 25.9.2012). Villingen Schwenningen: Hochschule für Polizei

Spiegelman J, Detsky AS (2008) Instant mobile communication, efficiency, and quality of life. JAMA 299: 1179-1181

Spiel C, Popper V (2003) Evaluierung des österreichischen Modellversuchs »e-Learning und e-Teaching mit SchülerInnen-Notebooks«. Im Auftrag des Bundesministeriums für Bildung, Wissenschaft und Kultur

Spitzer M (1996) Geist im Netz. Spektrum Akademischer Verlag, Heidelberg

Spitzer M (2004) Vorsicht Bildschirm. Klett, Stuttgart

Spitzer M (2005) Macht Fernsehen dick? Nervenheilkunde 24: 66-72

Spitzer M (2008) Werbung für Kinder? Nervenheilkunde 28: 705-709

Spitzer M (2009a) Gemütlich dumpf. Nervenheilkunde 28: 343-346

Spitzer M (2009b) Neugier und Lernen. Nervenheilkunde 28: 652-654

Spitzer M (2009c) Natur und Gemeinschaft. Nervenheilkunde 28: 773-777

Spitzer M (2010a) Medizin für die Bildung. Spektrum, Heidelberg

Spitzer M (2010b) Computer in der Schule. The Good, the Bad, and the Ugly. Nervenheilkunde 29: 5-8

Spitzer M (2011) Dopamin und Käsekuchen. Schattauer, Stuttgart

Spitzer M (2012a) Digitale Demenz. Droemer, München

Spitzer M (2012b) Digitale Demenz 2.0. Nervenheilkunde 31: 681–684

Spitzer M (2012c) Große kleine Schritte. Was wir vom Gehirn lernen können. In: Wahnsinn Bildung. Brauchen wir eine neue Lernkultur?, Brockhaus, Gütersloh/München 2012, S. 14–43

Spitzer M (2013a) To swipe or not to swipe? – The question in present-day education. Trends in Neuroscience and Education 2: 95-99

Spitzer M (2013b) Laptop und Internet im Hörsaal? Wirkungen und Wirkungsmechanismen für evidenzbasierte Lehre. Nervenheilkunde 32: 805-812

Spitzer M (2013c) Zeit verschenken, um Zeit zu haben. Nervenheilkunde 32: 7-10

Spitzer M (2014) Smartphones. Zu Risiken und Nebenwirkungen für Bildung, Sozialverhalten und Gesundheit. Nervenheilkunde 33: 9-15

Spitzer M (2014c) Handy-Unfälle. Nervenheilkunde 33: 223-225

Spitzer M (2014d) Rotkäppchen und der Stress. Schattauer, Stuttgart

Spitzer M (2015a) Digital genial? Mit dem »Ende der Kreidezeit« bleibt das Denken auf der Strecke. Nervenheilkunde 34: 9-16

Spitzer M (2015b) Cyberchondria oder Morbus Google. Nervenheilkunde 34: 123-127

Spitzer M (2015c) Verschwörungstheorien. Nervenheilkunde 34: 195-202

Spitzer M (2015d) Über vermeintliche neue Erkenntnisse zu den Risiken und Nebenwirkungen digitaler Informationstechnik. Eine Erwiderung zur Arbeit von Appel und Schreiner (2014). Psychologische Rundschau 66: 114-123

Spitzer M (2015e) Buch oder E-Book? Nervenheilkunde 34: 319-325

Stallen M, Sanfey AG (2013) The cooperative brain. Neuroscientist 19: 292-303

Statistisches Bundesamt (2015) Haushalte nach Haushaltsgröße im Zeitvergleich. (https://www.destatis.de/DE/ZahlenFakten/GesellschaftStaat/Bevoelkerung/HaushalteFamilien/Tabellen/Haushaltsgroesse.html; abgerufen am 8.3.2015)

Steinberg L (2009) Should the science of adolescent brain development inform public policy? American Psychologist 64

Steinberg L, Graham S, O'Brien L, Woolard J, Cauffman E, Banich M (2009) Age differences in future orientation and delay discounting. Child Development 80: 28-44

Stickgold R (2005) Sleep-dependent memory consolidation. Nature 437: 1272-1278

Stieger S, Burger C, Schild A (2008) Lifetime prevalence and impact of stalking: Epidemiological data from Eastern Austria. Eur. J. Psychiat. 22: 235-241

Stoet G, O'Connor DB, Conner M, Laws KR (2013) Are women better than men at multitasking? BMC Psychology 1:18 (doi:10.1186/2050-7283-1-18)

Streb J, Kammer T, Spitzer M, Hille K (2015) Extremely Reduced Motion in Front of

Screens: Investigating Real-World Physical Activity of Adolescents by Accelerometry and Electronic Diary. Plos one 10: e0126722, doi: 10.1371/journal.pone.0126722

Sum S, Mathews RM, Hughes I, Campbell A (2008) Internet use and loneliness in older adults. Cyberpsychol Behav 11:208-211

Sustainable Brands (2011) Heineken: The Sunrise Belongs to Moderate Drinkers; 14.12.2011 (http://www.sustainablebrands.com/digital_learning/communications /heineken-sunrise-belongs-moderate-drinkers; abgerufen am 25.1.2015)

Swing EL, Gentile DA, Anderson CA, Walsh DA (2010) Television and Video Game Exposure and the Development of Attention Problems. Pediatrics 126: 214-221

Symantec (2012) Norton Cybercrime Report (http://now-static.norton.com/now/en/pu/images/Promotions/2012/cybercrimeReport/2012_Norton_Cybercrime_Report_Master_FINAL_050912.pdf)

Takao, M., Takahashi, S., & Kitamura, M. (2009). Addictive personality and problematic mobile phone use. CyberPsychology & Behavior, 12, 501–507

Tamir DI, Mitchell JP (2012) Disclosing information about the self is intrinsically rewarding. PNAS 109: 8038-8043

Tamminen J, Lambon Ralph MA, Lewis PA (2013) The Role of Sleep Spindles and Slow-Wave Activity in Integrating New Information in Semantic Memory. J Neurosci 33: 15376-15381

Tamminen J, Payne JD, Stickgold R, Wamsley EJ, Gaskell MG (2010) Sleep spindle activity is associated with the integration of new memories and existing knowledge. J Neurosci 30: 14356-14360

Tan LH, Xu M, Chang CQ, Siok WT (2011) China's language input system in the digital age affects children's reading development. PNAS 111: 1119-1123

Tapscott D (2009) Grown up digital: The rise of the net generation. McGraw-Hill, New York

Tapscott D, Williams A (2010) Innovating the 21st century university: It's time. EDUCAUSE Review 45 (1): 17-29

Taras HL, Gage M (1995) Advertised foods on children's television. Arch Pediatr Adolesc Med 149: 649-652

Taylor H (2010) Cyberchondriacs on the Rise? The Harris Poll 2010; 95, August 4th.

te Wildt B (2014) Digital Junkies. Internetabhängigkeit und ihre Folgen für uns und unsere Kinder. Droemer, München

Temple JR, Le VD, Van den Berg P, Ling Y, Paul JA, Temple BW (2014) Brief report: Teen sexting and psychosocial health. Journal of Adolescence 37: 33-36

Textor M (2014) Tablet-PCs – ein neues Medium für Kleinkinder in Familie und Kita. Kita aktuell 10: 225-226

Thomas M (2011) Deconstructing digital natives. Routledge, New York

Thomasello M (1999) The human adaption for culture. Annu Rev Anthropol 28: 509-529

Thomée S, Härenstam A, Hagberg M (2011) Mobile phone use and stress, sleep disturbances, and symptoms of depression among young adults – a prospective cohort study. BMC Public Health 11: 66 (doi:10.1186/1471-2458-11-66)

Thomée S (2012) ICT use and mental health in young adults. Effects of computer and mobile phone use on stress, sleep disturbances, and symptoms of depression. (Dissertation) Occupational and Environmental Medicine, Department of Public Health and Community Medicine, Institute of Medicine, at Sahlgrenska Academy. University of Gothenburg

Thompson DA, Flores G, Ebel BE, Christakis DA (2008) Comida en venta: after-school advertising on Spanish-language television in the United States. J Pediatr 152: 576-581

Thorleifsdottir B, Björnsson JK, Benediktsdottir B, Gislason T, Kristbjarnarson H (2002) Sleep and sleep habits from childhood to young adulthood over a 10-year period. J Psychosom Res 53: 529-537

Tindell DR, Bohlander RW (2012) The use and abuse of cell phones and text messaging in the classroom: A survey of college students. College Teaching 60, 1-9

Tjaden P, Thoennes N (1998) Stalking in America: Findings From the National Violence Against Women Survey. National Institute of Justice (NCJ 169592), Centers for Disease Control and Prevention

Toda M, Monden K, Kubo K, Morimoto K (2006): Mobile phone dependence and health-related lifestyle of university students. Soc Behav Pers Int J 34: 1277-1284

Toppo G (2012) Obama wants schools to speed digital transition. USA-Today 31.1.2012

Tossell CC, Kortum P, Shepard C, Rahmati A, Zhong L (2015) You can lead a horse to water but you cannot make him learn: Smartphone use in higher education. British Journal of Educational Technology 46: 713 (DOI: <10.1111/bjet.12176)

Tremblay MS, LeBlanc AG, Kho ME, et al (2011) Systematic review of sedentary behaviour and health indicators in school-aged children and youth. Int J Behav Nut Phys Act 8: 98-120

Trimmel M, Bachmann J (2004) Cognitive, social, motivational and health aspects of students in laptop classrooms. Journal of Computer Assisted Learning 20: 151-158

Tschentscher N, Hauk O, Fischer MH, Pulvermüller F (2012) You can count on the motor cortex: Finger counting habits modulate motor cortex activation evoked by numbers. NeuroImage 59: 3139-3148

Tsitsika A, Janikian M, Tzavela EC, Schoenmakers TM, Olafsson K, Halapi E, Tzavara C, Wójcik S, Makaruk K, Critselis E, Müller KW, Dreier M, Holtz S, Wölfling K, Iordache A, Oliaga A, Chele G, Macarie G, Richardson C (2012) Internet use and internet addictive behaviour among European adolescents: A cross-sectional study. EU NET ADB Consortium, http://www.eunetadb.eu/en/reports-and-findings/40-reports, abgerufen am 30. 7. 2015

Turel O, He Q, Xue G, Xiao L, Bechara A (2014) Examination of neural systems sub-serving facebook »addiction«. Psychological Reports: Disability & Trauma 115: 675-695

Ulrich M, Keller J, Hoenig K, Waller C, Grön G (2014) Neural correlates of experimentally induced flow experiences. NeuroImage 86: 194-202

Unsworth N, Redick TS, McMillan BD, Hambrick DZ, Kane MJ, Engle RW (2015) Is Playing Video Games Related to Cognitive Abilities? Psychological Science 26: 759-7744

Ustjanauskas AE, Harris JL, Schwartz MB (2014) Food and beverage advertising on children's web sites Pediatr Obes 9: 362-372

Van den Bulck J (2007) Adolescent use of mobile phones for calling and for sending text messages after lights out: results from a prospective cohort study with a one-year follow-up. Sleep 30: 1220-1223

Van der Aa (2010) Stalking in the Netherlands: Nature and Prevalence of the Problem and the Effectiveness of Anti-Stalking Measures. Maklu Publishers, Antwerpen

Van der Lely S, Frey S, Garbazza C, Wirz-Justice A, Jenni OG, Steiner R, Wolf S, Cajochen C, Bromundt V, Schmidt C (2015) Blue blocker glasses as a countermeasure for alerting effects of evening light-emitting diode screen exposure in male teenagers. J Adolesc Health 56: 113-119

Van Egmond-Fröhlich AWA, Weghuber D, de Zwaan M (2012) Association of Symptoms of Attention-Deficit/Hyperactivity Disorder with Physical Activity, Media Time, and Food Intake in Children and Adolescents. PLoS ONE 7: e49781. doi:10.1371/journal. pone.0049781

Van Gelder RN (2015) A tablet that shifts the clock. PNAS 112: 946-947

Van Heuven WJB, Dijkstra T, Grainger J (1998). Orthographic neighborhood effects in bilingual word recognition. Journal of Memory and Language 39: 458-483

Van Ouytsel J, Ponnet K, Walrave M (2014) The associations between adolescents' consumption of pornography and music videos and their sexting behaviour. Cyberpsychol Behav Soc Netw 17: 772-778

Van Rooij AJ, Schoenmakers TM, Vermulst AA, Van Den Eijnden RJ, Van De Mheen D (2011) Online video game addiction: identification of addicted adolescent gamers. Addiction 106: 205-212

Vandewater EA, Bickham DS, Lee JH, Cummings HM, Wartella EA, Rideout VJ (2005) When the Television Is Always On: Heavy Television Exposure and Young Children's Development. American Behavioral Scientist 48: 562-577

Vandewater EA, Rideout VJ, Wartella EA, Huang X, Lee JH, Shim M (2007) Digital Childhood: Electronic Media and Technology Use Among Infants, Toddlers, and Preschoolers. Pediatrics 119: e1006-e1015

Varian H. Newspaper economics: online and offline 2010. http://googlepublicpolicy. blogspot. ca/2010/03/newspaper-economics-onlineand- offline.html.

Verma IM (2014) Editorial Expression of Concern and Correction. PNAS 111: 10779

Vo LTK, Walther DB, Kramer AF, Erickson KI, Boot WR, Voss MW et al. (2011). Predicting individuals' learning success from patterns of pre-learning MRI Activity. PLoSONE 6:e16093. doi:10.1371/journal.pone.0016093

Volkow ND, Wang G-J, Fowler JS, Tomasi D (2012) Addiction circuitry in the human brain. Annual Review of Pharmacology and Toxicology 52: 321-336

Wagner WR (2004) Medienkompetenz revisited. Medien als Werkzeuge der Weltaneignung: ein pädagogisches Programm. Kopaed Verlag, München

Wagner H (2012) Warum sind soziale Netze eine Gefahr für Internetnutzer? (Vortrag, gehalten auf der 9. Jahrestagung der Deutschen Gesellschaft für Kriminalistik am 25.9.2012). Hochschule für Polizei, Villingen-Schwenningen

Wagner U, Gais S, Haider H, Verleger R, Born J (2004) Sleep inspires insight. Nature 427: 352-355

Wang CW, Chan CLW, Mak KK, Ho SY, Wong PWC, Ho RTH (2014) Prevalence and correlates of video and internet gaming addiction among Hong Kong adolescents: A pilot study. Scientific World Journal 874648

Wang CW, Ho RTH, Chan CLW, Tse S (2015) Exploring personality characteristics of

422

Chinese adolescents with internet-related addictive behaviors: Trait differences for gaming addiction and social networking addiction. Addictive Behaviors 42: 32-35

Warschauer M (2006) Laptops and Literacy: Learning in the Wireless Classroom. Teachers, College Press

Warschauer M, Cotton SR, Ames MG (2012) One Laptop per Child Birmingham: Case study of a radical experiment. International Journal of Learning and Media 3: 61-76

Weaver III, JB, Mays D, Sargent Weaver S, Kannenberg W, Hopkins GL, Eroglu D, Bernhardt JM (2009) Health-risk correlates of video-game playing among adults. American Journal of Preventive Medicine 37: 299-305

Weaver E, Gradisar M, Dohnt H, et al (2010) The effect of presleep videogame playing on adolescent sleep. J Clin Sleep Med 6: 184-189

Weinstein N, Przybylski AK, Ryan RM (2009) Can Nature Make Us More Caring? Effects of Immersion in Nature on Intrinsic Aspirations and Generosity. Personality and Social Psychology Bulletin 35: 1315-1329

Weis R, Cerankosky BC (2010) Effects of video-game ownership on young boys' academic and behavioral functioning: A randomized, controlled study. Psychological Science 21: 463-470

Weiss MD, Baer S, Allan BA, Saran K, Schibuk H (2011) The screens culture: impact on ADHD. Atten Def Hyp Disord 3: 327-334

Weisskirch RS, Delevi R (2011) »Sexting« and adult romantic attachment. Computers in Human Behavior 27: 1697-1701

Weißler S, Müller J (Sophie), Domnik A, Pohl HW, Walhter D, Linder R, Gerbig H, Koch A, Löwenstein O, Müller J-J, Laub S, Walther S, Illing U, Forschler I, Hub I, Spitzer M, Lang K, Kares H, Haberstock R, Reyer G, Lucas K, Maria W (1977) Abi(tor)tur 77. Groß-Umstadt

Wenglinsky H (1998) Does it compute? The relationship between educational technology and achievement in mathematics. Policy Information Center, Research Division, Educational Testing Service, Princeton, NJ

Wells S (2010) Pandora's Seed. The unforseen cost of civilization. Random House, New York, NY

West JH, Lister CE, Hall PC, Crookston BT, Snow PR, Zvietcovich ME, West RP (2014) Sexting among Peruvian adolescents. BMC Public Health 14: 811

White RW, Horvitz E (2009) Cyberchondria: Studies of the escalation of medical concerns in Web search. ACM Transactions on Information Systems 27: 1-23

White AG, Buboltz W, Igou F (2011) Mobile phone use and sleep quality and length in college students. International Journal of Humanities and Social Science 1: 51-58

Wiener N (1948) Cybernetics: Or Control and Communication in the Animal and the Machine. MIT Press, Cambridge MA

Wildemuth BM (2004) The effects of domain knowledge on search tactic formulation. J Amer Soc Inform Sci Technol 55: 246-258

Wilhelm I, Diekelmann S, Molzow I, Ayoub A, Mölle M, Born J (2011) Sleep selectively enhances memory expected to be of future relevance. J Neurosci 31: 1563-1569

Wilhelm I, et al. (2013) The sleeping child outplays the adult's capacity to convert implicit into explicit knowledge. Nat Neurosci 16: 391-393

Willemse I, Waller G, Süss D, Genner S, Huber A-L (2012) JAMES – Jugend, Aktivitäten, Medien – Erhebung Schweiz. Zürcher Hochschule für Angewandte Wissenschaften Zürich (http://www.jugendundmedien.ch/fileadmin/user_upload/Fachwissen/Ergebnisbericht_JAMES_2012.pdf; abgerufen am 20.3.2015)

Williams DM, Raynor HA, Ciccolo JT (2000) A review of TV viewing and ist association with health outcomes in adults. Am J Lifestyle Med 2: 250-259

Williams DM, Raynor HA, Ciccolo JT (2000) A review of TV viewing and ist association with health outcomes in adults. Am J Lifestyle Med 2: 250-259

Wilson G (2010) The »Infomania« study. (http://www.google.de/search?client=safari&rls =en&q=Glen+Wilson+Infomania&ie=UTF-8&oe=UTF-8&gfe_rd=cr&ei=FFvYVMD HOKvj8wepzoD4Cw; abgerufen am 8.2.2014)

Wilson MA, McNaughton BL (1994) Reactivation of hippocampal ensemble memories during sleep. Science 265: 676-679

Wilson TD, Reinhard DA, Westgate EC, Gilbert DT, Ellerbeck N, Hahn C, Brown CL, Shaked A (2014) Just think: The challenges of the disengaged mind. Science 345: 75-77

Winterstein P, Jungwirth RJ (2006) Medienkonsum und Passivrauchen bei Vorschulkindern. Risikofaktoren für die kognitive Entwicklung? Kinder- und Jugendarzt 37: 205-211

Wolak, J., Finkelhor, D., & Mitchell, K. (2012). How often are teens arrested for sexting? Data from a national sample of police cases. Pediatrics 129: 4-12

Woldin P (2014) Pornographie im Internet. Wieso schaust du anderen Frauen zu? FAZ 16.3.2014. (http://www.faz.net/aktuell/gesellschaft/massentrend-millionen-deutsche-konsumieren-pornographie-12849366.html?printPagedArticle=true; abgerufen am 17.5.2014)

Wölfling K, Müller KW, Giralt S et al (2011) Emotionale Befindlichkeit und dysfunktionale Stressverarbeitung bei Personen mit Internetsucht. Sucht 57: 27-37

Wong ML, Lau EYY, Wan JHY, Cheung SF, Hui CH, Ying MOK, Doris S (2013) The interplay between sleep and mood in predicting academic functioning, physical health and psychological health: A longitudinal study. Journal of Psychosomatic Research 74: 271-277

Wood E, Zivcakova L, Gentile P, Archer K, De Pasquale D, Nosko A (2011) Examining the impact of off-task multi-tasking with technology on real-time classroom learning. Computers & Education 58: 365-374

Wood B, Rea MS, Plitnick B, Figueiro MG (2013) Light level and duration of exposure determine the impact of self-luminous tablets on melatonin suppression. Applied Ergonomics 44: 237-240

Woody WD, Daniel DB, Baker CA (2010) E-Books or textbooks: Students prefer textbooks. Computers & Education 55: 945-948

Wotham J (2011) Feel Like a Wallflower? Maybe It's Your Facebook Wall. The New York Times, 9.4.2011 (http://www.nytimes.com/2011/04/10/business/10ping. html?_r=0; abgerufen am 26.1.2015)

Yang Y-S, Yen J-Y, Ko C-H, Cheng C-P, Yen C-F (2010) The association between problematic cellular phone use and risky behaviors and low self-esteem among Taiwanese adolescents. BMC Pub Health 10: 217-224

Yang R, Mao S, Zhang S, Li R, Zhao Z. (2013) Prevalence of obesity and overweight among

Chinese children with attention deficit hyperactivity disorder: a survey in Zhejiang Province, China. BMC Psychiatry 13: 133 (doi: 10.1186/1471-244X-13-133)

Yang G, Lai CSW, Cichon J, Ma L, Li W, Gan W-B (2014) Sleep promotes branch-specific formation of dendritic spines after learning. Science 344: 1173-1178

Yen CF, Ko CH, Yen JY, et al. (2008) The multidimensional correlates associated with short nocturnal sleep duration and subjective insomnia among Taiwanese adolescents. Sleep 31: 1515-1525

Yen C, Tang T, Yen J, Lin H, Huang C, Liu S (2009) Symptoms of problematic cellular phone use, functional impairment and its association with depression among adolescents in Southern Taiwan. Journal of Adolescence 32: 863-873

Young KS (2008) Internet sex addiction: Risk factors, stages, and treatment. American Behavioral Scientist 52: 21-37

Young KS, Rogers RC (1998) The relationship between depression and Internet addiction. CyberPsychology & Behavior 1:25-28

Zeitzer JM, Dijk DJ, Kronauer R, Brown E, Czeisler C (2000) Sensitivity of the human circadian pacemaker to nocturnal light: Melatonin phase resetting and suppression. J Physiol 526: 695-702

Zelinski EL, Deibel SH, McDonald RJ (2014) The trouble with circadian clock dysfunction: Multiple deleterious effects on the brain and body. Neuroscience & Biobehavioral Reviews 40: 80-101

Zheng F, Gao P, He M, Li M, Wang C, Zeng Q, Zhou Z, Yu Z, Zhang L (2014) Association between mobile phone use and inattention in 7202 Chinese adolescents: a population-based cross-sectional study. BMC Public Health 14: 1022-1028

Zhong C-B, DeVoe SE (2010): You are what you eat: Fast food and impatience. Psychological Science 21: 619-622

Zhu Y Zhang H, Tian M (2015) Review: Molecular and functional imaging of internet addiction. BioMed Research International 2015: 378675: 1-9 (http://dx.doi.org/10.1155/2015/378675)

Zimmerman FJ, Bell JF (2010) Associations of Television Content Type and Obesity in Children. American Journal of Public Health 100: 334-340

Zimmerman FJ, Christakis DA, Meltzoff AN (2007) Associations between media viewing and language development in children under age 2 years. Journal of Pediatrics 151: 364-368

Zimmerman FJ, Gilkerson J, Richards JA, Christakis DA, Xu D, Gray S, Yapanel U (2009) Teaching by Listening: The Importance of Adult-Child Conversations to Language Development. Pediatrics 124: 342-349

Zucker TA, Moody AK, McKenna MC (2009) The effects of electronic books on Pre-Kindergarten-to-Grade 5 student's literacy and language outcomes: A research synthesis. Journal of Education Computing Research 40(1):47-87

Register

Bildnachweis